Intervenção Fonoaudiológica em Audição e Linguagem

 Thieme Revinter

Intervenção Fonoaudiológica em Audição e Linguagem

Isabelle Cahino Delgado
Kelly Cristina Lira de Andrade
Marine Raquel Diniz da Rosa

Thieme
Rio de Janeiro • Stuttgart • New York • Delhi

Dados Internacionais de Catalogação na Publicação (CIP)
(eDOC BRASIL, Belo Horizonte/MG)

D352i

Delgado, Isabelle Cahino
Intervenção fonoaudiológica em audição e linguagem/Isabelle Cahino Delgado, Kelly Cristina Lira de Andrade, Marine Raquel Diniz da Rosa. – Rio de Janeiro, RJ: Thieme Revinter, 2024.

16 x 23 cm
Inclui bibliografia.
ISBN   978-65-5572-283-3
eISBN 978-65-5572-284-0

1. Fonoaudiologia. 2. Distúrbios da linguagem. I. Andrade, Kelly Cristina Lira de. II. Rosa, Marine Raquel Diniz da. III. Título.

CDD: 616.855

Elaborado por Maurício Amormino Júnior – CRB6/2422

Contato com as autoras:
Isabelle Cahino Delgado
fgaisabelle@hotmail.com

Marine Raquel Diniz da Rosa
mrdrosa@yahoo.com.br

Kelly Cristina Lira de Andrade
kellyclandrade@gmail.com

© 2024 Thieme. All rights reserved.

Thieme Revinter Publicações Ltda.
Rua do Matoso, 170
Rio de Janeiro, RJ
CEP 20270-135, Brasil
http://www.ThiemeRevinter.com.br

Thieme USA
http://www.thieme.com

Design de Capa: © Thieme
Créditos Imagem da imagem foi criada com a ajuda do Copilot Image Creator, uma ferramenta de IA da Microsoft

Impresso no Brasil por Gráfica Santuário

5 4 3 2 1
ISBN 978-65-5572-283-3

Também disponível como eBook:
eISBN 978-65-5572-284-0

Nota: O conhecimento médico está em constante evolução. À medida que a pesquisa e a experiência clínica ampliam o nosso saber, pode ser necessário alterar os métodos de tratamento e medicação. Os autores e editores deste material consultaram fontes tidas como confiáveis, a fim de fornecer informações completas e de acordo com os padrões aceitos no momento da publicação. No entanto, em vista da possibilidade de erro humano por parte dos autores, dos editores ou da casa editorial que traz à luz este trabalho, ou ainda de alterações no conhecimento médico, nem os autores, nem os editores, nem a casa editorial, nem qualquer outra parte que se tenha envolvido na elaboração deste material garantem que as informações aqui contidas sejam totalmente precisas ou completas; tampouco se responsabilizam por quaisquer erros ou omissões ou pelos resultados obtidos em consequência do uso de tais informações. É aconselhável que os leitores confirmem em outras fontes as informações aqui contidas. Sugere-se, por exemplo, que verifiquem a bula de cada medicamento que pretendam administrar, a fim de certificar-se de que as informações contidas nesta publicação são precisas e de que não houve mudanças na dose recomendada ou nas contraindicações. Esta recomendação é especialmente importante no caso de medicamentos novos ou pouco utilizados. Alguns dos nomes de produtos, patentes e design a que nos referimos neste livro são, na verdade, marcas registradas ou nomes protegidos pela legislação referente à propriedade intelectual, ainda que nem sempre o texto faça menção específica a esse fato. Portanto, a ocorrência de um nome sem a designação de sua propriedade não deve ser interpretada como uma indicação, por parte da editora, de que ele se encontra em domínio público.

DEDICATÓRIA

Àqueles profissionais que são instrumentos de transformação na vida de tantos pacientes e suas famílias. Àqueles que têm buscado, incessantemente, pela renovação do seu saber científico. Àqueles que valorizam as trocas e as pontes com outras ciências e com outros profissionais, na busca de um trabalho ético, integrado e humanizado. Aos nossos queridos colegas fonoaudiólogos, dedicamos esta obra.

APRESENTAÇÃO

É com grande satisfação que apresentamos o livro *Intervenção Fonoaudiológica em Audição e Linguagem*, fruto de uma colaboração entre renomados profissionais do campo da Fonoaudiologia e áreas correlatas. Esta obra surge como resultado do compromisso e dedicação de docentes e discentes do Programa Associado de Pós-Graduação em Fonoaudiologia, uma parceria entre a Universidade Federal da Paraíba (UFPB), a Universidade Federal do Rio Grande do Norte (UFRN) e a Universidade Estadual de Ciências da Saúde de Alagoas (UNCISAL), além de profissionais convidados com *expertise* nas temáticas abordadas.

Este livro engloba de forma abrangente e aprofundada os temas relacionados com a intervenção fonoaudiológica nas áreas de audição e linguagem. Por meio de uma cuidadosa seleção de capítulos, os autores oferecem uma visão ampla dos avanços científicos e das práticas clínicas mais atualizadas nessas áreas.

Cada capítulo desta obra foi elaborado por profissionais com experiência e *expertise* em seus respectivos campos de atuação, proporcionando aos leitores um conteúdo rico em conhecimento teórico e prático. Os temas abordados incluem avaliação e diagnóstico, estratégias de intervenção, tecnologias assistivas, abordagens terapêuticas inovadoras e muito mais.

Destinado a estudantes, profissionais e pesquisadores da área da Fonoaudiologia e áreas afins, este livro se destaca como uma fonte indispensável de informações atualizadas e fundamentadas em evidências científicas para aqueles que buscam aprimorar seus conhecimentos e práticas clínicas.

Agradecemos a todas as pessoas envolvidas na realização deste projeto e esperamos que esta obra contribua significativamente para o avanço do campo da Fonoaudiologia e, principalmente, para o bem-estar e a qualidade de vida das pessoas que necessitam de intervenção nessa área.

Boa leitura!

Profa. Dra. Isabelle Cahino Delgado
Profa. Dra. Kelly Cristina Lira de Andrade
Profa. Dra. Marine Raquel Diniz da Rosa

O livro *Intervenção Fonoaudiológica em Audição e Linguagem* organizado pelas Professoras Isabelle Cahino Delgado, Kelly Cristina Lira de Andrade e Marine Raquel Diniz da Rosa tem o foco nas áreas de audição e linguagem, suas interfaces e conexões. Os temas são atuais e relevantes para a área da Fonoaudiologia e apresentam aos leitores uma excelente atualização do conhecimento científico, tanto para pesquisadores como para clínicos que buscam evidências científicas para sua prática profissional.

Na primeira sessão da obra são apresentados os capítulos relacionados com a audição e o equilíbrio. O Capítulo 1 apresenta a Intervenção Fonoaudiológica na Deficiência Auditiva na Primeira Infância de autoria de Joseli Soares Brazorotto, Ingrid Rafaella Dantas dos Santos, Vanessa Barbosa da Silva Souza e Adriane Lima Mortari Moret. No Capítulo 2 encontramos a discussão sobre Terapia Sonora e Aconselhamento para o zumbido, que tem como autores Marine Raquel Diniz da Rosa, Érika Barioni Mantello, Laurinda Soares de Franca Pereira, Weidinara de Oliveira Rodrigues da Fonseca, Hionara Nascimento Barboza e Fátima Cristina Alves Branco-Barreiro. O Capítulo 3 discute a Reabilitação Vestibular: Inovação e Atualidades, segundo Erika Barioni Mantello, Gizele Francisco Ferreira do Nascimento, Maria Carolaine Ferreira Aguiar e Carlos Kazuo Taguchi. No Capítulo 4 o leitor terá contato com a Interface entre Música e Audiologia de acordo com os autores Hannalice Gottschalck Cavalcanti, Maria Helena Medeiros de Sá Lima Lucena, Edgar Morya, Nancy Sotero Silva e Scheila Farias de Paiva. E novamente no Capítulo 5, os autores Pedro de Lemos Menezes, Luís Gustavo Gomes da Silva, Nayara Nerlin da Silva Santos, Ranilde Cristiane Cavalcante Costa, Jacqueline Pimentel Tenório e Aline Tenório Lins Carnaúba, discutem Inovação e Tecnologia na Reabilitação Auditiva.

Os capítulos de 6 a 12 têm o foco na área da Linguagem oral e escrita, da criança ao adulto idoso, tanto para aspectos do diagnóstico como para os processos de intervenção. No Capítulo 6 são apresentadas evidências para a Intervenção em Crianças com Transtorno do Desenvolvimento da Linguagem: Prática Baseada em Evidências, de autoria de Ana Manhani Cáceres-Assenço, Marcelle Stella Lima de Souza, Talita Trigueiro Domingos, Heloisa Gonçalves da Silveira, Juliana Perina Gândara e Marina Leite Puglisi. Já o Capítulo 7 aborda a Intervenção Fonoaudiológica nos Transtornos dos Sons da Fala por Ana Vogeley, Helena Silva, Ísatis Rachel Silva Cavalcante Firmino e Vanessa Giacchini. O Capítulo 8 apresenta abordagens de Intervenção na Dislexia do Desenvolvimento: Abordagens Neuropsicológica e Fonoaudiológica, de Isabelle Cahino Delgado, Antônio Vítor da Silva Roseno, Talita Maria Monteiro Farias Barbosa, Andriely dos Santos Cordeiro e Carla Alexandra da Silva Moita Minervino. No Capítulo 9 as autoras Cíntia Alves Salgado Azoni, Claydianne dos Santos Freitas, Isabella De Luca e Patrícia Abreu Pinheiro Crenitte discutem sobre a

Intervenção Fonoaudiológica nos Transtornos Específicos da Aprendizagem com prejuízo na Escrita. O Capítulo 10 trata da Atuação Fonoaudiológica nos Transtornos da Fluência: Intervenção e Condutas Clínicas e tem como autores Débora Vasconcelos Correia, Mayra Maria de Oliveira Lima, Eduarda Marconato e Cristiane Moço Canhetti de Oliveira. O Capítulo 11 intitulado Resposta à Intervenção em Linguagem Escrita em Contexto de Vulnerabilidades alerta para a necessidade de apoiar esta população, como apontam os autores Cíntia Alves Salgado Azoni, Ana Beatriz Leite dos Anjos e Ana Luiza Navas. No Capítulo 12 foi abordada a Intervenção Fonoaudiológica nas Afasias e Demências de autoria de Maria Teresa Carthery-Goulart, Marcela Lima Silagi e Isabel Junqueira de Almeida.

Finalmente, dos capítulos 13 ao 17 são apresentadas interfaces entre linguagem e audição. O Capítulo 13 apresenta atualização sobre o Implante Coclear: Aspectos Essenciais para uma Reabilitação Efetiva de Eliene Silva Araújo, Maria Eduarda Braga de Araújo, Julia Speranza Zabeu, Guilherme Adam Fraga, Luiz Fernando Manzoni Lourençone e Joseli Soares Brazorotto. O Capítulo 14 contém atualizações sobre a Eletrofisiologia para Audiologia e suas aplicações na área da Linguagem dos autores Kelly Cristina Lira de Andrade, Vívian Passos Lima Maynart, Danielle Cavalcante Ferreira, Thaís Nobre Uchôa Souza, Maria Cecilia dos Santos Marques e Pedro de Lemos Menezes. No Capítulo 15 as autoras Marine Raquel Diniz da Rosa, Adriana Benevides Duarte Leite Melo, Thaysa Florêncio Barbosa Felipe, Daviany Oliveira Lima, Isabelle Cahino Delgado e Cíntia Alves Salgado Azoni descrevem a Intervenção do Processamento Auditivo Central em Crianças com Transtornos de Aprendizagem. O Capítulo 16 apresenta a Intervenção Fonoaudiológica nos Usuários de Dispositivos Eletrônicos de Amplificação Sonora de autoria de Hannalice Gottschalck Cavalcanti, Clara Morena de Medeiros Cavalcanti, Beatriz de Castro Andrade Mendes e Luciana Pimentel Fernandes de Melo. O Capítulo 17 finaliza esta obra com a discussão sobre o Transtorno do Espectro Autista: Aspectos Essenciais do Diagnóstico Multidisciplinar para a Intervenção Precoce de autoria de Eliene Silva Araújo, Krisia Thayna Lima da Costa, Alessandra Pinheiro da Silva, Celina Angelia dos Reis Paula, Samantha Santos de Albuquerque Maranhão e Ana Manhani Cáceres-Assenço.

Percebe-se claramente o cuidado da organização dos capítulos liderados por docentes orientadores de Programas de Pós-graduação, seus alunos e egressos. Essa iniciativa tem um grande potencial de impactar de forma significativa a atuação de clínicos e educadores, preocupados com a qualidade da pesquisa e da atuação profissional em fonoaudiologia, nas áreas de audição e linguagem. Agradeço imensamente o convite para escrever este prefácio e por ter a oportunidade de conhecer a abrangência dos temas tratados nesta obra.

Ana Luiza Navas
Professora Titular do Curso de
Fonoaudiologia da Faculdade de Ciências Médicas da
Santa Casa de São Paulo

ORGANIZADORAS

ISABELLE CAHINO DELGADO
Graduação em Fonoaudiologia pelo Centro Universitário de João Pessoa (UNIPÊ)
Especialização em Patologias da Linguagem pela Universidade Católica de Pernambuco (UNICAP)
Mestrado e Doutorado em Linguística pela Universidade Federal da Paraíba (UFPB)
Experiência na Área de Fonoaudiologia, atuando principalmente nos seguintes temas:
linguagem oral, leitura e escrita e seus transtornos
Professora Associada da Universidade Federal da Paraíba do Departamento de Fonoaudiologia,
Área de Linguagem
Professora do Programa de Pós-Graduação em Linguística (PROLING)
Professora do Programa Associado de Pós-Graduação em Fonoaudiologia entre Universidade
Federal da Paraíba (UFPB), Universidade Federal do Rio Grande do Norte (UFRN) e Universidade
Estadual de Ciências da Saúde de Alagoas (UNCISAL)
Líder do Núcleo de Estudos em Linguagem e Funções Estomatognáticas (NELF-CNPq)
Vice-Coordenadora do Departamento de Linguagem da Sociedade Brasileira de Fonoaudiologia –
Gestão: 2023-2025

KELLY CRISTINA LIRA DE ANDRADE
Graduação em Fonoaudiologia pela Universidade Estadual de Ciências da Saúde de Alagoas (UNCISAL)
Especialização em Audiologia pelo Conselho Federal de Fonoaudiologia (CFFa)
Mestrado em Saúde da Comunicação Humana pela Universidade Federal de Pernambuco (UFPE)
Doutorado e Pós-Doutorado em Biotecnologia em Saúde pela Rede Nordeste de
Biotecnologia (RENORBIO)
Professora Adjunta da UNCISALe Professora do Programa Associado de Pós-Graduação em
Fonoaudiologia entre Universidade Federal da Paraíba (UFPB), Universidade Federal do
Rio Grande do Norte (UFRN) e Universidade Estadual de Ciências da Saúde de Alagoas (UNCISAL)

MARINE RAQUEL DINIZ DA ROSA
Graduação em Fonoaudiologia pelo Centro Universitário de João Pessoa (UNIPÊ)
Especialização em Audiologia pela Universidade Católica de Pernambuco (UNICAP)
Mestrado em Distúrbios da Comunicação pela Universidade Tuiuti do Paraná (UTP)
Doutorado em Produtos Naturais Ativos e Biossintéticos (Farmacologia) pela
Universidade Federal da Paraíba (UFPB)
Professora Associada III do departamento de Fonoaudiologia da UFPB
Professora do Programa Associado de Pós-Graduação em Fonoaudiologia entre Universidade
Federal da Paraíba (UFPB), Universidade Federal do Rio Grande do Norte (UFRN) e Universidade
Estadual de Ciências da Saúde de Alagoas (UNCISAL), e do Programa de Neurociências e
Comportamento da UFPB
Líder do Grupo de Pesquisa em Audição, Equilíbrio e Zumbido (GEPAEZ)

REVISORES

ADRIANE RIBEIRO TEIXEIRA
Graduação em Fonoaudiologia pela Universidade Federal de Santa Maria (UFSM)
Especialista em Audiologia pelo Conselho Federal de Fonoaudiologia (CFFA)
Especialista em Gerontologia pela Sociedade Brasileira de Geriatria e Gerontologia (SBGG)
Mestre em Distúrbios da Comunicação Humana pela Universidade Federal de Santa Maria (UFSM)
Doutor em Gerontologia Biomédica pela Pontifícia Universidade Católica do
Rio Grande do Sul (PUCRS)
Pós-Doutorado em Ciências dos Distúrbios da Comunicação pela Universidade Federal de
São Paulo (UNIFESP)
Professora Associada IV da Universidade Federal do Rio Grande do Sul (UFRGS)

ANA CARLA LEITE ROMERO
Graduação em Fonoaudiologia pela Universidade Estadual Paulista Júlio de Mesquita Filho (FFC-UNESP)
Mestre em Distúrbios da Comunicação pela UNESP
Doutora em Ciências pela Faculdade de Medicina de Ribeirão Preto (FMRP-USP)
Pós-Doutorado com Pesquisa na Área de Audiologia pela UNESP

ANA LOÍSA DE LIMA E SILVA ARAÚJO
Graduação em Fonoaudiologia pela Universidade Potiguar (UNP)
Especialista em Audiologia Clínica pela Universidade de Fortaleza (UNIFOR)
Mestre em Biotecnologia pela UNP
Doutor em Ciências da Saúde pela Faculdade de Ciências Médicas da Santa Casa de
São Paulo (FCMSCSP)

ANELISE JUNQUEIRA BOHNEN
Graduação em Música pelo Instituto de Artes da Universidade Federal do Rio Grande do Sul (UFRGS),
com Ênfase em Musicoterapia
Mestrado em *Speech Pathology and Audiology* pelo *Ithaca College*, NY – USA
Doutorado em Letras, Área de Concentração: Estudos da Linguagem-Linguística Aplicada pelo
Instituto de Letras da UFRGS
Professora do Diplomado en Trastornos de *la Fluidez del Habla* – Pós-Graduação no
Departamento de Fonoaudiologia da Faculdade de Medicina da *Universidad de Concepción* – Chile

APARECIDO JOSÉ COUTO SOARES
Graduação em Fonoaudiologia pela Universidade Estadual Paulista (UNESP)
Mestre e Doutor em Ciências pela Faculdade de Medicina da Universidade de São Paulo (FMUSP)
Pós-Doutorando pela Universidade de Essex – Reino Unido
Professor Adjunto do Curso de Fonoaudiologia da Universidade Federal de São Paulo (UNESP)

ASTRID MÜHLE MOREIRA FERREIRA
Graduação em Fonoaudiologia pela Pontifícia Universidade Católica de São Paulo (PUC-SP)
Mestre em Distúrbios da Comunicação pela PUC-SP
Doutora em Linguística Aplicada pela PUC-SP
Diretora Científica do Instituto Brasileiro de Fluência e Vice-Coordenadora do Comitê de
Fluência do Departamento de Linguagem da Sociedade Brasileira de Fonoaudiologia (SBFa)

BIANCA ARRUDA MANCHESTER DE QUEIROGA
Graduada em Fonoaudiologia pela Universidade Católica de Pernambuco (UNICAP)
Mestre e Doutora em Psicologia Cognitiva pela Universidade Federal de Pernambuco (UFPE)
Pós-Doutora em Fonoaudiologia pela Universidade Estadual Paulista (UNESP)
Professora Titular da UFPE

CAMILA DA COSTA RIBEIRO
Graduação em Fonoaudiologia pela Faculdade de Odontologia de Bauru da Universidade de
São Paulo (FOB-USP)
Mestre em Ciências pela FOB-USP
Doutorado em Ciências pela FOB-USP
Pós-Doutorado em Fonoaudiologia pela FOB-USP
Pós-Doutoranda em Fonoaudiologia pela FOB-USP

CRISTIANE MONTEIRO PEDRUZZI
Fonoaudióloga pelo Instituto Metodista de Educação e Cultura (IMEC) da Faculdade de Nutrição e
Fonoaudiologia
Especialista em Audiologia Clínica – Instituto de Comunicação e Audição – Fonoaudiologia
Mestre em Ciências pela Universidade Federal de São Paulo (UNIFESP)
Professora do Curso de Fonoaudiologia de Alagoas (UNCISAL)

DANIELA GIL
Graduação em Fonoaudiologia pela Universidade Federal de São Paulo (UNIFESP)
Especialista pelo Conselho Federal de Fonoaudiologia (CFFa)
Mestre em Ciências pela UNIFESP
Doutora em Ciências pela UNIFESP
Professora Associada do Departamento de Fonoaudiologia da UNIFESP

DEBORA MARIA BEFI-LOPES
Graduação em Fonoaudiologia pela Pontifícia Universidade Católica de São Paulo (PUC-SP)
Mestre em Distúrbios da Comunicação pela PUC-SP
Doutora em Semiótica e Linguística Geral pela Faculdade de Filosofia Letras e Ciências Humanas da
Universidade de São Paulo (FFLCH-USP)
Livre-Docente em Fonoaudiologia pela Faculdade de Medicina da Universidade de São Paulo (FMUSP)
Professora Associada 3 do Curso de Fonoaudiologia da Faculdade de Medicina da Universidade de
São Paulo – Fono (FMUSP)
Docente e Orientadora do Programa de Pós-Graduação em Ciências da Reabilitação da
Faculdade de Medicina da Universidade de São Paulo (Pós-Reab-FMUSP)

ELIZÂNGELA DIAS CAMBOIM
Graduação em Fonoaudiologia pela Universidade Católica de Pernambuco (UNICAP)
Especialização em Audiologia Clínica e Equilibriometria pela Universidade Federal de
Pernambuco (UFPE)
Mestre em Ciências pela Universidade Federal de São Paulo (UNIFESP)
Doutora em Neuropsiquiatria e Ciências do Comportamento pela UFPE
Professora Adjunta da Universidade Estadual de Ciências da Saúde de Alagoas (UNCISAL)

ILKA DO AMARAL SOARES
Graduação em Fonoaudiologia pela Universidade Católica de Pernambuco (UNICAP)
Especialista em Audiologia pelo Conselho Federal de Fonoaudiologia (CFFa)
Mestre em Distúrbio da Comunicação Humana pela Universidade Federal de São Paulo (UNIFESP)
Doutora em Neuropsiquiatria e Ciências do Comportamento pela Universidade Federal de Pernambuco (UFPE)
Pós-Doutora em Distúrbio da Comunicação Humana pela UNIFESP
Professora Adjunta da Universidade Estadual de Ciências da Saúde (UNCISAL)

IVONALDO LEIDSON BARBOSA LIMA
Graduação em Fonoaudiologia pela Universidade Federal da Paraíba (UFPB)
Especialista em Neurociências pela Universidade Federal de São Paulo (UNIFESP)
Especialista em Linguagem e em Neuropsicologia pelo Conselho Federal de Fonoaudiologia (CFFa)
Mestre e Doutor em Linguística pela UFPB
Professor do Departamento de Fonoaudiologia da Universidade Federal do Rio Grande do Norte (UFRN)

JULIANA MARIA SOARES CAVALCANTE
Graduação em Fonoaudiologia pela Universidade de Fortaleza (UNIFOR)
Especialização em Audiologia Clínica pela Universidade de Ribeirão Preto (UNAERP)
Especialista em Audiologia pelo Conselho Federal de Fonoaudiologia
Mestrado e Doutorado em Ciências Médicas pela Faculdade de Medicina de Ribeirão Preto – Universidade de São Paulo (FMRP-USP)
Doutorado Sanduíche pela Universidade de Vanderbilt – Nashville – Estados Unidos
Pesquisadora Cadastrada ao *Institute National of Health* (NIH) – EUA, em conjunto com pesquisadores da Faculdade de Medicina de Ribeirão Preto – Universidade de São Paulo (USP), e em parceria com a Universidade de Vanderbilt e Universidade Estadual de Ciências da Saúde de Alagoas (UNCISAL)

KLINGER VAGNER TEIXEIRA DA COSTA
Graduação em Medicina pela Universidade Estadual de Ciências da Saúde de Alagoas (UNCISAL)
Especialização em Otorrinolaringologia pelo Hospital Geral de Bonsucesso
Mestrado em Pesquisa em Saúde pelo centro universitário Cesmac
Doutorado em Biotecnologia em Saúde pela Universidade Federal de Alagoas (UFAL)
Professor Titular do Centro Universitário Cesmac

LETÍCIA SAMPAIO DE OLIVEIRA NISIEIMON
Graduação em Fonoaudiologia pela Universidade de São Paulo da Faculdade de Odontologia de Bauru (FOB-USP)
Residência em Saúde Auditiva pelo Hospital de Reabilitação de Anomalias Craniofaciais da Universidade de São Paulo (HRAC-USP)
Mestre em Distúrbios da Comunicação Humana pela Universidade Estadual Paulista da Faculdade de Filosofia e Ciências (UNESP)
Doutora em Ciências pela Faculdade de Medicina da Universidade de São Paulo (FMUSP)

LILIANE CORREIA TOSCANO DE BRITO
Graduação em Fonoaudiologia pela Universidade Católica de Pernambuco (UNICAP)
Especialização em Linguagem pela Universidade de Ribeirão Preto (UNAERP)
Mestrado e Doutorado em Letras e Linguística pela Universidade Federal de Alagoas (UFAL)
Professora Adjunta da Universidade Estadual de Ciências da Saúde de Alagoas (UNCISAL)

LUCIANA CASTELO BRANCO CAMURÇA FERNANDES
Graduação em Fonoaudiologia pela Universidade de Fortaleza (UNIFOR)
Especialista em Audiologia pelo Conselho Federal de Fonoaudiologia (CRFa)
Mestre em Distúrbio da Comunicação Humana pela Universidade Federal de São Paulo (UNIFESP)
Doutor em Biotecnologia pela Universidade Federal de Alagoas (UFAL)
Professora Assistente da Universidade Estadual de Ciências da Saúde de Alagoas (UNCISAL)

LUCIANA LOZZA DE MORAES MARCHIORI

Graduação em Fonoaudiologia pela Universidade Tuiuti do Paraná (UTP)
Especialista em Audiologia pelo Conselho Federal de Fonoaudiologia (CFFa) e em Educação
Especial pela Universidade Estadual de Ponta Grossa (UEPG)
Mestrado em Educação pela Universidade Estadual de Londrina (UEL)
Doutora em Medicina e Ciências da Saúde pela UEL com Pós-doutorado em Saúde Coletiva pela UEL
Docente permanente do Programa de Pós-graduação em Promoção da Saúde, em nível
mestrado e doutorado na Universidade Cesumar (UniCesumar)
Pesquisadora no Laboratório Interdisciplinar de Intervenção em Promoção da Saúde (LIIPS) do
Instituto Cesumar de Ciência, Tecnologia e Inovação (ICETI)

LUCIANA MENDONÇA ALVES

Graduação em Fonoaudiologia pelo Centro Universitário Metodista Izabela Hendrix
Especialista em Linguagem, Voz e Fonoaudiologia Educacional pelo Conselho Federal de Fonoaudiologia
Mestrado e Doutorado em Linguística pela Universidade Federal de Minas Gerais (UFMG)
Pós-Doutora em Linguística pelo Laboratoire Parole et Langage – LPL – *Aix-Marseille Université* – França
Professora Adjunta do Departamento de Fonoaudiologia da Faculdade de Medicina da UFMG e do
Programa de Pós-graduação em Ciências Fonoaudiológicas da UFMG

MARIA FERNANDA CAPOANI GARCIA MONDELLI

Graduação em Fonoaudiologia pela Universidade do Sagrado Coração (USC)
Especialista em Audiologia pelo Conselho Federal de Fonoaudiologia (CFFa)
Mestre em Distúrbios da Comunicação pela Pontifícia Universidade Católica (PUC-SP)
Doutor em Ciências da Reabilitação pelo HRAC Universidade de São Paulo (HRAC-USP)
Pós-Doutorado em 2015 pela Universidade de São Paulo (USP)
Professor Associado da Faculdade de Odontologia de Bauru da Universidade de São Paulo (FOB-USP)

MARIA GABRIELA CAVALHEIRO

Graduação em Fonoaudiologia pela Faculdade de Odontologia de Bauru da Universidade de
São Paulo (FOB-USP)
Mestre em Ciências pela FOB-USP
Doutora em Ciências da Reabilitação pelo Hospital de Reabilitação em Anomalias Craniofaciais da
Universidade de São Paulo (HRAC-USP)
Aperfeiçoamento em linguagem pela Faculdade de Medicina de Ribeirão Preto – Universidade de
São Paulo (FMRP-USP)
Pós-Doutorado em Andamento pela Universidade de Ciência da Saúde de Alagoas (UNCISAL)

MARILEDA CATTELAN TOMÉ

Graduação em Fonoaudiologia pela Universidade Federal de Santa Maria (UFSM)
Especialista em Motricidade Orofacial pelo Conselho Federal de Fonoaudiologia (CFFa)
Mestre em Distúrbios da Comunicação Humana pela Universidade Federal de Santa Maria (UFSM)
Doutor em Ciências da Reabilitação pela Universidade de São Paulo (USP)
Professor Titular da School of Communication Sciences and Disorders da Andrews University (AU-USA)

MARILEDA BARICHELLO GUBIANI

Graduação em Fonoaudiologia pela Universidade Federal de Santa Maria (UFSM)
Mestrado, Doutorado e Pós-Doutorado em Distúrbios da Comunicação Humana pela Universidade
Federal de Santa Maria
Fonoaudióloga Clínica, Atuando em Fala e Linguagem na Policlínica Bem Viver – Santa Maria, RS

MARIA LÚCIA GURGEL DA COSTA

Graduação em Fonoaudiologia pela Pontifícia Universidade Católica de São Paulo (PUC-SP)
Especialização em Neuropsicologia pelo Instituto de Desenvolvimento Educacional (IDE)
Especialista em Gerontologia pela Sociedade Brasileira de Geriatria e Gerontologia (SBGG)
Mestre em Distúrbios da Comunicação pela Pontifícia Universidade Católica de São Paulo (PUC-SP)
Doutora em Educação pela Faculdade de Educação da Universidade de São Paulo (FEUSP-SP)
Professora Titular do Departamento de Fonoaudiologia da Universidade Federal de
Pernambuco (UFPE)

MILAINE DOMINICI SANFINS

Graduação em Fonoaudiologia pela Faculdade de Medicina da Universidade de São Paulo (FMUSP)
Especialista em Audiologia pelo Conselho Federal de Fonoaudiologia (CFFa)
Mestrado em Ciências pelo Departamento de Fisiopatologia Experimental pela Faculdade de
Medicina da Universidade de São Paulo (FMUSP)
Doutorado em Ciências pelo Departamento de Saúde da Criança e do Adolescente pela
Universidade Estadual de Campinas (UNICAMP)
Pós-Doutorado *The Institute of Physiology and Pathology of Hearing – World Hearing Center* – WHC,
Varsóvia, Polônia
Professora Adjunta da Disciplina de Distúrbios da Audição, Departamento de Fonoaudiologia,
Universidade Federal de São Paulo (UNIFESP)
Pesquisadora do Grupo do *World Hearing Center*, Varsóvia, Polônia

RANILDE CRISTIANE CAVALCANTE

Graduação em Fonoaudiologia pela Universidade Estadual de Ciências da Saúde de Alagoas (UNCISAL)
Especialista em Linguagem pelo Conselho Federal de Fonoaudiologia (CFFa)
Mestre em Ciência pela Universidade Federal de São Paulo (UNIFESP)
Doutora em Biotecnologia pela Rede Nordeste de Biotecnologia (RENORBIO)
Professora Adjunto da UNCISAL

RENATA MOUSINHO PEREIRA DA SILVA

Graduação em Fonoaudiologia pela Universidade Estácio de Sá (UNESA)
Especialista em Psicomotricidade pelo *Institut Superieur de Reeducation Psychomotrice* (ISRP) e em
Educação Inclusiva pela Universidade Gama Filho (UHF)
Mestre em Linguística pela Universidade Federal do Rio de Janeiro (UFRJ)
Doutora em Linguística pela UFRJ
Pós-doutorado em Psicologia pela UFRJ
Professora do Curso de Fonoaudiologia da Faculdade de Medicina da UFRJ

SIMONE ROCHA DE VASCONCELLOS HAGE

Fonoaudióloga pela Universidade do Sagrado Coração – Bauru
Mestre em Linguística pelo Instituto de Estudos da Linguagem da Universidade da Universidade
Estadual de Campinas (IEL-UNICAMP)
Doutora em Ciências Médicas pela Faculdade de Ciências Médicas (FCM) da UNICAMP
Pós-Doutorado pela Universidade de Navarra, Espanha em Psicologia da Linguagem
Professora livre Docente da Universidade de São Paulo, *Campus* de Bauru

COLABORADORES

ADRIANA BENEVIDES DUARTE LEITE MELO
Fonoaudióloga
Graduada pelo Centro Universitário de João Pessoa (UNIPÊ)
Mestrado em Fonoaudiologia (PPGFON) da Universidade Federal da Paraíba (UFPB)

ADRIANE LIMA MORTARI MORET
Universidade de São Paulo, *Campus* de Bauru
Fonoaudióloga pela Universidade do Sagrado Coração
Professora Associada do Departamento de Fonoaudiologia da Faculdade de Odontologia de
Bauru da Universidade de São Paulo (FOB-USP)
Pesquisadora do Grupo de Pesquisa Centro de Pesquisas Audiológicas (CNPq-USP)

ALESSANDRA PINHEIRO DA SILVA
Fonoaudióloga Graduada pela Universidade Federal do Rio Grande do Norte (UFRN)
Especialização em Intensivismo Neonatal pela Maternidade Escola Januário Cicco
Mestre em Fonoaudiologia pelo Programa Associado de Pós-Graduação em
Fonoaudiologia (PPgFon) – UFPB–UFRN-UNCISAL

ALINE TENÓRIO LINS CARNAÚBA
Fonoaudióloga do Centro Especializado em Reabilitação III da Universidade Estadual de Ciências da
Saúde de Alagoas (UNCISAL)
Professor do Programa Associado de Pós-Graduação em Fonoaudiologia – UFPB–UFRN-UNCISAL
Pós-Doutorado e Doutorado em Biotecnologia pela Rede Nordeste em Biotecnologia (UFAL)

ANA BEATRIZ LEITE DOS ANJOS
Graduada em Fonoaudiologia pela Universidade Federal do Rio Grande do Norte (UFRN)
Mestre em Fonoaudiologia no Programa Associado de Pós-Graduação em Fonoaudiologia – UFPB–UFRN
Doutoranda em Psicologia no Programa de Pós-Graduação em Psicologia da UFRN
Bolsista CAPES e Membro e Pesquisadora no Laboratório de Linguagem Escrita,
Interdisciplinaridade e Aprendizagem – LEIA-UFRN-CNPq

ANA LUIZA NAVAS
Doutora em Psicologia pela University of Connecticut, EUA
Pós-Doutorado em Linguística na Universidade Estadual de Campinas (UNICAMP)
Professora Titular do Curso de Fonoaudiologia da Faculdade de Ciências Médicas da Santa Casa de
São Paulo (FCMSCSP)
Orientadora do Programa de Pós-Graduação e Mestrado Profissional em Saúde da Comunicação
Humana da FCMSCSP
Editora Chefe da CoDAS – Gestão: 2014-2022
Editora Executiva da CoDAS – Gestão: 2023
Vice-Coordenadora do GT de Desenvolvimento Sociocognitivo e de Linguagem da Associação
Nacional de Pesquisa e Pós-graduação em Psicologia (ANPEPP)

ANA MANHANI CÁCERES-ASSENÇO
Fonoaudióloga Graduada pela Universidade de São Paulo (USP)
Doutora em Comunicação Humana pelo Programa de Pós-Graduação em Ciências da
Reabilitação da USP
Professora Adjunta do Curso de Fonoaudiologia da Universidade Federal do Rio Grande do Norte (UFRN)
Docente do Programa Associado de Pós-Graduação em Fonoaudiologia – PPgFon UFPB-UFRN-UNCISAL
Programa de Residência Multiprofissional em Saúde da Maternidade Escola Januário Cicco (MEJC)
Coordenadora do Laboratório de Desenvolvimento da Linguagem (LADELIN) da UFRN
Líder do Grupo de Pesquisa do CNPq Audição e Linguagem

ANA VOGELEY
Graduação em Fonoaudiologia pela Universidade Católica de Pernambuco (UNICAP)
Doutorado em Linguística, Mestrado em Ciências da Linguagem
Especialização em Patologias da Linguagem
Estágio Pós-Doutoral em Linguística (Vrije Universiteit, Amsterdam)
Professora Adjunta do Departamento de Fonoaudiologia da Universidade Federal da Paraíba (UFPB)
Educadora Parental Certificada pela *Positive Discipline Association* (PDA)

ANDRIELY DOS SANTOS CORDEIRO
Graduação em Psicologia pela Universidade Federal da Paraíba (UFPB)
Mestrado e Doutoranda em Neurociência Cognitiva e Comportamento pela UFPB
Discente do Curso de Bacharelado em Música (perfil de Práticas Interpretativas em
Canto Erudito) na Universidade Federal da Paraíba (UFPB)
Mestranda do Curso de Pós-Graduação em Neuroengenharia do IIN-ELS

ANTÔNIO VÍTOR DA SILVA ROSENO
Graduação em Fonoaudiologia pelo Centro Universitário de João Pessoa (UNIPÊ)
Mestrado em Fonoaudiologia pela Universidade Federal da Paraíba (UFPB)

BEATRIZ DE CASTRO ANDRADE MENDES
Professora Assistente Doutora da Faculdade de Ciências Humanas e da Saúde da Pontifícia
Universidade Católica de São Paulo (PUC-SP)
Doutorado em Linguística Aplicada e Estudos da Linguagem pela PUC-SP

CARLA ALEXANDRA DA SILVA MOITA MINERVINO
Professor Associado da Universidade Federal da Paraíba (UFPB)
Vice-Coordenadora do Programa de Pós-graduação, Mestrado e Doutorado em Neurociência
Cognitiva e Comportamental (PPgNeC)
Linha de pesquisa em Psicobiologia: Processos Psicológicos Básicos e Neuropsicologia. Líder do
grupo de pesquisa: Estudos em Saúde Mental, Educação e Psicometria (NESMEP)
Coordenador do Projeto CUIDAR
Pesquisador da Rede Nacional de Ciência para Educação. Membro do Instituto Brasileiro de Avaliação
Psicológica (IBAP)
Membro do Grupo de Pesquisadores de Desenvolvimento Sociocognitivo e da Linguagem da
Associação Nacional de Pesquisa e Pós-graduação em Psicologia (ANPEPP)
Bolsista em Produtividade CNPQ

CARLOS KAZUO TAGUCHI
Universidade Federal de Sergipe (UFS)
Pós-Doutorado pela Universidade Estadual das Ciências da Saúde de Alagoas (UNCISAL)
Professor Associado III da UFS do Departamento de Fonoaudiologia

CELINA ANGELIA DOS REIS PAULA
Graduada em Medicina pela Universidade Federal do Rio Grande do Norte (UFRN)
Pós-Graduada em Pediatria e Neurologia Infantil pela Universidade de São Paulo (USP)
Mestre em Neuroengenharia pelo Instituto Internacional de Neurociências Edmond e Lily Safra (IIN-ELS)
Doutoranda em Psicologia pela Universidade Federal do Rio Grande do Norte (UFRN)

CÍNTIA ALVES SALGADO AZONI
Graduação em Fonoaudiologia pela Universidade de São Paulo (USP/Bauru)
Doutorado e Pós-Doutorado em Ciências Médicas pela Faculdade de Ciências Médicas (Unicamp)
Docente Adjunto do Curso de Graduação em Fonoaudiologia da Universidade Federal do Rio Grande do Norte (UFRN)
Professor Permanente do Programa de Pós-Graduação em Fonoaudiologia e do Programa em Psicologia da Universidade Federal do Rio Grande do Norte (UFRN)
Diretora Secretária da Diretoria Executiva da Sociedade Brasileira de Fonoaudiologia (SBFa) – Gestão: 2023-2024
Membro da Associação Brasileira de Neurologia, Psiquiatria infantil e Profissões afins (ABENEPI)
Vice-Presidente do Capítulo Norte-Riograndense da ABENEPI –Gestão: 2022-2024
Membro do GT de Neuropsicologia da Associação Nacional de Pesquisa e Pós-Graduação em Psicologia (ANPEPP)
Pesquisadora Associada da CpE: Rede Nacional de Ciência para Educação
Pesquisadora Associada do Instituto ABCD
Vice-Líder do CNPq-LAPEN – Laboratório de Extensão e Pesquisa em Neuropsicologia da UFRN
Coordenadora do grupo CNPq e laboratório LEIA: Linguagem Escrita, interdisciplinaridade e Aprendizagem

CLARA MORENA DE MEDEIROS CAVALCANTI
Graduada pela Universidade Potiguar (UnP)
Pós-Graduação Associada a UFPB, UFRN e UNICISAL – PPGFON

CLAYDIANNE DOS SANTOS FREITAS
Suporte pedagógico da Secretaria Estadual de Educação, da Cultura, do Esporte e do Lazer do Rio Grande do Norte (SEEC/RN)
Mestre em Fonoaudiologia pelo Programa Associado de Pós-graduação em Fonoaudiologia pela UFPB-UFRN-UNCISAL
Especialista em Alfabetização e Neurociências com Interfaces na Educação pela Universidade Federal do Rio Grande do Norte (UFRN)
Graduada em Pedagogia pela UFRN
Pesquisadora do Laboratório de Linguagem escrita, Interdisciplinaridade e Aprendizagem da Universidade Federal do Rio Grande do Norte (LEIA-UFRN)

CRISTIANE MOÇO CANHETTI DE OLIVEIRA
Fonoaudióloga Graduada pela Universidade Sagrado Coração (USC)
Doutora em Ciências Biológicas (Genética) pela Universidade Estadual Paulista Júlio de Mesquita Filho (FMB-UNESP) – Botucatu, SP
Professora Assistente e Doutora do Departamento de Fonoaudiologia da Universidade Estadual Paulista Júlio de Mesquita Filho (FFC-UNESP) – Marília, SP
Professora e Orientadora do Corpo Permanente do Programa de Pós-Graduação em Fonoaudiologia da Universidade Estadual Paulista Júlio de Mesquita Filho (FFC-UNESP) – Marília, SP
Coordenadora do Laboratório de Estudos da Fluência – LAEF, do Departamento de Fonoaudiologia (FFC-UNESP) – Marília, SP

DANIELLE CAVALCANTE FERREIRA
Graduação em Fonoaudiologia pela Universidade Estadual de Ciências da Saúde de Alagoas (UNCISAL)
Residência em Audiologia pela UNCISAL
Mestrado em Fonoaudiologia pelo Programa Associado de Pós-Graduação em Fonoaudiologia da UNCISAL
Fonoaudióloga Servidora do Hospital Geral do Estado, Alagoas

DAVIANY OLIVEIRA LIMA
Fonoaudióloga Graduada pela Universidade Federal da Paraíba (UFPB)
Mestre em Fonoaudiologia da Universidade Federal da Paraíba (UFPB)
Doutoranda em Neurociência Cognitiva e Comportamento pela UFPB
Especialista em Processamento Auditivo Central – FCC
Participante do Grupo de Estudo e Pesquisa em Audição, Equilíbrio e Zumbido (GEPAEZ)

DÉBORA VASCONCELOS CORREIA
Fonoaudióloga Graduada pelo Centro Universitário de João Pessoa (UNIPÊ)
Mestra e Doutora em Linguística pelo Programa de Pós-Graduação em Linguística da Universidade Federal da Paraíba (UFPB), com trabalho direcionado ao processamento linguístico de pessoas que gaguejam e à postulação da Teoria Integrada da Fluência
Professora Adjunta do Curso de Fonoaudiologia da UFPB
Coordenadora do Projeto Flua
Especialista em Fluência pelo CFFa e em Neurociência Aplicada pela Universidade Federal de Pernambuco
Atuou como coordenadora do Comitê de Fluência do Departamento de Linguagem da Sociedade Brasileira de Fonoaudiologia (SBFa) – Gestão: 2020-2022

EDGARD MORYA
Fisioterapeuta
Coordenador de Pesquisas do Instituto Internacional de Neurociências Edmond e Lily Safra – IIN-ELS e do Instituto Santos Dumont (ISD)
Docente do Curso de Mestrado em Neuroengenharia do IIN-ELS
Pós-Doutorado e doutorado em Ciências (Fisiologia Humana) pelo Instituto de Ciências Biomédicas da Universidade de São Paulo (USP)

EDUARDA MARCONATO
Fonoaudióloga graduada pela Universidade Estadual Paulista Júlio de Mesquita Filho (UNESP)
Mestra em Fonoaudiologia, Área de Concentração: Distúrbios da Comunicação Humana, pelo Programa de Pós-Graduação em Fonoaudiologia da UNESP
Doutoranda em Fonoaudiologia pelo Programa de Pós-graduação em Fonoaudiologia da UNESP
Membro e Pesquisadora do Laboratório de Estudos da Fluência (LAEF)
Membro do grupo de pesquisa Avaliação da Linguagem e da Fala do Conselho Nacional de Desenvolvimento Científico e Tecnológico – CNPq

ELIENE SILVA ARAÚJO
Fonoaudióloga graduada pela Faculdade de Odontologia de Bauru da Universidade de São Paulo (FOB-USP)
Mestre e Doutora em Ciências no Programa de Fonoaudiologia da FOB-USP
Professora Adjunta do Departamento de Fonoaudiologia da Universidade Federal do Rio Grande do Norte (UFRN)
Professora Permanente do Programa Associado de Pós-Graduação em Fonoaudiologia – UFPB-UFRN-UNCISAL e
Docente do Programa de Residência Multiprofissional em Unidade de Terapia Intensiva Neonatal
Vice-Líder do Grupo de Pesquisa Audição e Linguagem na Infância e Colaboradora do Grupo de Pesquisa Centro de Pesquisas Audiológicas, Credenciados no CNPq

ÉRIKA BARIONI MANTELLO
Universidade Federal do Rio Grande do Norte
Professora Adjunta II do Departamento de Fonoaudiologia da Universidade Federal do Rio Grande do Norte (UFRN)
Docente Permanente do Programa de Pós-Graduação em Fonoaudiologia UFPB-UFRN-UNCISAL
Coordenadora do Laboratório de Audição e Equilíbrio da Universidade Federal do Rio Grande do Norte – LAEq-UFRN

FÁTIMA CRISTINA ALVES BRANCO-BARREIRO
UNIFESP – Universidade Federal de São Paulo
Fonoaudióloga
Docente do Curso de Fonoaudiologia da Escola Paulista de Medicina da Universidade Federal de São Paulo (UNIFESP)
Mestre em Fonoaudiologia (Pontifícia Universidade de São Paulo) e Doutora em Neurociências e Comportamento (Instituto de Psicologia – Universidade de São Paulo)

GIZELE FRANCISCO FERREIRA DO NASCIMENTO
Universidade Federal do Rio Grande do Norte (UFRN)
Fonoaudióloga Mestre pelo Programa de Pós-Graduação em Fonoaudiologia – UFPB-UFRN-UNCISAL
Pesquisadora do Laboratório de Audição e Equilíbrio da Universidade Federal do Rio Grande do Norte (LAEq-UFRN)

GUILHERME ADAM FRAGA
Médico pela Universidade Federal de Santa Maria (UFSM)
Otorrinolaringologista pela Universidade de São Paulo (USP)
Fellowship em Implante Coclear e Próteses Auditivas Implantáveis pelo HRAC-USP
Mestrando em Ciências da Reabilitação HRAC-USP

HANNALICE GOTTSCHALCK CAVALCANTI
Fonoaudióloga
Professora Adjunta da Universidade Federal da Paraíba (UFPB)
Docente do Programa de Pós-Graduação (PPGFON) Associado – UFPB-UFRN-UNCISAL
Doutorado em Ciências da Saúde da Universidade Federal do Rio Grande do Norte (UFRN)
Pós-Doutorado no Instituto do Cérebro pela UFRN
Departamento de Fonoaudiologia, Cidade Universitária, s/n - Conj. Pres. Castelo Branco III – João Pessoa, PB

HELENA DA SILVA
Graduação em Fonoaudiologia pela Universidade Federal do Rio Grande do Norte (UFRN)
Mestre em Fonoaudiologia pela UFRN-UFPB-UNCISAL
Certificação no Método Prompt I. Formação em PECS e no Modelo DIR-FLOORTIME 101

HELOISA GONÇALVES DA SILVEIRA
Fonoaudióloga Graduada pela Universidade Federal de São Paulo (UNIFESP)
Doutoranda em Distúrbios da Comunicação Humana pelo Programa de Pós-Graduação de Fonoaudiologia da UNIFESP
Fonoaudióloga Clínica com Ênfase nos Distúrbios de Fala e Linguagem e Orientação Parental

HIONARA NASCIMENTO BARBOZA
Fonoaudióloga Graduada pela Universidade Federal da Paraíba (UFPB)
Mestrado em Fonoaudiologia pelo Programa de Pós-Graduação em Fonoaudiologia – PPGFON – UFPB-UFRN-UNCISAL

INGRID RAFAELLA DANTAS DOS SANTOS
Fonoaudióloga pela Universidade Federal do Rio Grande do Norte (UFRN)
Mestre em Fonoaudiologia pelo Programa Associado de Pós-Graduação em Fonoaudiologia – UFPB-UFRN-UNCISAL
Fonoaudióloga do Setor de Reabilitação do Centro SUVAG do RN e Clínica Escutta – Natal, RN
Pesquisadora da Base Audição e Linguagem do Laboratório de Inovação Tecnológica em Saúde – LAIS-UFRN, grupo de pesquisa CNPq

ISABEL JUNQUEIRA DE ALMEIDA
Graduação em Fonoaudiologia pela Faculdade de Medicina da Universidade de São Paulo (FMUSP)
Graduação em Letras (Linguística) pela USP
Mestrado em Ciências pela FMUSP
Pesquisadora Colaboradora do Grupo de Neurologia Cognitiva e do Comportamento – Hospital das
Clínicas da FMUSP – GNCC-HCFMUSP

ISABELLA DE LUCA
Fonoaudióloga pela Faculdade de Odontologia de Bauru da Universidade de São Paulo (USP)
Mestra pelo Programa de Pós-Graduação em Fonoaudiologia – Área de Concentração Processos e
Distúrbios da Comunicação, na Faculdade de Odontologia de Bauru da USP, com pesquisa na área de
Linguagem
Participante Ativa e Membro do Grupo de Estudos e Pesquisa em Escrita e Leitura (GREPEL), da
Faculdade de Odontologia de Bauru da USP

ÍSATIS RACHEL SILVA CAVALCANTE FIRMINO
Graduação em Fonoaudiologia pela Universidade Estadual de Ciências da Saúde de Alagoas (UNCISAL)
Mestrado em Fonoaudiologia pela UNCISAL-UFRN/UFPB
Especialização em Análise do Comportamento para TEA e Atrasos do Desenvolvimento
Certificação no método Prompt I e II
Formação em PECS

JACQUELINE PIMENTEL TENÓRIO
Professora Assistente da Universidade Estadual de Ciências da Saúde de Alagoas (UNCISAL)
Especialização em Audiologia Clínica pela Faculdade Integrada Tiradentes
Mestrado e Doutorado em Educação Especial pela Universidade Federal de São Carlos (UFSCar)

JOSELI SOARES BRAZOROTTO
Fonoaudióloga pela Universidade de São Paulo (USP) – *Campus* de Bauru
Doutora em Educação Especial pela Universidade Federal de São Carlos (UFSCar)
Professora Associada do Departamento de Fonoaudiologia da Universidade Federal do Rio
Grande do Norte (UFRN)
Docente Permanente dos Programas de Pós-Graduação em Gestão e Inovação em Saúde (PPgGIS)
Associado em Fonoaudiologia – PPGFon – UFPB-UFRN-UNCISAL
Pesquisadora da Base Audição e Linguagem do Laboratório de Inovação Tecnológica em Saúde –
LAIS-UFRN, Grupo de Pesquisa CNPq

JULIA SPERANZA ZABEU
Fonoaudióloga pela Universidade de São Paulo (USP) – *Campus* Bauru
Mestre e Doutora em Ciências pelo Programa de Pós-graduação em Fonoaudiologia da
Faculdade de Odontologia de Bauru (FOB-USP)
Fonoaudióloga da Equipe de Implante Coclear do Hospital de Reabilitação de Anomalias
Craniofaciais, Universidade de São Paulo (HRAC-USP)

JULIANA PERINA GÂNDARA
Fonoaudióloga Graduada pela Universidade de São Paulo (USP)
Doutora em Semiótica e Linguística Geral pelo Programa de Pós-graduação em Linguística da
Faculdade de Filosofia, Letras e Ciências Humanas (FFLCH) da USP
Fonoaudióloga Clínica com Ênfase nos Distúrbios de Fala e da Linguagem (Oral e Escrita)

KRISIA THAYNA LIMA DA COSTA
Fonoaudióloga Graduada pela Universidade Federal do Rio Grande do Norte (UFRN)
Mestre em Fonoaudiologia no Programa Associado de Pós-Graduação – UFRN-UFPB-UNCISAL
Doutoranda pelo Programa de Pós-graduação em Neurociência Cognitiva e Comportamento –
PPGNEC da Universidade Federal da Paraíba (UFPB)

LAURINDA SOARES DA FRANCA PEREIRA
Fonoaudióloga Graduada pelo Centro Universitário de João Pessoa (UNIPÊ)
Especialização em Audiologia
Mestrado em Fonoaudiologia pelo Programa de Pós-Graduação em Fonoaudiologia –
PPGFON – UFPB-UFRN-UNCISAL

LUCIANA PIMENTEL FERNANDES DE MELO
Professora Associada do Curso de Fonoaudiologia da Universidade Federal de Pernambuco (UFPE)
Doutora em Psicologia Cognitiva pela UFPE

LUÍS GUSTAVO GOMES DA SILVA
Fonoaudiólogo pela Universidade Estadual de Ciências da Saúde de Alagoas (UNCISAL)
Residência em Audiologia pela UNCISAL
Especialização em Estudos da Audição pela UNYLEYA
Mestrado em Fonoaudiologia pela UFPB-UFRN-UNCISAL

LUIZ FERNANDO MANZONI LOURENÇONE
Docente do Curso de Medicina da Faculdade de Odontologia de Bauru da Universidade de
São Paulo (FOB-USP)
Diretor Clínico, Chefe da Seção de Implante Coclear e Presidente da Comissão de Residência Médica –
COREME, do Hospital de Reabilitação de Anomalias Craniofaciais-Centrinho (HRAC-USP)
Doutorado pela Faculdade de Medicina da Universidade de São Paulo (FMUSP)
Residência Médica em Otorrinolaringologia pela USP-Bauru
Prática Profissionalizante pela USP-Bauru
MBA Gestão-Saúde pela UNESP-Botucatu

MARCELA LIMA SILAGI
Professora Adjunta do Departamento de Fonoaudiologia da Universidade Federal de São Paulo (UNIFESP)
Graduação em Fonoaudiologia pela Universidade Federal de São Paulo (UNIFESP)
Pós-Graduação pelo Programa de Aprimoramento Profissional de Fonoaudiologia em
Neurogeriatria pelo Hospital das Clínicas da Faculdade de Medicina da Universidade de
São Paulo (FMUSP)
Mestrado em Ciências (Programa: Neurologia) pela FMUSP
Doutorado em Ciências (Programa: Ciências da Reabilitação) pelo Departamento de Fisioterapia,
Fonoaudiologia e Terapia Ocupacional da FMSUP
Especialista nas áreas de Linguagem e Disfagia pelo Conselho Federal de Fonoaudiologia
Atuou como Fonoaudióloga do Departamento de Fisioterapia, Fonoaudiologia e Terapia
Ocupacional da FMSUP
Membro do Grupo de Neurologia Cognitiva e do Comportamento do Departamento de
Neurologia da FMUSP
Vice-Coordenadora do Comitê de Linguagem Oral e Escrita do Adulto e Idoso do Departamento de
Linguagem da Sociedade Brasileira de Fonoaudiologia
Tem Experiência na Área de Transtornos Neurológicos Adquiridos da Fala e Linguagem,
Atuando nas Áreas de Avaliação e Terapia, nos seguintes temas: afasias, agrafias e dislexias
adquiridas, apraxia de fala, disartrias, déficits linguístico-cognitivos e disfagias neurogênicas

MARCELLE STELLA LIMA DE SOUZA
Fonoaudióloga Graduada pela Universidade Federal do Rio Grande do Norte (UFRN)
Mestre em Fonoaudiologia pelo Programa Associado de Pós-Graduação em Fonoaudiologia –
PPgFon – UFPB-UFRN-UNCISAL
Pesquisadora do Grupo de Pesquisa Audição e Linguagem na Infância e do Laboratório de
Desenvolvimento da Linguagem – LADELIN

MARIA CAROLAINE FERREIRA AGUIAR
Universidade Federal do Rio Grande do Norte
Fonoaudióloga, mestranda do Programa de Pós-Graduação em Fonoaudiologia – UFPB-UFRN-UNCISAL
Pesquisadora do Laboratório de Audição e Equilíbrio da Universidade Federal do Rio Grande do Norte – LAEq-UFRN

MARIA CECILIA DOS SANTOS MARQUES
Graduação em Fonoaudiologia pela Universidade Estadual de Ciências da Saúde de Alagoas (UNCISAL)
Especialista em Linguagem pelo Conselho Federal de Fonoaudiologia (CFFa)
Mestrado em Saúde da Comunicação Humana pela Universidade Federal de Pernambuco (UFPE)
Doutoranda em Biotecnologia em Saúde pela Rede Nordeste de Biotecnologia (RENORBIO)
Professora da UNCISALe Fonoaudióloga do Centro Especializado em Reabilitação da UNCISAL

MARIA EDUARDA BRAGA DE ARAÚJO
Fonoaudióloga pela Universidade Federal do Rio Grande do Norte (UFRN)
Mestre em Fonoaudiologia pelo Programa Associado de Pós-graduação em Fonoaudiologia UFPB-UFRN-UNCISAL– PPgFon
Fonoaudióloga do Hospital Universitário Ana Bezerra (HUAB)

MARIA HELENA MEDEIROS DE SÁ LIMA LUCENA
Fonoaudióloga
Especialista em Audiologia
Pós-Graduanda em Processamento Auditivo Central
Mestre em Fonoaudiologia do Programa Associado de Pós-Graduação (PPgFon) – UFPB-UFRN-UNCISAL

MARIA TERESA CARTHERY-GOULART
Graduação em Fonoaudiologia pela Faculdade de Medicina da Universidade de São Paulo (FMUSP)
Mestrado em Psicologia (Neurociências e Comportamento) pelo Instituto de Psicologia da Universidade de São Paulo e Doutorado em Ciências (Neurologia) pela Faculdade de Medicina da Universidade de São Paulo
Foi Pesquisadora Visitante do *Medical Research Council – Cognition and Brain Sciences Unit*, Cambridge, Reino Unido – Estágio Pós-Doutoral
É professora associada da Universidade Federal do ABC – UFABC, Centro de Matemática, Computação e Cognição – CMCC, onde fundou o Grupo de Estudos em Neurociência da Linguagem e Cognição – GELC-UFABC-CNPq
É pesquisadora colaboradora do Grupo de Neurologia Cognitiva e do Comportamento – Hospital das Clínicas, Faculdade de Medicina, Universidade de São Paulo – GNCC-HCFMUSP
Pesquisadora associada ao Instituto Nacional de Ciência e Tecnologia sobre Comportamento, Cognição e Ensino – INCT-ECCE
Membro da Rede Nacional de Ciência para Educação – Rede CpE
Atualmente é pesquisadora visitante do *Laboratory for Communication Science*, unidade de *Human Communication, Development and Information Sciences* – CDIS, da Faculdade de Educação da Universidade de Hong Kong-HKU
Desenvolve pesquisas nas áreas de Psicolinguística, Neurolinguística, Neuropsicologia, Neurociência da Linguagem e Neurociência Educacional
Experiência e interesses de pesquisa: desenvolvimento da linguagem oral, da leitura e da escrita; bilinguismo/multilinguismo; reserva cognitiva; reabilitação cognitiva; avaliação cognitiva e de linguagem; dislexias, disgrafias e afasias; linguagem e cognição no envelhecimento típico, comprometimento cognitivo leve e em quadros neurodegenerativos como afasias progressivas, doença de Alzheimer e doença de Parkinson

MARINA LEITE PUGLISI
Fonoaudióloga graduada pela Universidade Federal de São Paulo (UNIFESP)
Doutora pela USP e Pós-Doutora pela mesma instituição e pela Universidade de Oxford
Professora Adjunta do Departamento de Fonoaudiologia da UNIFESP
Foi *Newton International Fellow* pela British Academy
Docente permanente do Programa de Pós-graduação em Distúrbios da Comunicação Humana, coordenadora do curso de especialização em Linguagem/Fala e do NEPALI, todos da UNIFESP

MAYRA MARIA DE OLIVEIRA LIMA
Fonoaudióloga graduada pelo Centro Universitário de João Pessoa (UNIPÊ)
Mestra em Saúde da Comunicação Humana pelo Programa de Pós-graduação em Saúde da Comunicação Humana da Universidade Federal de Pernambuco (UFPE), com trabalho direcionado à identificação do risco na gagueira infantil
Doutoranda em Fonoaudiologia pelo Programa de Pós-graduação em Fonoaudiologia da Universidade Estadual Paulista Júlio de Mesquita Filho (UNESP) da Faculdade de Filosofia e Ciências (FCC) Marília, SP
Especialista em Fluência pelo CFFa
Colaboradora do Projeto Flua na Universidade Federal de Paraíba (UFPB) desde 2017
Professora substituta do Curso de Fonoaudiologia da Universidade Federal de Pernambuco

NANCY SOTERO SILVA
Fonoaudióloga
Residência pelo Programa de Residência Multiprofissional no Cuidado à Saúde da Pessoa com Deficiência do Centro de Educação e Pesquisa em Saúde (CEPS)

NAYARA NERLIN DA SILVA SANTOS
Fonoaudióloga pela Universidade Estadual de Ciências da Saúde de Alagoas (UNISAL)
Especialização em linguagem no âmbito clínico e educacional (Uniredentor)
Mestrado em Fonoaudiologia – UFPB-UFRN-UNCISAL

PATRÍCIA ABREU PINHEIRO CRENITTE
Graduação em Fonoaudiologia pela Universidade do Sagrado Coração, Especialista em Linguagem, Mestrado em Educação Especial pela Universidade Federal de São Carlos (UFSCAR)
Doutorado e Pós-doutorado em Ciências Médicas, FCM, Universidade Estadual de Campinas (Unicamp)
Professor Associado do Departamento de Fonoaudiologia da Universidade de São Paulo, FOB-USP nos cursos de Graduação e Pós-Graduação
Chefe do Departamento de Fonoaudiologia da FOB-USP
Líder do Grupo de Pesquisa CNPq- GREPEL (Grupo de Estudo e Pesquisa em Escrita e Leitura)
Tem experiência na área de Fonoaudiologia, com ênfase em linguagem oral e escrita, atuando principalmente nos seguintes temas: Neurociências, Educação, Transtornos Específicos de Aprendizagem, avaliação e programas de intervenção

PEDRO DE LEMOS MENEZES
Graduação em Fonoaudiologia pela Universidade Católica de Pernambuco (UNICAP)
Especialização em Audiologia pelo Conselho Federal de Fonoaudiologia (CFFa)
Mestrado em Biofísica pela Universidade Federal de Pernambuco (UFPE)
Doutorado em Física Aplicada à Medicina e Biologia pela Universidade de São Paulo (USP)
Pós-doutorado em Distúrbios da Comunicação Humana pela Universidade Federal de São Paulo (UNIFESP)
Professor Titular da Universidade Estadual de Ciências da Saúde de Alagoas (UNCISAL)
Professor Titular do Centro Universitário CESMAC e Professor do Programa Associado de Pós-Graduação em Fonoaudiologia entre Universidade Federal da Paraíba (UFPB), Universidade Federal do Rio Grande do Norte (UFRN) e UNCISAL

RANILDE CRISTIANE CAVALCANTE COSTA
Fonoaudióloga pela Universidade Estadual de Ciências da Saúde de Alagoas (UNCISAL)
Mestrado em Ciências pelo Programa de Distúrbios da Comunicação Humana – UNIFESP
Doutorado em Biotecnologia pela Rede Nordeste em Biotecnologia – UFAL

SAMANTHA SANTOS DE ALBUQUERQUE MARANHÃO
Doutora em Psicologia pela Universidade Federal do Rio Grande do Norte
Neuropsicóloga Infanto-Juvenil e preceptora multiprofissional do Centro de Educação e
Pesquisa em Saúde Anita Garibaldi, Instituto Santos Dumont

SCHEILA FARIAS DE PAIVA
Fonoaudióloga
Professora de Audiologia Educacional na Universidade Federal de Sergipe (UFS)
Bacharel em Fonoaudiologia pelo Centro Universitário Metodista Izabela Hendrix
Especialista em Audiologia pelo Conselho Federal de Fonoaudiologia (CFFa)
Mestrado em Música, Universidade Federal de Minas Gerais (UFMG)
Doutorado em Psicologia, Universidade Federal de Juiz de Fora (UFJF)

TALITA MARIA MONTEIRO FARIAS BARBOSA
Possui graduação em Fonoaudiologia pela Universidade Federal da Paraíba (UFPB)
Mestre e Doutora em Linguística pela Universidade Federal da Paraíba – PROLING/UFPB
Especialização em Linguagem pelo Instituto de Ensino Superior da Paraíba (IESP)

TALITA TRIGUEIRO DOMINGOS
Fonoaudióloga graduada pela Universidade Federal do Rio Grande do Norte (UFRN)
Especialista no cuidado à saúde da pessoa com deficiência pelo Programa de Residência
Multiprofissional em Saúde do Instituto Santos Dumont (ISD)
Mestre em Fonoaudiologia pelo Programa Associado de Pós-Graduação em
Fonoaudiologia (PPgFon - UFPB-UFRN-UNCISAL)
Pesquisadora do Grupo de Pesquisa Audição e Linguagem na Infância e do Laboratório de
Desenvolvimento da Linguagem (LADELIN)
Fonoaudióloga clínica com atuação em distúrbios da linguagem, comunicação e fala

THAÍS NOBRE UCHÔA SOUZA
Graduação em Fonoaudiologia pela Universidade Estadual de Ciências da Saúde de Alagoas (UNCISAL)
Especialização em Linguagem pela Faculdade de Odontologia de Bauru da Universidade de
São Paulo (FOB-USP)
Especialista em Linguagem pelo Conselho Federal de Fonoaudiologia (CFFa)
Mestrado em Distúrbios da Comunicação Humana pela Universidade Federal de São Paulo (UNIFESP)
Doutorado em Biotecnologia em Saúde pela Rede Nordeste de Biotecnologia (RENORBIO)
Fonoaudióloga do Centro Especializado em Reabilitação da UNCISAL

THAYSA FLORÊNCIO BARBOSA FELIPE
Fonoaudióloga. Psicopedagoga. Mestranda em Fonoaudiologia (PPGFON)
Membro do Laboratório de Linguagem Escrita, Interdisiciplinariedade e Aprendizagem (LEIA)

VANESSA BARBOSA DE SOUSA
Fonoaudióloga pela Universidade Federal do Rio Grande do Norte (UFRN)
Pedagoga pela Universidade Federal de Campina Grande (UFCG)
Mestre em Fonoaudiologia pelo Programa Associado de Pós-Graduação em
Fonoaudiologia (UFPB-UFRN-UNCISAL)
Professora alfabetizadora no Município de Parnamirim-RN
Pesquisadora da Base Audição e Linguagem do Laboratório de Inovação Tecnológica em Saúde –
LAIS-UFRN, Grupo de pesquisa CNPq

VANESSA GIACCHINI
Graduação em Fonoaudiologia pela Universidade Federal de Santa Maria (UFSM)
Doutora em Distúrbios da Comunicação Humana pela UFSM
Com período de doutorado-sanduíche no Curso de Linguística na Universidade de Lisboa Portugal

VÍVIAN PASSOS LIMA MAYNART
Graduação em Fonoaudiologia pela Universidade Estadual de Ciências da Saúde de Alagoas (UNCISAL)
Especialização em Audiologia pelo Instituto Superior de Educação de Cajazeiras (ISEC)
Especialização em Perícia e Assistência Técnica em Fonoaudiologia pela Faculdade
Redentor (FACREDENTOR)
Mestrado em Fonoaudiologia pelo Programa Associado de Pós-Graduação em
Fonoaudiologia pela UNCISAL
Fonoaudióloga Servidora do Hospital Escola Helvio Auto pela UNCISAL

WEIDINARA RODRIGUES DA FONSECA
Médica Otorrinolaringologista
Mestrado em Fonoaudiologia pelo Programa de Pós-Graduação em Fonoaudiologia –
PPGFON – UFPB-UFRN-UNCISAL

SUMÁRIO

Intervenção Fonoaudiológica em Audição e Linguagem

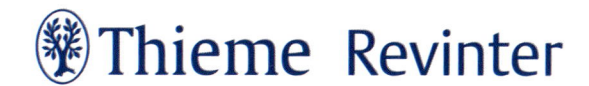

Thieme Revinter

CAPÍTULO 1

INTERVENÇÃO FONOAUDIOLÓGICA NA DEFICIÊNCIA AUDITIVA NA PRIMEIRA INFÂNCIA

Joseli Soares Brazorotto ▪ Ingrid Rafaella Dantas dos Santos
Vanessa Barbosa da Silva Souza ▪ Adriane Lima Mortari Moret

OBJETIVOS DE APRENDIZAGEM

- Reconhecer a evolução da intervenção fonoaudiológica na deficiência auditiva na primeira infância;
- Revisar os princípios da reabilitação auditiva infantil;
- Reconhecer o papel da família e demais parceiros de comunicação da criança em seu progresso na jornada de aprender a escutar;
- Identificar a estruturação do planejamento terapêutico, com foco na terapia diagnóstica;
- Listar as principais técnicas, estratégias, procedimentos e recursos empregados na reabilitação auditiva infantil.

INTRODUÇÃO

A Sociedade Brasileira de Pediatria define a primeira infância como os primeiros seis anos da vida da criança, os quais são primordiais para o seu desenvolvimento físico, psíquico e social.[1]

A intervenção fonoaudiológica na deficiência auditiva na primeira infância tem reconhecidos avanços nos últimos anos, advindos de inovações tecnológicas e das pesquisas clínicas, que norteiam os profissionais no reconhecimento de que o bebê e a criança pequena com deficiência auditiva têm condições de pleno acesso à língua falada materna com o uso adequado de dispositivos eletrônicos auditivos, bem adaptados, associados à prática auditivo-verbal constante. Isso sinaliza para a necessidade de fonoaudiólogos reabilitadores cada vez mais capacitados para atuar de forma a otimizar o período sensível de desenvolvimento auditivo que ocorre no cérebro infantil, especialmente até os 3 anos e meio de idade.[2-4]

Ao destacar a atuação do fonoaudiólogo reabilitador nesta faixa etária, é importante reafirmar que a família ou os parceiros de comunicação diários do bebê e da criança com deficiência auditiva deverão ser priorizados no planejamento de metas para o desenvolvimento infantil, considerando a potência das interações diárias no desenvolvimento das crianças pequenas.[5]

Este trabalho requer, portanto, a autoanálise permanente sobre a postura frente à família e demais pessoas que convivem diariamente com o bebê e a criança, como os avós e outros familiares, babás, cuidadores e professores. Impõe, portanto, ao fonoaudiólogo o exercício da empatia, da comunicação efetiva e da relação de confiança e parceria, com respeito à autonomia das famílias nas tomadas de decisão que perduram ao longo do processo de reabilitação e durante o desenvolvimento da criança.

Além disso, a constante reflexão sobre o fazer terapêutico e a formação continuada destes profissionais certamente fortalecem os resultados obtidos, favorecendo tanto a qualidade do processo quanto a sua celeridade, com vistas à alta fonoaudiológica anterior ao ingresso da criança na etapa escolar,[6,7] certamente considerando as diferenças individuais de cada bebê e de cada criança, advindas de fatores intrínsecos, como, por exemplo, a etiologia da perda auditiva e a presença de comorbidades.

Algumas considerações acerca dos progressos obtidos em nosso país nos últimos anos, no campo da intervenção fonoaudiológica na deficiência auditiva, trarão subsídios para o reconhecimento do momento atual e de todo o potencial que hoje desfrutamos para um trabalho efetivo.

AVANÇOS DA INTERVENÇÃO FONOAUDIOLÓGICA NA DEFICIÊNCIA AUDITIVA INFANTIL NO CONTEXTO NACIONAL

Apesar de todos os desafios ainda enfrentados pelas famílias e profissionais da reabilitação, avanços importantes têm ocorrido na estruturação de políticas nacionais que propiciaram um panorama bastante promissor para a intervenção fonoaudiológica na deficiência auditiva. Vale mencionar aqui alguns dos marcos legais da inserção de serviços e equipamentos via Sistema Único de Saúde, que possibilitaram o acesso a toda a população ao cuidado em saúde auditiva. Não obstante, a saúde suplementar cresceu no mesmo sentido, acompanhando a necessidade de oferta destes serviços.

Com a Política Nacional de Atenção à Saúde Auditiva, instituída pela portaria nº 2.073, de 28 de setembro de 2004, foi organizada uma rede hierarquizada, regionalizada e integrada entre e nos três níveis de atenção que abrangem a promoção, prevenção, tratamento e a reabilitação auditiva.[8] Em 2010, a Lei do Teste da Orelhinha trouxe um importante avanço para a identificação das perdas auditivas na infância,[9] e, ainda, que a cobertura da triagem auditiva seja desigual em nosso país,[10] a consciência sobre a importância da audição para o desenvolvimento infantil e da necessidade de intervenção precoce têm se solidificado.

Desde a criação do Comitê Multiprofissional de Saúde Auditiva (COMUSA), em 2007, que agrega representantes de diferentes áreas de estudo, incluindo Fonoaudiologia, Otologia, Otorrinolaringologia e Pediatria, as ações relacionadas à saúde auditiva em diversas faixas etárias, em especial, as recomendações para a triagem e diagnóstico na população infantil, ganharam destaque como indutoras das boas práticas no cuidado em saúde auditiva na infância.[11]

No ano de 2012, uma importante portaria, nº 793, de 24 de abril de 2012, instituiu a Rede de Cuidados à Pessoa com Deficiência no âmbito do SUS[12] para a organização dos serviços de reabilitação de pessoas com deficiência, denominados Centros Especializados em Reabilitação (CER), o que fortaleceu a reabilitação auditiva, ainda que o acesso a toda a população não ocorra de forma equânime.

Em 2013, após estudo piloto que identificou os benefícios do Sistema de Frequência Modulada (Sistema de FM) para escolares com deficiência auditiva, este recurso foi também incorporado ao SUS para adaptação em escolares de 5 a 17 anos e 11 meses e, recentemente, em fevereiro de 2020, seu uso foi ampliado a todas as faixas etárias, sob critérios de indicação.[13]

No ano de 2015, outro importante marco legal foi instituído: a Lei Brasileira de Inclusão (Lei 13146),[14] destinada a assegurar e a promover, em condições de igualdade, o exercício dos direitos e das liberdades fundamentais por pessoa com deficiência, visando à sua inclusão social e cidadania. Em seu art. 14º confere: "O processo de habilitação e de reabilitação é um direito da pessoa com deficiência."

Algumas poucas atualizações nas portarias e instrutivos relacionados à saúde auditiva ocorreram, e, atualmente, o Plano Viver sem Limite II tem como meta o desenho de políticas de Estado robustas e eficientes, que contarão com avanços tecnológicos e serão impulsionadas por iniciativas visando à construção de capacidades estatais em órgãos gestores municipais, estaduais e distritais.

Observamos, portanto, um cenário nacional propício ao progresso da intervenção fonoaudiológica na deficiência auditiva na primeira infância, cercado de possibilidades distintas e que merecem atenção e ações para que sejam funcionais e efetivas.

Ressaltamos que a potência dos dispositivos auditivos, associada à condição biológica única da primeira infância, um cérebro ávido por apreender o mundo ao seu redor, deve ser reconhecida e otimizada por processos terapêuticos rigorosamente baseados em princípios clínicos das abordagens de reabilitação auditiva, com uma atuação centrada na família, que promova a multiplicação de momentos de apreensão da audição e da linguagem oral.

No decorrer deste capítulo buscaremos, portanto, trazer elementos e reflexões no sentido de auxiliar o fonoaudiólogo no estabelecimento de processos terapêuticos baseados nas evidências científicas e nas melhores práticas clínicas para a intervenção fonoaudiológica na deficiência auditiva na primeira infância.

PRINCÍPIOS DA REABILITAÇÃO AUDITIVA INFANTIL

Ao tratarmos dos princípios da intervenção fonoaudiológica na deficiência auditiva na primeira infância, especificamente quanto ao processo de reabilitação auditiva infantil, devemos revisar as bases das abordagens ou métodos que hoje são mais frequentemente utilizados na condução dos processos de reabilitação auditiva na população de bebês e crianças. Entre as abordagens mais empregadas e citadas em estudos internacionais e nacionais,[15] estão: a Terapia Auditivo-Verbal (TAV) e, no Brasil, o Método Aurioral.[16] Ambas derivam da Abordagem Acupédica, descrita por Doreen Pollack na década de 1970.[17] Assim, seus princípios norteadores de trabalho com a criança e com a família se assemelham, e cada abordagem resguarda estratégias peculiares aos contextos socioeconômico e cultural dos países onde são aplicadas, com destaques diferenciados para a família e para a escola da criança e em conformidade com as questões contemporâneas de atualização de cada abordagem. Atuar como terapeuta auditivo-verbal exige uma certificação da *AG Bell Academy for Listening and Spoken Language*, a qual é também desejável para o Método Aurioral, certificação ofertada pela Academia Brasileira de Audiologia (ABA).

São princípios da Terapia Auditivo-Verbal:[18]

- A detecção e adaptação precoce dos dispositivos auditivos adequados às necessidades da criança e ingresso na TAV;
- Família como principal facilitadora do desenvolvimento da criança (6 dos 10 princípios para o terapeuta TAV incluem guiar e treinar os pais);
- Criar ambientes de escuta;
- Desenvolvimentos da audição e da linguagem falada;
- Desenvolvimento natural (seguir os padrões de desenvolvimento típico);
- Habilidades de autoavaliação;

- Avaliação contínua;
- Inclusão.

São Princípios do Método Aurioral:[16]

- Detecção e intervenção precoces;
- Uso adequado e consistente de dispositivos auditivos adaptados de acordo com as necessidades da criança;
- Desenvolvimento da função auditiva;
- Integrar: o ato de ouvir como algo constante e natural na vida da criança;
- Comunicação: como falar e ouvir em diversos ambientes no dia a dia;
- Etapas das habilidades auditivas: aproveitamento do potencial da sequência gradativa de desenvolvimento infantil para o desenvolvimento das habilidades auditivas;
- Avaliação: avaliar durante todo o processo terapêutico as habilidades auditivas, a linguagem, a fala, os dispositivos auditivos, a família;
- Escola: apoio ao acesso e bom aproveitamento escolar das crianças em ambientes inclusivos.

Destaca-se na literatura que as necessidades e características da população de bebês e crianças com deficiência auditiva são variáveis e, dependentes de diversos fatores, como a etiologia, o tipo e grau da perda auditiva, o tempo de privação sensorial, a estabilidade dos limiares, outras necessidades associadas, as habilidades cognitivas, como a atenção e a memória, as habilidades linguísticas da criança anteriores à adaptação dos dispositivos, a escolaridade dos familiares e seu envolvimento, o estresse parental e a autoconfiança do cuidador.[19] Esses fatores impactam nos desdobramentos da intervenção terapêutica e nos aspectos de desenvolvimento e autonomia da criança com deficiência auditiva.[16]

Destacamos que a escolha da abordagem terapêutica diz respeito ao modo de comunicação e, apesar de ser uma escolha da família, ela deve ser bem orientada pelo fonoaudiólogo para que essa importante escolha seja realista quanto às suas possibilidades e limitações. As especificidades de cada contexto irão influenciar nessa decisão.

Compreende-se que as práticas centradas na família otimizam os resultados para crianças e famílias, sendo necessário articular claramente os princípios acordados dessa filosofia. Desta forma, o processo deve ser flexível e holístico e reconhecer os pontos fortes da família, suas habilidades naturais, dando suporte ao desenvolvimento visto na Figura 1-1.

Assim, a intervenção deve ser aplicada de forma competente culturalmente, e o profissional deve investir em sua formação para manter os melhores padrões de boas práticas, que incluem:

- Acessos oportuno e equitativo aos serviços de intervenção precoce;
- Conteúdo (em que trabalhamos) e os processos (como trabalhamos com as famílias) envolvidos na implementação da intervenção precoce centrada na família;
- Qualificações dos provedores e a importância crítica do trabalho em equipe no atendimento às crianças e famílias;
- Necessidade de práticas orientadas para avaliação, tanto para orientar a intervenção com a criança e a família quanto para orientar a evolução de todo o programa da intervenção precoce centrado na família.[20]

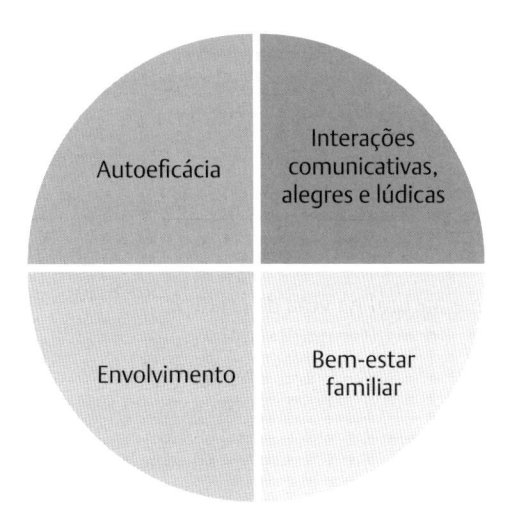

Fig. 1-1. Aspectos relevantes no apoio e na capacitação às famílias.

PROCEDIMENTOS TERAPÊUTICOS

A Família na Terapia Fonoaudiológica

Já estabelecidos os cenários terapêuticos, considerando a terapia fonoaudiológica individual com a família e seu bebê ou criança com deficiência auditiva, o terapeuta deve incluir claramente em seu planejamento a participação das famílias, bem como oferecer suporte às suas demandas, uma vez que os pais são agentes modificadores da realidade e não meros expectadores da terapia.[5,15] Deste modo, além de empregar seus conhecimentos técnico-científicos, o fonoaudiólogo deve desenvolver habilidades de reconhecer as experiências e as potencialidades dos pais ou outros membros da família (irmãos, avós ou tios) como determinantes para a execução do plano terapêutico. Constata-se, pois, que a orientação e o aconselhamento são fundamentais e decisivos para o sucesso terapêutico.[16]

As famílias possuem as características de serem:[21]

A) *Únicas*: com pontos fortes e outros passíveis de melhora;
B) *Centrais*: para vida da criança;
C) *Especialistas da vida da criança*: conhecem suas habilidades e necessidades.

O caminho para que a família se torne empoderada, no entanto, não é imediato. As expectativas após a confirmação do diagnóstico alteram o equilíbrio da família e a sintonia entre as suas relações.[21] Assim, os sentimentos, como a negação, a vulnerabilidade, o medo, a confusão e a inadequação, são frequentemente observados nessa população, após a família tomar conhecimento do diagnóstico da perda auditiva, instaurando uma crise familiar.

Tais estágios de emoções podem perdurar durante toda ou boa parte da história terapêutica da criança, uma vez que eles são dependentes de diversos fatores, como o grau da perda auditiva, o sistema de crenças da família, as condições socioeconômicas, a cultura dos pais e o estresse parental.[16,22-24] Desta forma, é necessário fortalecer as competências dos pais ou cuidadores com estratégias ou ferramentas que impactem positivamente no desenvolvimento da criança com deficiência auditiva e na dinâmica familiar.

Essas estratégias devem abranger o aconselhamento e o fortalecimento do vínculo família-criança, além da capacitação para a otimização do ambiente doméstico para a aquisição das habilidades auditivas e de linguagem, [25] dado que as evidências científicas têm demonstrado que intervenções centradas na família auxiliam progressivamente no desenvolvimento de crianças com deficiência auditiva, principalmente no período sensível do desenvolvimento.[26,27]

Assim, para auxiliar no processo de desenvolvimento de audição e linguagem dos filhos, é preciso que a família saiba o que fazer para que os objetivos de aprendizagem e desenvolvimento sejam alcançados na prática do dia a dia com as crianças. [28-32]

Desta forma, o fonoaudiólogo poderá adotar o uso de ferramentas que o auxiliem a desenvolver, na família, as condições para as mudanças de comportamento que se fizerem necessárias.

Sabendo que o comportamento dos pais durante a interação com a criança com deficiência auditiva pode propiciar ou reduzir as oportunidades de estimulação da audição, linguagem e dos aspectos sociais da criança,[33] perseguir o estabelecimento de uma interação efetiva entre familiares e criança é meta essencial da intervenção fonoaudiológica.

A depender da família e do seu estágio de mudança, as sessões de terapia fonoaudiológica tradicional podem não ser suficientes para suprir as necessidades dos pais. Desta feita, implementar intervenções por meio de uso de *videofeedback*, grupos focais, sessões específicas de aconselhamento com o uso de ferramentas motivacionais ou grupo de pais são estratégias a serem consideradas.[34-37]

Destacamos que os pais são os responsáveis pela criança em sua totalidade e o terapeuta por guiá-los para as escolhas que mais se sentem confiantes, suscitando uma aliança terapêutica. Apesar de vivenciarem a deficiência auditiva de formas variáveis e estarem em diversos estágios, as famílias podem não se ver como agentes de mudança e assim "terceirizar" a responsabilidade para o profissional.[38]

Estruturação do Planejamento Terapêutico e da Terapia Diagnóstica

É atribuição do terapeuta que esteja um passo à frente do desenvolvimento da criança com deficiência auditiva, e tal qualidade requer sensibilidade e competência técnica.[16] Para a melhor condução do plano terapêutico e para o acompanhamento do desenvolvimento é pertinente que o profissional faça a utilização de instrumentos clínicos validados (protocolos, questionários e/ou inventários), selecionando-os de acordo com a necessidade e os parâmetros definidos em suas instruções de aplicação. Destacamos os instrumentos: escala *Infant-Toddler Meaningful Auditory Integration Scale* (IT-MAIS),[39] questionário LittlE-ARS,[40] questionário dos Indicadores de *Performance* Funcional Auditiva Versão Reduzida (FAPI-R)[41] e as Categorias de Audição[42,43] para o acompanhamento do desenvolvimento das habilidades auditivas. O inventário MacArthur,[44] a Escala Reynell de Desenvolvimento de Linguagem,[45] a escala *Meaningful Use of Speech Scale (*MUSS),[46] e as Categorias de Linguagem[47] são exemplos de instrumentos para o acompanhamento das habilidades de comunicação e linguagem oral, sendo que a identificação do desempenho da criança na perspectiva dos marcadores clínicos de desenvolvimento é uma ferramenta que guia o fonoaudiólogo em seu planejamento e facilita as orientações à família.[48]

Nas sessões individualizadas, em que há a participação da família e a sua integração no processo, dá-se a oportunidade de continuidade das metas outrora já definidas, seja na própria terapia quanto nos contextos da vida diária, aproveitando ao máximo as experiências auditivas e a linguagem incidental.[5,15]

Quanto aos recursos terapêuticos a serem utilizados ou sugeridos para a família, devem ser escolhidos considerando o contexto e especificidade, além de estarem alinhados aos objetivos traçados após as avaliações.

Propõe-se, pois, que a família seja instruída de forma mais estruturada e sistemática, iniciando com instruções didáticas, aprendizagem guiada e a prática,[21] uma vez que o repasse e gerenciamento de informações são fatores importantes na garantia de uma maior participação da família na reabilitação fonoaudiológica de crianças com deficiência auditiva.[49] Muitos autores têm demonstrado a importância dos treinamentos direcionados às famílias de crianças com deficiência auditiva, comprovando, por ensaios clínicos e revisões sistemáticas, que a família auxilia no desenvolvimento auditivo e comunicativo das crianças, fortalecendo o trabalho que é iniciado na terapia.[28-32]

O Quadro 1-1 apresenta uma proposta de incorporação de guia familiar para as atividades de vida diária.

Quadro 1-1. Sugestão de modelo do Guia para a Família para orientação de estimulação nas atividades de vida diária

	Guia para a família
Brincadeira/Atividade	Meu café da manhã.
Material necessário	Alimentos e objetos disponíveis na cozinha de casa.
O que eu posso falar?	Você poderá dizer à criança os locais onde estão os objetos ou alimentos para ela buscar (nome dos objetos, a cor do objeto, qual o alimento e sua forma, qual o sabor). Lembre-se que essas informações devem ser faladas com intensidade de voz normal e dentro de frases, como: Bom dia, filho! É hora do café da manhã. Eu estou com fome e você? O que será que vamos fazer? Ah, vamos fazer uma vitamina de banana? Para fazer a vitamina vamos precisar de leite e banana. O leite está na geladeira. Pode pegar para a mamãe? Depois de pegar o leite e a banana bem amarela vamos bater no liquidificador. Vai fazer um barulhão, escuta...
O que eu posso fazer?	Convidar seu filho para ajudar na preparação do café da manhã. Crie expectativa e antecipe como será feito passo a passo, da lavagem das mãos à retirada dos elementos da mesa.
Quais estratégias de comunicação devo usar?	Amplie a linguagem e apresente à criança um novo vocabulário. Utilize a repetição quando necessário. Dê à criança tempo para responder. Encoraje a troca de turnos.
Como foi a realização da atividade?	(Neste campo o terapeuta deverá dar oportunidade à família de escrever ou falar as suas percepções e reflexões sobre o momento de estimulação: ações positivas, pontos de melhora, sugestões).

Estratégias e Técnicas Terapêuticas

Ao atuar com a capacitação das famílias, o fonoaudiólogo deve levá-las a compreender e utilizar as estratégias de comunicação e as técnicas auditivas, que são maneiras de favorecer tanto a percepção auditiva, quanto o desenvolvimento das habilidades de audição e linguagem, que caminharão junto às demais esferas do desenvolvimento infantil.

Assim, durante a terapia os pais devem experimentar o uso destas estratégias, de modo que possam incorporá-las ao seu dia a dia com a criança. Note que, apenas observar a aplicação delas com a criança, nem sempre tornará a família habilidosa em conseguir utilizá-las em seu dia a dia.

A seguir, no Quadro 1-2, um destaque especial para os comportamentos desejáveis ao fonoaudiólogo durante as terapias fonoaudiológicas de bebês e crianças pequenas com deficiência auditiva e suas famílias. [50]

Quadro 1-2. Lista do fonoaudiólogo para checagem dos elementos da capacitação parental na terapia de bebês e crianças com deficiência auditiva

Guia e Participação dos Pais na Sessão

- Estabelece uma relação de vínculo com a família: olha nos olhos, chama sempre pelo nome, escuta ativamente, faz perguntas abertas e escuta com empatia.
- Explica as metas e atividades e pergunta o que a família compreendeu, levando-a a entender antes de iniciá-la. É possível implementar esta estratégia dizendo: "a razão pela qual nos sentamos ao lado do João e não na frente dele é porque queremos enfatizar o uso da audição. Queremos que ele ouça antes de ver"; "usaremos o livro Não, não, abra este livro para estimular o uso de negativos na fala da Maria."
- Orienta a família em suas necessidades de informação com linguagem adequada.
- Dá aos pais a oportunidade de demonstrar ou descrever como ele realiza uma atividade com a criança. É possível implementar esta estratégia dizendo: "mostre-me como...; diga-me o que acontece quando...; diga-me o que você faz quando..."
- Demonstra uma estratégia ao realizar uma atividade e, em seguida, dá a vez para o familiar executar. É possível implementar esta estratégia dizendo: "eu vou fazer primeiro e depois será a sua vez."
- Engaja ativamente o familiar na sessão para fornecer um exemplo ou modelo à criança. É possível implementar esta estratégia dizendo: "quando eu olhar para você, eu quero que você dê a resposta. Vou fazer uma pergunta para João. Se ele não me responder, eu vou dar a vez para você responder."
- Dá uma instrução direta para o familiar realizar durante a realização de uma atividade. É possível implementar esta estratégia dizendo: "Joana, agora é sua vez de ler a próxima página da história. Fale sobre o que está acontecendo antes de mostrar ao João. Isso dará a ele a chance de ouvir suas palavras antes de ver a imagem."
- Convida o familiar para usar uma estratégia e prever o que pode acontecer ao usá-la. É possível implementar esta estratégia dizendo: "o que você acha que poderia acontecer se pararmos e esperarmos um pouco mais antes de repetir a pergunta? Vamos ver o que acontece? O que você acha que João vai fazer se lhe dermos opções?"
- Descreve as ações do pai para destacar seus conhecimentos e habilidades. É possível implementar esta estratégia dizendo: "quando você estava lendo a história para o João, você falou sobre o que ia acontecer na próxima página. Isso deu ênfase à audição, dando para ele a chance de ouvir antes de ver as imagens."

(Continua.)

Quadro 1-2. *(Cont.)* Lista do fonoaudiólogo para checagem dos elementos da capacitação parental na terapia de bebês e crianças com deficiência auditiva

Guia e Participação dos Pais na Sessão
■ Usa avisos sutis não verbais para guiar o pai durante a sessão. É possível implementar esta estratégia com as seguintes ações: olhe com expectativa para os pais para fazer ou responder uma pergunta; faça um sinal com o dedo para o pai esperar, esperar e esperar um pouco mais para a criança responder; acene com a cabeça ao pai para indicar que é a sua vez.
■ Erra propositalmente ou gera sabotagem de uma atividade para fins educativos. É possível implementar esta estratégia com as seguintes ações: ao iniciar uma atividade, enfatizando o uso da audição, o profissional coloca o cavalo e a vaca sobre a mesa sem dizer nada. Então ele para a atividade e diz que está errado por apresentar os elementos antes de falar.
■ Favorecendo a conexão: fornece e obtém novas informações do familiar para comparar o aprendizado e transferir os objetivos para o ambiente doméstico. É possível implementar esta estratégia dizendo: "o que você aprendeu hoje que pode compartilhar com outros membros da família? Qual parte da sessão foi mais útil para você hoje?"

Fonte: traduzido e adaptado de Caraway, *et al.*[50]

Além da condução da sessão com a participação efetiva da família, é importante que o fonoaudiólogo sempre tenha em mente as principais técnicas terapêuticas que podem ser utilizadas nas sessões.

As principais técnicas/estratégias terapêuticas empregadas na intervenção fonoaudiológica na deficiência auditiva infantil estão ilustradas na Figura 1-2, a seguir.[15,16,47]

É importante comentar que algumas destas estratégias ou técnicas podem-se apresentar na literatura com denominações diferentes. Aqui foi adotado um referencial teórico abrangente do Método Aurioral e da Terapia Auditivo-Verbal.

Nesta cena, os familiares podem ser incentivados a utilizarem uma série de técnicas para melhorar o acesso auditivo e estratégias para aperfeiçoar a sintonia da comunicação.

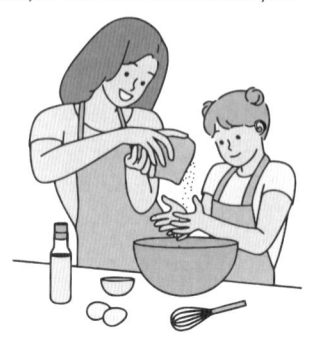

Alguns exemplos: minimizar o ruído ambiente, estar próximo à orelha da criança, falar de forma clara, usar sussurro, usar sempre a voz para chamar a atenção, falar sobre o que a criança está fazendo, envolver a criança na atividade diária, repetir e pedir informação, refrasear, usar sinônimos, dar alternativas, sugerir opostos, usar fechamento auditivo e sabotagem auditiva.
Estas são algumas das técnicas e estratégias possíveis de serem utilizadas nesta cena cotidiana.

Nesta cena, há a possibilidade de utilização de uma série de técnicas para melhorar o acesso auditivo e estratégias para aperfeiçoar a sintonia da comunicação.

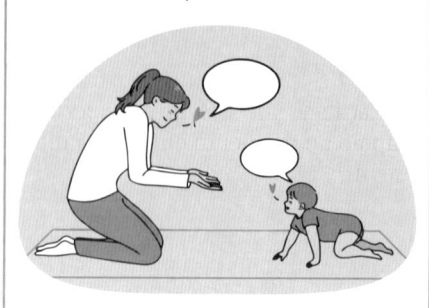

Alguns exemplos: aproximação da criança, usar fala melodiosa, cantar, usar primeiro a voz para chamar a atenção, usar movimentos corporais ou o brinquedo para conquistar a atenção, desenvolver atitude auditiva, esperar a sua vez de falar, sinalizar expectativa, enfatizar a troca de turnos na comunicação (chamar e se despedir), destaques acústicos, prolongamento, imitação, pausas, mudança do conjunto aberto para o fechado, facilitando a compreensão da criança.
Estas são algumas das técnicas e estratégias possíveis de serem utilizadas nesta cena cotidiana.

Fig. 1-2. Exemplos de cenários em que a família deve ser capacitada a utilizar as principais técnicas e estratégias para melhorar os acessos auditivo e linguístico.[15,16,47]

Possibilidades de Recursos Terapêuticos

O trabalho com a reabilitação auditiva pode ser realizado de muitas formas, e o uso de jogos e recursos devem sempre ser contextualizados para que haja aprendizagem significativa para as crianças. Salienta-se que bebês e crianças pequenas dependem de um espaço terapêutico lúdico, com brinquedos ou jogos de acordo com a faixa etária e selecionados em concordância com as metas das sessões. O terapeuta deve atentar também à estrutura da sala de terapia a fim de mitigar o ruído ambiental e a reverberação, garantindo conforto acústico e um ambiente controlado. Para a população na primeira infância, destacamos como recursos importantes:

Música

A música pode auxiliar nas habilidades de audição das crianças. Embora as crianças com deficiência auditiva consigam utilizar pistas de tempo e ritmo para julgar a música, a sua percepção musical geral – harmonia, melodia, ritmo, *pitch*, timbre – é prejudicada. A estimulação musical além de ser um facilitador prazeroso, contribui para o estabelecimento de vínculos interpessoais, com os terapeutas e a própria família.[51,52]

As atividades musicais devem ter critério significativo em si e serem sequenciais, a fim de envolver as crianças, bebês e sua família adequadamente, agregando significado para construção e exploração de suas habilidades de audição, de linguagem e expressão.[53]

Caderno de Experiências

A criação de um caderno de experiências é idealizada para que a criança possa utilizar como apoio no momento em que há dificuldades na comunicação verbal. Seu uso pode-se constituir como um auxílio relevante para a aquisição de linguagem oral, além de ser uma forma de fazer com que os pais participem e se envolvam, estreitando os laços entre a criança e família, trabalhando comunicação e afetividade.[54,55]

A construção do caderno de experiências precisa ser pensada de uma forma sistemática e significativa para a criança, com os pais auxiliando nesse processo de construção. Devem ser inseridas ações do cotidiano familiar da criança, bem como registros em forma de fotos, desenhos, palavras, assim como acontece na elaboração de um diário.[53]

Leitura

As crianças com deficiência auditiva usuárias de dispositivos auditivos podem aprender a ler e escrever de forma semelhante às crianças ouvintes, desde que possuam metas individualizadas bem estabelecidas para o desenvolvimento da leitura e escrita.[56]

A utilização, desde tenra idade, de materiais de estímulo à leitura nas terapias e em casa, como, por exemplo, a contação de uma história por dia na hora de dormir, é potencializadora importante do processo de letramento e aquisição de leitura.

Ao fonoaudiólogo compete fornecer orientações contínuas às famílias, incentivando interações sintonizadas e focadas na leitura. Além de oferecer sugestões construtivas e positivas para que as famílias possam aproveitar ao máximo o tempo dedicado à linguagem e alfabetização.[57]

Habilidades Cognitivas

As habilidades cognitivas têm sido uma das variáveis reportadas nos estudos de acompanhamento de crianças com deficiência auditiva como responsáveis pela variabilidade de resultados de desenvolvimento nesta população. Assim, é importante considerar a capacidade cognitiva da criança, visto que existem diferenças individuais; crianças com acesso tardio à linguagem têm atraso importante nas funções executivas; a carga cognitiva em uma tarefa aumenta, à medida que a complexidade da tarefa aumenta; é possível treinar estas capacidades cognitivas e, em especial, a atenção, a memória de trabalho e as funções executivas têm demonstrado ser importantes para melhorar a percepção de fala e a aprendizagem da criança com deficiência auditiva em ambientes ruidosos.[58]

CONSIDERAÇÕES FINAIS

Ao reconhecer as evoluções histórica, tecnológica e educacional, o fonoaudiólogo nota a importância de sua atuação na reabilitação auditiva na primeira infância.

Com base na revisão dos princípios básicos das abordagens de reabilitação, das evidências científicas e das melhores práticas clínicas desenvolvidas até o momento, destacam-

-se as possibilidades de enquadres terapêuticos para a melhor atuação junto às famílias e seus bebês e crianças com deficiência auditiva.

Assim, embora ainda existam muitos desafios na prática clínica e a necessidade de pesquisas que esclareçam e direcionem ainda mais o fazer fonoaudiológico, já há um caminho seguro a percorrer, observando a estruturação do planejamento terapêutico, com foco na terapia diagnóstica e empregando as principais técnicas, estratégias, procedimentos, recursos e protocolos de avaliação contínua, que potencializam a trajetória de desenvolvimento das crianças com deficiência auditiva.

REFERÊNCIAS BIBLIOGRÁFICAS

1. Sociedade Brasileira de Pediatria. SBP adere ao Pacto Nacional pela Primeira Infância [Internet]; 2021.
2. Sharma A, Nash AA, Dorman M. Cortical development, plasticity and reorganization in children with cochlear implants. J Commun Disord. 2009;42(4):272-9.
3. Kral A, Lenarz T. How the brain learns to listen: deafness and the bionic ear. e-Neuroforum. 2015 Mar;6(1):21-8.
4. Alvarenga KF, Araújo ES, Melo TM, et al. Questionário para monitoramento do desenvolvimento auditivo e de linguagem no primeiro ano de vida. CoDAS [Internet]. 2013;25:16-21.
5. Brazorotto JS. Audiologia Educacional: Intervenção Fonoaudiológica Voltada ao Bebê e Sua Família. In: Maximino LP, Jacob-Corteletti LCB, Bueno MRS, Corrê CC, Berretin-Felix G (Orgs.). Comunicação Sem Limites: Intervenção em Fonoaudiologia. São José dos Campos, SP: Pulso Editorial; 2013. p. 29-40.
6. Wolfe J, Miller S, Schafer E, et al. Intervention and Outcomes of Children in Different Types of Listening and Spoken Language Programs. J Early Hear Detect Interv. 2021;6(2):9-27.
7. De Raeve L, Cumpăt MC, van Loo A, et al. Quality Standard for Rehabilitation of Young Deaf Children Receiving Cochlear Implants. Medicina [Internet]. 2023;59(7):1354.
8. Brasil. Ministério da Saúde. Portaria nº 2.073, de 28 de setembro de 2004. Institui a Política Nacional de Atenção à Saúde Auditiva. Brasília: Ministério da Saúde; 2009.
9. Brasil. Presidência da República, Subchefia para Assuntos Jurídicos. Lei n. 12.303, de 2 de agosto de 2010. Dispõe sobre a obrigatoriedade de realização do exame denominado Emissões Otoacústicas Evocadas [Internet]. Brasília, DF: Diário Oficial da União; 2010.
10. Oliveira T da S, Dutra MRP, Cavalcanti HG. Triagem Auditiva Neonatal: associação entre a cobertura, oferta de fonoaudiólogos e equipamentos no Brasil. CoDAS [Internet]. 2021;33(2):e20190259.
11. Lewis DR, Marone SAM, Mendes BCA, et al. Comitê multiprofissional em saúde auditiva: COMUSA. Braz j otorhinolaryngol [Internet]. 2010;76(1):121-8.
12. Brasil. Ministério da Saúde. Portaria nº 793, de 24 de abril de 2012. Institui a Rede de Cuidados à Pessoa com Deficiência no âmbito do Sistema Único de Saúde. Diário Oficial da União; 2012.
13. Brasil, Ministério da Saúde [Internet]. bvsms.saude.gov.br. Portaria nº 1.274/GM/MS, de 25 de junho de 2013 [Internet]; 2013.
14. Brasil, Lei Nº 13.146, de 6 de julho de 2015. Institui a Lei Brasileira de Inclusão da Pessoa com Deficiência (Estatuto da Pessoa com Deficiência) [Internet]; 2015.
15. CCAC, Formigoni GMP, Brazorotto JSB. Intervenção Fonoaudiológica na Reabilitação Auditiva Infantil. In: Schochat E, et al. (Orgs.). Tratado de Audiologia. 3. ed. Santana de Parnaíba: Editora Manole; 2022. p. 612-31.
16. Bevilacqua MC, Formigoni GMP. Audiologia educacional: uma opção terapêutica para a criança deficiente auditiva; 1998.
17. Pollack D. Educational audiology for the limited hearing infant. Springfield, Ill: Charles C. Thomas; 1970. p. 237.
18. Estabrooks W. Auditory-verbal Therapy: For Parents and Professionals. 1. ed. Alexander Graham Bell Association for the deaf; 1994.

19. Kronenberger WG, Pisoni DB, Henning SC, et al. Working Memory Training for Children with Cochlear Implants: A Pilot Study. J Speech, Language, Hearing Res. 2011;54(4):1182-96.
20. Moeller MP, et al. Best Practices in Family-Centered Early Intervention for Children Who Are Deaf or Hard of Hearing: An International Consensus Statement. J Deaf Studies Deaf Educat. 2013:180-9.
21. Tye-murray N. Foundations of aural rehabilitation: children, adults, and their family members. San Diego, Ca: Plural Publishing Inc; 2020.
22. Luterman D. Deafness in the Family. College-Hill; 1987.
23. Yamada MO, Valle ERM do. Vivência de mães na trajetória de seus filhos com implante coclear: fatores afetivos e emocionais; 2014.
24. Blank A, Frush Holt R, Pisoni DB, Kronenberger WG. Associations Between Parenting Stress, Language Comprehension, and Inhibitory Control in Children With Hearing Loss. J Speech, Language, Hearing Res. 2019;63(1):321-33.
25. Lima MCO, Souza AS, Santos IRD, et al. Análise da efetividade de um programa de intervenção para famílias de crianças com deficiência auditiva. CoDAS [Internet]. 2019;31:e20180116-e20180116.
26. Lam-Cassettari C, Wadnerkar-Kamble MB, James DM. Enhancing Parent-Child Communication and Parental Self-Esteem with a Video-Feedback Intervention: Outcomes with Prelingual Deaf and Hard-of-Hearing Children. J Deaf Studies Deaf Educat. 2015;20(3):266-74.
27. Ambrose SE, Walker EA, Unflat-Berry LM, et al. Quantity and Quality of Caregivers' Linguistic Input to 18-Month and 3-Year-Old Children Who Are Hard of Hearing. Ear and Hearing. 2015;36:48S59S.
28. Roberts MY, Curtis PR, Sone BJ, Hampton LH. Association of Parent Training With Child Language Development. JAMA Pediatrics. 2019;173(7):671.
29. Fernandes JSZ. Proposta de um programa intensivo de habilitação auditiva para crianças e suas famílias durante a rotina de acompanhamento em um serviço de implante coclear. Tese (Doutorado) – Faculdade de Odontologia de Bauru. Universidade de São Paulo; 2019:473.
30. Nicastri M, Giallini I, Ruoppolo G, et al. Parent Training and Communication Empowerment of Children With Cochlear Implant. J Early Intervent. 2020;43(2):117-34.
31. Ferjan Ramírez N, Lytle SR, Kuhl PK. Parent coaching increases conversational turns and advances infant language development. Proceed National Academy Scie. 2020;117(7):3484-91.
32. Tamboré M, Wilson T, Pieridou M, et al. Making Partnerships Work: Proposing a Model to Support Parent-Practitioner Partnerships in the Early Years. Early Childhood Education Journal. 2021;50(4).
33. Guijo LM, Delgado-Pinheiro EMC. Caracterização da interação comunicativa entre pais de crianças e adolescentes deficientes auditivos que utilizam comunicação oral. Revista CEFAC. 2016;18(5):1060-8.
34. Santos IRD, Brazorotto JS. Intervenção guiada por vídeo feedback a famílias de crianças com deficiência auditiva. CoDAS [Internet]. 2018;30(1).
35. Lima MCO, Souza AS, Santos IRD, et al. Análise da efetividade de um programa de intervenção para famílias de crianças com deficiência auditiva. CoDAS. 2019;31(3).
36. Brazorotto JS, Costa KJ, Souza AS, Lima MCO. Impacto do enquadre terapêutico em grupo nas necessidades de famílias de crianças com deficiência auditiva. Distúrbios da Comunicação. 2020;32(1):1-13.
37. Santos IRD dos, Carvalho WL de O, Brazorotto JS. Teleintervenção guiada por videofeedback à família de uma criança usuária de implante coclear: estudo de caso. CoDAS [Internet]. 2023;35(6):e20220231. Available from: https://doi.org/10.1590/2317-1782/20232022231pt.
38. Carvalho-Pacheco AP, CCAC, Iervolino SM. Reabilitação auditiva. In: CCAC, editor. Manual de audiologia pediátrica. São Paulo: Manole; 2015. p. 175-95.
39. Castiquini EAT. Escala de integração auditiva significativa: procedimento adaptado para a avaliação da percepção da fala [dissertação]. São Paulo: Pontifícia Universidade Católica; 1998. Adaptado de: Zimmerman-Phillips S; Osberger MJ; Robbins AM. Infant-Toddler: Meaningful Auditory Integration Scale (IT-MAIS). Sylmar, Advanced Bionics Corporation; 1997.

40. Leandro FSM, Costa EC, Mendes BCA, Novaes BCAC. LittlEars® – Questionário auditivo: adaptação semântica e cultural da versão em Português Brasileiro em pais de crianças com deficiência auditiva. Audiol, Commun res [Internet]. 2016;21:e1640.

41. Araújo ME, Lima MC, Carvalho WL, Brazorotto JS. Adaptação do protocolo indicadores de performance funcional Auditiva Brasileiro – Versão Reduzida. CoDAS. 2021;33(1).

42. Geers AE. Techniques for assessing auditory speech perception and lipreading enhancement in young deaf children. The Volta Review; 96(5) (monograph). 1994. p. 85-96.

43. Archbold S, Lutman ME, Marshall DH. Categories of Auditory Performance. Ann Otol Rhinol Laryngol Suppl. 1995;166:312-4.

44. Fenson L, et al. MacArthur Communicative Development Inventories: User 's Guide Technical Manual. San Diego, California: Singular Publishing Group; 1993. Adaptado por Teixeira 1997 e Santos & Novaes; 2003.

45. Fortunato-Queiroz CAU. Reynell Developmental Language Scales (RDLS): um estudo longitudinal em crianças usuárias de implante coclear. [tese] São Carlos (SP): Universidade Federal de São Carlos; 2007.

46. Nascimento LT. Uma proposta de avaliação da linguagem oral [monografia].Bauru: Hospital de Pesquisa e Reabilitação de Lesões Lábio-Palatais, 1997. Orientação: Profª. Drª. Maria Cecília Bevilacqua. Adaptado de: Robbins AM, Osberge MJ. Meaningful use of speech scales. Indianapolis: University of Indiana School of Medicine; 1990.

47. Bevilacqua MC, Delgado EMC, Moret ALM. Estudos de casos clínicos de crianças do Centro Educacional do Deficiente Auditivo (CEDAU), do Hospital de Pesquisa e Reabilitação de Lesões Lábio-Palatais - USP. In: Costa OA, Bevilacqua MC. Organizadores. XI Encontro Internacional de Audiologia. Anais: 30 de março a 02 de abril; Bauru, Brasil; 1996. p. 187.

48. Comerlatto MP. Habilidades auditivas e de linguagem de crianças usuárias de implante coclear: análise dos marcadores clínicos de desenvolvimento. São Paulo. Tese. [Doutorado em Otorrinolaringologista] - Faculdade de Medicina da Universidade de São Paulo; 2015.

49. Rabelo GRG, Melo LPF, Rabelo GRG, Melo LPF. Counseling in the rehabilitating process for hearing impaired children by parents' perspective. Revista CEFAC [Internet]. 2016;18(2):362-8.

50. Caraway T.H. Parent Coaching Strategies. Hearing First: Foundations of LSL Intervention Series: Parent Guidance and Coaching in LSL Intervention. September; 2020.

51. Good, A, Gordon, KA, Papsin, BC, et al. Benefits of music training for perception of emotional speech prosody in deaf children with cochlear implants. Ear Hearing. 2017;38(4).

52. Pacheco LRA, Miguel JHS, Gil D. Proposta de estimulação musical para crianças deficientes auditivas: relato de casos. CoDAS. 2020;32(5).

53. Bassiouny SE. Using Music Therapy in (Re) Habilitation of Prelingual Deaf Cochlear Implant Children. Biomedical Journal of Scientific & Technical Research. 2017;1(1).

54. Frederigue-Lopes NB, Soldera DP, Silva JM, et al. Caderno de experiências: um recurso terapêutico na audiologia educacional. CoDAS. 2022;34(1).

55. Melo EM. Caderno de experiências no processo terapêutico da criança portadora de deficiência auditiva [dissertação]. São Paulo: Universidade Católica de São Paulo. 2000.

56. DesJardin JL, Ambrose SE, Eisenberg LS. Literacy Skills in Children With Cochlear Implants: The Importance of Early Oral Language and Joint Storybook Reading. Journal of Deaf Studies and Deaf Education [!nternet]. 2008;14(1):22-43.

57. Ferreira LMSF, Bandini CSM, Bandini HHM, Souza DG. O uso de Sistema de Frequência Modulada no ensino de leitura para crianças com deficiência auditiva. Acta Comportamentalia. 2016;24(4).

58. Rhoades EA, Glade R. Evolution of a Multi-layered World of Science to Benefit Children with Hearing Loss. Journal of Early Hearing Detection and Intervention. 2020;5(2):13-25.

TERAPIA SONORA E ACONSELHAMENTO PARA O ZUMBIDO

Marine Raquel Diniz da Rosa ▪ Érika Barioni Mantello
Laurinda Soares da Franca Pereira ▪ Weidinara Rodrigues da Fonseca
Hionara Nascimento Barboza ▪ Fátima Cristina Alves Branco-Barreiro

OBJETIVOS DE APRENDIZAGEM

Ao final do capítulo, o leitor deverá ser capaz de:

- Definir Terapia Sonora e Aconselhamento para o zumbido;
- Descrever os protocolos de Terapia Sonora e Aconselhamento para o zumbido;
- Aplicar na prática um protocolo de Terapia Sonora e Aconselhamento para o zumbido;
- Combinar ou não Terapia Sonora e Aconselhamento para o zumbido.

INTRODUÇÃO

O zumbido corresponde à percepção de um som sem que haja uma fonte externa geradora.[1] Pode ser vivida como uma experiência desagradável, possivelmente impactando a qualidade de vida.[2] Pode ser transitório, recuperando-se espontaneamente dentro de minutos a semanas, ou crônico, quando persiste por três meses ou mais.[3] Pode ser percebido em uma ou nas duas orelhas ou na cabeça, como um som semelhante a apito, chiado, grilo, cachoeira entre outros.[4,5]

O zumbido tem causas variadas, sendo a perda auditiva uma das mais frequentes. No entanto, pode estar associado a questões odontológicas, metabólicas, nutricionais e emocionais.[6]

O impacto do zumbido na qualidade de vida varia entre os pacientes.[7] Fatores associados ao zumbido, como insônia, dificuldade de concentração e de interação social e respostas emocionais negativas, como ansiedade e depressão, impactam negativamente na qualidade de vida.[8]

Existem diversos tratamentos disponíveis para o manejo do zumbido, alguns com enfoque na percepção auditiva do zumbido, como a terapia sonora, e outros no modo como o paciente lida com o sintoma, Terapia Cognitivo Comportamental (TCC), *mindfulness* e aconselhamento.[9] Outros Modelos terapêuticos estão sendo utilizados, como o *laser*, implante coclear e estimulação transcraniana.[10]

O presente capítulo abordará a terapia sonora e o aconselhamento como formas de tratamento para o zumbido.

TERAPIA SONORA

A observação da interferência de diferentes ambientes acústicos sobre a percepção do zumbido impulsionou o desenvolvimento de métodos de tratamento utilizando sons.[11] Isto posto, terapia sonora é um termo genérico que designa o uso de sons neutros, isto é, que não provoquem reações emocionais (sons da natureza, ruído branco, ruído rosa entre outros), desconforto ou prejuízo da audição na intervenção do zumbido.[12] Esses sons são utilizados para enriquecer o ambiente, a fim de reduzir a intensidade da atividade neural relacionada ao zumbido no sistema auditivo. Deste modo, ocorre diminuição da percepção do sintoma e da ativação dos sistemas límbico e autônomo, envolvidos no zumbido clinicamente significativo.[11]

Há diversos mecanismos que explicam como a terapia sonora pode alterar a percepção do zumbido. O primeiro mecanismo está interligado com a codificação do som ou reconhecimento de padrões auditivos pelo mascaramento.[13] Ainda pode reorganizar as ligações neurais interligadas com a percepção do zumbido, como também os sons, com associações positivas, podem melhorar o humor e proporcionar relaxamento.[14] É um tipo de terapia simples, não invasiva e que tem boa aceitação e engajamento dos pacientes.

A terapia sonora pode ser dividida em dois métodos de aplicação: a personalizada e a não personalizada. A terapia não personalizada pode incluir a técnica de mascaramento, Terapia de Retreinamento do Zumbido (TRT), *Tinnitus Activities Treatment* (TAT) e uso de Aparelhos de Amplificação Sonora Individual (AASI). Esse tipo de terapia sonora utiliza ruído não modificado, como a música ou sons ambientais para amenizar as reações adversas fisiológicas e emocionais, associadas ao zumbido, ajudando no mascaramento e habituação do sintoma. Já a terapia personalizada utiliza as características acústicas do zumbido para personalizar o som que será utilizado, com foco principal na reorganização cortical. Sendo assim, fazem parte desse método a *Heidelberg Neuro-Music Therapy* (HNMT), o Treinamento de música entalhado sob medida (TMNMT), a terapia sonora combinada para o zumbido entre outros.[15]

Terapia Sonora Não Personalizada

Mascaramento

A terapia de mascaramento tem como objetivo principal mascarar o zumbido, tirando o foco da percepção do som do zumbido e assim gerar distração e tornar o zumbido inaudível, utilizando sons mascaradores. Pode ser dividido em dois tipos, os mascaramentos total e parcial.[16] No mascaramento total, o objetivo é anular a percepção do zumbido, já no parcial, o zumbido ainda pode ser perceptível, porém de forma suprimida. Para aplicação da terapia, pode utilizar diversos sons, como a música, sons ambientes, ruído branco, ruído de banda larga e estreita e até mesmo os sons personalizados.[17]

Tinnitus Retraining Therapy (TRT)

A Terapia de Retreinamento do Zumbido (*Tinnitus Retraining Therapy* - TRT) foi proposta por *Pawell Jastreboff* e *Johnatan Hazell*, em 1990, e é baseada no Modelo Neurofisiológico do Zumbido,[18] que propõe que o zumbido é tipicamente gerado no sistema auditivo periférico, processado por centros subconscientes auditivos e interpretado no sistema auditivo central. Se uma pessoa perceber o zumbido, e não tiver reação negativa a ele, então o sinal permanece restrito às vias auditivas. Por outro lado, o zumbido se torna intrusivo quando temporalmente associado a um reforço negativo, o que culmina com a ativação de áreas do cérebro implicadas na emoção (sistema límbico) e nas reações físicas e comportamentais (sistema nervoso autônomo). A TRT consiste em uma modalidade de aconselhamento associado à terapia sonora, realizada de acordo com um protocolo específico, com o objetivo de induzir à habituação das reações ao zumbido e de sua percepção, por meio do enfraquecimento das alças de ativação do sistema límbico e do sistema nervoso autônomo.[19]

A finalidade da terapia sonora, na TRT, é reduzir a força da atividade neuronal relacionada ao zumbido, para diminuir o ganho anormal na via auditiva e interferir na capacidade do cérebro de detectar e processar o sinal do zumbido (habituação da percepção do zumbido).[20] Na TRT, o aconselhamento tem como propósito inicial reclassificar o zumbido na categoria de estímulo neutro, isto é, que não provoque reação emocional no indivíduo (habituação da reação). Mudar as ideias negativas em relação ao zumbido é importante para atingir essa fase, visto que não ocorre habituação para sons que representam algum perigo.[21] O aconselhamento educativo da TRT segue um protocolo estruturado e roteirizado, direcionado para os objetivos do tratamento, revisa os resultados audiométricos do paciente, descrevendo a anatomia e fisiologia do sistema auditivo e vias auditivas, assim como introduz informações importantes para compreender o zumbido e o processo de habituação.[17,22]

A TRT classifica o paciente em cinco categorias, que levam em consideração à presença ou não de perda auditiva, hiperacusia e misofonia/fonofobia associadas ao zumbido, direcionando assim o tipo de terapia sonora a ser prescrito. Independente da categoria de classificação na TRT, todos os pacientes passam tanto por terapia sonora, quanto por aconselhamento.[23]

Em se tratando da aplicação da terapia sonora, a TRT segue os seguintes procedimentos: no primeiro momento, recebem instruções sobre os seguintes itens: tópicos relevantes do modelo neurofisiológico; princípios da TRT (aconselhamento somado ao enriquecimento sonoro); fases da habituação, da reação e da percepção; categoria dos pacientes; função do gerador de som e necessidade de acompanhamento.[24]

Após a explicação sobre as informações básicas do aconselhamento terapêutico, cada paciente passa por uma sessão com a finalidade de aprender a manusear o gerador de som. O acompanhamento pode ser padronizado em consultas de 30 minutos em média. Em cada sessão de retorno, o zumbido é reavaliado, e o aconselhamento terapêutico foca nas dúvidas de cada paciente. Pela subjetividade do sintoma, o acompanhamento é feito com base em dois parâmetros distintos: a avaliação subjetiva do paciente nas opções para verificar se houve uma redução do zumbido, melhora parcial, inalterado ou pior; a nota fornecida na escala visual analógica.[25]

O aconselhamento contém aspectos importantes para sucesso da terapia combinada ou não, é imprescindível que o paciente entenda o seu zumbido e questões relacionadas a ele. Inicia-se desde a explicação sobre os conceitos de definição e caracterização do zumbido até orientações relevantes para o tratamento. Deve ser realizado desde a primeira sessão até o final do tratamento, normalmente combinado com outras terapias, como a terapia sonora. A seguir estão listadas as questões tratadas neste método.[23]

A) Explicação sobre o zumbido, abordando sua definição, fisiopatologia, causas, tratamentos e sintomas associados;
B) Abordar a relação do zumbido com a qualidade de vida;
C) Explicar o prognóstico e a influência da participação do paciente com o tratamento para obter um resultado positivo;

D) Realizar orientações sobre os cuidados com o zumbido, como questões nutricionais, psicológicas, outros métodos terapêuticos alternativos (acupuntura, *mindfulness*), encaminhamento para os profissionais necessários. Para aplicar a TRT o profissional precisa realizar um curso específico que confere uma certificação, permitindo ao profissional utilizar o protocolo completo.

Tinnitus Activities Treatment (TAT)

O tratamento de atividades do zumbido (*Tinnitus Activities Treatment* – TAT) combina aconselhamento, estratégias de enfrentamento e terapia sonora para intervenção do zumbido. O TAT considera as diferenças individuais, focando nas quatro funções primárias afetadas pelo zumbido: pensamentos e emoções, audição, sono e concentração. Um questionário para avaliar estas funções é aplicado com vistas a determinar quais áreas que necessitam aconselhamento.[26] Este deve ser realizado em várias sessões, cada uma com duração de cerca de 1 hora e separadas por uma a duas semanas. A apresentação das informações ao longo de várias sessões permite a repetição de conceitos-chave e contribui para evitar sobrecarregar os pacientes com muita informação.[27]

Terapia Sonora Personalizada

Heidelberg Neuro-Music Therapy (HNMT)

A HNMT é a combinação da gestão psicológica do zumbido e do treinamento vocal especial. Essa terapêutica se baseia na plasticidade neurofisiológica do córtex e nos fatores psicológicos associados ao zumbido. Na terapia realizam-se aconselhamento, treinamento de ressonância, treinamento de entonação e recondicionamento do zumbido, relaxamento e mudanças de hábitos também são incluídos.[15]

O aconselhamento auxilia na mudança de hábitos que pode estar interferindo negativamente para o zumbido, além de fortalecer a autogestão do sintoma e dos cuidados diários. O treino de ressonância tem o objetivo de estimular as cavidades ressonantes craniocervicais e tratar o zumbido através da interação da percepção auditiva e somatossensorial. O treinamento de entonação tem foco nas áreas de expressão anormais no córtex auditivo dentro da faixa de frequência do zumbido. O paciente imita a sequência de tons fornecida pelo terapeuta e realiza, e treinamento direcionado em entoação imprecisa sons musicais para que o paciente aprenda a filtrar ativamente as informações sonoras e concentrar-se apenas em parte da estimulação auditiva. Além do aumento do controle da atenção auditiva, esse treinamento visa a uma reorganização neuronal do córtex auditivo.[15,25]

Em relação ao recondicionamento do zumbido e relaxamento, é realizado por treinamento com sons, com intuito de oferecer mecanismo de enfrentamento dos sintomas associados, como estresse e ansiedade, além da habituação. Esse tipo de terapia é em curto prazo, geralmente são realizadas 9 a 10 sessões com duração de cinquenta minutos.[25]

Tailor-Made Notched Music Training (TMNMT)

O TMNMT é realizado por estímulo auditivo de bandas específicas, ou seja, é eliminada uma banda de frequência do som utilizado. A remoção de uma banda de frequência de um estímulo auditivo estimula a reorganização do cérebro em torno de regiões tonotópicas que codificam as frequências dentro de banda.[28] Diferente de ação dos outros métodos terapêuticos, a TMNMT não está direcionada a entrada aferente para os neurônios do córtex auditivo que são ativados em resposta à frequência do zumbido, mas na ativação dos neurônios vizinhos, com objetivo de inibir as frequências dentro da região do entalhe, dessa forma, inibindo atividade de estimulação do zumbido. No que se refere à duração ideal de TMNMT para zumbido, ainda não há padrão definido, porém geralmente precisa de um tempo de tratamento mais longo para demonstrar o efeito positivo.[29]

Tinnitus Pitch-Matched Therapy

A terapia de som combinado para o zumbido utiliza a mesma técnica da TMNT, ou seja, seleciona a região de frequência da perda auditiva e área *pitch* do zumbido. A compensação por perda auditiva ou estimulação auditiva na área de *pitch* do zumbido na exposição inicial do zumbido pode reduzir a reestruturação do córtex auditivo e, assim, suprimir a percepção do zumbido.[15]

Métodos de Aplicação

A terapia sonora pode ser aplicada de diversas maneiras e com diferentes protocolos, a depender das características e especificidades de cada caso, como: causa(s) do zumbido, fatores associados e resultados da avaliação.[11]

Utilizam-se ferramentas para sua aplicação, como geradores de sons integrados ao Aparelho de Amplificação Sonora Individual (AASI), aplicativos móveis e *softwares*. Estas ferramentas disponibilizam uma variedade de sons, como, por exemplo, sons relaxantes de natureza, que podem ser usados de maneira personalizada,[28] considerando as medidas psicoacústicas do zumbido, como sensação de frequência (*pitch*) e de intensidade (*loudness*).[9]

A terapia deve ser planejada considerando todos os aspectos avaliados. A quantidade de sessões dependerá das características do sintoma, da evolução do caso e grau de severidade. Na literatura não há, ainda, um consenso sobre a quantidade exata de sessões terapêuticas. Contudo, o tempo de intervenção varia de seis semanas a 12 meses.[30] Estudos que utilizaram a terapia sonora por seis semanas obtiveram resultados significativos na redução dos aspectos analisados do zumbido, como o incômodo.[31,32] Já em outro estudo, o tempo de aplicação da terapia sonora foi de 12 meses. A terapia sonora pode ser realizada individualmente ou em grupo, a depender dos objetivos do terapeuta.[33]

Na primeira sessão frequentemente são fornecidas orientações, que fazem parte do chamado aconselhamento. Este deve abordar os seguintes tópicos: 1. Explicação sobre o zumbido; 2. Detalhar como ocorre o início do zumbido e a relação com suas causas; 3. Explicação sobre a influência do zumbido na qualidade de vida; 4. Detalhamento de como a terapia será aplicada, suas etapas de execução; 5. Informações sobre o prognóstico e a importância do comprometimento do paciente. Ainda na primeira sessão, devem-se escolher as ferramentas que o paciente irá utilizar geradores de som (contidos no AASI) ou aplicativos.[34]

Após a definição pela ferramenta, é importante testar o tipo de som que será utilizado, podendo ser personalizado de acordo com as medidas acústicas do zumbido ou com sons já padronizados nos aplicativos. Atualmente, há diversos aplicativos gratuitos direcionados para o auxílio da terapia sonora, disponíveis nas lojas de aplicativos. É recomendado utilizar a terapia sonora na rotina diária dos pacientes, sempre que estiverem em vigília, principalmente nos ambientes mais silenciosos. Nas sessões seguintes, deve ser realizado o monitoramento do paciente, questionando sobre as dificuldades na adaptação da terapia sonora no seu dia a dia.[35]

O monitoramento da evolução terapêutica é essencial e pode ser realizado por meio de questionários, como o *Tinnitus Handicap Inventory* (THI), da Escala Visual Analógica

(EVA) e da acufenometria. Na acufenometria o *pitch* e o *loudness* parecem não mudar com a intervenção, mas o monitoramento do MML pode ser utilizado para esse fim.

Resultados Encontrados na Literatura

Uma revisão sistemática da literatura destacou a falta de evidências para apoiar o uso de terapia sonora para pacientes com zumbido em comparação à lista de espera, place-bo ou aconselhamento sem dispositivos de audição.[30] Não foram encontradas evidências suficientes para os autores determinarem a superioridade ou inferioridade de qualquer opção de terapia sonora. No entanto, a ausência de evidência não implica que não haja um efeito da terapia sonora sobre o zumbido, mas sim destaca a necessidade de melhoria na qualidade metodológica da pesquisa neste campo.

Algumas considerações devem ser realizadas para justificar a dificuldade dos ensaios clínicos sobre a terapia sonora: 1. o zumbido é subjetivo e não existe uma medida objetiva que ofereça um biomarcador; 2. a heterogeneidade do zumbido, visto que varia em rela-ção à localização, características do som, curso de tempo, causa subjacente, comorbidades entre outros, além da probabilidade de que diferentes formas de zumbido respondam de forma diferente ao tratamento.[36]

As Diretrizes de Prática Clínica da Academia Americana de Otorrinolaringologia sobre Zumbido,[37] fundamentadas nos resultados de estudos observacionais com preponderância de benefício sobre dano e pela falta de evidências de alta qualidade, recomendam que seja oferecida uma avaliação de AASI para pacientes com perda auditiva e zumbido persistente e incômodo. Os benefícios destacados com o uso da amplificação em pacientes com perda auditiva e zumbido foram de melhora na função de comunicação e na qualidade de vida relacionada à saúde, com benefício potencial para alívio do zumbido.[38]

A Recomendação Europeia Multidisciplinar para Zumbido aponta que, embora haja falta de consenso sobre o uso (ou não) de terapia sonora, o uso de AASI deve ser conside-rado como uma opção para pacientes com zumbido e perda auditiva.[39]

O uso da TMNMT no tratamento do zumbido e mostra-se benéfico para alívio dos efeitos do zumbido com base no protocolo de Índice Funcional do Zumbido (TFI), Escala visual Analógica (EVA) e correspondência do volume. TMT afetou a intensidade do zum-bido após 6 meses e mostrou-se superior ao placebo após 12 meses.[40] No entanto, eviden-ciaram que mudanças de curto prazo na atividade neurofisiológica do cérebro induzidas por TMNMT já começam a ocorrer após 3 dias. A NMT não foi superior ao tratamento com placebo logo após 3 meses.[41]

TMNMT e terapia de tom compatível com zumbido, ambos os métodos supostamen-te levam à redução do zumbido após longo prazo (6-12 meses) e regular (2 a 4 horas por dia) ouvindo a música modificada sons. No entanto, outra pesquisa demonstrou que, em comparação ao zumbido terapia e estimulação BBN, os pacientes que receberam TMNMT mostraram a maior melhora imediatamente após o tratamento.[42]

ACONSELHAMENTO TERAPÊUTICO

O zumbido pode causar grande impacto na qualidade de vida, como alterações emo-cionais, no sono e nas questões sociais. Essas alterações podem prejudicar diretamente as atividades diárias das pessoas, e em níveis mais elevados, podem ser incapacitantes. Nesse sentido, o aconselhamento terapêutico é muito relevante, pois tem foco na desmistificação do zumbido a partir de informações e orientações.[43]

O aconselhamento enfoca as mudanças de hábitos que poderiam influenciar diretamente na percepção do zumbido e no seu impacto. É realizado por meio de orientações, informações e cuidados auditivos, com o objetivo de transformar o pensamento limitante e negativo sobre o zumbido, auxiliar o paciente a dar outro sentido ao sintoma, possibilitando a diminuição do incômodo do zumbido e, consequentemente, a melhora na qualidade de vida.[44]

Estudos destacam que, independentemente da abordagem de terapia sonora selecionada, a intervenção tem seu efeito quando associada ao aconselhamento.[19,45,46] Este auxilia na quebra do ciclo vicioso causado pelo zumbido, auxilia na tomada de decisão do paciente, assim como no enfrentamento e na mudança de comportamento.[46]

Além disso, é importante que o paciente persevere no tratamento e sinta-se apoiado e incentivado a seguir adiante, valorize o caminho percorrido no seu tratamento, reconheça os momentos de melhora que obteve durante sua trajetória. Cabe ao profissional que o acompanha retomar o que já foi trabalhado, esclarecer dúvidas e motivá-lo.[23] Outro aspecto importante diz respeito à adequação das explicações conforme o nível de escolaridade de cada sujeito, bem como fornecer materiais escritos e fazer uso de imagens para reforçar o conteúdo trabalhado.[43,47]

Ainda com relação ao aconselhamento, estimula-se que o paciente fale sobre seu zumbido, sua visão em relação ao sintoma, bem como descreva suas expectativas sobre o tratamento. Essas informações auxiliam o profissional no direcionamento das orientações, personalizam o atendimento, além de torná-lo mais motivante. Nas orientações, utilizam-se imagens a fim de facilitar o envolvimento do paciente, tornando o aconselhamento mais estruturado. São aplicadas atividades para realizar em casa com a finalidade de demonstrar compreensão e facilitar o progresso.[47] O aconselhamento pode incluir:

A) Realização de explicação e informações sobre audição, perda auditiva e zumbido;
B) Uso de imagens sobre pensamentos e emoções para realizar o aconselhamento sobre audição, sono e concentração;
C) Dicas sobre mudanças importantes no estilo de vida para melhor controle do zumbido, como uma alimentação balanceada, prática de atividade física e questões relacionadas com as emoções.

Evidências Científicas a Partir das Revisões na Literatura

Uma pesquisa que utilizou a combinação do aconselhamento com o uso de Aparelho de Amplificação Sonora Individual (AASI) apontou uma redução do incômodo do zumbido, mensurado pela THI e EVA.[48] Outro estudo também realizou a combinação das duas terapias e constatou melhora do zumbido.[49]

O aconselhamento fonoaudiológico é um grande aliado do tratamento do zumbido, uma vez que auxilie na redução de sua percepção. Foi desenvolvido um estudo em que se aplicaram várias técnicas de aconselhamento, como: orientações sobre as questões auditivas, emocionais, pensamentos positivos entre outros. Como resultado, houve melhora significativa do sintoma desde a primeira sessão.[50]

Outro estudo também comparou o aconselhamento combinado com outras terapias e isoladamente, verificando que houve evidência de melhora logo na primeira sessão. Ainda relatou que o oferecimento de informações sobre alimentação, alterações metabólicas e musculares, questões emocionais colaborou para a melhor compreensão dos pacientes sobre suas particularidades.[51]

CONSIDERAÇÕES FINAIS

A terapia sonora, assim como o aconselhamento, atuará na percepção e no impacto do zumbido e não na causa propriamente dita, auxiliando a lidar com o sintoma. Mesmo não tendo forte evidência comprovada, têm mostrado resultados eficientes na diminuição do incômodo do zumbido para alguns pacientes. Por se tratar de métodos mais antigos, não invasivos e intuitivos têm sido amplamente utilizados na prática clínica. É importante que o profissional que fará uso de tais métodos se aprofunde e realize treinamento para saber avaliar o paciente e personalizar o tratamento.

REFERÊNCIAS BIBLIOGRÁFICAS

1. Jastreboff PJ, Hazell JWP. Tinnitus Retraining Therapy: Implementing the Neurophysiological Model. New York: Cambridge University Press; 2004.
2. Noreña, Arnaud J, et al. A contribution to the debate on tinnitus definition. Progress in Brain Research. 2021;262:469-85.
3. Hall DA, Láinez MJ, Newman CW, et al. Treatment options for subjective tinnitus: self reports from a sample of general practitioners and ENT physicians within Europe and the USA. BMC Health Serv Res. 2011;4;11:302.
4. Onishi ET, Coelho CC, Oiticica J, et al. Tinnitus and sound intolerance: evidence and experience of a Brazilian group. Braz J Otorhinolaryngol. 2018;84:135-49.
5. McCormack A, Edmondson-Jones M, Dawes HFP, et al. The prevalence of tinnitus and the relationship with neuroticism in a middle-aged UK population. J Psychosomat Res. 2014;76(1):56-60.
6. Guimarães AC, Carvalho GM, Voltolini MMFD, et al. Study of the relationship between the degree of tinnitus annoyance and the presence of hyperacusis. Braz J Otorhinolaring. 2014;80(1):24-28.
7. Cabral J, Tonocchi R, Ribas A, et al. The efficacy of hearing aids for emotional and auditory tinnitus issues. Int Tinnitus J. 2016;20(1):54-8.
8. Hall DA, Fackrell K, Li AB, et al. A narrative synthesis of research evidence for tinnitus-related complaints as reported by patients and their significant others. Health Qual Life Outcomes. 2018;16(1):61.
9. Heijneman KM, Kleine E, van Dijk P. A Randomized Double-Blind Crossover Study of Phase-Shift Sound Therapy for Tinnitus. Otolaryngol Head Neck Surg . 2012;147(2):308-15.
10. Oliveira CVM. Possibilidades de intervenção para o tratamento do zumbido. Sergipe. Monografia (Graduação em Fonoaudiologia) – Universidade Federal do Sergipe; 2019.
11. Jastreboff MM. Sound therapies for tinnitus management. Prog Brain Res. 2007;166:435-40.
12. Noreña AJ. Revisiting the cochlear and central mechanisms of tinnitus and therapeutic approaches. Audiol Neurootol. 2015;20(1):53-9.
13. Vernon JA. Masking of tinnitus through a cochlear implant. J Am Acad Audiol. 2000;11(6).
14. Eggermont JJ, Tass PA. Maladaptive neural synchrony in tinnitus: origin and restoration. Front Neurol. 2015;6:29.
15. Wang H, Tang D, Wu Y, et al. The state of the art of sound therapy for subjective tinnitus in adults. Ther Adv Chronic Dis. 2020;11:2040622320956426.
16. Vernon J. Current use of masking for the relief of tinnitus. In: Kitahara M (Ed.). Tinnitus: Pathophysiology and Management. 1988;96-106.
17. Hesser H, Pereswetoff-Morath CE, Andersson G. Consequences of controlling background sounds: the effect of experiential avoidance on tinnitus interference. Rehabil Psychol. 2009;54:381-9.
18. Jastreboff PJ. The neurophysiological model of tinnitus. In: Snow JBJ (Ed.). Tinnitus: Theory and management. BD Decker. 2004:96-106.
19. Jastreboff PJ. Phantom auditory perception (tinnitus): mechanisms of generation and perception. Neurosc Research. 1990;4(8):221-54.
20. Jastreboff PJ. 25 years of tinnitus retraining therapy. HNO. 2015;63(4):307-11.

21. Jastreboff PJ. Tinnitus Habituation Therapy (THT) and Tinnitus Retraining Therapy (TRT), in Tinnitus Handbook. 2000. p. 357-76.
22. Scherer RW, Formby C. Effect of Tinnitus Retraining Therapy vs Standard of Care on Tinnitus-Related Quality of Life: A Randomized Clinical Trial. JAMA Otolaryngol Head Neck Surg. 2019;145(7):597-608.
23. Sanchez TG, Pedalini MEB, Bento RF. Aplicação da Terapia de Retreinamento do Zumbido (TRT) em Hospital Público. Arq Otorrinolaringol. 2001:29-38.
24. Sanchez TG. Aplicação da Terapia de Retreinamento do Zumbido (TRT)em Hospital Público. Arq Otorrinolaringol. 2002;6(1).
25. Korres S, Mountricha A, Balatsouras D, et al. Tinnitus retraining therapy (TRT): outcomes after one-year treatment. Int Tinnitus J. 2010;16:55-9.
26. Tyler RS, Stocking C, Ji H, Witt S, Mancini PC. Tinnitus Activities Treatment with Total and Partial Masking. J Am Acad Audiol. 2021;32(8):501-9.
27. Tyler, Richard S.Tinnitus: Pathophysiology and Treatment. Progress in Brain Research. 2007;166:425-34.
28. Pantev C, Okamoto H, Ross B, et al. Lateral inhibition and habituation of the human auditory cortex. Eur J Neurosci. 2004;19:2337-44.
29. Teismann H, Okamoto H, Pantev C. Short and intense tailor-made notched music training against tinnitus: the tinnitus frequency matters. PLoS One. 2011;6:e24685.
30. Hoare DJ, Searchfield GD, El Refaie A, Henry JA. Sound therapy for tinnitus management: practicable options. J Am Acad Audiol. 2014;25(1):62-75.
31. Searchfield GD, Durai M, Linford T. A state-of-the-art review: Personalization of tinnitus sound therapy. Frontiers in Psychology. 2017;1599.
32. Sereda M, Xia J, El Refaie A, et al. Sound therapy (using amplification devices and/or sound generators) for tinnitus. Cochrane Database Syst Rev. 2018;12(12):CD013094.
33. Hazell JWP, Wood SM, Cooper HR, et al. A clinical study of tinnitus maskers. Brit J Audiol.1985;19:65-146.
34. Santos GM, Bento RF, de Medeiros IR, et al. The influence of sound generator associated with conventional amplification for tinnitus control: randomized blind clinical trial. Trends in Hearing. 2014;18:1-9.
35. Henry JA, Frederick M, Sell S, et al. Validation of a novel combination hearing aid and tinnitus therapy device. Ear and Hearing. 2015;36(1):42-52.
36. Henry JA, McMillan G, Dann S, et al. Tinnitus management: randomized controlled trial comparing extended-wear hearing aids, conventional hearing aids, and combination instruments. J Am Acad Audiol. 2017;28:546-61.
37. American Academy of Otolaryngology. AAO-HNSF Clinical Practice Guideline: Tinnitus – Press Release & Fact Sheet. October, [Internet]. 2014.
38. Parazzini M, Del Bo L, Jastreboff M, et al. Open ear hearing aids in tinnitus therapy: An efficacy comparison with sound generators. Int J Audiol. 2011;50(8):548-53.
39. Shinden S, Suzuki N, Oishi N, et al. Effective sound therapy using a hearing aid and educational counseling in patients with chronic tinnitus. Auris Nasus Larynx. 2021;48(5):815-22.
40. Tyler, RS, et al. Tinnitus sound therapy trial shows effectiveness for those with tinnitus. J Am Acad Audiol. 2020;006-016.
41. Brennan-Jones CG, Thomas A, Hoare DJ, Sereda M. Cochrane corner: Sound therapy (using amplification devices and/or sound generators) for tinnitus. Int J Audiol. 2020;59(3):161-5.
42. Tunkel DE, Bauer CA, Sun GH, et al. Clinical practice guideline: tinnitus. Otolaryngol Head Neck Surg. 2014;151(2):S1-S40.
43. Cima RFF, Mazurek B, Haider H, et al. A multidisciplinary European guideline for tinnitus: diagnostics, assessment, and treatment. HNO. 2019;67(1):10-42.
44. Stein A, Engell A, Okamoto H, et al. Modulatory effects of spectral energy contrasts on lateral inhibition in the human auditory cortex: an MEG study. PLoS One. 2013;8:e80899.

45. Schad ML, McMillan GP, Thielman EJ, et al. Comparison of acoustic therapies for tinnitus suppression: a preliminary trial. Int J Audiol. 2018;57:143-9.

46. Liu YQ, JiChen Z, Li G, et al. Effects of Educational Counseling as Solitary Therapy for Chronic Primary Tinnitus and Related Problems. BioMed Res Int. 2018;(4):1-9.

47. Bruno RS, Garcia MV. Aconselhamento Fonoaudiológico: um formato único e personalizado para sujeitos com zumbido crônico. Distúrbios da Comunicação. 2021;33(2):287-98.

48. Bruno RS, Garcia MV. Speech Therapy Counseling: a unique and personalized format for subjects with chronic tinnitus. Dist Comum. 2021;33(2):287-98.

49. Rocha AV, Mondelli MF. Sound generator associated with the counseling in the treatment of tinnitus: evaluation of the effectiveness. Braz J Otorhinolaryngol. 2017;83:249-55.

50. Azevedo AA, Mello PO, Siqueira AG, Figueiredo RR. Análise Crítica dos Métodos de Mensuração do zumbido. Rev Bras Otorrinolaringol. 2007;73(3):418-23.

51. Searchfield GD, Boone M, Bensam J, et al. A proof-of-concept study of the benefits of a single-session of tinnitus instruction and counselling with homework on tinnitus. Int J Audiol. 2020;59(5):374-82.

CAPÍTULO 3

REABILITAÇÃO VESTIBULAR: INOVAÇÃO E ATUALIDADES

Érika Barioni Mantello ▪ Gizele Francisco Ferreira do Nascimento
Maria Carolaine Ferreira Aguiar ▪ Carlos Kazuo Taguchi

OBJETIVOS DE APRENDIZAGEM

- Compreender os princípios de neuroplasticidade envolvidos na compensação vestibular e sua aplicação na reabilitação vestibular (RV);
- Conhecer os princípios e objetivos da RV, bem como indicações baseadas em evidências científicas atuais;
- Identificar e caracterizar as principais tecnologias que podem ser utilizadas em associação à RV tradicional;
- Descrever as medidas de desempenho, autopercepção e principais instrumentos utilizados, atualmente, na monitoria e avaliação dos resultados da RV.

INTRODUÇÃO

A manutenção do equilíbrio corporal é uma tarefa complexa que envolve a integração e funcionalidade dos sistemas vestibular, visual, proprioceptivo e do sistema nervoso central (SNC).[1,2]

O sistema vestibular exerce uma função importante na manutenção do equilíbrio corporal, pois seus órgãos receptores estão relacionados com a detecção, não só dos movimentos da cabeça, como do corpo em relação ao espaço. Além disso, o sistema está diretamente envolvido com processos cognitivos de alto nível, como, por exemplo, a percepção e navegação espacial, representação corporal, atenção, memória, cognição e interação social.[3]

O equilíbrio corporal é definido como a capacidade do indivíduo em movimentar-se de maneira íntegra, sem que ocorram oscilações e quedas. É considerada uma habilidade fundamental para realização de adaptações posturais simples e complexas nas diversas atividades cotidianas.[2,4]

Distúrbios vestibulares, sejam de ordem periférica ou central, acarretam sintomas que impactam a qualidade de vida do seu portador. Os sintomas mais descritos nas disfunções vestibulares são a vertigem, o desequilíbrio, desvios de marcha, a instabilidade postural e a sensação de flutuação, os mesmos estão relacionados com o aumento do risco de quedas, principalmente na população idosa e podem também estar associados ao desencadeamento de transtornos, como ansiedade, medo excessivo e diminuição da independência.[5-7]

Os distúrbios vestibulares podem ter causa periférica, central ou mista. A maioria das alterações vestibulares periféricas tem remissão espontânea, devido ao mecanismo de compensação vestibular. Porém, em alguns casos, diante de uma compensação ineficiente ou de um mecanismo de adaptação postural inadequado, é necessário o uso de estratégias para controle dos sintomas e otimização do processo de compensação vestibular.[7]

A compensação vestibular pode ser alcançada por meio da reabilitação vestibular (RV), que é uma ferramenta utilizada no tratamento de sintomas vestibulares, baseada nos mecanismos centrais de compensação vestibular, com o intuito de acelerar a plasticidade inata dos sistemas envolvidos no equilíbrio corporal, por meio de exercícios posturais que estimulam os reflexos vestíbulo-ocular (RVO), vestibuloespinhal (RVE) e vestibulocerebelar (RVC).[7,8]

A RV pode ser definida como o desenvolvimento assistido de novas estratégias neuronais para restaurar ou adaptar um sistema de equilíbrio descompensado, por causas periféricas ou centrais.[9]

Desde meados da década de 1950 foram documentados estudos sobre a prática de exercícios posturais para o tratamento de pacientes com sintomas de desequilíbrio. Cawthorne e Cooksey, considerados os pioneiros na técnica, observaram que indivíduos com lesões vestibulares apresentavam melhora dos sintomas após execução de exercícios que estimulavam o movimento dos olhos, cabeça e corpo.[10,11]

As últimas diretrizes de Prática Clínica da American Physical Therapy Association Neurology Section[5] trazem evidências científicas a respeito da eficácia da RV como forma de tratamento dos distúrbios vestibulares, por meio de intervenções personalizadas e supervisionadas.[6,11] Além disso, o Conselho Federal de Fonoaudiologia (CFFa) lançou, em 2018, o Guia de Orientação: Atuação do Fonoaudiólogo em Avaliação e Reabilitação do Equilíbrio Corporal, com o objetivo de facilitar o esclarecimento acerca da atuação fonoaudiológica na avaliação e reabilitação do equilíbrio corporal, além de resguardar e descrever as competências do fonoaudiólogo no tratamento das disfunções do equilíbrio.[12]

Atualmente a RV personalizada (RVP) pode ser empregada por meio da abordagem tradicional, associada a diversas inovações, como uso da realidade virtual, recursos assistidos, como a posturografia dinâmica computadorizada (PDC) e, mais recentemente, assistência remota, definida como Telefonoaudiologia, regulamentada pelo CFFa.[13] Além disso, medidas baseadas no desempenho e de autopercepção da queixa, ou ainda exames instrumentais que envolvem o uso de tecnologia são indicados por contribuírem no diagnóstico, monitoramento do tratamento e, ainda, como método de avaliação dos resultados da RV.[14]

O objetivo do presente capítulo é apresentar os fundamentos envolvidos na RV, bem como abordar as inovações e atualidades, baseadas em evidências científicas, empregadas na RV para o tratamento da disfunção vestibular.

DISFUNÇÃO VESTIBULAR, NEUROPLASTICIDADE E COMPENSAÇÃO VESTIBULAR

Quando ocorre uma lesão vestibular, por diferentes etiologias, sintomas são apresentados pelo paciente devido à descompensação vestibular, fenômeno que provoca um desequilíbrio estático e dinâmico nos receptores dos canais semicirculares e nos órgãos otolíticos. O desequilíbrio estático surge em decorrência das diferenças de nível de descarga tônica no interior dos núcleos vestibulares, enquanto os distúrbios dinâmicos estão relacionados às respostas compensatórias prejudicadas durante a movimentação da cabeça.[15,16]

Nessa descompensação ocorre uma diferença de nível de descarga tônica dentro dos núcleos vestibulares, gerando uma assimetria funcional. Sinais estáticos (como, por exemplo, o nistagmo) apresentam melhora em dias ou semanas, mesmo em casos de uma disfunção periférica contínua, enquanto sinais dinâmicos (assimetria do RVO e instabilidade postural) podem persistir por um período maior, de forma a atrasar ou impedir o processo de compensação completo.[16] O SNC, por meio do mecanismo de acomodação, inibe as respostas do labirinto sadio, com a finalidade de diminuir a assimetria das respostas vestibulares e, consequentemente, o desconforto gerado pelos sintomas.[16,17]

Em alguns casos, mesmo na ausência de uma lesão vestibular em curso, a compensação pode ser incompleta, gerando um controle postural inadequado, sintomas vestibulares, risco de quedas, com importante impacto negativo na qualidade de vida.[3,18] Para estes casos, a RVP é indicada para corrigir as alterações no equilíbrio postural, com eficácia.[3,5]

A compensação vestibular pode ser definida como o resultado das mudanças nas sinapses neuronais ativas do cerebelo e tronco encefálico em resposta ao conflito sensorial produzido após uma lesão vestibular.[7]

Os mecanismos para atingir a compensação vestibular são a adaptação e substituição. A adaptação pode ser considerada como o reajuste do ganho do RVO e RVE, enquanto a substituição refere-se ao uso de estratégias visuais e somatossensoriais para compensar a função vestibular perdida.[3] Esses mecanismos são todos mediados nas estruturas do SNC, graças ao fenômeno da neuroplasticidade. Para atingir estes processos, são utilizadas várias formas de abordagem, que incluem a realização de exercícios aplicados de forma personalizada que podem eliminar ou diminuir as queixas e limitações impostas pela condição da lesão vestibular.[3]

FUNDAMENTOS, OBJETIVOS E INDICAÇÕES DA REABILITAÇÃO VESTIBULAR

Em todos os casos de distúrbios vestibulares, é imprescindível a avaliação do médico, que, após avaliação, indicará o melhor tratamento para o caso, que pode incluir a RV, prescrição de medicamentos ou, até mesmo, procedimentos cirúrgicos.[5]

A RV é uma abordagem terapêutica fundamentada em mecanismos adaptativos que envolvem a neuroplasticidade do SNC, para pacientes com disfunção vestibular, que elimina ou controla os sintomas e permite recuperar autonomia, com segurança, para realizar atividades diárias que envolvam equilíbrio.[5]

A RV visa melhorar a estabilidade visual durante os movimentos de cabeça; aumentar a estabilidade postural; eliminar ou reduzir os sintomas de vertigem e melhorar a qualidade de vida.[6,7]

Para que os objetivos sejam alcançados, e o resultado seja efetivo, é necessária a prescrição de exercícios específicos e personalizados de acordo com as limitações funcionais e individualidades de cada paciente, e ressalta-se a importância da supervisão do fonoaudiólogo durante todo o processo terapêutico.[5]

De acordo com as Diretrizes de Prática Clínica da American Physical Therapy Association Neurology Section, a terapia de RV é indicada, com forte evidência, devido à sua eficácia na diminuição dos sintomas e restabelecimento do equilíbrio nas disfunções vestibulares agudas, subagudas e na hipofunção vestibular periférica crônica, unilateral e bilateral, independentemente da idade do paciente, intensidade e duração dos sintomas apresentados.[5]

A hipofunção vestibular não compensada resulta na instabilidade visual diante do movimento da cabeça associada às queixas de tontura, vertigem e/ou desequilíbrio. O tratamento é baseado na realização de exercícios que favoreçam a recuperação do ganho do RVO deficitário.[5,7]

Com relação às disfunções vestibulares centrais, a RV é utilizada como tratamento complementar em diversos casos e etiologias, como, por exemplo, nas sequelas de traumatismos, enxaqueca vestibular, doenças isquêmicas, placas de escleroses, distúrbios neurológicos degenerativos que afetam o cerebelo, doenças inflamatórias e neoplasias.[18] Embora, muitas vezes, o prognóstico desses quadros não seja tão favorável quando comparado a uma lesão periférica, o paciente com vestibulopatia central pode apresentar melhora da estabilidade postural, redução de sintomas e impacto positivo na qualidade de vida, diante da abordagem multidisciplinar na RVP.[18-20]

A seguir serão descritas as diferentes abordagens terapêuticas empregadas na RV direcionadas ao tratamento da disfunção vestibular, desde os exercícios tradicionais, incluindo as inovações e atualidades.

REABILITAÇÃO VESTIBULAR PERSONALIZADA (RVP)

A RV deve ser indicada de modo personalizado à condição clínica, diagnóstico nosológico/funcional e queixa do paciente, a partir da adaptação das atividades sob a supervisão fonoaudiológica.[5]

Para obter resultados robustos, atualmente, considera-se como base da RVP quatro tipos de treinos descritos a seguir:

1. Melhora da estabilização do olhar (por meio de exercícios de adaptação e substituição);
2. Melhora da estabilidade postural por meio do treino de equilíbrio corporal;
3. Redução dos sintomas de vertigem mediante a realização dos exercícios de habituação;
4. Melhora do condicionamento físico em atividades cotidianas.[16,20,21]

O primeiro treino é baseado nos exercícios para adaptação do RVO e substituição das respostas vestibulares ausentes ou irregulares. Para aumento do ganho do RVO são realizados movimentos de cabeça nos planos vertical e horizontal, enquanto o paciente fixa o olhar em um alvo, de modo a provocar o deslizamento da imagem na retina. Os exercícios baseados na substituição buscam trocar a função vestibular deficitária por outros sistemas de movimentação ocular, como treino sacádico e perseguição suave, associados a movimentos de cabeça. A repetição destes exercícios propicia a adaptação e substituição das respostas vestibulares de forma a compensar o déficit existente e reduzir a queixa de visão turva durante os movimentos cefálicos.[5] Exemplo de treino: um alvo fixo é posicionado a aproximadamente a um metro de distância. O paciente é orientado a fixar o olhar no alvo enquanto realiza a movimentação de cabeça nos planos vertical e horizontal.[16]

No segundo treino, para aperfeiçoar o equilíbrio corporal e marcha, utiliza-se da substituição da função vestibular ausente e adaptação das respostas vestibulares remanescentes, por meio de exercícios com uso de pistas visuais e/ou somatossensoriais em diferentes condições sensoriais, como, por exemplo, manter o equilíbrio sob condições de alteração visual (olhos abertos ou fechados); somatossensorial com variação de base de apoio (pé estático ou deambulação), superfície de apoio (piso firme, uso de espuma ou rampa) e distanciamento dos pés (pés afastados, pés juntos, *semitandem*, *tandem* – um pé posicionado atrás do outro – ou postura unipodal), para dificultar gradativamente o desafio.[5] Entre os equipamentos que podem ser associados ao treino de equilíbrio e marcha estão: estímulos optocinéticos, posturografia dinâmica computadorizada, realidade virtual e uso do Nintendo Wii, com os jogos do Nintendo Wii Fit.[14] Exemplo de treino: assistir a um vídeo que exibe estímulos visualmente conflitantes, enquanto realiza movimentos de cabeça e do corpo, inicialmente sentado, depois em pé e andando.[16]

No terceiro treino são aplicados exercícios de habituação que buscam a extinção ou diminuição dos sintomas vertiginosos induzidos pelo movimento, por meio da repetição de estímulos que desencadeiam a tontura; o treinamento com estímulos optocinéticos ou ambientes de realidade virtual são abordagens atuais frequentemente utilizadas. Estímulos optocinéticos envolvem o uso de padrões de movimento repetitivos, e a realidade virtual possibilita a imersão em situações realistas e visualmente conflitantes. O treino é graduado em intensidade por meio da manipulação dos parâmetros do estímulo, como velocidade, direção do movimento, tamanho/cor do estímulo e instruções ao participante. O estímulo pode ser fornecido por meio de equipamentos de alta tecnologia, como discos optocinéticos e realidade virtual imersiva (RVi) (descrita no próximo tópico) ou equipamentos de baixa tecnologia, como projetores de tela acoplados em computador ou vídeos de ambientes visuais movimentados.[5] Exemplo de treino tradicional: o paciente mantém-se em pé com um braço elevado sobre a cabeça, com os olhos voltados para a mão elevada. Inclina-se e abaixa o braço na diagonal, com os olhos continuamente fixos para a mão, até que a sua mão chegue ao pé oposto. Repetir com o outro braço.[16]

No quarto treino, para melhorar o desempenho nas atividades diárias, recomenda-se a combinação de diferentes exercícios em condições sensoriais conflitantes e aumento gradativo da dificuldade no cumprimento das atividades por meio de um programa de exercícios domiciliares guiados. A realização de caminhadas de resistência ou exercícios aeróbicos é descrita como exemplos de treino de reabilitação que auxiliam no condicionamento geral, independência e trazem impacto positivo na qualidade de vida.[21] Exemplo de treino: atividades que envolvem movimentos coordenados da visão, cabeça e corpo, como a prática esportiva do golfe, boliche, handebol entre outros.[16]

O treino com exercícios combinados de adaptação, habituação e substituição apresenta resultados mais rápidos e significativamente melhores para equilíbrio estático, estabilidade postural dinâmica e incapacidade autopercebida em relação ao treino com aplicação de um protocolo de exercício único, na hipofunção vestibular unilateral crônica,[17] confirmando assim a importância da RV personalizada e supervisionada.

Os exercícios devem ser realizados de forma gradativa, com aumento da amplitude dos movimentos e tempo de realização dos exercícios, em diferentes condições sensoriais, a fim de dificultar o treino. É amplamente recomendada a realização de exercícios de relaxamento e alongamento para minimizar a tensão do corpo, de forma prévia aos exercícios de RV.[16]

Aliado ao treino em consultório, os pacientes precisam ser orientados a seguir um programa diário de exercícios domiciliares. Estudos demonstram a eficácia da RV domiciliar no tratamento de pacientes com tontura, principalmente na melhora da estabilidade visual, do equilíbrio estático e dinâmico e na função da marcha.[16,22]

O programa de exercícios necessita ser personalizado de acordo com o diagnóstico nosológico e as necessidades do paciente, ou seja, é necessário que se focalize em atividades direcionadas à queixa, gravidade da tontura, na função da marcha, função do equilíbrio e também na capacidade do paciente em realizar os exercícios propostos,[22] desta forma, a RV se torna individualizada e contribui para a maior adesão do paciente à proposta terapêutica, favorece a eficácia do tratamento e diminui as chances de abandono.[16,22]

Não há consenso sobre uma quantidade específica de sessões necessárias para alta, sendo observada uma considerável variação entre seis e dez sessões, na literatura, a depender da etiologia da disfunção. Os exercícios para estabilidade do olhar devem ser realizados com sessões supervisionadas por um profissional, uma vez/semana, durante em média 10 semanas; pessoas com hipofunção vestibular bilateral podem precisar de uma sessão supervisionada por semana, durante 8-12 semanas; pessoas com diagnóstico de hipofunção vestibular unilateral aguda ou subaguda, sem comorbidades que afetem significativamente a mobilidade, necessitam de um número menor de sessões supervisionadas, uma vez/semana durante 2-3 semanas. Comumente o tempo de treino diário em exercícios domiciliares é de 20-40 minutos/dia, começando com cinco repetições de cada exercício e aumentando para dez repetições, cada exercício pode ser realizado por, no mínimo, duas vezes/dia.[16]

As sessões terapêuticas supervisionadas por um profissional são executadas em tempo médio de 45-50 minutos, considerando orientações e realização de exercícios. Usualmente, os consultórios são salas convencionais de terapia fonoaudiológica, contendo maca para realização de manobras reabilitadoras e exercícios de mudança de decúbito, cones e obstáculos para treino de marcha, degraus e almofadas para treino do equilíbrio, objetos, quadros com figuras e alvos fixos para estabilidade visual, em alguns casos, óculos de realidade virtual, videogames, monitores e plataformas dinâmicas.

Com relação à frequência das sessões terapêuticas presenciais, é recomendado que o paciente compareça semanalmente ou, em alguns casos, quinzenalmente para monitoria do treino e recebimento de novo cronograma de exercícios. A capacidade de realizar exercícios específicos sem tontura significa que a condição do paciente melhorou e foi atingido um platô. À medida que ele atinge os platôs da terapia, são indicados novos exercícios, com maior grau de dificuldade.[16]

Os pacientes devem praticar algumas tarefas funcionais em vários contextos, como a manutenção do equilíbrio com uma base de apoio reduzida, ao mudar a orientação da cabeça e tronco e durante a execução de várias tarefas do membro superior (por exemplo: passar uma bola de uma das mãos para outra). Durante as sessões presenciais, o terapeuta aborda os problemas e soluções específicas para cada paciente.[16]

REABILITAÇÃO VESTIBULAR ALIADA À REALIDADE VIRTUAL

Diante da crescente popularidade das tecnologias móveis e visuais, a realidade virtual tem-se tornado uma ferramenta auxiliar promissora no âmbito da reabilitação em saúde, com resultados satisfatórios em diversas especialidades.[21]

A realidade virtual imersiva (RVi) foi incorporada na RV, criando um ambiente virtual com estímulos de elevada especificidade visual, quando comparados aos exercícios tradicionais de RV. Sua finalidade é induzir um conflito entre os sistemas visual e vestibular, por meio da habituação, e contribui com a maior estabilidade visual e consequente aumento do ganho do RVO.[14]

Os mecanismos da compensação vestibular são estimulados com uso da RVi aplicado à RV, devido à conexão neuroanatômica da retina com áreas de processamento vestibular central que ativam as regiões multissensoriais corticais e subcorticais vestibulares. Estas reagem a estímulos visuais e posturais, assim transmitem aferências visuais da retina para o cérebro, modificando as sinapses neuronais.[21]

Os estímulos mencionados são capazes de simularem situações de vida diária durante os exercícios vestibulares, com conforto, segurança e promovem maior motivação e aderência ao tratamento, de modo a reduzir o número de sessões necessárias para melhora do paciente e, com isso, antecipar a alta terapêutica.[23]

A RVi também permite ampliar o acesso dos pacientes com tontura crônica à intervenção, superando as barreiras físicas e financeiras dos tratamentos convencionais, devido à criação de *softwares* específicos que podem ser utilizados em equipamentos de baixo custo, na perspectiva de uma terapia mais acessível.[24]

A Fonoaudiologia tem ampliado o uso das ferramentas tecnológicas como estratégias terapêuticas direcionadas às intervenções de RV. Um estudo verificou que a realidade virtual tem-se tornado o tipo de tecnologia mais empregado, especialmente com uso do equipamento Nintendo Wii (NW) e demonstra efeitos positivos quando aplicada associada à RV.[25]

Entre os estímulos de realidade virtual mais utilizados estão: o uso de jogos que simulam exercícios baseados na reabilitação vestibular de Cawthorne e Cooksey, aplicados em projetores, óculos de realidade virtual tridimensional (3D), plataforma de posturografia; sistema de reabilitação 3D como videogame NW; Jogo *Track Speed Racing* 3D e recursos aplicados em PDC.[24,26]

O videogame NW é descrito como uma plataforma promissora para treinamento e reabilitação de distúrbios do equilíbrio corporal. Ele utiliza a realidade virtual não imersiva com exercícios multissensoriais e permite a incorporação de jogos e tarefas para estímulo de diversos grupos musculares, baseados nos exercícios de RV de Cawthorne e Cooksey ou pacotes de jogos específicos da plataforma, como o uso do *Wii Fit Plus*, integrando os sistemas proprioceptivo, visual e a função vestibular residual.[21]

De forma associada ao videogame NW, pode ser utilizado o *Wii Balance Board* (*WBB*), uma plataforma composta por sensores de pressão com a função de mensurar a descarga de peso e o equilíbrio do usuário. Seus sensores são capazes de detectar alterações na velocidade, direção e aceleração, por meio dos movimentos de punho, braço e mão, em que são fornecidos *feedback* ao usuário, para observar seus próprios movimentos em tempo real, como um reforço positivo para o aperfeiçoamento das tarefas. De acordo com os princípios da neuroplasticidade envolvidos na RV, para aprendizagem motora é necessária a repetição, *feedback* e motivação, sendo o NW um rico ambiente de pistas sensoriais que favorece tal aprendizado.[21]

Para o emprego da RVi é necessário o uso de óculos apropriado, com estímulos a serem seguidos pelos usuários por meio de alvos randomizados para estimular os sistemas sacádico, optocinético, aumentar o ganho do RVO, e assim induzir as respostas vestibulares e visuais essenciais para a fixação da imagem na retina, durante a movimentação cefálica. Nestes casos, é comum o uso associado da posturografia, em que o paciente é orientado a permanecer sob a plataforma, descalço, com os braços estendidos ao longo do corpo, em uma sala silenciosa, enquanto fixa o olhar nos alvos indicados nos óculos de RVi.[24]

Um estudo aplicou o teste de organização sensorial na presença de imagens de realidade virtual que simulassem ambientes estressantes e relaxantes e mensurou, por meio do inventário de Ansiedade Traço-Estado, os valores de estresse nos ambientes criados. Concluíram que a tecnologia de realidade virtual com vídeos relaxantes foi mais benéfica em pacientes cujo distúrbio de equilíbrio foi causado pelo sistema vestibular, enquanto o uso de vídeos estressantes apresentou melhores resultados na reabilitação de pessoas com distúrbios de equilíbrio de origem somatossensorial.[27]

Quanto à durabilidade do tratamento, evidências apontam maior efetividade na reabilitação quando a terapia de realidade virtual tem extensão mínima de 150 minutos de exposição acumulada. O número de sessões costuma variar de seis a doze, distribuídas por uma a oito semanas. Cada sessão pode variar de 24 a 45 minutos, totalizando 144 a 540 minutos de reabilitação baseada em realidade virtual.[28]

Uma consideração que limita o uso da realidade virtual na RV é a náusea digital, em que a exposição a ambientes virtuais interativos não naturais e, às vezes, conflitantes pode causar desconforto durante ou após a terapia, nomeada em inglês de *cybersickness*. Para esses casos, é comum a apresentação de sintomas, como náuseas, vômitos, dor de cabeça, sonolência, desorientação geral, perda de equilíbrio e coordenação olho-mão alterada, dada a ausência de movimento físico, após uso exacerbado das telas. Até o momento, poucos estudos abordam essa questão, porém tornam-se indispensáveis a documentação dos efeitos colaterais e a tolerabilidade dos pacientes.[21]

As revisões sobre o assunto demonstram consenso quanto aos benefícios e vantagens da aplicação da RVi associada à RV tradicional, especialmente para redução da dependência visual, maior controle do equilíbrio estático e dinâmico, aumento do ganho do RVO, variação de estímulos que impactam na motivação e participação no tratamento. Contudo, são descritas limitações nos estudos, especialmente ao que se refere ao tamanho da amostra, caracterização dos parâmetros de aplicação dos diversos estímulos, estabelecer qual a dosagem mais apropriada e segura para a intervenção com a RVi e carência na aplicação de testes objetivos associados aos subjetivos para quantificar e monitorar os resultados pós-reabilitação.[21,24-26]

USO DA POSTUROGRAFIA DINÂMICA COMPUTADORIZADA NA RV

A PDC é considerada o exame padrão-ouro na avaliação da postura corporal. A partir de mudanças aplicadas no centro de pressão (CP) são realizados registros da pressão exercida pelos pés, em uma plataforma posturográfica, por meio de detectores, convertidos em sinal digital e transmitidos para um computador.[14]

Os avanços tecnológicos contribuíram para o desenvolvimento da posturografia móvel baseada em *smartphones*, que pode ser utilizada tanto para a avaliação, quanto para reabilitação dos distúrbios do equilíbrio e marcha. A posturografia móvel pode ser definida pelo nível de sensores (um ou vários, podem estar presentes na parte inferior das costas, tronco, pulsos, pernas, cabeça, braços, coxas, panturrilhas e pés) e por sua funcionalidade (diagnóstico do equilíbrio, avaliação da marcha, reabilitação e monitoramento do equilíbrio).[14,28,29]

Muitos protótipos de dispositivos móveis foram desenvolvidos, dentre eles destaca-se o *Balance Belt*, descrito como um sistema vibrotátil com sensores (acelerômetro e giroscópio) fixados na parte traseira e 12 sensores posicionados em um cinto, igualmente distribuídos ao redor da cintura. Uma inclinação de mais de 2,5 graus em qualquer direção ativará um sensor, enviando uma vibração ao paciente. O sistema foi testado em pacientes com hipofunção vestibular bilateral grave, sendo constatada melhora significativa nos parâmetros da avaliação clínica do equilíbrio, questionários de autorrelato e qualidade de vida dos indivíduos submetidos à RV, com uso da PDC.[30]

A PDC pode ser considerada uma excelente ferramenta para o treino e monitoria da RV. Um estudo[31] mencionou seu efeito positivo na melhora do equilíbrio estático, dinâmico e aumento do ganho do RVO em pacientes com hipofunção vestibular unilateral. Após um ano de alta da RV, os indivíduos participantes da pesquisa apresentaram melhores resultados nos testes funcionais aplicados, do que os que realizaram a RV tradicional isolada.[31]

Tanto a PDC estática e dinâmica tem sido utilizadas no monitoramento e reabilitação do equilíbrio e da marcha. Entretanto, devido às questões financeiras e número restrito de profissionais qualificados para utilização da posturografia em âmbito clínico, ainda é uma ferramenta pouco aplicada.[32]

TELEFONOAUDIOLOGIA E REABILITAÇÃO VESTIBULAR

Entende-se como telessaúde o manejo em saúde que utiliza dispositivos de telecomunicação para fornecer cuidados médicos da maneira não convencional (atendimento presencial) aos pacientes. O avanço tecnológico associado às pesquisas ampliaram a possibilidade do uso da telessaúde na prestação de cuidados de saúde à população.[33]

No que se refere à reabilitação, a telessaúde é cada vez mais importante para a modernização dos processos reabilitativos, pois traz soluções nos processos de avaliação, diagnóstico e intervenção.[34]

Há aproximadamente uma década, o uso de Tecnologias de Informação e Comunicação (TICs) está sendo empregado na atuação fonoaudiológica, porém, com o avanço da pandemia da COVID-19, o CFFa, por meio da resolução 580/2020, implementou o termo.

Telefonoaudiologia, que consiste no exercício da Fonoaudiologia mediado pelas TICs, para fins de promoção de saúde, contribuindo diretamente para a prevenção, identificação, avaliação, diagnóstico e intervenção dos distúrbios da comunicação humana, equilíbrio e das funções orofaciais. Além disso, o CFFa criou um guia de diretrizes de boas práticas em Telefonoaudiologia.[13]

Sintomas vestibulares são comuns na população em geral, ainda, assim, são poucos os profissionais que atuam efetivamente no diagnóstico e intervenção desses distúrbios. Muitas vezes, estes profissionais podem estar localizados nos grandes centros, ou ainda, em serviços de hospitais e clínicas universitárias, o que torna o serviço não acessível a toda população. A implementação da Telefonoaudiologia auxilia para que o diagnóstico e intervenção sejam acessíveis e assertivos a um maior número de pessoas.[13,35,36]

A contribuição positiva do uso das TICs no diagnóstico de disfunções vestibulares em adultos e idosos foi objeto de vários estudos,[36-39] além de ser um método alternativo de tratamento de baixo custo e fácil acesso para pacientes com tontura.[37]

A RV por meio do atendimento remoto pode ser realizada de maneira síncrona e assíncrona, sendo a primeira com o acompanhamento direto do terapeuta durante a execução dos exercícios e, a segunda, a partir do acompanhamento de livros/apostilas com orientações de exercícios e vídeos previamente gravados pelo fonoaudiólogo.[35,37,39]

Embora exista a possibilidade de atendimentos de maneira assíncrona, o modelo de acompanhamento síncrono é o mais aderido e indicado nas pesquisas recentes,[35,37,39] pois, a partir dele, é possível monitorar, corrigir e fornecer o *feedback* necessário ao paciente durante a execução do exercício proposto, além da interação necessária para uma boa adesão ao tratamento e monitorar seu desempenho durante a sessão.

Com relação ao tempo de intervenção, por meio da RV no atendimento remoto, uma revisão revelou que pode variar de 3 a 12 semanas, na frequência de dois atendimentos semanais, com duração de aproximadamente 15 a 50 minutos.[39]

Ressalta-se que a RV por meio do atendimento remoto não exclui a RV presencial, mas traz bons resultados quando combinadas ambas as técnicas de tratamento, pois permite monitorar os resultados obtidos nas sessões presenciais.[37]

AVALIAÇÃO DO BENEFÍCIO DA REABILITAÇÃO VESTIBULAR

O benefício da RV pode ser mensurado a partir de medidas de desempenho e de autopercepção. As medidas baseadas no desempenho incluem testes funcionais do equilíbrio corporal e de marcha, enquanto as medidas de autopercepção baseiam-se em questionários e escalas, ambas frequentemente utilizadas no cenário clínico da RV para avaliação e monitoramento das mudanças ao longo do processo reabilitativo.[21]

Os testes funcionais do equilíbrio funcional são testes padronizados que avaliam o desempenho físico, mobilidade funcional e equilíbrio. São considerados de baixo custo, pois exigem nenhum ou alguns equipamentos básicos e levam pouco tempo para serem executados.[40]

Segundo as Diretrizes, publicadas pela Vestibular Evidence Database to Guide Effectiveness (VEDGE) e no Guia de Orientação da Atuação Fonoaudiológica na Avaliação e Reabilitação do Equilíbrio Corporal, medidas de desempenho e de autopercepção são importantes para avaliar e monitorar o benefício proporcionado pela RV nos pacientes com tontura. Alguns instrumentos citados e amplamente usados na prática clínica e científica são o Dizziness Handicap Inventory (DHI), a Escala Visual Analógica (EVA), *Activities-Specific Balance Confidence Scale* (ABC-Scale), Teste Clínico de Integração Sensorial e Equilíbrio Corporal, o *Timed up and go* (TuG), o *Dynamic Gait Index* (DGI), a *Falls Efficacy Scale International* (FES-I) e Vestibular Rehabilitation Benefits Questionnarie (VRBQ).[7,12,41]

Alguns instrumentos, utilizados para a determinação do diagnóstico vestibular, funcional e nosológico, também podem contribuir para o monitoramento e avaliação da eficácia do tratamento, como, por exemplo, o Video Head Impulse Test (vHIT), o Functional Head Impulse Test (fHIT) e a PDC.

A seguir, estão descritas brevemente algumas das ferramentas para avaliação do benefício da RV.

Dizziness Handicap Inventory (DHI)[42,43]

O DHI é um questionário de autopercepção que tem como objetivo avaliar os efeitos incapacitantes da tontura nas atividades de vida diária. É composto por 25 questões que investigam o impacto da tontura nos domínios emocionais, funcionais e físicos da qualidade de vida. É um instrumento de fácil aplicabilidade, análise e interpretação e pode ser usada como uma ferramenta para monitoramento do benefício da RV na qualidade de vida do paciente.

Escala Visual Analógica (EVA)[44]

A EVA é uma estratégia subjetiva que pode ser utilizada para avaliar a percepção do paciente em relação ao grau e intensidade do sintoma apresentado, seja ele tontura, vertigem, instabilidade postural ou desequilíbrio corporal. É uma ferramenta importante para o *feedback* e progresso terapêutico do paciente, pois pode ser utilizada em toda sessão. A EVA é pontuada de 0 a 10, em que zero significa ausência de sintomas e dez, o maior nível de sintoma percebido autorrelatado.

Dynamic Gait Index (DGI)[43,45,46]

O DGI é considerado um importante teste para a avaliação do equilíbrio dinâmico e uma boa ferramenta para avaliação dos resultados da RV, principalmente na população idosa. O DGI se baseia em oito tarefas que podem ser conceituadas como normal, mínimo comprometimento, comprometimento moderado ou severo. O teste tem pontuação máxima de 24 pontos, e um escore menor ou igual a 19 indica risco para queda. A proposição mais recente denominada DGI-*Brazilian brief* reduziu para cinco as tarefas de execução durante a marcha, com resultados bastante robustos.[46,47]

Timed Up and Go Test (TUG)[48,49]

O TUG permite avaliar a tendência à queda e à mobilidade funcional do indivíduo, aspectos importantes para serem dimensionados na avaliação da eficácia da RV. No TUG o paciente é avaliado a partir de uma tarefa de deambulação. A tradução para o português brasileiro mais recente deste teste foi publicada em 2018.[49]

Activities-specific Balance Confidence Scale (ABC Scale)[50,51]

A ABC *Scale* é uma medida de autorrelato que avalia a confiança do paciente em realizar várias atividades de vida diária, sem perder o equilíbrio ou experimentar uma sensação de instabilidade. É composta por 16 perguntas, em que o paciente pontua a sua dificuldade em realizar as atividades propostas que envolvem o equilíbrio. Sua análise comparativa após a RV mostra a evolução e independência em tarefas, antes comprometidas pelo distúrbio vestibular.

Falls Efficacy Scale International (FEL-S)[52,53]

A FES-I é uma escala com objetivo de avaliar o grau de autoeficácia para evitar a queda durante as atividades básicas de vida diária, portanto, reflete a preocupação com o risco de cair. É um teste simples, com média de 16 perguntas que podem ser pontuadas de 1 a 4. A pontuação mínima indica uma ausência de preocupação, enquanto a máxima, uma preocupação extrema.

Vestibular Rehabilitation Benefits Questionnarie[54]

O VRBQ é um questionário elaborado especialmente para avaliar o resultado de indivíduos submetidos à RV, composto por 22 itens que avalia, de forma concisa, a diferença na qualidade de vida do paciente sintomático, em comparação ao seu estado normal. As questões presentes no VRBQ são divididas em três subescalas, sendo a primeira sobre tontura e ansiedade, a segunda sobre a tontura provocada pelo movimento, e a terceira sobre qualidade de vida. Uma pontuação acima de zero indica a presença de sintomas, perda de função ou diminuição da qualidade de vida.

Video Head Impulse Test (vHIT)

O *vHIT* é um teste que permite avaliar o ganho do RVO em cada canal semicircular (CSC) individualmente, na frequência fisiológica da aceleração angular da cabeça, por meio de impulsos cefálicos de rápida aceleração e curta amplitude. O seu uso é valioso para monitorar a RV, pois permite que sejam observados marcadores importantes da compensação vestibular, como o ganho do RVO, presença e caracterização das sacadas compensatórias e sua taxa de dispersão.[55]

Functional Head Impulse Test (fHIT)

O fHIT é um teste que permite comparar o estado funcional e a eficiência do RVO, pré e pós- RV[55].Mensura se o RVO é capaz de estabilizar as imagens durante os movimentos de cabeça de forma funcional.[56] Este instrumento pode ainda ser usado como uma ferramenta para a RV, por meio da aplicação das técnicas de avaliação, como estratégias terapêuticas, uma vez que o exame utilize de movimentos de cabeça e olhos realizados habitualmente, que também são empregados durante a RV.[55,57]

Posturografia Dinâmica Computadorizada

A PCD é uma plataforma de equilíbrio com sensores plantares que avalia e monitora, de forma quantitativa, o controle postural diante da presença de perturbações que interferem no equilíbrio, o que contribui para o planejamento da RV personalizada.[58,59]

Esse instrumento pode ser agregado na reabilitação dos pacientes com transtornos do equilíbrio, tontura ou instabilidade e contribui para o monitoramento da evolução do paciente, pois fornece informações específicas dos sistemas visual, vestibular e somatossensorial, que contribuem para a manutenção harmônica do equilíbrio.[58,60]

Apesar de as evidências mostrarem resultados importantes dos instrumentos aqui citados (vHIT, fHIT e PDC), estes nem sempre estão disponíveis nos serviços de saúde, especialmente nos públicos, devido ao alto custo para aquisição e manutenção. Além disso existe uma demanda para a realização destes exames na regulação de saúde, somada ao índice de evasão até a alta do tratamento, que dificultam sua realização, após a RV. Assim, o uso de ferramentas de autorrelato associadas aos testes funcionais para avaliação clínica do equilíbrio corporal traz informações confiáveis sobre o benefício da RV, visto que são testes de fácil aplicação, de rápida análise e de baixo custo envolvido.

ORIENTAÇÕES

Os resultados da RV podem sofrer influência de múltiplos fatores, como a idade, tempo de instalação da doença, etiologia, comorbidades associadas, nível cognitivo e medicamentos utilizados. Os aspectos psicológicos, como a ansiedade, depressão, medo de movimento e medo de cair, também podem comprometer a terapia. Diante desses fatores e tendo em vista o caráter flutuante e redicivante das alterações de equilíbrio corporal, torna-se imprescindível orientar e monitorar os pacientes com disfunção vestibular, durante e após a alta do tratamento.[61]

Entre as orientações comumente ofertadas estão a respeito da mudança de hábitos de vida diária, que incluem a importância da realização de atividade física com segurança, cuidados com a saúde em geral, controle e acompanhamento médico de comorbidades associadas quando apresentadas, dieta adequada, controle do estresse e bons hábitos de vida, no geral. Os pacientes também são aconselhados a manter acompanhamento nos serviços de saúde que ofertam a RV, devido à possibilidade de recidiva dos sintomas.[61]

CONSIDERAÇÕES FINAIS

A RV é um tratamento baseado em mecanismos adaptativos que envolvem a neuroplasticidade do SNC, como a adaptação, substituição e habituação. O objetivo principal é a compensação do déficit vestibular, e sua eficácia é comprovada e fundamentada por evidências científicas robustas no tratamento das disfunções vestibulares, especialmente de caráter periférico.

A evolução tecnológica, também, permitiu inovações em diferentes áreas da saúde, como no equilíbrio corporal humano, o que resultou no desenvolvimento e aplicação de diferentes recursos de realidade virtual utilizados na RV, de modo a produzir conflitos sensoriais específicos em um ambiente controlado e seguro. Destacam-se, dentre estes recursos, a PDC, uso de jogos em ambiente imersivo e não imersivo, óculos de realidade virtual tridimensional entre outros. A literatura mostra benefícios e vantagens da aplicação da RVi associada à RV tradicional, especialmente para redução da dependência visual, maior controle do equilíbrio estático e dinâmico, aumento do ganho do RVO e maior variação de estímulos que impactam na motivação e adesão ao tratamento.

Concomitante, emerge a Telefonoaudiologia como uma possível alternativa de assistência remota para avaliação e reabilitação dos distúrbios do equilíbrio em adultos e idosos, por envolver tratamento de baixo custo e fácil acesso para pacientes com tontura.

A RV deve ser indicada de forma personalizada à condição clínica, diagnóstico nosológico e queixa do paciente. Os exercícios devem ser realizados de formas segura e gradativa, com referência ao nível de dificuldade das atividades, supervisionada pelo fonoaudiólogo, que gerencia a avaliação e monitora o benefício do tratamento proposto, por meio de testes funcionais, medidas de autorrelato reportados pelo paciente e, quando possível, associa a algum exame instrumental.

Tais medidas e instrumentos contribuem com resultados balizadores que mensuram o benefício ou a eficácia da estratégia escolhida e ampliam o saber pensar e o saber fazer. Estes fatos fortalecem a inserção e permanência do fonoaudiólogo neste importante e instigante campo das Ciências da Saúde.

REFERÊNCIAS BIBLIOGRÁFICAS

1. Nakagawa HB, Farraresi JR, Prata MG, Scheicher ME. Postural balance and functional independence of elderly people according to gender and age: cross-sectional study. São Paulo Medical Journal. 2017;135(03):260-5.
2. Edwards C, Franklin E. Vestibular Rehabilitation. In: StatPearls. Treasure Island (FL): StatPearls Publishing; [Internet]. 2021.
3. Lacour M, Bernard-Demanze L. Interaction between Vestibular Compensation Mechanisms and Vestibular Rehabilitation Therapy: 10 Recommendations for Optimal Functional Recovery. Front Neurol. 2015;5(285):1-14.
4. Patatas OHG, Ganança CF, Ganança FF. Quality of life of individuals submitted to vestibular rehabilitation. Braz J Otorhinolaryngol. 2009;75(3):387-94.
5. Hall CD, Herdman SJ, Whitney SL, et al. Vestibular Rehabilitation for Peripheral Vestibular Hypofunction: An Evidence-Based Clinical Practice Guideline: from the American Physical Therapy Association Neurology Section. J Neurol Phys Ther. 2016;40(2):124-55.
6. Kundakci B, Sultana A, Taylor AJ, Alshehri MA. The effectiveness of exercise-based vestibular rehabilitation in adult patients with chronic dizziness: A systematic review. F1000Res. 2018;5(7:276);1-13.
7. Han BI. Simplified Vestibular Rehabilitation Therapy. S.L. Springer Verlag, Singapura. 2021.
8. Salmito MC, Maia FC, Gretes ME, et al. Neurotology: definitions and evidence-based therapies - results of the I Brazilian Forum of Neurotology. Braz J Otorhinolaryngol. Braz J Otorhinolaryngol. 2020;86(2):139-48.
9. Taguchi CK, Bohlsen YA. Reabilitação Vestibular in Boéchat. In:. Menezes MPL, Couto C.M. Tratado de Audiologia. Rio de Janeiro: Guanabara Koogan LTDA. 2015.
10. Cawthorne T. Vestibular injuries. Proc R Soc Med. 1946;39(5):270-3.
11. Sulway S, Whitney SL. Advances in Vestibular Rehabilitation. Adv Otorhinolaryngol. 2019;15(82):164-9.
12. Conselho Federal de Fonoaudiologia - CFFA. Resolução n° 526, de 27 de abril de 2018. Dispõe sobre a competência técnica e legal do fonoaudiólogo para realizar avaliação e reabilitação da função vestibular e do equilíbrio corporal humano; [Internet]. 2018.
13. Conselho Federal de Fonoaudiologia - CFFA. Resolução n° 580/2020. Dispõe Diretrizes de boas práticas em telefonoaudiologia; [Internet]. 2020.
14. Álvarez-Otero R. Revisión sobre la aplicación de la realidad virtual en la rehabilitación vestibular. Rev ORL. 2020;11(1):97-106.
15. Appiah-Kubi KO, Wright WG. Vestibular training promotes adaptation of multisensory integration in postural control, Gait & Posture. 2019;73(9):215-20.
16. Han BI, Song HS, Kim JS. Vestibular rehabilitation therapy: review of indications, mechanisms, and key exercises. J Clin Neurol. 2011;7(4):184-96.

17. Lilios A, Chimona T, Papadakis C, et al. Different Vestibular Rehabilitation Modalities in Unilateral Vestibular Hypofunction: A Prospective Study. Otology & Neurotology. 2023;44(4):e246-e255.
18. Deveze A, Bernard-Demanze L, Xavier F, et al. Vestibular compensation and vestibular rehabilitation. Current concepts and new trends. Neurophysiol Clin. 2014;44(1):49-57.
19. Han BI, Ko PW, Lee WO, et al. Vestibular Rehabilitation in Central Dizziness. Research in Vestibular Science. 2015;14(4):97-100.
20. Dunlap PM, Janene M. Holmberg JM, Whitney SL. Vestibular rehabilitation: advances in peripheral and central vestibular disorders. Curr Opin Neurol. 2019;32(1):137-44.
21. Matsumura M, Murofushi T. Vestibular Rehabilitation after Vestibulopathy Focusing on the Application of Virtual Reality. Journal of Otorhinolaryngology, Hearing and Balance Medicine. 2021;2(2):1-9.
22. Tanaka R, Fushiki H, Tsunoda R, et al T. Effect of Vestibular Rehabilitation Program Using a Booklet in Patients with Chronic Peripheral Vestibular Hypofunction: A Randomized Controlled Trial. Prog Rehabil Med. 2023;8:20230002.
23. Rose T, Nam CS, Chen KB. Immersion of virtual reality for rehabilitation - Review. Appl Ergon. 2018;69(5):153-61.
24. Xie M, Zhou K, Patro N, et al. Virtual Reality for Vestibular Rehabilitation: A Systematic Review. Otol Neurotol. 2021;42(7):967-77.
25. Evangelista ASL, Cordeiro ESG, Nascimento GFF, et al. Speech-Language-Hearing intervention in vestibular rehabilitation with the use of technologies: an integrative literature review. Revista CEFAC. 2019;21(6):e2219.
26. LeMarshall SJ, et al. Virtual reality-based interventions for the rehabilitation of vestibular and balance impairments post-concussion: a scoping review. Journal of neuroengineering and rehabilitation. 2002;20(1):31.
27. Ersin K, et al. Appropriate Image Selection with Virtual Reality in Vestibular Rehabilitation: Cross-sectional Study. JMIR serious games. 2023;11:e40806.
28. Bergeron M, Lortie CL, Guitton MJ. Use of Virtual Reality Tools for Vestibular Disorders Rehabilitation: A Comprehensive Analysis. Advances in Medicine. 2015;2015:1-9.
29. Trueblood P, Rivera M, Lopez C, Bentley C, Wubenhorst N. Age-based normative data for a computerized dynamic posturography system that uses a virtual visual surround environment. Acta Otolaryngol. 2018;138(7):597-602.
30. Kingma H, Felipe L, Gerards M-C, et al. Vibrotactile feedback improves balance and mobility in patients with severe bilateral vestibular loss. Journal of Neurology. 2018;5;266(S1):19-26.
31. Viziano A, Micarelli A, Augimeri I, et al. Long-term effects of vestibular rehabilitation and head-mounted gaming task procedure in unilateral vestibular hypofunction: a 12-month follow-up of a randomized controlled trial. Clinical rehabilitation. 2019;33(1):24-33.
32. Gawronska A, Pajor A, Zamyslowska-Szmytke E, et al. Usefulness of Mobile Devices in the Diagnosis and Rehabilitation of Patients with Dizziness and Balance Disorders: A State of the Art Review. Clin Interv Aging. 2020;15:2397-2406.
33. Tenforde AS, Hefner JE, Kodish-Wachs JE, et al. Telehealth in Physical Medicine and Rehabilitation: A Narrative Review. PM&R. 2017;9(5):51-58.
34. Turah A, Bremander A, Primdah J. High-quality RMD rehabilitation and telehealth: Evidence and clinical practice.Best Practice & Research Clinical Rheumatology. 2020;34(2):101513.
35. Essery R, Kirby S, Geraghty A, Yardley L. Older adults' experiences of internet-based vestibular rehabilitation for dizziness: A longitudinal study. Psychology & Health. 2017;32(11):1-21.
36. Barreto RG, Yacovino DA, Cherchi M, et al. The Role of the Smartphone in the Diagnosis of Vestibular Hypofunction: A Clinical Strategy for Teleconsultation during the COVID-19 Pandemic and Beyond. Int Arch Otorhinolaryngol. 2021;25(4):e602-e609.
37. van Vugt VA, van der Wouden JC, Essery R, et al. Internet based vestibular rehabilitation with and without physiotherapy support for adults aged 50 and older with a chronic vestibular syndrome in general practice: three armed randomised controlled trial. BMJ. 2019;367:l5922:1-11.
38. Kıroğlu M, Dağkıran M. The Role of Mobile Phone Camera Recordings in the Diagnosis of Meniere's Disease and Pathophysiological Implications. J Int Adv Otol. 2020;16(1):18-23.

39. Sambe AY, Silva JKM, Pellizzari CCA, et al. The use of tele rehabilitation to improve balance in neurological disorders. Rev Neurocienc. 2021;29:1-13.
40. Raji P. Functional balance tests. Audiology. 2012;21(4):1-9.
41. Scherer MR, Horn LB, Dannenbaum E, et al. Vestibular Evidence Database to Guide Effectiveness (VEDGE) (2013) disponível em: Vestibular Disorders (neuropt.org); [Internet].2013.
42. Jacobson GP, Newman CW. The development of the Dizziness Handicap Inventory. Arch Otolaryngol Head Neck Surg. 1990;116(4):424-7.
43. Castro ASO, et al. Versão brasileira do Dizziness Handicap Inventory. Pró-Fono Revista de Atualização Científica. 2007;19(1):97-104.
44. Longo IA, Nunes AD, Rocha CH, et al. Effects of a vestibular rehabilitation program on workers in the working environment: a pilot study. Revista CEFAC. 2018;20(3):304-12.
45. Shumway-Cook A, Woolacott MH. Control of posture and balance. In: Shumway-Cook A, Woolacott MH. Motor Control Theory and Practical Applications. Maryland: Williams & Wilkins. 1995:120.
46. Castro SM, Perracini MR, Ganança FF. Versão brasileira do Dynamic Gait Index. Rev Bras Otorrinolaringol. 2006;72(6):817-25.
47. Taguchi CK, Costa ÉP, Alves LV, et al. Clinical Application of Dynamic Gait Index-Brazilian Brief Version. Adv Aging Res. 2018;7(6):113-8.
48. Podsiadlo D, Richardson S. The timed Up & Go: a test of basic functional mobility for frail elderly persons. J Am Geriatr Soc. 1991;39(2):142-8.
49. Dutra MC, Cabral ALL, Carvalho GA. Teste Timed Up and Go. Rev Interfaces Saúde, Humanas e Tecnol. 2016;3(9):81-8.
50. Powell LE, Myers AM. The Activities-specific Balance Confidence (ABC) Scale. The Journals of Gerontology. 1995;50(1):28-34.
51. Marques AP, Mendes YC, Taddei U, et al. Brazilian-Portuguese translation and cross cultural adaptation of the activities-specific balance confidence (ABC) scale. Brazilian Journal of Physical Therapy. 2013;17 (2):170-8.
52. Yardley L, Beyer N, Hauer K, et al. Development and initial validation of the Falls Efficacy Scale-International (FES-I). Age Ageing. 2005;34(6):614-9.
53. Marques-Vieira CMA, Sousa LMM, Sousa LMR, Bererguer MAC. Validation of the Falls Efficacy Scale – International in a sample of Portuguese elderly. Revista Brasileira de Enfermagem. 2018;71(2):747-54.
54. Morris AE, Lutman ME, Yardley L. Measuring outcome from Vestibular Rehabilitation, Part I: Qualitative development of a new self-report measure. Int J Audiol. 2008;47(4):169-77.
55. Romano F, Bertolini G, Agostino D, et al. Functional Head Impulse Test in Professional Athletes: Sport-Specific Normative Values and Implication for Sport-Related Concussion. Frontiers in Neurology. 2019;10(387):1-16.
56. Corallo G, Versino M, Mandalà M, Colnaghi S, Ramat S. The functional head impulse test: preliminary data. J Neurol. 2018; 265:35–39.
57. Biwas A. The Functional Head Impulse Test and Vestibular Rehabilitation with V-Gym: A Diagnostic and Therapeutic System for the Semicircular Canals. Ann Otol Neurotol ISO. 2018;1:49–50;.
58. Ferreira, ECMF, Mezzalira R, Stoler G, Rocha VBC, Chone CT, Paschoal JR. Proposal of standardization of Horus® computerized posturography in adults. CoDAS. 2020; 32 (6): e20190118.
59. Rossi-Izquierdo M, Basta D, Rubio-Rodríguez JP, Santos-Pérez S, Ernst A, Sesar-Ignacio Á, et al. Is posturography able to identify fallers in patients with Parkinson's disease? Gait Posture. 2014;40(1):53-7.
60. Greters MV, Posturografia dinâmica computadorizada. I Fórum brasileiro de Otoneurologia - Definições e Terapias Baseadas em Evidências. ABORL-CCF. 2019. Disponível em: https://www.aborlccf.org.br/imageBank/i_forum_brasileiro_de_otoneurologia.pdf. Acessado em: 10 de fevereiro de 2022.
61. Whitney SL, Sparto PJ, Furman JM. Vestibular Rehabilitation and Factors That Can Affect Outcome. Semin Neurol. 2020; 40(1):165-172.

CAPÍTULO 4

INTERFACE ENTRE MÚSICA E AUDIOLOGIA

Hannalice Gottschalck Cavalcanti

Maria Helena Medeiros de Sá Lima Lucena ▪ Edgard Morya

Nancy Sotero Silva ▪ Scheila Farias de Paiva

OBJETIVOS DE APRENDIZAGEM

Espera-se ao final da leitura deste capítulo que o leitor seja capaz de:

- Relacionar a prática musical e a neuroplasticidade cerebral;
- Diferenciar as funções da música nos diversos contextos (terapêutico, educacional e familiar);
- Associar a estimulação das habilidades auditivas com atividades de apreciação musical;
- Elaborar atividades para o desenvolvimento das habilidades auditivas através da música na terapia fonoaudiológica.

INTRODUÇÃO

A relação entre a humanidade e a música vem sendo analisada e explicada a partir de diversas perspectivas ao longo dos milênios. Seja do ponto de vista estético ou científico, esforços vêm sendo feitos para compreender por que a música, definida como a organização simultânea ou sucessiva de uma sequência de sons ao longo do tempo, com ordem e equilíbrio, tem tanto impacto nos seres humanos. Neste capítulo, iremos abordar a interface entre música e audição, enfatizando a resposta do córtex auditivo, os benefícios comportamentais auditivos e os princípios de reabilitação auditiva, utilizando a música.

NEUROCIÊNCIA E MÚSICA

Desenvolvimento do Córtex Auditivo

Sons, ou ondas sonoras, provocam a vibração do tímpano que movimenta os ossículos da orelha média (martelo, bigorna e estribo). O movimento vibratório do estribo, que funciona como um pistão, produz alterações de pressão que são propagadas pelo líquido da escala vestibular em direção à partição coclear, aumentando a pressão na escala timpânica. A seguir estão ilustradas as partes da orelha por onde o som se propaga (Fig. 4-1).

Entre a escala vestibular e a timpânica há a escala média, cujo revestimento epitelial inclui células ciliadas do órgão espiral que recobre a membrana basilar com propriedades mecânicas variadas ao longo do comprimento da cóclea. Esta vibração é amplificada e transmitida por meio da combinação da alavanca entre o martelo e a bigorna com a pressão

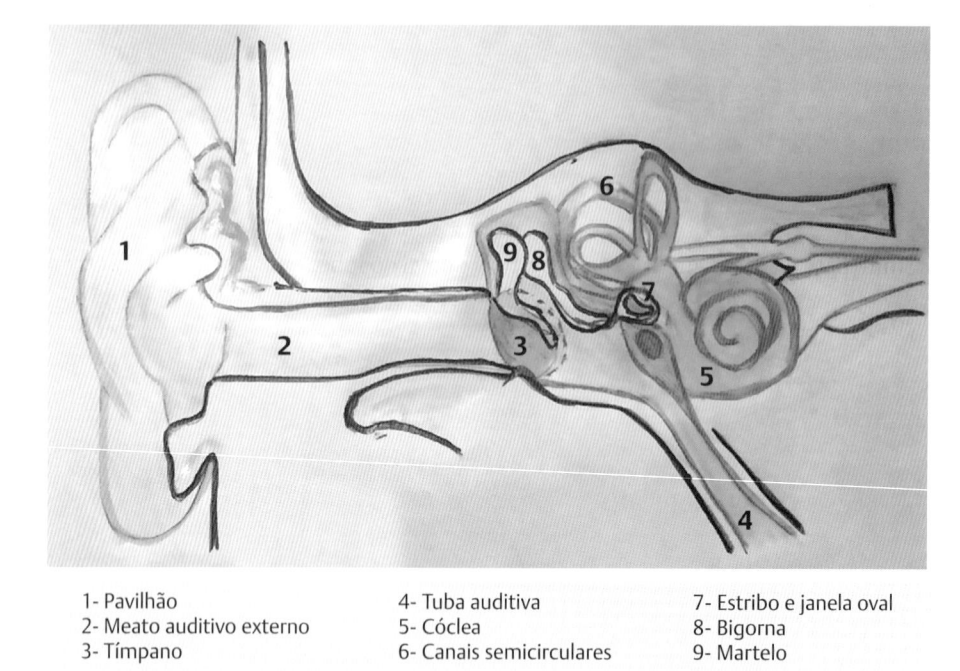

1- Pavilhão   4- Tuba auditiva   7- Estribo e janela oval
2- Meato auditivo externo   5- Cóclea   8- Bigorna
3- Tímpano   6- Canais semicirculares   9- Martelo

Fig. 4-1. Figura da orelha contendo orelha externa, média e interna.

exercida pelo estribo na escala vestibular e na membrana basilar que possui propriedades mecânicas diversas ao longo do seu trajeto.[1]

Isto permite uma oscilação distinta das partes da membrana basilar em direção ao ápice. Em seres humanos as propriedades mecânicas da membrana basilar na base coclear respondem melhor às altas frequências, até 20 kilohertz (kHz), enquanto no ápice responde melhor para baixas frequências, até 20 hertz (Hz) (mapa tonotópico). Desta forma, cada componente sonoro de um som complexo é isolado em segmentos discretos da membrana basilar que possui células ciliadas ao longo de seu comprimento.

O órgão espiral contém cerca de 16 mil células ciliadas enervadas por cerca de 30 mil fibras aferentes (conduzem informação auditiva ao encéfalo pelo VIII nervo raquidiano). Estas células ciliadas transformam a energia mecânica, que deforma os estereocílios em direção à borda mais elevada, em potencial de receptor de despolarização por meio da abertura de canais iônicos. Por outro lado, a deflexão em direção à borda mais baixa provoca hiperpolarização das células. Essa transdução mecanoelétrica é rápida e possibilita a localização de fontes sonoras com base em diferenças de apenas de 10 ms entre um som atingir a orelha mais próxima antes da mais distante.[2]

As informações das células ciliadas fluem para neurônios sensoriais primários (corpos celulares no gânglio coclear) que compõem a divisão coclear do VIII nervo craniano (nervo vestibulococlear). Cada axônio do nervo coclear codifica melhor uma determinada frequência e intensidade do estímulo sonoro, estabelecendo uma organização tonotópica das informações que são transmitidas aos núcleos cocleares (no bulbo). O núcleo coclear ventral processa informações temporais e espectrais, enquanto o núcleo coclear dorsal processa a informação acústica e somatossensorial para localização de fontes sonoras. Neurônios do complexo olivar superior comparam as atividades das células nos núcleos cocleares bilaterais para localização espacial. Essas informações processadas em paralelo convergem para o colículo inferior contralateral (mesencéfalo) de forma direta ou indireta. A informação do colículo inferior segue para o colículo superior (relacionado à orientação da cabeça e dos olhos em resposta ao som) e núcleo geniculado medial (tálamo) que retransmite para o córtex auditivo na superfície dorsal do lobo temporal (Fig. 4-2). O córtex auditivo primário (A1 ou área 41 de Brodmann) possui uma representação tonotópica (neurônios sintonizados para frequências baixas na região rostral, e frequências altas na região caudal) e envia projeções para outras áreas secundárias (cinturões).

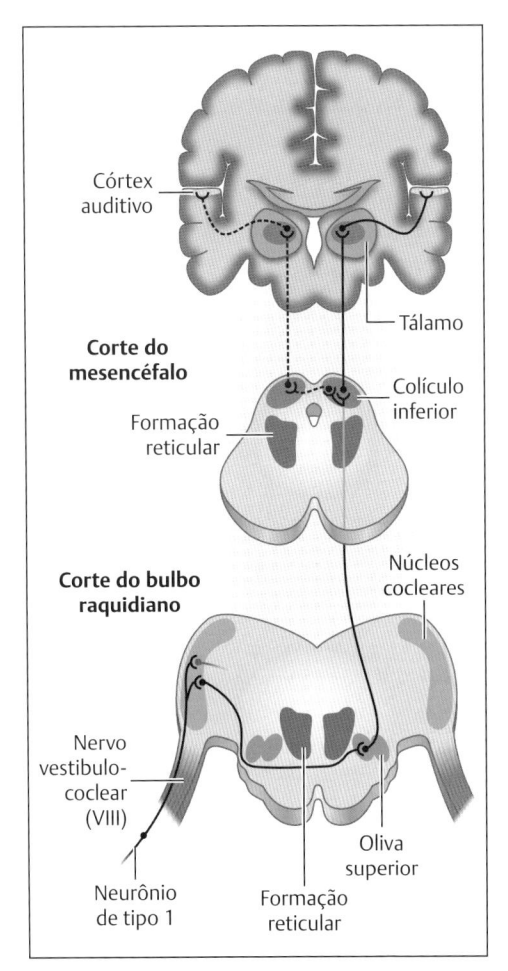

Fig. 4-2. Vias neurais de processamento auditivo do nervo coclear até o córtex auditivo primário.

Estudos em primatas sugerem que o córtex auditivo apresenta projeções distintas para o córtex pré-frontal. Projeções dorsais (projeções de A1 e cinturão para o córtex parietal posterior e córtex pré-frontal) estão mais ativas durante a localização espacial do som, enquanto projeções ventrais estão mais ativas para identificar o estímulo sonoro (projeções de A1 e para cinturão para córtex pré-frontal).

Ao ouvir uma música, além do córtex auditivo, várias regiões cerebrais participam incluindo áreas geralmente envolvidas em outros tipos de processamento. Desta forma, as experiências visuais, táteis e emocionais influenciam como e onde o cérebro processa a música. O córtex auditivo primário está envolvido nos estágios iniciais da percepção musical, como o tom (a frequência de um tom) e o contorno (o padrão de mudanças no tom), que é a base da melodia. O sistema nervoso está sujeito a modificações induzidas pela experiência, e o córtex auditivo primário, secundário e associativo são moldados pela exposição a sons importantes ao processarem padrões musicais mais complexos de harmonia, melodia e ritmo. Além disso, ao tocar um instrumento, outras áreas, como o córtex pré-motor, córtex motor, núcleos da base e cerebelo, que estão envolvidos no planejamento e execução de movimentos, também são ativadas. Várias regiões do cérebro participam do processamento de música, seja apoiando a percepção (como apreender uma melodia) ou evocar reações emocionais (hipocampo, *accumbens*, amígdala). Músicos parecem ter modificações adicionais em algumas estruturas cerebrais decorrentes do aprendizado, tanto relacionadas às respostas de células individuais, quanto à quantidade de células que reagem a sons. Embora não exista uma área cerebral específica para analisar a música, diferentes partes do cérebro lidam com diferentes aspectos de uma música, como ritmo (batida) e tom (tom e volume).

Aprimoramento da Cognição

Para explorar os fenômenos cognitivos e sensoriais da música, podemos estudar a relação entre percepção dos estímulos auditivos e as propriedades físicas do som.[3] Uma teoria popularizada por Ward & Burns,[4] por exemplo, sugere que o treinamento musical faz com que o indivíduo perca a capacidade de distinguir frequências, uma vez que tal treinamento foque em outros elementos da música – a melodia, por exemplo, que é definida pela comparação relativa entre frequências. Essa teoria exemplifica o recrutamento de conhecimentos da acústica, da fisiologia e das ciências cognitivas (sobre os processos de percepção, memória e até mesmo linguagem) para explicar um fenômeno que afeta pessoas com treinamento musical profissional ou amador.

O funcionamento cerebral dos músicos e as representações neurais das habilidades musicais em contraponto ao padrão típico desses fenômenos em pessoas sem treinamento musical também são alvo das investigações científicas. Algumas regiões cerebrais ligadas aos potenciais evocados cognitivos, como o hipocampo e o lobo temporal, são responsáveis também pela habilidade da resolução temporal, definida como a capacidade de detectar e integrar a ordem e sequência temporal de informações auditivas.[5] A resolução temporal faz parte do processamento temporal que avalia as habilidades auditivas de ordenação, discriminação, resolução e integração temporal. A habilidade de resolução temporal é fundamental na compreensão da fala humana e também de segmentos isolados, sendo dito que tais testes referem-se à acuidade temporal e percepção dos padrões auditivos ao longo do tempo. Pode ser avaliada usando testes que possuem intervalos variados de silêncio dentro da sequência (GAP) que precisam ser identificados. Foi observado melhor desempenho no teste em músicos em comparação à população em geral.[6,7]

Musicistas também são alvo de pesquisa sobre neuroplasticidade, sobretudo em suas relações com o treino, a repetição de tarefas motoras[8] e a acurácia na reprodução de estímulos e padrões. Estudos comparativos do cérebro de músicos e não músicos revelam mudanças importantes na forma e no funcionamento de regiões ligadas aos processamentos auditivo e motor, como cerebelo, córtex e corpo caloso, além do aumento da conectividade e densidade dessas regiões, e melhoram na organização dos feixes nervosos.[9]

O estímulo musical também pode estar relacionado com o desencadeamento de crises epiléticas, tanto como manifestação de crises que atingem regiões e conexões corticais envolvidas no processamento musical que podem ser afetadas por crises convulsivas, quanto como gatilho para o surgimento de crises na chamada epilepsia musicogênica.[10] Além disso, alucinações musicais podem compor quadros de epilepsia do lobo temporal, devido à ativação do giro temporal superior. Esse tipo de alucinação, que pode ser definido como uma percepção auditiva de notas musicais e melodias na ausência de um musical externo, também pode estar presente em quadros de alterações psiquiátricas, emocionais, neurológicas e na própria surdez.[10,11]

A música, como um fenômeno aparentemente simples e que atravessa boa parte das culturas e tradições, é processada pelo sistema nervoso e parece ser uma boa alternativa para compreender diversos outros eventos que utilizam os mesmos substratos neurais. A partir deste entendimento, pode-se pensar na aplicação da música e de processos e funções relacionadas (aprendizado, memória, emoção, discriminações temporal e espacial) para avaliação e reabilitação de condições e patologias relacionadas à audição, comunicação e cognição.

Quando consideramos em específico a área da audiologia, observamos que os mecanismos de processamento das informações auditivas podem ser beneficiados quando estimulados pela música, porque tanto a acústica da música e a acústica da fala podem ser quebradas em 3 elementos básicos comuns: *pitch*, *tempo* e *timbre*:[12]

1. *Pitch:* está relacionado com a percepção subjetiva da frequência, caracterizado pelo atributo baixo ou alto. Um som com diferentes *pitches* simultâneos constitui uma harmonia. Contribui essencialmente para compreensão da fala e da música;[12]
2. *Tempo:* está relacionado a um marco, como início e fim do som;[12]
3. *Integração temporal:* é o efeito da duração do tom sobre o limiar da audição;[12]
4. *Resolução temporal:* refere-se à habilidade do sistema auditivo de perceber mudanças rápidas no tempo do sinal auditivo;[13]
5. *Timbre*: reflete a qualidade do som e é resultado dos contornos espectral e temporal.

O treinamento musical fortalece os mecanismos de processamento do som no cérebro e melhora a habilidade dos ouvintes em entender a fala em ambientes ruidosos.[14,15]

Este aperfeiçoamento ocorre graças à capacidade do sistema nervoso de mudar, adaptar e moldar-se aos níveis estrutural e funcional ao longo do desenvolvimento neuronal. Essa propriedade intrínseca do sistema nervoso que permite o desenvolvimento de alterações estruturais em resposta às novas experiências e às modificações do ambiente é denominada de plasticidade neuronal.[16] Hoje sabe-se que a plasticidade cerebral pode ser modificada durante as diversas idades quando estimulada de forma apropriada.[17] Estudos mostram que a música até melhora as relações sociais.

Considerando a influência da música sob uma perspectiva neurológica, observamos que ela pode atuar sobre o desenvolvimento de diversas áreas corticais.[18] Partindo de uma perspectiva cognitiva, existem evidências da influência da música sobre a inteligência, habilidades matemáticas e sobre o desenvolvimento da linguagem.[19] Praticar música parece estimular as habilidades auditivas perceptivas, principalmente em crianças que iniciam a musicalização em idade precoce.[20]

O modelo cognitivo neuropsicológico proposto por Peretz *et al.*, em 2003, sugere um processamento paralelo, entre a música e a fala. As letras da música passam pelo processamento auditivo da fala, e a entrada musical é analisada em relação à organização da melodia e ao tempo. A saída destas rotas é para o repertório que é a representação perceptual daquelas memórias que permitem algum tipo de reconhecimento evocado por "pistas" (*priming*).

COORDENAÇÃO MOTORA E HABILIDADES MOTORAS FINAS

Tocar instrumentos exige a contribuição de diferentes modalidades sensoriais, precisa de um planejamento motor e a participação das funções executivas. Desenvolve também a coordenação motora fina, como, por exemplo, a coordenação dos dedos do pé ao tocar piano ou da respiração no uso de instrumentos de sopro. Desta forma, uma extensa rede cortical é ativada durante a prática musical. É necessária, por exemplo, a leitura de uma partitura, a tradução desta em uma atividade motora usando um *feedback* sensorial que fornece as informações sobre os ajustes necessários.[20-22] Outros sistemas podem ser ativados, como o sistema léxico para reconhecimento das letras, memórias associativas ou até alguma lembrança elucidada pela música.[23-24]

Como a área cortical que representa a música se sobrepõe às áreas responsáveis pela linguagem, acredita-se que o treinamento musical em crianças contribui para um maior desenvolvimento da linguagem. Estas semelhanças no processamento de informação auditiva constituem a base para a transferência de informação de um domínio para outro. Tanto a linguagem como a música são estruturadas de formas hierárquica e temporal e dependem do processamento auditivo de elementos acústicos complexos que são transformados em significados e interpretações.[23]

Música e sua Influência na Idade Adulta

A prática da música influencia na organização do cérebro, e essa estruturação perdura após a maturação completa.[20] A prática intensiva e constante, até idade avançada, reduz a suscetibilidade de degenerações inerentes ao envelhecimento.[25]

Com o envelhecimento surge uma redução na acuidade auditiva, como também a dificuldade em entender a fala na presença de ruído de fundo. Essa última alteração resulta do declínio na velocidade do processamento auditivo e na memória auditiva, na dificuldade em filtrar sons relevantes de sons competitivos e processamento auditivo temporal.[26]

Adultos e idosos que praticam música regularmente e durante o maior tempo da vida demonstraram melhor desempenho na memória auditiva, processamento temporal e percepção de fala no ruído.[27] Praticar música durante toda a vida, fortalece a percepção da fala com ruído competitivo em idoso, mostrando habilidades em níveis que são equivalentes às habilidades de um jovem adulto.[28]

Amusia e Percepção Musical no Uso de Dispositivos Eletrônicos

O termo amusia é usado para descrever a alteração na habilidade humana em perceber ou produzir música. A amusia pode ser congênita ou adquirida, permanente ou temporária. Quando adquirida, a característica é a desafinação sem que seja percebida pela própria pessoa. É uma alteração no desenvolvimento auditivo, sem a presença de perda auditiva e com dificuldade na processar ou percepção do *pitch* do som.[29] A amusia adquirida é decorrente de lesões cerebrais e pode ocorrer junto com déficits cognitivos.

Sob a perspectiva do modelo neuropsicológico de processamento cognitivo musical, as habilidades musicais podem ser avaliadas no tocante de seus seis componentes, são eles:

1. *Contorno*: refere-se à identidade da música e que pode ser abstraído de qualquer parâmetro, como altura, ritmo, timbre e intensidade;
2. *Escala*: sequência ordenada de notas;
3. *Intervalo*: descrevem a melodia;
4. *Ritmo*: padrões de duração;
5. *Métrica*: disposição dos tons no tempo e com acentuação;
6. *Memória musical*: déficit nestes componentes caracteriza a amusia.[24]

A avaliação destes componentes pode subsidiar o diagnóstico da amusia em pessoas sem lesão ou com lesão cerebral e pode ser usado como instrumento para avaliar as habilidades de percepção musical. A bateria de testes para avaliação da amusia (Montreal Battery of Evaluation of Amusia [MBEA]) é o instrumento desenvolvido e validado por Peretz *et al.* e que testa os seis componentes musicais referidos anteriormente e que foi traduzido e validado para o português.[30]

O implante coclear (IC) é um dispositivo eletrônico que restaura perdas auditivas severas/profundas. Usuários referem constantemente insatisfação na percepção e apreciação musical.[31] A percepção do *pitch, ritmo, melodia e timbre* varia muito entre os que fazem uso do IC e é muito menos acurado quando comparado aos ouvintes sem perda auditiva.[32] Uma revisão sistemática concluiu que o treinamento musical com usuários de implante coclear ou aparelho de amplificação sonora (AASI) leva a um desenvolvimento considerável na percepção musical. Diferenças no desempenho musical dependem da idade, tipo de dispositivo eletrônico usado, frequência e duração do treino auditivo.[33]

É fundamental que o fonoaudiólogo compreenda que a música exerce um importante papel na comunicação. A estimulação através da música contribui não somente para o treino das habilidades auditivas, como conceituado historicamente. As habilidades auditivas são um dos aspectos necessários para o desenvolvimento da aptidão musical, mas como a música é percebida pelo ouvinte? Acredita-se que somente uma pequena parte de ouvintes percebe cognitivamente. A reabilitação fonoaudiológica através da música proporciona um processo de construção e conhecimento, favorecendo o desenvolvimento da sensibilidade, criatividade, senso rítmico, imaginação, memória, concentração, atenção, desenvolvimento psicomotor, socialização, cognição e linguagem, além de ser um facilitador do processo de aprendizagem.

REABILITAÇÃO AUDITIVA E MÚSICA
Musicoterapia, Musicalização e Percepção Musical

Ao falarmos sobre música na reabilitação auditiva (RA), é de extrema importância compreender o contexto desta relação. A experiência musical envolve dimensões auditivas, cognitivas, sociais e diferentes funções na vida dos indivíduos. Contextos estes que colaboram diretamente com o desenvolvimento cognitivo musical de cada paciente.

O primeiro e, talvez o mais relevante, é o contexto social em que nos encontramos imersos, incluindo o ambiente familiar. A música se faz presente nas festividades e no cotidiano familiar, no ambiente religioso, educacional e até mesmo ocupacional, oferecendo interações sociais efetivas que, apesar de informais, devem ser estimuladas, sendo repletas de aprendizagem e significados. As práticas musicais em ambientes informais promovem a experiência musical por hábitos de livre apreciação e/ou prática não formalizada que consiste no desenvolvimento das habilidades musicais essenciais no processo terapêutico.

O segundo, o contexto musical. É o ambiente musical formal, como escolas de música ou o ensino da música nas escolas formais. A educação musical, ou musicalização, como também é conhecida, trata do uso de técnicas pedagógicas para o ensino da música. Os métodos se diferem em relação às abordagens tradicionais e às que utilizam métodos ativos, como do educador belga, Edgar Willems.[34] Os métodos ativos para o ensino da música conquistaram grande espaço nos últimos dez anos, principalmente para o ensino de crianças. O ensino formal da música, dentre outros objetivos, tem como finalidade o desenvolvimento e treinamento das habilidades musicais.

O terceiro e principal contexto que discutiremos se refere à diferença entre Musicoterapia e Música na terapia Fonoaudiológica. Quando falamos em Musicoterapia se trata de um processo sistemático de intervenção que se utiliza da música para tratar pacientes a partir de um conjunto de técnicas terapêuticas próprias. A musicoterapia consiste na utilização da música e/ou seus elementos (som, ritmo, melodia e harmonia) por um musicoterapeuta qualificado. Por outro ângulo, já o uso da Música, como um recurso terapêutico, é frequentemente utilizada na terapia fonoaudiológica, tendo como foco os objetivos fonoaudiológicos.

Na terapia de RA e Transtorno do Processamento Auditivo Central (TPAC), geralmente a música é utilizada para o desenvolvimento das habilidades auditivas, como figura-fundo, fechamento auditivo e reconhecimento da fala no ruído. No entanto, poucas estratégias efetivamente voltadas à percepção de elementos musicais são registradas na literatura, e este é o nosso principal objetivo com este capítulo.

Independente da modalidade, é consenso que uma habilidade seja comum a todas, trata-se da percepção auditiva musical. A percepção é uma habilidade necessária para a prática de apreciação musical, uma atividade encontra-se presente no cotidiano das pessoas e ocorre sempre que existe o encontro de um indivíduo com um objeto musical, independentemente de sua formação. Por meio da apreciação musical desenvolve-se uma importante construção de esquemas mentais.[35]

Bases Teóricas da Percepção Auditiva Musical

Para a realização de um programa de reabilitação auditiva musical, é necessário que o fonoaudiólogo tenha conhecimento de aspectos básicos da psicologia, da neurociência auditiva, dos processos perceptivos e da audição musical como apresentado (Fig. 4-3).

Diante disso, é possível compreender que o estudo da percepção auditiva musical não se restringe à audição, pois envolve a integração de quatro áreas de conhecimento.

De acordo com Muller,[36] os processos perceptivos da audição se dividem em quatro grandes áreas:

1. *Atenção*: alertar para a existência do som e o selecionar conforme a necessidade;
2. *Discriminação*: capacidade do cérebro em distinguir as características elementares do som (duração, altura, timbre, intensidade);
3. *Integração*: onde se relacionam as informações auditivas a outras modalidades sensoriais, como ouvir e escrever (audição-visão-motricidade);
4. *Prosódia*: habilidades relacionadas à recepção e à interpretação dos padrões suprassegmentais, não verbais, da mensagem recebida, como ritmo, entonação e intenção da fala.

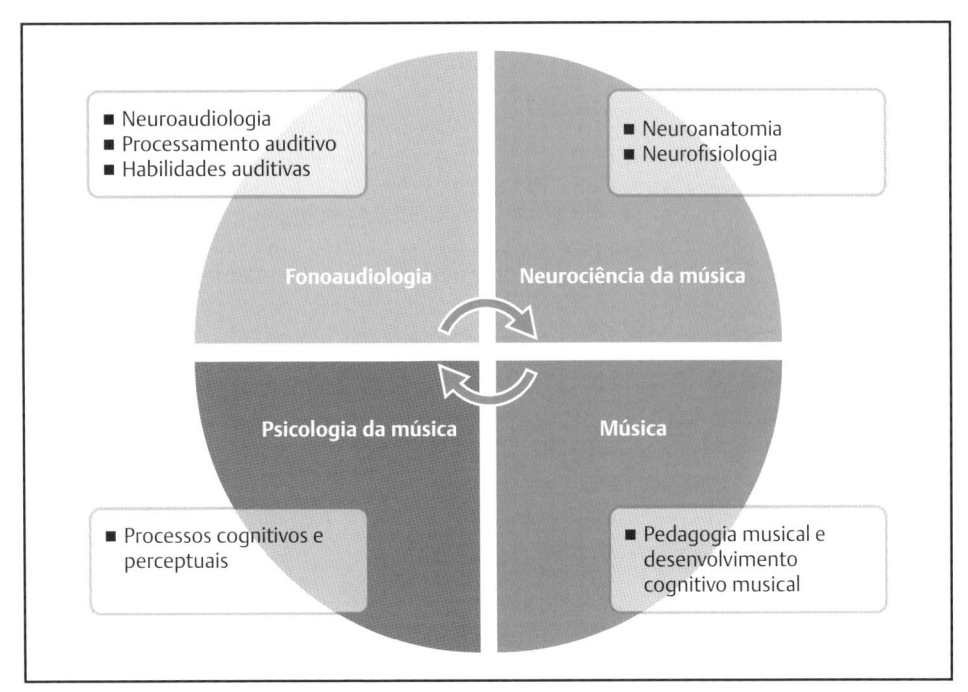

Fig. 4-3. Bases para a reabilitação auditiva musical.

Diante disso, compreendemos que o processo de habilitação ou reabilitação da percepção auditiva musical envolve aspectos auditivos centrais indissociáveis nomeados por grandes teóricos, como John Sloboda[37] de Cognição Musical. Esta compreende o desenvolvimento dos processos cognitivos relacionados à música, mas não se restringe à discriminação e reconhecimento dos parâmetros sonoros. Apesar de compreendê-los como elementos essenciais, considera-se a percepção da música mais complexa, ao agregar significado e representações mentais a estes elementos, de forma análoga ao processo de aquisição da linguagem.

O desenvolvimento dos processos cognitivos, especialmente na música, apresenta dois estágios de desenvolvimento conhecidos no campo da psicologia da música, como a inculturação e o treinamento.[37]

Segundo o autor, a inculturação acontece na primeira fase de vida compreendida entre o nascimento e os dez anos, período de maior desenvolvimento da cognição onde ocorre um aprendizado espontâneo de uma série de funções, inclusive da linguagem e da música. Já o estágio de treinamento pressupõe o desenvolvimento a partir da busca pelo conhecimento específico. Esta fase visa alcançar a competência em uma área específica, neste caso a audição musical. Para tal, iniciam-se atividades e imersões, formais ou informais, específicas em relação à música.[37]

Corroborando com Sloboda, pesquisadores do desenvolvimento auditivo confirmam que a aquisição das habilidades auditivas e as distinções entre alturas, timbres e intensidades ocorrem também entre o período de nascimento e o décimo aniversário. Os autores ainda destacam que, neste mesmo período, o indivíduo desenvolve também suas preferências e memórias musicais.[38]

Para que o desenvolvimento cognitivo-musical ocorra, são necessários os processos de impregnação e imitação associados às funções de comunicação, emoção e imersão cultural.[39-41] Já as distinções entre alturas, timbres e intensidades iniciam-se a partir do décimo mês de vida e tornam-se refinados ao longo dela, bem como as preferências musicais.[42-44]

No que se refere às estratégias voltadas à habilitação auditiva musical nos primeiros anos de vida, a inculturação musical, proposta por Sloboda, considera a impregnação e a imitação apontadas pelos demais autores como elementos essenciais para o desenvolvimento cognitivo musical. Para tais estratégias consideramos o uso de atividades lúdicas na estimulação musical, envolvendo dinâmicas corporais essencialmente expressivas durante as canções, ou mesmo utilizando instrumentos ao longo de outras atividades planejadas para a terapia.

Fonseca[42,45] estudou o canto espontâneo em crianças de três a seis anos e elas percebem o mundo através da sua música. A autora descobriu que o canto espontâneo pode ser considerado uma forma de representação mental da criança e um indicador do seu desenvolvimento cognitivo musical.

De acordo com Swanwick,[45] o processo de desenvolvimento musical não está vinculado a uma idade fixa. Contudo, existem evidências de que se uma criança for inserida precocemente em um ambiente musicalmente estimulante, ela alcance níveis de percepção musical mais elevados precocemente, podendo ocorrer o mesmo inversamente.[35,42,45,46]

Com base nas descobertas recentes de sua época, Willems[34] apresenta a relação entre a música e a vida como sendo dividida em três dimensões sendo estas: fisiológica, afetiva e mental (Fig. 4-4). Para o autor os elementos musicais possuem relações mais diretas com algum elemento em específico e complementar com os demais. Destes, o considerado mais essencial e básico é o ritmo que possui relação direta com as funções fisiológicas, a melodia com a sensibilidade afetiva e a harmonia, mais elaborada, relaciona-se com a função mental devido às habilidades de análise e síntese.

A compreensão de Willems[34] sobre uma audição tridimensional (sensorial, afetiva e mental) teve origem nas descobertas científicas que envolviam a fisiologia do VIII par e do sistema auditivo central, em 1965. A relação fisiológica com a percepção do ritmo proposta pelo autor é frequentemente percebida em atividades realizadas com pacientes usuários de Aparelhos de Amplificação Sonora Individual (AASI) e de Implante Coclear (IC) em nossa prática.

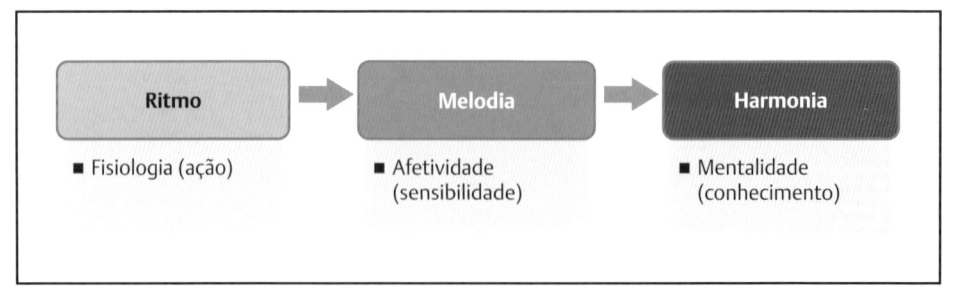

Fig. 4-4. Esquema de relação entre a Música e a Vida proposta por Willems (1985).

Diante do exposto, importantes informações relacionadas à avaliação da percepção musical podem ser observadas. Da mesma forma que na avaliação das habilidades auditivas, a hierarquia relacionada a estes elementos deve ser considerada no momento da avaliação e da elaboração de atividades para o desenvolvimento da percepção auditiva musical, independentemente da idade do paciente.

Desenvolvimento da Percepção Auditiva Musical

De forma análoga à percepção da fala, para realizarmos a avaliação da percepção auditiva musical, são necessários alguns testes que possibilitem mensurar elementos, como Contorno Melódico, Escala, Intervalo, Ritmo e Memória Musical. Algumas iniciativas têm sido realizadas no que se refere à elaboração de questionários e gravações de sequências melódicas para testes auditivos entre outros, apesar da grande escassez de informações.

Considerando que, diferente do desenvolvimento da função auditiva, o desenvolvimento cognitivo musical não se encontra vinculado à faixa etária, é possível organizar uma atividade de avaliação da percepção auditiva musical, considerando como principal ferramenta a atividade de Apreciação Musical.

A apreciação musical é um indicador do desenvolvimento cognitivo musical, bem como uma das modalidades centrais do fazer musical presente em todas as experiências musicais. Segundo os autores, o ouvir é inerente e presente em todo fazer musical, possibilitando o indivíduo de refinar sua percepção e tomar decisões significativas.[47]

As atividades de apreciação musical podem ser realizadas em todas as faixas etárias e devem ser planejadas com objetivo de avaliação dos elementos musicais percebidos pelo paciente. A partir de uma escolha de repertório adequado ao perfil do paciente, durante a avaliação infantil, é possível obtermos como respostas de uma avaliação: coreografias (registros espontâneos obtidos na dança infantil), cartões com desenhos de pré-leitura musical (para atividades de conjunto fechado) e desenhos (para atividades de conjunto aberto).

Da mesma forma que para as atividades de percepção de fala, é necessário realizar avaliação pré e pós-terapia, preferencialmente com o mesmo repertório ou atividade proposta, de forma que seja possível realizar comparações para monitoramento da evolução cognitiva musical do paciente.

As atividades devem seguir o objetivo específico conforme os resultados da avaliação obtida para cada paciente. Diversas estratégias podem ser realizadas, como, por exemplo, utilizar expressões corporais para reprodução de movimentos musicais; uso de desenhos para registro da percepção relacionando as cores e tonalidades com ênfase nos contrastes sonoros.

Elementos, como andamento musical (rápido e devagar), melodia (movimentos ascendentes e descendentes do som), dinâmica de intensidade (contrastes entre sons fortes e fracos), podem ser realizados gestual ou graficamente com a intensidade das cores; a exploração dos diferentes timbres dos instrumentos ou de vozes para diferentes personagens relacionando às cores.

Sem grandes dificuldades, para o público infantil, podem ser propostas atividades cotidianamente simples e já realizadas pelos terapeutas habitualmente, no entanto, o que ocorre é que tais atividades são realizadas quase exclusivamente voltadas à estimulação da percepção dos aspectos verbais contidos na música e não dos elementos musicais propriamente ditos.

Na elaboração do planejamento terapêutico, a avaliação de elementos musicais propriamente ditos deve ser priorizada para este objetivo, como movimentos melódicos, percepção de intervalos musicais e discriminação de frases rítmicas.

Paiva Lima[48] desenvolveu um programa de avaliação e Treinamento das habilidades auditivas Musicais para adultos pós-linguais usuários de implante coclear (IC). Estas atividades podem ser adaptadas para diferentes realidades e faixas etárias, tendo como base o programa proposto. Nogueira[49] adaptou e realizou o mesmo programa proposto com duas crianças usuárias de IC, uma do sexo masculino com nove anos, e outra do sexo feminino com treze anos. O programa teve como objetivo o desenvolvimento de habilidades musicais voltadas ao canto em crianças usuárias de IC.[48]

Após uma avaliação das habilidades de percepção musical, utilizando testes de padrão de duração (TPD) e de frequência (TPF), somada às atividades de apreciação musical livre e dirigida como sugerido por Swanwick.[47] Ao longo das sessões para desenvolvimento das habilidades auditivas musicais, a autora realizou atividades direcionadas à percepção de intervalos musicais, bem como a estratégia de grafia musical aproximada por desenho para os ditados musicais dos movimentos ascendentes e descendentes do som (em conjuntos fechado e aberto).

Nogueira[49] afirma que, apesar de poucos encontros, houve evolução do desenvolvimento cognitivo musical para percepção de contornos melódicos, o reconhecimento dos elementos musicais, timbres e andamentos da música proposta que proporcionaram a evolução da percepção auditiva musical. A autora ainda destaca como estratégia efetiva o uso do *feedback* visual proposto pelo programa, que auxiliou o monitoramento da produção vocal através do uso de um programa de análise acústica.[49]

Já para o estágio de treinamento auditivo musical ou pacientes de outras idades que apresentem alguma dificuldade na percepção musical, algumas considerações são importantes e devem acompanhar as premissas do processo terapêutico convencional. Da mesma forma que o processo de avaliação da percepção da fala e da linguagem não se restringe a obtenção dos exames audiológicos (básicos e complementares), devem ser realizadas avaliações específicas da percepção musical que também podem ser realizadas pela apreciação musical. A diferença é que para esta faixa etária, é possível obter registros da percepção dos elementos através da escrita espontânea ou com perguntas dirigidas aos objetivos propostos para a avaliação.

No que se refere às estratégias de treinamento, algumas atividades já utilizadas em fonoterapia podem auxiliar o processo de estimulação e treinamento das habilidades auditivas musicais, tanto para pessoas ouvintes, como para usuários de dispositivos eletrônicos, considerando as particularidades e a avaliação realizada para cada indivíduo. Dentre estas destacamos estratégias de conjunto fechado (*closed-set*) e conjunto aberto (*open-set*) utilizadas para a percepção de fala, que podem ser adaptadas para avaliação da percepção auditiva musical para trechos de movimentos sonoros e frases rítmicas, classificação de altura e percepção de intervalos musicais em sequências.[48]

Tais estratégias mencionadas podem ser utilizadas tanto na avaliação, como no treinamento, e possibilitam melhor monitoramento do desenvolvimento cognitivo em conjunto com realização de atividades específicas para apreciação musical livre e dirigida realizadas pelo terapeuta.

Cabe ressaltar que os testes auditivos são de grande importância, mas envolvem apenas a avaliação da percepção de propriedades musicais isoladas e geralmente com uma abordagem de conhecimentos fragmentados (duração, frequência, timbre etc.). Por este motivo, sem atividades de apreciação musical, não é possível avaliar a percepção musical na sua totalidade. Isso inclui o desenvolvimento rítmico, processamento melódico, aquisição de canções, memória, representação musical. Essas habilidades são importantes, mas isoladamente não correspondem ao desenvolvimento musical.[45,50]

REFERÊNCIAS BIBLIOGRÁFICAS

1. Abreu BJGA, Morya E (Org.). Guia ilustrado de neuroanatomia. Natal: Deza´s. 2022.
2. Hudspeth AJ, Konishi M. INTRODUCTION -- Auditory neuroscience: Development, transduction, and integration. Proceedings of the National Academy of Sciences. 2000;97(22):11690-1.
3. Parncutt R. Harmony: A Psychoacoustical approach. Berlin: Springer-Verlag. 1989.
4. Ward WD, Burns EM. Absolute pitch. In Deutsch, D. The psychology of music. 2. ed. New York: Academic Press; 1998.
5. Muniz LF. Desempenho do processamento temporal em crianças portadoras de desvio fonológico. Tese (Doutorado) – Universidade Federal de Pernambuco. Psicologia. Recife. 2007.
6. Iliadou V (Vivian), Bamiou D-E, Chermak GD, Nimatoudis I. Comparison of two tests of auditory temporal resolution in children with central auditory processing disorder, adults with psychosis, and adult professional musicians. Internat J Audiol. 2014;53(8):507-13.
7. Ascari M, Ribeiro V, Deconto J. Avaliação do desempenho de músicos em testes de processamento auditivo: as habilidades temporais. Anais do IV Congresso Sul-brasileiro de Fonoaudiologia. Balneário Camboriú; 2011.
8. Schlaug G. The Brain of Musicians. Annals of the New York Academy of Sciences. 2001;930(1):281-99.
9. Tavares MCH. Freire Freire RD. Contribuições da neurociência para o estudo da plasticidade cerebral induzida pelo treinamento musical.In: Dos Santos RAT, & Nogueira M (Eds.). Anais do XIV SIMCAM. Curitiba: Associação Brasileira de Cognição e Artes Musicais (ABCM) ISSN. 2019:2236-4366.
10. Maguire MJ. Music and epilepsy: A critical review. Epilepsia. 2012;53(6):947-61.
11. Sanchez TG, Rocha SCM, Knobel KAB, et al. Musical hallucination and hearing loss. Arq Neuropsiquiatr. 2011;69(2-B).
12. Kraus N, Chandrasekaran B. Music training for the development of auditory skills. Nat Rev Neurosci. 2010;11:599-605.
13. Musiek FE, Chermak GD, Weihing J. Auditory training. In: Handbook of central auditory processing disorder: Comprehensive intervention, Volume II. 2nd ed. San Diego, CA, US: Plural Publishing Inc; 2014:157-200.
14. Kraus N, Nicol T. The power of sound for brain health. Nat Hum Behav. 2017;1:700-702.
15. Kraus N, White-Schwoch T. New Connections in Music Therapy and Audiology. Hear J. 2018;71:44-6.
16. Pascual-Leone A, Amedi A, Fregni F, et al. The plastic human brain cortex. Annu Rev Neurosci. 2005;28:377-401.
17. Kappel V, Moreno ACP, Buss CH. Plasticidade do sistema auditivo: considerações teóricas. Braz J Otorhinolaryngol. 2011;77:670-4.
18. Grahn JA, Brett M. Rhythm in Motor Areas of the Brain. J Cogn Neurosci. 2007;19:893-906.
19. Janata P. The neural architecture of music-evoked autobiographical memories. Cereb Cortex. 2009;19:2579-94.
20. Wan CY, Schlaug G. Music making as a tool for promoting brain plasticity across the life span. Neuroscientist. 2010;16:566-77.
21. Hyde KL, Lerch J, Norton A, et al. Musical training shapes structural brain development. J Neurosci. 2009;29:3019-25.
22. Anvari SH, Trainor LJ, Woodside J, et al. Relations among musical skills, phonological processing, and early reading ability in preschool children. J Exp Child Psychol. 2002;83:111-30.
23. Patel AD. Music, language, and the brain. Music, language, and the brain. 2008:xi513-xi.
24. Peretz I, Champodas, Hyde K. Varieties of Musical Disorders. Ann N Y Acad Sci. 2003;999:58-75.

25. Verghese J, Lipton RB, Katz MJ, et al. Leisure activities and the risk of dementia in the elderly. New Engl J Med [Internet]. 2003.

26. Helfer KS, Vargo M. Speech recognition and temporal processing in middle-aged women. J Am Acad Audiol. 2009;20:264-71.

27. Parbery-Clark A, Strait DL, Anderson S, et al. Musical experience and the aging auditory system: implications for cognitive abilities and hearing speech in noise. PLoS One. 2011;6:e18082.

28. Zhang L, Fu X, Luo D, et al. Musical Experience Offsets Age-Related Decline in Understanding Speech-in-Noise: Type of Training Does Not Matter, Working Memory Is the Key. Ear Hear. 2020;42:258-70.

29. Ayotte J, Peretz I, Hyde K. Congenital amusia: a group study of adults afflicted with a music-specific disorder. Brain. 2002;125:238-51.

30. Nunes M, Loureiro CMV, Loureiro MA, et al. Tradução e validação de uam bateria de testes para avalaição de amusia. Aval Psicol. 2010;9:211-32.

31. Fuller C, Mallinckrodt L, Maat B, et al. Music and quality of life in early-deafened late-implanted adult cochlear implant users. Otol Neurotol Off Publ Am Otol Soc Am Neurotol Soc [and] Eur Acad Otol Neurotol. 2013;34:1041-1047.

32. Blamey P, Artieres F, Başkent D, et al. Factors affecting auditory performance of postlinguistically deaf adults using cochlear implants: an update with 2251 patients. Audiol Neuro-Otol. 2013;18:36-47.

33. Shukor NFA, Lee J, Seo YJ, et al. Efficacy of Music Training in Hearing Aid and Cochlear Implant Users: A Systematic Review and Meta-Analysis. Clin Exp Otorhinolaryngol. 2021;14:15-28.

34. Willems E. L'oreille musicale: la préparation auditive de l'enfant. Pro Musica. Fribourg. 1985.

35. Swanwick K. Ensinando Música Musicalmente. São Paulo: Moderna. 2003.

36. Müller RF. Considerações sobre percepção auditiva e processos de ensino-aprendizagem na educação musical infantil. 2013. p. 11.

37. Sloboda JA. The Musical Mind: The Cognitive Psychology of Music. Oxford: Oxford University Press. Epub ahead of print. 1986.

38. Werner LA, VandenBos GR. Developmental psychoacoustics: what infants and children hear. Hosp Community Psychiatry. 1993;44:624-6.

39. Trehub S, Schellenberg E. Music: Its relevance to infants. Ann Child Dev. 1995;11:1-24.

40. Gregory A. The roles of music in society: the ethnomusicological perspective. In: Hargreaves DJ & Nort AC (Eds.). The social psychology of music. Oxford: Oxford University Press. 1998. p. 123-40.

41. Trevarthen C. Origins of musical identity: evidence from infancy from social awareness. In: Macdonald R DH& DM (Eds.). Musical Identities. Oxford: Oxford University Press. 2001. p. 21-40.

42. Ilari B. A música e o desenvolvimento da mente no início da vida : investigação, fatos e mitos. Rev Eletronica Musicol. 2005;IX:1-10.

43. Ilari B & PM. Children's songs around the world: Na interview with Francis Corpataux. In: Music Education International 1. 2002:3-14.

44. Trainor LJ. Infant preferences for infant-directed versus noninfant-directed playsongs and lullabies. Infant Behav Dev. 1996;19:83-92.

45. Swanwick K, Cavalieri Franca C. Composing, performing and audience-listening as indicators of musical understanding. Br J Music Educ. 1999;16:5-19.

46. Pereira AN. O Desenvolvimento Musical dos Bebês de Zero a Dois Anos práticas pedagógicas no período sensório-motor. 2006. p. 1-18.

47. Swanwick K. Composição, Apreciação E Performance Na Educação Musical: Teoria, Pesquisa e Prática. Em Pauta. 2002;13:5.

48. Lima S. Percepção, Processamento e Treinamento auditivo musical com usuários de implante coclear. 2010:1-138.

49. Nogueira C. Pedagogia vocal inclusiva e implante coclear: o canto para crianças com deficiência auditiva pré-lingual. São Paulo. 2021.

50. França MCC. Predisposição, processamento e desenvolvimento musical na primeira infância: conexões entre a Neurociência e a Psicologia Cognitiva da Música. In: Cognição e artes musicais. 2008:3-23.

CAPÍTULO 5

INOVAÇÃO E TECNOLOGIA NA REABILITAÇÃO AUDITIVA

Pedro de Lemos Menezes ▪ Luís Gustavo Gomes da Silva

Nayara Nerlin da Silva Santos ▪ Ranilde Cristiane Cavalcante Costa

Jacqueline Pimentel Tenório ▪ Aline Tenório Lins Carnaúba

OBJETIVOS DE APRENDIZAGEM

A partir da leitura deste capítulo e das áreas de competência listadas a seguir, o leitor poderá:

- *Síntese*: integrar as áreas de audição e linguagem, no que refere ao uso de tecnologias apropriadas para prestar assistência aos indivíduos com perda auditiva com foco na detecção de perdas, adaptação e programas de intervenção;
- *Conhecimento*: identificar as principais tecnologias utilizadas como ferramenta na perda auditiva que podem contribuir para o diagnóstico, intervenção e monitoramento de indivíduos com deficiência auditiva;
- *Avaliação*: avaliar as tecnologias disponíveis no mercado para detecção, adaptação e monitoramento de programas de intervenção em indivíduos com perda auditiva.

INTRODUÇÃO

A tecnologia evoluiu nas últimas décadas e, consequentemente, também evoluiu o seu conceito. Com as primeiras revoluções industriais, esta definição era restrita aos instrumentos físicos que se propuseram a facilitar e/ou agilizar determinadas atividades. No entanto, esta definição tem sido superada e ampliada.[1]

Ao se referir à tecnologia, é possível se deparar com uma técnica, um conhecimento, uma habilidade e, também, um equipamento físico ou digital que proporcione uma melhora naquilo que já é realizado, seja na economia de recursos, de tempo, de facilidade de execução seja em outros benefícios que ela acarreta sendo inserida no ambiente sociocultural para o qual foi criada.[2] Além disso, segundo Vargas, em 2001,[3] ela não é algo que se pode comprar ou vender, mas é um saber obtido pela educação teórico-prática, enfatizando, principalmente, a pesquisa no ramo tecnológico.

Nesse contexto, apesar de produtos tecnológicos que rodeiam a sociedade serem considerados tecnologias, reforça-se que estas abrangem uma gama mais ampla, contemplando o conhecimento que está por trás do produto, levando-se em conta a sua formulação e produção.[4] Ademais, para a complementação do exposto, é interessante que seja definido também o que é inovação.

O termo inovação tem assumido posição singular e se destacado, significativamente, em publicações de diversas áreas do conhecimento, considerada a exploração com sucesso de uma nova ideia, transformando-a num novo produto, serviço ou negócio que, ao ser entregue ao mercado, tenha seu valor reconhecido por ele. Sendo assim, a busca por desenvolvimento tem priorizado programas e projetos que visam à inovação e à tecnologia, seja por meio do desenvolvimento de produtos ou por processos que caracterizam uma inovação.

Os grandes avanços tecnológicos nas últimas décadas, sobretudo na área de telecomunicações, interferem direta e positivamente na área da saúde como um todo. De um lado, temos os rápidos avanços e inovações tecnológicas, como os recursos de armazenamento de dados nas nuvens, tecnologia de dispositivos móveis e de conectividade sem fio, ajustes remotos que, atualmente, estão disponíveis em equipamentos auditivos e podem ser utilizados na rotina clínica do fonoaudiólogo, para transformar a experiência auditiva, oferecer mais acessibilidade e beneficiar usuários de aparelhos auditivos. De outro lado, observamos que o acesso a toda essa tecnologia, por meio do uso de dispositivos móveis por adultos e idosos, permite que as pessoas coletem e acessem informações de qualquer lugar.

A Organização Mundial da Saúde (OMS) estima que um quarto da população global ou o equivalente a cerca de 2,5 bilhões de pessoas terá algum grau de perda auditiva, em 2050. Segundo esta organização, cerca de 60% das perdas podem ser evitadas com investimentos em prevenção e tratamento de doenças ligadas à surdez.[5]

Quando pensamos na relação entre tecnologia e perdas auditivas, percebemos o entrelace dos dois assuntos desde a Antiguidade. Inicialmente, os relatos enfatizam as possíveis limitações resultantes da privação sonora para o desenvolvimento, principalmente, de crianças; e o desenvolvimento de ajustes para a melhora da percepção auditiva, como o uso de mãos em concha, chifres de animais e cornetas. Historiadores apontam que civilizações anteriores ao ano 1 d.C. já debatiam tais assuntos, inclusive Aristóteles pode ter sido autor de um desses relatos. Com a chegada da Idade Média, as discussões passaram a se concentrar nas estratégias que guiariam e facilitariam o desenvolvimento desses indivíduos. Com a chegada da Revolução Industrial, a criação de equipamentos tecnológicos que apoiassem e facilitassem esse desenvolvimento tornou-se uma realidade.[6]

Apesar do avanço nas pesquisas relacionadas à regeneração das células ciliadas internas da cóclea, ainda não há aplicabilidade clínica ou um tratamento considerado padrão-ouro para reversão de perdas auditivas. Sendo assim, atualmente a reabilitação auditiva ainda busca restaurar ou otimizar a participação dos sujeitos nas situações cotidianas em que ele enfrenta limitações decorrentes da perda auditiva por meio do emprego de equipamentos eletrônicos e estratégias terapêuticas, beneficiando assim a comunicação com seus pares comunicativos frequentes.[7-9] Sendo assim, seus objetivos principais são: aliviar as dificuldades relacionadas diretamente com a perda auditiva e minimizar suas consequências.

O desenvolvimento de tecnologias que permite uma melhora no limiar auditivo, como os Aparelhos de Amplificação Sonora Individuais e, principalmente, o Implante Coclear, fomenta o sucesso da reabilitação auditiva e proporciona a elaboração de planos de intervenção terapêutica mais atualizados, utilizando a Classificação Internacional de Funcionalidade, Incapacidade e Saúde (CIF), criada pela OMS (5) como uma ferramenta norteadora para a elaboração de uma estratégia individualizada, viabilizando o uso de tecnologias auxiliares específicas para as necessidades (treinamento das habilidades auditivas, treinamento de reconhecimento de fala, estimulação dos aspectos da linguagem e outras) e públicos distintos (por exemplo, crianças).

Neste capítulo, buscamos apresentar Tecnologias e Inovações atuais voltadas para a Reabilitação Auditiva para otimizar a atuação do fonoaudiólogo que trabalha com tal público. Este capítulo contribuirá também com o planejamento terapêutico do profissional, visto as adaptações no trabalho do fonoaudiólogo decorrentes da Pandemia da Covid-19 e regulamentadas pelas Resoluções CFFa Nº 580, de 20 de agosto de 2020,[10] que fomentam o uso da Telefonoaudiologia e exigem do profissional um maior conhecimento e familiaridade com tecnologias e processos inovadores.

Para tal será utilizada a seguinte subdivisão: Tecnologias para detecção de perdas; Tecnologias para adaptação e Tecnologias para programas de intervenção.

DESENVOLVIMENTO

Tecnologias para Detecção de Perdas Auditivas

A detecção precoce das perdas auditivas é uma etapa extremamente importante da reabilitação auditiva, pois quanto mais cedo acontece, mais efetiva será a reabilitação. Para garantir que seja percebida precocemente, todas as pessoas devem verificar sua audição periodicamente, especialmente, aquelas que apresentam maior risco de perda auditiva, incluindo indivíduos com predisposição genética ou dificuldade auditiva; que apresentam infecções frequentes de ouvido; costumam ouvir música em altos níveis de intensidade; trabalham em locais com níveis sonoros elevados; usam medicamentos ototóxicos e tem idade igual ou superior a 60 anos. A presença de doenças sistêmicas e metabólicas deve ser considerada, bem como alterações genéticas também podem em alguns casos levar a perdas auditivas de aparecimento tardio.

Atualmente, a triagem pode ser feita por meio de questionários padronizados ou por testes auditivos simplificados, que não visam determinar limiares auditivos, e sim identificar a possibilidade de que o indivíduo apresente perda auditiva. Os aplicativos desenvolvidos para dispositivos móveis voltados para o cuidado em saúde são uma realidade irreversível que tem transformado a relação entre profissionais de saúde e usuários. A tecnologia possibilita um maior acesso da população às informações de maneira rápida e, muitas vezes, gratuita.[11]

No que se refere à avaliação audiológica, em 2009, a Fundação de Otorrinolaringologia, em parceria com um otorrinolaringologista e uma fonoaudióloga, desenvolveu um *software* para triagem de audição denominado de Audiotest®, com o objetivo de realizar testes de audição, além de propiciar entretenimento aos usuários.

A Associação de Audiologistas da África do Sul desenvolveu o aplicativo HearZa® com o objetivo de realizar uma triagem da audição. Este aplicativo fornece ao público em geral acesso a um rastreador auditivo, no qual o indivíduo pode verificar seu *status* auditivo e monitorá-lo ao longo do tempo. Seguindo a mesma proposta, a OMS desenvolveu o *software* HearWHO®. Ambos os aplicativos podem ser baixados gratuitamente do *Google Play* e na *App Store da Apple* e solicitam que o usuário identifique uma sequência de três dígitos com mascaramento.

O Hearing Test & Ear Age® é um teste disponível *on-line* que lhe dirá a idade de seus ouvidos e revelará sua faixa de audição, considerando que o alcance médio para humanos se encontra entre 20 Hz-20.000 Hz.

O HearCheck Screener® é um instrumento para triagem e pode ser usado em indivíduos das mais diferentes faixas etárias. Foi concebido para ser usado em ambiente silencioso e não necessita de uso de cabina acústica. O funcionamento do aparelho é simples e não traz qualquer desconforto ao paciente. O examinador deve anotar os sons

Quadro 5-1. Caracterização dos principais aplicativos encontrados

Nome do aplicativo	Fabricante	Objetivo	Onde encontrar
Audiotest®	Fundação de Otorrinolaringologia	Realizar testes de audição, além de propiciar entretenimento aos usuários	App Store da Apple
HearWHO®	Organização Mundial de Saúde	Verificar o nível de audição dos usuários	Google Play e na App Store da Apple
HearZa®	Associação de Audiologistas da África do Sul	Fornece ao público em geral acesso a um rastreador auditivo, no qual o indivíduo pode verificar seu *status* auditivo e monitorá-lo ao longo do tempo	App Store da Apple
Earing Test & Ear Age®	Yuichi Sakashita	Teste disponível *on-line* que lhe dirá a idade de seus ouvidos e revelará sua faixa de audição	Google Play e na App Store da Apple
HearCheck Screener®	Siemens	Instrumento para triagem e pode ser usado em indivíduos das mais diferentes faixas etárias	-

percebidos pelo indivíduo, a percepção de menos de três sons indica que o paciente deverá ser encaminhado para avaliação audiológica completa. No entanto, apesar de os benefícios desse equipamento de triagem já terem sido verificados, o aparelho tem custos relativamente elevados, apresenta limitação no número de testes que faz e das frequências avaliadas (1.000 Hz e 3.000 Hz), além de precisar de profissionais qualificados (Quadro 5-1).

A teleaudiometria simula em um computador as ferramentas e os padrões de uma audiometria de triagem executada de forma automática pelo *software*. Estudos que fizeram uso desse recurso identificaram que a teleaudiometria apresentou uma boa opção para realização de triagem escolar, com confiabilidade. Além disso, apresenta vantagens de aplicação em áreas remotas, onde não existe a disponibilidade de profissionais especializados e equipamentos específicos.[12-13]

Tecnologias para Adaptação

Os tipos de adaptação são diversos, e suas indicações são próprias para cada tecnologia. Dentre as possibilidades, o aparelho de amplificação sonora se destaca por ser o mais indicado; no entanto, outras alternativas, a depender do tipo e do grau da perda auditiva e da condição das estruturas anatômicas, também podem ser utilizadas, como a prótese auditiva ancorada ao osso, o implante coclear e o implante auditivo de tronco encefálico.[14]

Ao final da leitura, o leitor será capaz de identificar os dispositivos tecnológicos mais utilizados na adaptação de próteses auditivas, refletir sobre suas indicações e conhecer alguns acessórios que podem ser utilizados no processo terapêutico juntamente com esses dispositivos.

Aparelho de Amplificação Sonora Individual (AASI)

O AASI é um amplificador de som, e, com o avanço da tecnologia, seus algoritmos (conjunto das regras e procedimentos lógicos perfeitamente definidos para solução de uma questão) permitem não só fazer o acréscimo da intensidade sonora, mas também a seleção de frequências, diminuição de ruído do ambiente, adaptação ao tipo de espaço em que o usuário se encontra, direcionamento da captação de som entre outras possibilidades.[15]

Nesse aspecto, para que ele funcione de forma satisfatória, são necessários alguns componentes básicos, são eles: o microfone para captação do sinal sonoro e transformação em sinal elétrico, o amplificador que realiza o aumento do sinal elétrico/digital, o receptor que tem função de converter o sinal elétrico em onda acústica (esta será direcionada para o conduto auditivo externo do usuário) e uma fonte de energia para o funcionamento coordenado desses equipamentos.[16]

No que tange às indicações do uso do AASI, esta é a tecnologia que abarca os mais diversos tipos de perda auditiva, desde perdas auditivas de grau leve, até perdas auditivas de grau severo/profundo. Já com relação aos tipos de perda auditiva, o AASI consegue abarcar todos: sensorioneural; condutivo e misto, de diversos graus. No entanto, o ganho do AASI tem limitação, e sua indicação para perdas auditivas de grau profundo deve ser avaliada em cada caso.[17]

Ademais, perdas auditivas causadas por patologias que secretam as orelhas externa e média podem ser um empecilho para esse tipo de tecnologia, visto que, por vezes, é necessário fazer uso de moldes e olivas que vedam o meato acústico externo e provocam um abafamento da região e, assim, dificultam o arejamento das estruturas e escoamento da secreção que faz piorar o quadro patológico.[18]

Prótese Auditiva Ancorada no Osso (PAAO)

A PAAO é implantada de forma cirúrgica na mastoide e realiza vibrações sonoras que são transmitidas por via óssea; dessa forma, o sinal acústico é transmitido diretamente para a cóclea, a condução do som não é afetada, via de regra, pelas orelhas externa e média.[19-20]

Seu desempenho depende de um processador de informações, pino de titânio e acoplador. No entanto, existem versões em que há dois ímãs, um interno, e outro externo (com diferentes forças de tração), e um processador de sinais. Nesse último modelo, não há penetração da pele, como nos modelos com pino e acoplados. Há, também, modelos que são parcialmente implantáveis ou totalmente implantáveis, inclusive o microfone.[14,21]

O funcionamento é composto, geralmente, por dois sistemas: piezoelétrico e eletromagnético. Na primeira situação, o dispositivo utiliza das propriedades dos materiais piezoelétricos (corrente elétrica que gera pressão ou o contrário) para movimentar a cadeia ossicular. Já no segundo caso, o movimento é gerado a partir da combinação ímã e bobina. Assim, o ímã é acoplado à cadeia ossicular, e a partir do campo magnético formado pela bobina, que é estimulada pela informação trazida do microfone, o movimento é gerado.[21]

A indicação para esse tipo de dispositivo fica para as perdas auditivas mistas e condutivas que não se beneficiam do uso de AASI. Nesse caso, entram também as pessoas que possuem alguma malformação de orelha externa ou média que impossibilite o uso do AASI tradicional.[22]

Implante Coclear (IC)

O IC é um dispositivo eletrônico, implantado cirurgicamente, que foi projetado para realizar a função das células ciliadas da cóclea. É um equipamento biocompatível e de longa duração, sua tarefa é transformar o sinal acústico em sinal elétrico de baixa potência com a finalidade de estimular as fibras nervosa auditivas da cóclea e favorecer, assim, a experiência da audibilidade para o usuário.[23]

O IC funciona, basicamente, com dois componentes: o externo que possui, dentro de si, um processador de sinal (codifica os impulsos elétricos e os direciona para a antena transmissora), um microfone (capta o sinal sonoro) e uma antena transmissora (envia o sinal codificado para o dispositivo interno) e o interno que é um receptor (decodifica o sinal e envia o sinal elétrico para os eletrodos) acoplado a um feixe de eletrodos que transmite o sinal elétrico para as fibras nervosas da cóclea.[24]

Essa comunicação entre os dois componentes ocorre por radiofrequência, por meio de dois ímãs que existem na antena transmissora e no receptor. Tem-se essa denominação devido a o componente externo ficar posicionado de forma retroauricular e o interno fixado cirurgicamente entre a pele e o osso temporal.[24]

Sua indicação clássica é para perdas auditivas sensorioneurais de grau severo/profundo, em que não houve sucesso com o uso do AASI.[17,22] No entanto, esse conceito é discutido, pois já existem marcas e cirurgias de sucesso em pacientes com perdas auditivas em rampa, em que parte da região coclear tem seu funcionamento normal ou próximo disso.[23,24]

Implante Auditivo de Tronco Encefálico

O implante auditivo de tronco encefálico é conhecido como ABI (abreviação para o termo em inglês de *Auditory Brainstem Implant*). O objetivo dele é tornar a experiência auditiva possível a partir da estimulação elétrica direta no tronco encefálico.

Assim como o implante coclear, o ABI é composto por duas unidades, uma externa e outra interna. A unidade externa contém microfone, processador de fala e uma antena transmissora, essa parte fica visível no usuário. Já a unidade interna, conta com um receptor e um conjunto de eletrodos, estes últimos dispositivos são implantados cirurgicamente na região do osso temporal, e seus eletrodos são direcionados para a fixação nos núcleos cocleares do tronco encefálico. Assim, um microfone colocado sobre a pele capta o som e o transmite até o processador do sinal, que, por sua vez, os codifica eletronicamente e envia para o transmissor, que emite o sinal ao receptor. O sinal elétrico é enviado ao longo de um eletrodo até as áreas auditivas nervosas.[25]

Essa tecnologia pode promover a sensação auditiva a pacientes que não seriam beneficiados com IC. Desse modo, torna-se benéfico para pacientes que perderam a audição depois de retirada de tumor, neurinomas vestibulares, aplasia congênita, portadores de cócleas ossificadas, neuropatia severa ou malformação severa. Sua indicação ocorre, justamente, nessas situações em que existe ausência e/ou lesão no nervo coclear e malformações anatômicas estruturais que impedem a utilização do IC.[26,27]

Acessórios e Recursos que Podem ser Incorporados a Esses Dispositivos

O Sistema FM foi desenvolvido para eliminar os efeitos da distância, reverberação e ruído, especialmente, na sala de aula. É composto por duas partes: um transmissor e um receptor. O transmissor fica próximo à boca do interlocutor/professor, que se conecta por meio das ondas de radiofrequência ao receptor que fica acoplado ao AASI ou IC, permitindo assim uma melhor captação do sinal da fala.

O transmissor do Sistema FM também pode ser utilizado na saída de áudio de alguns dispositivos, como, por exemplo, computadores e televisores melhorando a percepção do som de equipamentos fora do ambiente escolar.

Diante da importância do recurso em ambientes de aprendizagem, no ano de 2013, o sistema FM foi incorporado ao Sistema Único de Saúde (SUS) para garantir a acessibilidade a esta tecnologia pelas crianças e adolescentes com deficiência auditiva.

Outro recurso que pode ser incorporado aos novos dispositivos é a conectividade sem fio, seja por *bluetooth* ou *wireless*. Essa ferramenta tem beneficiado a experiência sonora de pessoas com perda auditiva nas reproduções de mídia. A informação auditiva é enviada diretamente para o AASI, dessa forma, reduz-se a interferência de sons externos na captação do som reproduzido nas TVs, nos *tablets*, *smartphones* e qualquer outro dispositivo que possa ser conectado via *bluetooth*. No entanto, TVs sem *bluetooth* podem-se conectar por meio de um *plug* vendido por empresas especializadas.[28]

Além disso, empresas de AASI disponibilizam aplicativos que podem ser baixados por *smartphones* com sistema operacional Android e iOS. Esses aplicativos permitem conectividade com os aparelhos auditivos e, assim, ajustes precisos de volume, redução de ruído, mudança de programação, ajustes de microfone, seleção de bandas de frequência e escolha de ambientes.[29]

Dentre a gama de aplicativos disponíveis, alguns foram projetados especificamente para crianças, com possibilidade de fazer atendimento remoto especializado para o menor, com manutenção do contato do profissional com a criança, em horários flexíveis. E, ainda, mostram *status* de bateria, informações de tempo de uso e possibilidade de chamada telefônica via *bluetooth*, além de todas as opções de configurações do AASI mencionadas no parágrafo anterior.[30,31]

Outro recurso que tem se destacado na produção dos novos AASI é a inteligência artificial. Com ela, os aparelhos podem-se programar, se adaptar à realidade individual do usuário e realizar tradução de idiomas de forma simultânea; além disso, o comando por voz pode encontrar *smartphone*, controlar o AASI, habilitar lembretes e definir horários de alarmes. E, ainda, com seus sensores de movimentos (integrados no AASI), consegue detectar quedas do usuário, se conectar com o *smartphone* e conseguir atendimento de emergência.[32]

Tecnologias para Programas de Intervenção

A indicação de terapia fonoaudiológica especializada é de suma importância para que o processo de reabilitação auditiva tenha bons resultados. Nesse momento, diversas estratégias são elaboradas e empregadas, de acordo com as metas terapêuticas, necessidades e características dos pacientes. Apesar de envolver um planejamento individual, podemos considerar que o objetivo principal dessas intervenções é melhorar a comunicação dos indivíduos por meio de estratégias que estimulam as habilidades auditivas, a percepção de fala e os aspectos de linguagem. Tais estratégias podem envolver o treino auditivo propriamente dito, o treino de reconhecimento de fala, o ensino de estratégias de comunicação e, até mesmo, o ensino da leitura labial.[33]

Nesse contexto, a reorganização de procedimentos e o desenvolvimento de estratégias que se apoiam na tecnologia passam a ser constantes, apoiados na melhora da *performance* auditiva que os novos dispositivos podem ofertar e, muitas vezes, desenvolvidos pelos próprios fabricantes. Tais iniciativas envolvem o desenvolvimento de aplicativos e a produção de materiais didáticos com estratégias para pacientes, profissionais e familiares divulgados *on-line*, gratuitamente. Além de aplicativos, os *sites* dos fabricantes contam com abas exclusivamente voltadas para a reabilitação auditiva. Nesses domínios, são disponibilizados materiais educativos e *e-books* com atividades. O Quadro 5-2 apresenta a caracterização dos principais aplicativos criados para reabilitação auditiva e seus desenvolvedores.

Em 2018, Olson, Williams, Livingston e Futscher[34] já apontavam a popularidade de aplicativos para o treinamento auditivo voltados para adultos com perdas auditivas. Segundo os autores, suas buscas na *Apple App Store* resultaram em um total de 239 aplicativos diferentes voltados para esse público que se tornaram ferramentas suplementares, porém muito importantes para que haja continuidade do trabalho do fonoaudiólogo fora da sessão terapêutica. O uso de tais aplicativos é mencionado inclusive pelos guias profissionais da American Speech-Language Hearing Association (ASHA).

Quadro 5-2. Caracterização dos principais aplicativos encontrados

Nome do aplicativo	Fabricante/ autor	O que trabalha/objetivo	Onde encontrar
Hear Today®	Medel	Apresenta informações sobre processo de reabilitação, informações para promover uma comunicação bem-sucedida e informações para parceiros de comunicação. Apresenta ainda um questionário para guiar as escolhas de metas terapêuticas, dicas, estratégias e passos para o trabalho de cada uma das metas escolhidas	App Store da Apple ou Google Play
Checklist das Habilidade Auditivas	Medel	Auxilia no acompanhamento do desenvolvimento das habilidades auditivas e de linguagem. Por meio de perguntas e respostas de múltipla escolha, é traçado um perfil das habilidades ao longo do processo de reabilitação auditiva	App Store da Apple ou Google Play
Common Objects Token Test®	Medel	Trata-se de um teste guiado digitalmente, mas que solicita materiais concretos para sua aplicação (alguns brinquedos, por exemplo)	App Store da Apple ou Google Play
rehAB Catalogue App®	Advanced Bionics	Oferece informações gerais acerca do processo de reabilitação, apresentando um catálogo de sugestões de aplicativos, *sites* e materiais que podem auxiliar na estimulação de acordo com a idade do paciente	App Store da Apple ou Google Play
AB Listening Adventures®	Advanced Bionics	Este aplicativo envolve atividades planejadas para crianças com idades entre 4 e 10 anos. Nele é apresentado um treino de escuta de palavras dentro de sentenças	App Store da Apple ou Google Play
VocAB Scenes®	Advanced Bionics	Este aplicativo tem por objetivo estimular os aspectos de linguagem e auditivos por meio de diferentes cenas interativas	App Store da Apple ou Google Play
The IT-MAIS	Advanced Bionics	Versão digital da Escala de Integração Auditiva Significativa para Crianças	App Store (apenas para Ipad)

(Continua.)

Quadro 5-2. *(Cont.)* Caracterização dos principais aplicativos encontrados

Nome do aplicativo	Fabricante/ autor	O que trabalha/objetivo	Onde encontrar
Cocleando®	Cochlear	Apresenta 14 jogos interativos que estimulam as habilidades auditivas de crianças com Implante coclear e que permitem monitorar o desempenho desses	App Store da Apple ou Google Play
Games 4 Hearoes®	Games 4 Hearoes	Apresenta 5 módulos de treinamento com sons ambientais, palavras, vogais e outras estratégias	App Store da Apple
Speech Banana ®	John Ratmanather	Conta com atividades de treinamento auditivo baseadas no livro de Whitehurst e Monsees (1952). As atividades cobrem todos os fonemas e são organizadas em nível crescente de dificuldade	App Store da Apple http:// speechbanana.jhu. edu/
iAngel Sound®	Universidade da Califórina	As atividades desse aplicativo envolvem sons ambientais, o nome de alimentos comuns, o nome de animais familiares e protocolos de treinamento de contraste fonético com monossílabos	App Store da Apple
Hear Coach®	Starkey Laboratories	Envolve atividades para o treinamento da percepção da fala em ambientes ruidosos	App Store da Apple ou Google Play

Visto que a Reabilitação auditiva está apoiada na minimização dos impactos da perda auditiva por meio da adaptação de implantes e aparelhos de amplificação percebe-se que a maior parte das estratégias e aplicativos disponíveis tem como foco a estimulação das habilidades auditivas. Pode-se observar que a maior parte desses aplicativos ainda não se encontra traduzida para a língua portuguesa. Como alternativas locais para a estimulação das habilidades auditivas de usuários de implantes e AASIs, encontramos o Sistema de Treinamento das Habilidades Auditivas (SisTHA) [35] e até mesmo o Afinando o Cérebro.[36]

Tecnologias para Tratamento da Perda Auditiva

Desde 1988, sabemos que há a possibilidade de regeneração das células ciliadas internas da cóclea. Após quase 35 anos, as pesquisas evoluíram dos modelos animais iniciados com aves e chegaram aos ensaios clínicos com humanos. Tais avanços mexem com o imaginário humano por nos deixar cada vez mais perto de uma possível cura, entretanto as pesquisas nos mostram que reestabelecer a função auditiva requer mais elementos do que apenas a regeneração das células ciliadas, para tal precisamos do tipo certo e do número apropriado de células na cóclea.[9]

Pesquisas atuais envolvem o uso de biomateriais (como o hidrogel, nanopartículas e suprapartículas), a terapia gênica (especialmente as que usam vetores virais) e a terapia celular (principalmente com uso de células-tronco).[37]

CONSIDERAÇÕES FINAIS

Nos últimos anos, tem-se presenciado a disponibilização, bem como o uso de tecnologias cada vez mais avançadas e acessíveis, que possibilitam ao usuário e ao profissional conhecer e trocar informações de saúde. A utilização de aplicativos em dispositivos móveis para o cuidado e para o monitoramento em saúde é uma realidade, permitindo maior acesso à população.

Outro ponto importante é o uso da telessaúde que tem se mostrado um recurso eficiente para atendimento de pacientes com demandas fonoaudiológicas, possibilitando o atendimento remoto com a mesma qualidade que o presencial, tornando-se uma ferramenta apropriada para prestar a assistência necessária aos usuários. Além disso, destaca-se a importância da telessaúde, tendo em vista que há a possibilidade de ampliar o acesso à fonoaudiologia para pacientes que residem em regiões nas quais há escassez de profissionais especializados.

PERSPECTIVAS FUTURAS

Com base nos contextos atuais de inovação e tecnologia, espera-se que o próximo passo para a reabilitação auditiva siga o caminho trilhado em outros contextos e envolva cada vez mais o uso de inteligência artificial. Além disso, espera-se que o uso de células-tronco para regeneração das células ciliadas internas da cóclea ganhe aplicabilidade clínica.

REFERÊNCIAS BIBLIOGRÁFICAS

1. Veraszto EV, Silva D, Miranda NA, Simon FO. Tecnologia: buscando uma definição para o conceito Technology: looping for a definition for the concept. Prisma. 2009;I(8):19-46.
2. Gonçalves JEL. Os impactos das novas tecnologias nas empresas prestadoras de serviços [The impacts of new technologies on service providers]. Rev Adm Empres. 1994;34(1):63-81.
3. Vargas M. História da ciência e da tecnologia no Brasil: uma súmula. Humanitas, FFCLH/USP. 2001.
4. Lorenzetti J, Trindade LL, de Pires DEP, Ramos FRS. Tecnologia, inovação tecnológica e saúde: Uma reflexão necessária. Texto e Context Enferm. 2012;21(2):432-9.
5. WHO. International Classification of Functioning Disability and Health (ICF); 2001.
6. Almeida K, Iório MCM, Próteses auditivas: fundamentos teóricos e aplicações clínicas. 2. ed. rev. ampl. São Paulo: Lovise; 2003.
7. Will JMCL, et al. Improved Speech Intelligibility in Subjects With Stable Sensorineural Hearing Loss Following Intratympanic Dosing of FX-322 in a Phase 1b Study. Otology Neurotology. 2021;42(7):e849-e857.
8. Ahmed H, et al. Emerging Gene Therapies for Genetic Hearing Loss. JARO 18. 2017;649-70.
9. Ryals B. Hair Cell Regeneration (How it works and what it means for audiologistis). The ASHA Leader; 2009.
10. Conselho Federal de Fonoaudiologia. Resolução CFFa nº. 580, de 20 de agosto de 2020. Dispõe sobre a regulamentação da Telefonoaudiologia e dá outras providências. Diário Oficial da União, Brasil, 25 ago. 2020. Seção 1.
11. Foresti T, Oliveira B F. Design e tecnologia para saúde: projeto de aplicativo para detectar e prevenir a perda auditiva. In: Oliveira G, NUnez GJZ. Design em Pesquisa. Porto Alegre: Marcavisual; 2020.
12. Campelo EVS, Bento RF. Teleaudiometria Automática: Um Método de Baixo Custo para Triagem Auditiva. Arq Int Otorrinolaringol. 2010;(1):82-9.
13. Botasso, Maine, et al. Teleaudiometry as a screening method in school children. Clinics [online]. 2015;70(4):238-88.
14. Bento RF, Júnior LRPL, Tsuji RK, et al. Tratado de implante coclear e próteses auditivas implantáveis. Thieme Revinter. 2018. p. 1-1299.

15. Almeida K de, Iorio MCM. Próteses auditivas: fundamentos teóricos e aplicações clínicas. 1. ed. Lovise. 2003. p. 1-494.
16. Teixeira AR, Garcez R. Aparelho de Amplificação Sonora Individual | Componentes e Características Eletroaústicas. In: Boéchat EM, de Lemos Menezes P, do Couto CM (Orgs.). Tratado de audiologia. 2. ed. Rio de Janeiro: Grupo Gen-Livraria Santos Editora. 2015. p. 253-8.
17. Da Costa TN, Xavier ACR, Custódio ACG, et al. O impacto do implante coclear em pacientes com perda auditiva severa: uma revisão bibliográfica. Rev Eletrônica Acervo Científico. 2020;14.
18. Oliveira EB. Prótese de condução óssea Bonebridge®: estudo comparativo de ganho audiológico e satisfação auditiva em pacientes com fissura palatina, otite média crônica e usuários de aparelhos de amplificação sonora [Internet]. São Paulo. 2020. p. 1-85.
19. Catalani B, Sassi TSS, Bucuvic ÉC, et al. Prótese auditiva ancorada ao osso percutânea: benefícios auditivos. Audiol Commun Res. 2021;26:1-6.
20. Jardim IS, Costa OA. Próteses Auditivas Cirurgicamente Implantáveis de Orelha Média. In: Boéchat EM, de Lemos Menezes P, do Couto CM (Orgs.). Tratado de audiologia. Grupo Gen-Livraria Santos Editora; 2015. p. 344-52.
21. Lima CP, Queiroz AM. Implante coclear: conceito, história e desdobramentos discursivos. Travessias [Internet]. 2021 Dez 20;15(3):58-70.
22. Cordeiro BB, Banhara MR, Mendes CMC. Ganho auditivo e influência do tempo de privação auditiva na percepção de fala em usuários de implante coclear. Audiol Commun Res. 2020;25:1-6.
23. Mehraei G, Gallardo AP, Shinn-Cunningham BG, Dau T. Auditory brainstem response latency in forward masking, a marker of sensory deficits in listeners with normal hearing thresholds. Hear Res [Internet]. 2017;346:34-44.
24. Gautschi-Mills K, Khoza-Shangase K, Pillay D. Preservation of residual hearing after cochlear implant surgery: an exploration of residual hearing function in a group of recipients at cochlear implant units. Braz J Otorhinolaryngol [Internet]. 2019;85(3):310-8.
25. Dhanasingh A, Hochmair I. ABI-auditory brainstem implant. Acta Otolaryngol [Internet]. 2021;141(S1):63-81.
26. Batuk MO, Cinar BC, Yarali M, et al. Bimodal stimulation in children with inner ear malformation: One side cochlear implant and contralateral auditory brainstem implant. Clin Otolaryngol [Internet]. 2020 Mar 22;45(2):231-8.
27. Tam YC, Lee JWY, Gair J, et al. Performing MRI Scans on Cochlear Implant and Auditory Brainstem Implant Recipients: Review of 14.5 Years Experience. Otol Neurotol [Internet]. 2020;41(5):e556-62.
28. Legarth SV, Latzl M, Rodrigues T. Media streaming: The sound quality preferred by hearing aid users. Phonak F Study News [Internet]. 2018;1:1-6.
29. Sivantos Pte. Ltd. Rexton App [Internet]. Dinamarca. 2022.
30. Highlights K. Field Study News Benefits of Remote Support and Remote Control app solutions for parents and children Pre-teens ' and teenagers ' use and interactions with the my Phonak app, which includes Remote Support and Remote Control features. Phonak F Study News [Internet]. 2021;1:1-6.
31. Venkatesan A, Carr G. Could teleaudiology be the answer for teens? Phonak F Study News [Internet]. 2019;1:1-5.
32. Starkey. Livio Edge AI [Internet]. Starkey.com. 2020:1-11.
33. Tye-Murrai N. Foundations of aural rehabilitation: chlidren, adults, and their Family members. Cengage; 2014.
34. Olson A, Williams R, Livingston E, Futscher C. Review of Auditory Training Mobile Apps for Adults with Hearing Loss. Perspectives of the ASHA Special Interest Groups;. 2018.
35. Vitti SV. Desenvolvimento e avaliação de um sistema web para treinamento das habilidades auditivas em pacientes adultos e idosos usuários de aparelho de amplificação sonora individual. São Paulo; [Internet]; 2016.
36. ProBrain Soluções Neurotecnológicas para Saúde e Educação Ltda. Afinando o cérebro; [Internet]; 2012.
37. Yutian M, et al. New molecular therapies for the treatment of hearing loss. Pharmacol Ther. 2019;200:190-209.

INTERVENÇÃO EM CRIANÇAS COM TRANSTORNO DO DESENVOLVIMENTO DA LINGUAGEM – PRÁTICA BASEADA EM EVIDÊNCIAS

Ana Manhani Cáceres-Assenço ▪ Marcelle Stella Lima de Souza

Talita Trigueiro Domingos ▪ Heloísa Gonçalves da Silveira

Juliana Perina Gândara ▪ Marina Leite Puglisi

OBJETIVOS DE APRENDIZAGEM

Ao final do estudo desse capítulo o leitor deverá ser capaz de:

- Identificar a qualidade das evidências científicas disponíveis para a intervenção fonoaudiológica em linguagem oral;
- Reconhecer os princípios da atuação fonoaudiológica baseada em evidências nos quadros de TDL;
- Definir quais as melhores estratégias terapêuticas para as diferentes manifestações linguísticas;
- Entender o que funciona para cada grupo de crianças e o que ainda precisa de mais evidência científica.

INTRODUÇÃO

Apesar de menos conhecido do que outros transtornos do neurodesenvolvimento, o Transtorno do Desenvolvimento da Linguagem (TDL) está entre os quadros mais prevalentes, com estimativas que variam de 3% a 7%, a depender da idade.[1,2]

O TDL é uma condição do neurodesenvolvimento que afeta tanto a expressão, quanto a compreensão da linguagem. Uma das barreiras para seu amplo conhecimento parece estar relacionada à falta de consenso a respeito dos critérios diagnósticos e terminologia utilizada para se referir a crianças com prejuízos persistentes no desenvolvimento da linguagem sem causas aparentes. No ano de 2017, o grupo de trabalho CATALISE (*Criteria and Terminology Applied to Language Impairments: Synthesising the Evidence*), composto por representantes da sociedade civil, de profissionais clínicos e pesquisadores, propôs a adoção do termo transtorno do desenvolvimento da linguagem, além de um fluxo diagnóstico baseado na presença de características específicas, em detrimento ao antigo processo de diagnóstico de exclusão.[3-7]

Dentre as principais mudanças no processo diagnóstico podemos destacar que, embora o TDL implique no comprometimento de habilidades linguísticas, há evidências de que dificuldades cognitivas podem estar associadas.[8-10] Um dos pontos mais controversos desta proposta foi exatamente o de considerar que o comprometimento da linguagem deve ser diagnosticado independentemente de haver uma incompatibilidade com suas habilidades não verbais. Ou seja, uma criança que apresente baixo desempenho em habilidades não verbais, mas que não se enquadra nos critérios diagnósticos de deficiência intelectual, pode ser diagnosticada como TDL.[1,4] Esta mudança se deve a diversos fatores, dentre os quais vale destacar as evidências de que o desempenho no quociente intelectual (QI) tanto pode sofrer influência das dificuldades linguísticas, quanto não prediz o prognóstico terapêutico relacionado à linguagem. [1,2,4,11]

Outro ponto crucial nesta mudança se refere à possibilidade de comorbidades estarem presentes. Enquanto no distúrbio específico de linguagem (DEL) havia a exigência de que os prejuízos na linguagem fossem exclusivos, agora dificuldades relacionadas aos domínios cognitivo, sensoriomotor e comportamental podem-se manifestar em pessoas com TDL. Assim, uma dificuldade relacionada ao neurodesenvolvimento, mas que não apresenta relação causal conhecida no desenvolvimento da linguagem, pode ocorrer nestes casos. Portanto, ao definir as estratégias que serão utilizadas no processo de intervenção, é fundamental considerar a presença e o impacto destas comorbidades.[1,4]

Apesar destas possíveis comorbidades, diagnósticos que envolvem condições biomédicas não podem estar presentes em quadros de TDL. Isto se deve ao fato de que nestes casos as dificuldades linguísticas são secundárias, ou seja, podem ser explicadas pela causa biomédica. Como exemplo, podemos mencionar epilepsia, perdas auditivas e síndromes genéticas.[1,4]

Por outro lado, por mais que os fatores etiológicos específicos que desencadeiam o TDL ainda não sejam conhecidos, há fatores de risco que devem ser considerados, como histórico familiar positivo para transtornos da comunicação, sexo masculino, baixa escolaridade dos pais, situação de vulnerabilidade social e comprometimentos pré ou perinatais. A presença de indicadores de prognóstico ruim também passa a ser considerada e inclui dificuldades de compreensão, não formar frases aos 24 meses, dificuldade na linguagem não verbal (pouco uso de gestos e movimentos corporais para comunicação).[1,4]

As características iniciais, a evolução do quadro e o prognóstico são heterogêneos no TDL, especialmente porque o comprometimento dos diferentes aspectos da linguagem é variável. Entretanto, por mais que possa ser desafiador predizer o prognóstico de um quadro, sabe-se que as manifestações podem modificar-se e repercutir nos desempenhos acadêmico, emocional e social.[4,12] Assim, a busca por uma atuação fonoaudiológica pautada em evidências científicas de qualidade deve ser almejada pelo profissional desde a avaliação diagnóstica.[13]

PRÁTICA BASEADA EM EVIDÊNCIAS NA ATUAÇÃO FONOAUDIOLÓGICA

Ainda é comum, na prática fonoaudiológica, que os clínicos confiem e se baseiem em sua própria experiência profissional ao planejar terapias. Embora isso seja, de fato, imprescindível ao bom terapeuta, é necessário combinar a experiência clínica a evidências científicas robustas sobre o que funciona para cada caso. Há 15 anos, havia poucos estudos sobre a eficácia ou eficiência de intervenções de linguagem, como identificado em um artigo de revisão sistemática.[13] Este cenário tem mudado nas últimas décadas, mas ainda é necessário salientar a importância da Prática Baseada em Evidências (PBE) na atuação clínica de fonoaudiólogos.[14]

A PBE consiste na integração das melhores evidências científicas disponíveis sobre um tema com a experiência do profissional e as preferências e valores do paciente no processo de tomada de decisões clínicas.[15,16] Ela surge em resposta ao aumento expressivo das produções científicas nas áreas da saúde, ocorrido nas últimas décadas, mas que não veio acompanhado pelo mesmo grau de qualidade nestas produções. Assim, a avaliação da qualidade metodológica a partir de critérios preestabelecidos se faz necessária para viabilizar a seleção de informações relevantes para a prática clínica. Portanto, a PBE surge para auxiliar os profissionais em sua tomada de decisão clínica, filtrando estudos com bons níveis de evidência.[17]

EVIDÊNCIAS PARA A INTERVENÇÃO CLÍNICA EM QUADROS DE TDL

As intervenções podem ter foco em habilidades gerais de linguagem ou em subsistemas específicos, como a semântica, gramática, pragmática ou fonologia. Além disso, podem ocorrer em contextos clínicos, implementadas por fonoaudiólogos, ou em contextos funcionais, como a casa ou a escola (respectivamente, intervenções parentais ou escolares). As seções a seguir apresentarão informações e evidências a respeito dos diferentes tipos de intervenção.

Intervenção com Foco em Semântica

O aspecto semântico do desenvolvimento da linguagem, embora na prática clínica seja tradicionalmente associado ao desempenho em vocabulário (receptivo e expressivo), envolve muito mais do que simplesmente a produção e a compreensão de palavras. Para que esse aspecto do desenvolvimento da linguagem possa ser devidamente abordado no processo terapêutico, é necessário considerar o percurso da aquisição de palavras e o papel delas no desenvolvimento da linguagem.

O surgimento das primeiras palavras é produto da maturação de processos cognitivos complexos e da influência do meio em que a criança está inserida. Ao mesmo tempo, a aquisição de palavras marca o início da possibilidade de comunicação oral efetiva entre a criança em desenvolvimento e o mundo que a cerca, constituindo o primeiro passo para o desenvolvimento de habilidades linguísticas mais complexas (como as habilidades gramaticais e narrativas e, posteriormente, a alfabetização e a compreensão de leitura).[18]

Estudos clássicos nas áreas da Linguística e da Psicologia convergem ao demonstrar que, ao adquirir palavras, a criança cria representações mentais que envolvem não apenas uma forma, mas também um conteúdo. A forma está relacionada ao significante, o nome em si, a sequência fonêmica que se refere a um conteúdo. Este, por sua vez, diz respeito ao significado que é construído de forma ativa e baseada na experiência e na distinção de semelhanças e diferenças entre referentes, permitindo a sua organização em categorias naturais e hierárquicas.[19-25]

O atraso no surgimento das primeiras palavras é reconhecidamente um dos primeiros sinais de uma alteração no desenvolvimento da linguagem. Entretanto, mesmo quando essa alteração é persistente, como nos casos de TDL, as principais características da aquisição do vocabulário são semelhantes às do desenvolvimento típico, sendo influenciadas por fatores lexicais e semânticos. Assim, as crianças apresentam maior facilidade em adquirir palavras de classe aberta (substantivos, adjetivos e verbos), com maior frequência de ocorrência na língua e que atendam às restrições fonológicas e métricas de seleção lexical (*e.g.* maior facilidade de produção de palavras cujas consoantes iniciais já façam parte do inventário fonológico da criança).[26,27]

Por outro lado, algumas características relacionadas ao desenvolvimento semântico da língua devem acender alertas para o risco de TDL. Esses alertas se referem não apenas à manifestação da dificuldade na compreensão e na produção de palavras, mas também a habilidades cognitivas relacionadas aos (ou influenciadas pelos) mecanismos envolvidos no processamento da informação (como habilidade de categorização hierárquica de palavras e memória operacional fonológica). Assim, essas crianças podem apresentar:

- Vocabulário receptivo restrito (com ou sem dificuldades de compreensão verbal);
- Vocabulário expressivo restrito e demonstrando desconhecimento ou inadequação semântica;
- Dificuldades de acesso lexical (usam preferencialmente palavras de maior frequência, concretas ou inespecíficas e/ou superordenadas);
- Dificuldades na retenção e uso de novas palavras, refletindo alterações no processamento fonológico e na memória operacional;
- Dificuldades em identificar categorias semânticas;
- Dificuldades com palavras de classe fechada (artigos, pronomes, preposições, conjunções, advérbios);
- Dificuldades com palavras polissêmicas;
- Dificuldades com marcadores gramaticais de número, gênero e tempo verbal.

Os estudos de intervenção em crianças pré-escolares são bastante consistentes em demonstrar que, embora as estratégias de aquisição semântica das crianças com TDL sejam as mesmas das crianças em desenvolvimento típico de linguagem, elas precisam de mais exposição, mais direcionamento e mais oportunidades de experiência contextualizada para adquirir novos itens lexicais. Assim, tanto a quantidade quanto a qualidade do *input* devem ser controladas durante o processo terapêutico: velocidade e frequência da apresentação, intervalo entre elas, modulação prosódica (especialmente quando o foco é a produção de novas palavras) e uso associado de gestos e figuras (especialmente quando o foco é a compreensão de novas palavras).[28-34]

Para crianças pequenas com risco para TDL, portanto, o ensino ativo de novas palavras deve refletir as características do desenvolvimento típico por meio de brincadeiras simbólicas, estratégias que favoreçam a apresentação de novos itens lexicais de forma ostensiva (repetitiva), concreta e contextualizada. O uso de pistas sociopragmáticas, como direcionamento do olhar e a atenção compartilhada, permite inferências sobre a intenção do interlocutor, a convencionalidade e o contexto social do uso de uma nova palavra.[35] Assim, estratégias que promovam a categorização de objetos e a formalização de conceitos, em contexto ostensivo e associadas a pistas sociopragmáticas adequadas, podem contribuir significativamente para que a criança reforce as representações lexicais das palavras-alvo, tanto do ponto de vista fonológico, quanto semântico, facilitando a compreensão de palavras e os mecanismos de acesso lexical.[34-39]

As dificuldades das crianças com TDL em aprender e usar palavras tendem a permanecer além da infância, se estendendo até a adolescência e a idade adulta.[39] Uma vez que esses indivíduos tenham menor habilidade de derivar significados a partir do contexto[40,41] e de identificar e reter as representações semânticas e lexicais na memória de longo prazo,[32] eles se beneficiam de estratégias mais explícitas de ensino de vocabulário.[42-44]

Vários estudos mostram que um ensino robusto de vocabulário – que abranja aspectos tanto semânticos, quanto fonológicos e usando técnicas explícitas aliadas a estratégias implícitas – seja efetivo para a aprendizagem de novas palavras em escolares e adolescentes com TDL.[37,45-51] Esse tipo de intervenção é especialmente recomendado para o ensino de palavras relevantes no contexto acadêmico, ou seja, palavras relacionadas a conteúdos escolares, uma vez que sejam pouco frequentes nas interações, mas muito importantes para o progresso escolar, onde ocorrem com mais frequência.

Nesse sentido, a intervenção deve lançar mão de estratégias que reforcem e explicitem não apenas os aspectos semânticos e fonológicos, mas também os gramaticais, ajudando esses indivíduos a compreender o uso correto e contextual das novas palavras.[36,52]

Estratégias semânticas que envolvam definições, associações entre palavras, demonstrações e encenações dos significados e de possíveis variações do uso da palavra em contextos diferentes têm-se mostrado efetivas para a aquisição de novas palavras.[34,42,46,52] Essas estratégias também promovem efeitos positivos para a habilidade de acesso lexical, inclusive com a sua generalização para outras palavras (principalmente dentro da mesma categoria semântica). Entretanto, a mesma generalização não é observada no âmbito do discurso, ou seja, não há necessariamente uma facilidade maior de acesso lexical em situações naturais de comunicação.[42,52]

Do ponto de vista fonológico, estratégias que envolvam repetições, soletrações e escrita das palavras-alvo, inclusive enfatizando possíveis particularidades ou irregularidades ortográficas, ajudam a reforçar a sua representação mental, facilitando a compreensão do conteúdo e o acesso lexical.[43,52] Entretanto, o efeito dessas estratégias para o acesso lexical produz pouca generalização para outras palavras, praticamente restringindo-se aos itens lexicais diretamente trabalhados.[52]

Os estudos sobre intervenção semântica em populações de adolescentes e adultos também têm ressaltado a importância de se adotar estratégias explícitas para o uso de novas palavras em sentenças, das mais simples às mais complexas. As estratégias, nesse sentido, devem enfocar as variações da forma gramatical das palavras (flexões de gênero, número e tempo verbal, uso de prefixos e sufixos modificando a classe gramatical, e outros aspectos morfológicos), as semelhanças morfológicas entre elas (por exemplo, como palavras com a mesma raiz), e os aspectos sintáticos relacionados ao seu uso (contextualizando as palavras-alvo em frases). Um estudo de intervenção realizado por Good *et al.* apresentou boas evidências de que o ensino explícito de consciência morfológica é capaz de promover maior aprendizagem de palavras (tanto em relação ao significado, quanto à estrutura fonológica e ortografia), e que essa habilidade é generalizada para a aquisição de outras palavras.[53] Isso significa que, para adolescentes e adultos com TDL, ensinar a aprender palavras de forma contextualizada é uma estratégia eficaz.

Dada a sua importância para o desenvolvimento da linguagem e para a efetividade da comunicação, a intervenção focada nas habilidades semânticas é parte direta ou indireta do planejamento terapêutico de todas as crianças em risco para e todos os indivíduos com diagnóstico de TDL.

Intervenção com Foco em Gramática

Crianças em desenvolvimento típico aprendem a gramática da língua de formas natural e intuitiva, sem necessidade de instrução explícita. No início do desenvolvimento, a criança começa a associar os padrões de linguagem dos adultos a determinados contextos de interação. De acordo com a "Teoria Baseada no Uso", proposta por Tomasello,[54] a estrutura da linguagem emerge do seu uso, pois as crianças relacionam a intenção do falante aos padrões de distribuição das palavras na frase. Isso acontece, por exemplo, quando a criança usa estruturas de frases bastante recorrentes em seu dia a dia (*e.g.* quero brincar; vamos tomar banho? Está na hora de dormir) para expressar seus desejos e intenções, mas ainda não consegue combinar as mesmas palavras para veicular novas ideias de forma criativa (*e.g.* vamos brincar de dormir?).

Para que este tipo de produção espontânea e criativa ocorra, a criança precisa passar a dominar as regras gramaticais da língua, o que ocorre em uma segunda fase, a partir de mecanismos de aprendizagem implícita. Segundo a teoria de aprendizagem estatística associada à aquisição da linguagem, as crianças inconscientemente aprendem a identificar elementos que predizem a ocorrência de outros elementos a partir da frequência de combinação destas unidades na língua.[55-57] Por exemplo, se uma frase começar com o pronome demonstrativo *este*, o ouvinte que já foi bastante exposto à língua criará expectativas de que a frase será completada por algum substantivo, seja na sequência imediata (*e.g.* este *cachorro*) ou de forma não adjacente (*e.g.* este lindo *cachorro*). Este tipo de aprendizagem probabilística é um dos mecanismos mais importantes para o domínio da gramática.[57]

Há bastante evidência científica mostrando que crianças com TDL têm dificuldades em criar este tipo de memória implícita, o que levou Ullman & Pierpont[7] a criarem a teoria dos Déficits de Aprendizagem Procedural (ou de procedimentos). Um artigo de metanálise realizado a partir de oito estudos (186 participantes com TDL e 203 controles) identificou que crianças com TDL tiveram mais dificuldade para aprender sequências implícitas do que crianças em desenvolvimento típico. No entanto, a idade dos participantes e o número de exposições às sequências foram variáveis significantes no modelo, o que indica que crianças com TDL podem aprender estes padrões se forem expostas com mais frequência aos estímulos e tiverem maior maturidade para assimilar esses padrões.[58]

Os estudos de intervenção com foco em gramática para crianças com TDL dividem-se basicamente em dois tipos: aqueles que usam abordagens implícitas para ensinar a gramática da língua em contextos funcionais de comunicação; e aqueles que usam abordagens explícitas para ensinar conscientemente características morfológicas ou sintáticas da língua.

A primeira abordagem é muito usada com crianças pequenas, que não têm maturidade para pensar sobre a estrutura gramatical da língua. Ela parte do princípio que indivíduos com TDL conseguirão aprender implicitamente estas regras, se os estímulos forem estruturados, apresentados ostensivamente (em alta frequência) e com técnicas de suporte.[59] A maioria destes estudos tem como foco principal desenvolver as habilidades morfológicas e sintáticas simples.

A segunda abordagem é usada com crianças em idade escolar e se baseia na premissa de que a aprendizagem explícita pode ajudar a compensar as dificuldades com aprendizagem implícita.[58] Ela inclui intervenções metalinguísticas e multimodais que ensinam regras gramaticais de forma explícita, usando formas e cores como suporte visual bidimensional. A abordagem mais conhecida, que vem apresentando os maiores tamanhos de efeito, é o sistema *shape coding*, elaborado e testado na língua inglesa.[60,61] Há iniciativas semelhantes no holandês usando o sistema *meta-taal*,[62] com resultados promissores em estudos iniciais (pouco robustos).

De uma forma geral, os estudos com foco em gramática demostraram que as intervenções têm um efeito positivo imediato no desenvolvimento geral da linguagem expressiva e extensão média de enunciados, tanto medidos por fonoaudiólogos, quanto a partir dos relatos dos pais. No entanto, estes efeitos positivos não se sustentam necessariamente em longo prazo.[63]

Um estudo de metanálise, que incluiu 19 ensaios clínicos randomizados com alto nível de evidência, analisou a eficácia de intervenções com foco em linguagem expressiva. Independentemente de quem implementou a intervenção (fonoaudiólogo ou pais), as abordagens utilizadas nestes estudos tenderam a se basear em estimulações mais gerais da linguagem por meio de métodos mais interativos e naturalistas para encorajar o desenvolvimento de estruturas sintáticas mais complexas. Três estudos abordaram alvos gramaticais específicos na intervenção, e três estudos investigaram atividades gramaticais em sala de aula. Os resultados mostraram que há menos evidências de que as intervenções sejam eficazes para crianças com dificuldades receptivas; e foram encontrados resultados mistos em relação à eficácia das intervenções de sintaxe expressiva.[64] O mesmo achado foi encontrado em um estudo um ano depois.[65] É importante notar que as crianças envolvidas nestes estudos tenderam a ter dificuldades mais graves e relativas aos diferentes subsistemas da linguagem.

Em uma revisão sistemática, foi novamente encontrada grande variação dos achados, já que 57% dos estudos apresentaram resultados positivos, 14% relataram resultados mistos, e 29% não relataram efeitos na compreensão da linguagem oral. Além da possível variação em função da técnica terapêutica em questão, é possível que a metodologia empregada nestes estudos tenha tido um efeito sobre esta grande variabilidade: apenas 57% dos estudos apresentando confiança alta ou moderada.[66]

Há um número limitado de estudos de alta qualidade sobre intervenção com foco em sintaxe complexa para crianças com TDL. Embora as evidências ainda não sejam robustas, técnicas de suporte parecem ser mais eficazes e eficientes do que a instrução explícita usando imitação direta. Tais técnicas consistem em modelagens (fornecimento de modelo quando a criança ainda não consegue produzir os estímulos-alvo), opções (fornecimento de alternativas quando a criança ainda não consegue produzir os estímulos-alvo), reformulações (reestruturação parcial ou total da fala da criança para oferecer-lhe o modelo correto) e expansões (recapitulação da fala da criança com expansão do seu conteúdo). Estratégias que incentivam a criança a usar a sintaxe complexa em contextos funcionais, de maneira naturalística (brincadeiras, descrições de imagens ou leitura interativa de livros), também parecem ser mais eficazes. Ainda há, no entanto, necessidade de estudos de intervenção que comparem a eficácia de diferentes abordagens.[59]

Finalmente, quanto à dosagem do tratamento com foco em gramática, não seria prudente recomendar uma única intensidade de tratamento para os diferentes aspectos da morfossintaxe em crianças com TDL.[67] Há evidências de que as crianças se beneficiam mais de tratamentos mais espaçados (sessões semanais em vez de sessões diárias) para aprender as regras gramaticais, mas este aspecto ainda precisa ser mais estudado na literatura.[68]

Resumidamente, esta seção apresentou diversos estudos que analisaram o efeito de intervenções gramaticais, mas a qualidade da evidência nesta área ainda é muito variável em função da falta de controle em alguns estudos. Os achados, até o momento, apontam que tanto as abordagens implícitas, quanto explícitas são efetivas para desenvolver a gramática, mas menos ganhos são notados para crianças com dificuldades receptivas.

Intervenção com Foco em Pragmática e Narrativa

Prejuízos na pragmática são inerentes aos quadros do transtorno do espectro do autismo (TEA), mas crianças com TDL também podem apresentar dificuldades em lidar com aspectos pragmáticos, ainda que esta não seja a área mais comprometida. Para compreender estas dificuldades antes, é preciso esclarecer a quais habilidades estamos nos referindo. Contato ocular, troca de turno, intenção e iniciativa comunicativa, meios e funções comunicativas costumam ser os aspectos mais comentados sobre a pragmática, mas as dificuldades nesta área também envolvem ser capaz de perceber pistas sociais durante uma conversa, fornecer informações suficientes e adequadas ao parceiro de comunicação, compreender nuances da linguagem figurativa e usar a prosódia de forma convencional. Assim, quando nos referimos aos aspectos pragmáticos da linguagem, estamos considerando habilidades que envolvem a interpretação de informações que extrapolam o que está literalmente apresentado.[69]

Uma alternativa para compreender a natureza das dificuldades pragmáticas enfrentadas por pessoas com TDL consiste em reconhecer que a competência pragmática envolve habilidades que estão relacionadas à estrutura linguística (semântica e sintaxe) e ao domínio social (teoria da mente). Por mais que crianças com TDL possuam prejuízos tanto nas habilidades linguísticas, quanto nas sociais,[70] elas demonstram mais dificuldades relacionadas à competência linguística do que à social.[71]

A última atualização da Classificação Internacional de Doenças (CID-11) apresenta o comprometimento da linguagem pragmática como um qualificador para o TDL. Dentre os exemplos de prejuízos que podem ser observados são mencionadas dificuldades em fazer inferências, compreender o humor verbal e lidar com significados ambíguos. Entretanto, a aplicação deste qualificador é recomendada apenas quando os aspectos pragmáticos estiverem claramente aquém do esperado para a idade e impactarem negativamente a comunicação de forma mais acentuada do que os outros componentes da linguagem (por exemplo, como a semântica ou a sintaxe).[72]

O avanço científico comprovou que pessoas com TDL tendem a apresentar prejuízos relacionados à funcionalidade da comunicação. Elas demonstram dificuldades na compreensão e no uso da linguagem num determinado contexto, em habilidades narrativas e conversacionais, além de habilidades metapragmáticas.[69-73] Crianças com TDL inclusive apresentam mais risco de serem diagnosticadas com Transtorno da Comunicação Social na adolescência.[74] Por mais que este não seja o principal aspecto considerado pelos fonoaudiólogos, estas dificuldades são percebidas por pais e professores de crianças com TDL.[75]

Apesar das evidências crescentes de que o TDL abarca dificuldades no uso da linguagem, ainda há poucos estudos relacionados à intervenção terapêutica.[13,16] Uma revisão sistemática recente sobre intervenção em crianças bilíngues com TDL não encontrou nenhum estudo que abordasse a pragmática.[76] Dentre os poucos estudos que consideram a intervenção de habilidades pragmáticas, há diversidade nas estratégias para avaliação e definição dos objetivos terapêuticos. A fragilidade da intervenção nesta área fica evidente ao constatarmos que a escolha dos instrumentos de avaliação não considera as propriedades psicométricas (validade, confiabilidade e capacidade de resposta) para aferir seus efeitos.[77]

A revisão sistemática mais recente sobre o tema indicou que as habilidades conversacionais (iniciativa, respostas verbais, troca de turno) e as narrativas são os principais alvos deste tipo de intervenção.[78] Neste ponto é fundamental esclarecer que as narrativas podem ser consideradas sob diferentes óticas, afinal elas demandam processamento em tempo real de conteúdos linguísticos e integração com as informações contextuais. Elas envolvem aspectos da macroestrutura (gramática da história) e da microestrutura (complexidade sintática, características gramaticais das palavras), além de referência a estados internos (sentimentos, emoções).[79] Em paralelo, uma revisão sistemática recente apontou que a referência a estados internos parece não ser capaz de distinguir crianças com TDL de seus pares em desenvolvimento típico. Porém, os autores alertam que há poucos estudos disponíveis para tal comparação, e que este achado deve ser considerado com cautela.[80]

Dentre as estratégias terapêuticas utilizadas, são mencionadas a modelagem, a dramatização, a discussão metapragmática e o treinamento do cuidador.[16] Quando se referem à narrativa, alguns estudos associam aspectos de outros domínios, como a sintaxe e o vocabulário.[78] Apesar da escassez de estudos na área, há evidências de que a intervenção relacionada ao uso da linguagem seja capaz de aprimorar a iniciativa comunicativa, a relevância e a manutenção do tópico discursivo, e as habilidades narrativas.[16] Entretanto, não é possível confirmar que estes efeitos se apliquem a todos os casos ou se mantenham em longo prazo.[78]

Quando analisado o modelo de intervenção adotado, muitos estudos utilizam uma abordagem indireta, treinando pais ou professores para atuarem como parceiros no processo de intervenção pragmática. Os resultados encontrados sugerem que as crianças apresentem melhoras nos aspectos abordados, especialmente quando conduzidas pelos pais, entretanto o sucesso deste tipo de abordagem depende muito da motivação parental.[78]

Por mais que se esperasse que ao abordar habilidades pragmáticas seria possível realizar intervenção em grupo, a maioria dos estudos atuou com as crianças individualmente, mesmo quando a abordagem indireta foi utilizada.[78] Se por um lado ter apenas uma criança permite maior atenção, é possível que a interação com pares favoreça o uso da linguagem em contexto real de comunicação, potencializando o aprendizado de habilidades pragmáticas.

Os estudos disponíveis não nos permitem afirmar a respeito da intensidade mais benéfica para intervenção pragmática em casos de TDL. Todavia, sinalizam para a necessidade de estudos mais robustos na área que permitam estabelecer os conteúdos prioritários e os contextos mais favoráveis. Em síntese, as evidências disponíveis indicam que a intervenção em habilidades pragmáticas costuma abordar habilidades dialógicas e narrativas, que pode ser conduzida pelo fonoaudiólogo, mas também pelos pais ou professores. Por fim, fica evidente que estas habilidades devem ser consideradas no processo terapêutico desde o início da intervenção.

Intervenção com Foco em Fonologia

Crianças com TDL podem ter alterações de fala de origem fonológica e/ou motora. É necessária uma avaliação minuciosa para que este diagnóstico diferencial seja feito, e o tratamento seja planejado de forma precisa. Neste capítulo, discutiremos as evidências voltadas para as alterações fonológicas. Caso a criança tenha dificuldades no planejamento motor da fala, é necessário buscar literatura especializada nesta temática.[81]

A maioria das pesquisas sobre a eficácia do tratamento na área de fonologia concentra-se em estudos de crianças com Transtorno Fonológico, um subtipo dos Transtornos dos Sons da Fala e que é caracterizado por alterações fonológicas na ausência de prejuízos em outros subsistemas da linguagem.[82] Um estudo de metanálise que incluiu 16 ensaios clínicos randomizados com alto nível de evidência revelou que a terapia fonoaudiológica é eficaz para crianças de 3 a 6 anos com alterações fonológicas.[64] Os estudos incluídos investigaram intervenções realizadas por fonoaudiólogos e/ou pais em contextos de terapia em grupo e/ou individual. As intervenções usaram diferentes tipos de tarefas (discriminação dos sons da fala; produção dos sons de fala) por meio de abordagens hierárquicas (produção de sons em sílabas, palavras, frases) e diferentes modelos de reabilitação fonológica (modelo de ciclos, Metaphon etc.). A estimativa do efeito global da terapia com foco em fonologia foi estatisticamente significante, especialmente para tratamentos administrados por fonoaudiólogos (em vez de pais) e para intervenções com duração superior a oito semanas.[64]

É importante ressaltar que a maioria dos estudos analisados nesta metanálise excluiu participantes com dificuldades em outras áreas da linguagem, como semântica e gramática, o que naturalmente não contempla as crianças com TDL. Quando incluem crianças com TDL, há evidências de que a terapia seja eficaz especialmente para aquelas que não apresentam alterações na linguagem receptiva.[65]

Algumas das intervenções citadas podem, em tese, ser adaptadas para crianças com TDL que apresentam processos fonológicos produtivos (ou sistemáticos).[65] No entanto, crianças com TDL costumam apresentar um perfil fonológico bastante heterogêneo, com processos fonológicos que podem ser classificados tanto como presentes, quanto ausentes no desenvolvimento típico; podendo ocorrer tanto de forma sistemática, quanto assistemática. A escolha do modelo de reabilitação fonológica nos casos mais desviantes do desenvolvimento é completamente diferente da tradicional.[82]

Quando a criança com TDL apresenta processos fonológicos sistemáticos, sejam eles de desenvolvimento ou não, é possível usar abordagens comuns aos Transtornos Fonológicos que envolvem a (re)construção das representações fonológicas ausentes no inventário da criança.[83] É bastante comum, na prática clínica, o uso do modelo de pares mínimos ou o Metaphon para esses fins.

No entanto, quando as trocas fonológicas apresentadas pelas crianças com TDL são assistemáticas, é necessário usar outras abordagens que visem primeiro tornar o inventário fonológico da criança consistente. Para isso, duas abordagens de tratamento se destacaram em um estudo de revisão: a que utiliza livros de histórias para abordar simultaneamente vários aspectos da linguagem expressiva em conjunto com a produção de fala; e o tratamento morfofonológico, que oferece uma abordagem direta e sistemática para atingir simultaneamente objetivos relacionados à morfologia verbal e à fonologia.[83]

Também são muito utilizadas as abordagens que trabalham a fonologia de forma associada à consciência fonológica, o que é útil não apenas para a eliminação das alterações fonológicas, como também para as habilidades de pré-letramento.[84,85] Em suma, há muita evidência científica sobre o efeito de diversos tipos de reabilitação fonológica em crianças com Transtorno Fonológico, mas poucos estudos destinados a avaliar a eficácia da terapia para crianças com TDL que apresentam alterações fonológicas.

Intervenção Parental

Nos anos iniciais de vida o cuidador desempenha papel de enorme relevância nas competências sociais e linguísticas da criança.[86] Embora a prevalência para as dificuldades de linguagem tenha variabilidade, estima-se que aproximadamente 7% das crianças podem ter uma alteração no desenvolvimento da linguagem.[87] Ainda, o ambiente e os fatores genéticos podem atuar de forma cumulativa, agravando o quadro.[88]

As crianças com TDL não seguirão o curso típico para que a aquisição de linguagem aconteça de forma natural, e, assim, precisarão de intervenção em seu ambiente para que não sofram prejuízos que impactem severamente o processo de aprendizagem formal, a inserção social e a vida profissional. Sendo assim, o treinamento e a orientação parental são de suma importância para entender o estímulo ambiental e sua influência na linguagem infantil neste contexto.

As intervenções realizadas pelos pais geralmente acontecem no ambiente domiciliar e podem ser divididas de acordo com o treinamento recebido e a habilidade trabalhada com as crianças. A maior parte dos treinamentos parentais envolve encorajamento das crianças e orientação aos pais para que deixem a criança liderar brincadeiras e situações. Assim, o papel destes será de tutor, quem direciona, corrige e complementa. Geralmente, as crianças não são solicitadas a repetirem as palavras ou alvos, e sim expostas frequentemente aquela mesma estrutura, seja relacionada à fonologia, gramática ou semântica, em diferentes contextos e com diferentes aplicações do alvo.[89-91]

O treinamento parental mais frequente à literatura é o ensino naturalista. Neste modelo, geralmente, fonologia, semântica e estruturas gramaticais são ensinadas de forma implícita.[89] A criança é sempre exposta de forma concreta ao estímulo, ou seja, o alvo presente fisicamente. Os resultados referentes a este tipo de intervenção são positivos para treino de fala e ampliação de vocabulários expressivo e receptivo. Contudo, a literatura não apresenta consistência referente à aquisição de estruturas gramaticais.

Embora o resultado seja positivo para a aquisição de vocabulário, os resultados indicam melhorias no desempenho em medidas formais de linguagem e conversação. A aquisição de palavras-alvo acontece e é influenciada pela intervenção, mas o número total de palavras aprendidas é geralmente baixo.[89,91]

Alguns estudos sugerem que a modelagem de palavras e frases, para direcionar a fonologia e aquisição de estruturas gramaticais, apresentam bons resultados quando os pais são treinados a fazê-la. Os estudos que reportam melhorias gramaticais relataram melhores resultados clínicos para extensão média de enunciado (EME), quando a intervenção foi aplicada pelos pais.[92,93]

CONCLUSÃO

Este capítulo apresentou evidências da eficácia de intervenções para melhorar as habilidades de linguagem de crianças com TDL. Foi possível identificar que a terapia fonoaudiológica com foco em semântica, gramática, fonologia e narrativa é eficaz, em diferentes graus, para crianças com TDL com dificuldades expressivas. As evidências para crianças que também apresentam dificuldades receptivas de linguagem são mais escassas, sendo necessários mais estudos de intervenção com ênfase nesta população.

Embora muito tenha sido produzido nesta área ao longo das duas últimas décadas, ainda são necessárias pesquisas científicas com metodologias robustas para testar o efeito de diferentes tipos de intervenções, implementadas por diferentes agentes, com diferentes durações, em crianças de diferentes idades. No Brasil, a necessidade de investimento nesta área é ainda maior, tendo em vista a escassez de ensaios clínicos randomizados para testar o efeito da terapia fonoaudiológica em crianças com TDL.

REFERÊNCIAS BIBLIOGRÁFICAS

1. Bishop DVM, Snowling MJ, Thompson PA, Greenhalgh T. CATALISE consortium. CATALISE: A Multinational and Multidisciplinary Delphi Consensus Study. Identifying Language Impairments in Children. PloS one. 2016;11(7):e0158753.
2. Norbury CF, Gooch D, Wray C, et al. The impact of nonverbal ability on prevalence and clinical presentation of language disorder: evidence from a population study. J Child Psychol Psychiatry. 2016;57(11):1247-57.
3. Cáceres-Assenço AM, Giusti E, Gândara JP, et al. Por que devemos falar sobre transtorno do desenvolvimento da linguagem. Audiol Commun Res. 2020;25:e2342.
4. Bishop DVM, Snowling MJ, Thompson PA, Greenhalgh T. CATALISE-2 consortium. Phase 2 of CATALISE: a multinational and multidisciplinary Delphi consensus study of problems with language development: Terminology. J Child Psychol Psychiatry. 2017;58(10):1068-80.
5. Reilly S, Tomblin B, Law J, et al. Specific language impairment: a convenient label for whom? Int J Lang Commun Disord, 2014;49(4):416-51.
6. Rudolph JM. Case History Risk Factors for Specific Language Impairment: A Systematic Review and Meta-Analysis. Am J Speech Lang Pathol. 2017;15;26(3):991-1010.

7. Ullman MT, Pierpont EI. Specific language impairment is not specific to language: the procedural deficit hypothesis. Cortex. 2005;41(3):399-433.
8. Archibald LM. Working memory and language learning: A review. Child Lang Teach Therapy. 2017;33(1):5-17.
9. Marini A, Piccolo B, Taverna L, et al. The Complex Relation between Executive Functions and Language in Preschoolers with Developmental Language Disorders. Int J Environ Res Public Health. 2020;17(5):1772.
10. Kapa LL, Plante E. Executive Function in SLI: Recent Advances and Future Directions. Curr Dev Disord Rep. 2015;2(3):245-52.
11. Gallinat E, Spaulding TJ. Differences in the performance of children with specific language impairment and their typically developing peers on nonverbal cognitive tests: a meta-analysis. Journal of speech, language, and hearing research JSLHR. 2014;57(4):1363-82.
12. Laasonen M, Smolander S, Lahti-Nuuttila P, et al. Understanding developmental language disorder – the Helsinki longitudinal SLI study (HelSLI): a study protocol. BMC Psychol. 201821;6(1):24.
13. Cirrin FM, Gillam RB. Language intervention practices for school-age children with spoken language disorders: a systematic review. Lang Speech Hear Serv Sch. 2008;39(1):S110-37.
14. Souza MSL, Cáceres-Assenço AM. Prática baseada em evidências e atuação clínica em linguagem infantil: uma pesquisa online com fonoaudiólogos brasileiros. CoDAS. 2024;36(1):e20220272.
15. American Speech-Language-Hearing Association [Position Statement - homepage internet]. Evidence-based practice in communication disorders; 2018.
16. Gerber S, Brice A, Capone N, et al. Language use in social interactions of school-age children with language impairments: an evidence-based systematic review of treatment. Lang Speech Hear Serv Sch. 2012;43(2):235-49.
17. Dollaghan CA. The Handbook for Evidence-Based Practice in Communication Disorders. Baltimore: Brookes Publishing; 2007.
18. Law J, Charlton J, Asmussen K. Language as a child wellbeing indicator. London: Early Intervention Foundation. 2017.
19. Barthes R. Elementos de Semiologia. Trad. Blikstein I. São Paulo: Cultrix; 1971.
20. Hjelmslev L. Prolegômenos a uma teoria da linguagem. São Paulo: Perspectiva; 1975.
21. Saussure F. Curso de linguística geral. São Paulo: Cultrix; 1969.
22. Sim-Sim I. Desenvolvimento conceitual e lexical: que relação? Rev Port Educ. 1992;5(2):21-9.
23. La Taille Y. O lugar da interação social na concepção de Jean Piaget. In: La Taille Y, Oliveira MK, Dantas H (Eds.). Piaget, Vygotsky, Wallon: teorias psicogenéticas em discussão. São Paulo: Summus. 1992. p. 11-21.
24. Oliveira MK. Vygotsky e o processo de formação de conceitos. In: La Taille Y, Oliveira MK, Dantas H (Eds.). Piaget, Vygotsky, Wallon: teorias psicogenéticas em discussão. São Paulo: Summus. 1992. p. 23-33.
25. Piaget J. Seis Estudos de Psicologia. 23. ed. Rio de Janeiro: Forense Universitária; 1998.
26. Leonard LB, Schwartz RG, Chapman K, et al. Early lexical acquisition in children with specific language impairment. J Speech Hear Res. 1982;25(4):554-64.
27. Rescorla L, Mirak J, Singh L. Vocabulary growth in late talkers: lexical development from 2;0 to 3;0. J Child Lang. 2000;27(2):293-311.
28. Ellis Weismer S, Hesketh LJ. Lexical learning by children with specific language impairment: effects of linguistic input presented at varying speaking rates. J Speech Hear Res. 1996;39(1):177-90.
29. Gray S. Word-learning by preschoolers with specific language impairment: what predicts success? J Speech Lang Hear Res. 2003;46(1):56-67.
30. Gray S. Word learning by preschoolers with specific language impairment: predictors and poor learners. J Speech Lang Hear Res. 2004;47(5):1117-32.
31. Gray S. Word learning by preschoolers with specific language impairment: effect of phonological or semantic cues. J Speech Lang Hear Res. 2005;48(6):1452-67.

32. Riches NG, Tomasello M, Conti-Ramsden G. Verb learning in children with SLI: frequency and spacing effects. J Speech Lang Hear Res. 2005;48(6):1397-411.

33. Gândara, JP. Aquisição lexical no desenvolvimento normal e alterado de linguagem – um estudo experimental. Doutorado [tese]. São Paulo: Universidade de São Paulo; 2008.

34. Storkel HL, Voelmle K, Fierro V, et al. Interactive book reading to accelerate word learning by kindergarten children with specific language impairment: identifying an adequate intensity and variation in treatment response. Lang Speech Hear Serv Sch. 2017;48(1):16-30.

35. Tomasello M, Barton ME. Learning words in nonostensive contexts. Dev Psychol. 1994;30(5):639-50.

36. Beck IL, McKeown MG. Increasing young, low-income children's oral vocabulary repertoires through rich and focused instruction. Elem Sch J. 2007;107(3):251-71.

37. Justice LM, Schmitt MB, Murphy KA, et al. The 'robustness' of vocabulary intervention in the public schools: targets and techniques employed in speech-language therapy. Int J Lang Commun Disord. 2014;49(3):288-303.

38. Wright L, Pring T, Ebbels S. Effectiveness of vocabulary intervention for older children with (developmental) language disorder. Int J Lang Commun Disord. 2018;53(3):480-94.

39. McGregor KK, Arbisi-Kelm T, Eden N, Oleson J. The word learning profile of adults with developmental language disorder. Autism Dev Lang Impair. 2020;5:1-19.

40. McKeown MG, Beck IL, Omanson RC, Pople MT. Some effects of the nature and frequency of vocabulary instruction on the knowledge and use of words. Read Res Q. 1985;20(5):522-35.

41. Cain K, Lemmon K, Oakhill J. Individual differences in the inference of word meanings from context: the influence of reading comprehension, vocabulary knowledge and memory capacity. J Educ Psychol. 2004;96(4):671-81.

42. Ebbels SH, Bannister L, Holland B, Campbell L. Effectiveness of intervention focused on vocational course vocabulary in post-16 students with (developmental) language disorder. Int J Lang Commun Disord. 2022;57(6):1334-53.

43. McGregor KK, Smolak E, Jones M, et al. What children with developmental language disorder teach us about cross-situational word learning. Cogn Sci. 2022;46(2):e13094.

44. Broadley I, Boersma P, Rispens J. Implicit cross-situational word learning in children with and without developmental language disorder and its relation to lexical-semantic knowledge. Front Commun. 2023;8:1021654.

45. Murphy A, Franklin S, Breen A, et al. A whole class teaching approach to improve the vocabulary skills of adolescents attending mainstream secondary school, in areas of socioeconomic disadvantage. Child Lang Teach Ther. 2017;33(2):129-44.

46. Spencer S, Clegg J, Lowe H, Stackhouse J. Increasing adolescents' depth of understanding of cross-curriculum words: an intervention study. Int J Lang Commun Disord. 2017;52(5):652-68.

47. Dyson H, Solity J, Best W, Hulme C. Effectiveness of a small-group vocabulary intervention programme: evidence from a regression discontinuity design. Int J Lang Commun Disord. 2018;53(5):947-58.

48. Joffe VL, Rixon L, Hulme C. Improving storytelling and vocabulary in secondary school students with language disorder: a randomized controlled trial. Int J Lang Commun Disord. 2019;54(4):656-72.

49. Lowe H, Henry L, Joffe VL. The effectiveness of classroom vocabulary intervention for adolescents with language disorder. J Speech Lang Hear Res. 2019;62(8):2829-46.

50. Throneburg RN, Calvert LK, Sturm JJ, et al. A comparison of service delivery models: effects on curricular vocabulary skills in the school setting. Am J Speech Lang Pathol. 2000;9:10-20.

51. Ebbels SH, Nicoll H, Clark B, et al. Effectiveness of semantic therapy for word-finding difficulties in pupils with persistent language impairments: a randomized control trial. Int J Lang Commun Disord. 2012;47(1):35-51.

52. Best W, Hughes LM, Masterson J, et al. Intervention for children with word-finding difficulties: a parallel group randomised control trial. Int J Speech Lang Pathol. 2018;20(7):708-19.

53. Good JE, Lance DM, Rainey J. The effects of morphological awareness training on reading, spelling, and vocabulary skills. Commun Disord Q. 2015;36(3):142-151.

54. Tomasello M. Constructing a Language: A Usage-Based Theory of Language Acquisition. Cambridge: Harvard University Press; 2003.

55. Gerken L. Acquiring linguistic structure. In: Hoff E, Shatz M. Handbook of language development. Oxford: Blackwell Publishing Ltd. 2007. p. 173-90.

56. Vasilyeva M, Waterfall H, Huttenlocher J. Emergence of syntax: Commonalities and differences across children. Dev Sci. 2008;11(1):84-97.

57. Krishnan S, Watkins KE, Bishop DVM. Neurobiological Basis of Language Learning Difficulties. Trends Cogn Sci. 2016;20(9):701-14.

58. Lum JA, Conti-Ramsden G, Morgan AT, Ullman MT. Procedural learning deficits in specific language impairment (SLI): a meta-analysis of serial reaction time task performance. Cortex. 2014;51(100):1-10.

59. Weil LW, Schuele CM. Complex Syntax Interventions for Young Children with Language Impairments. EBP Briefs. 2019;13(5):iii,1-9.

60. Ebbels S. Teaching grammar to school-aged children with specific language impairment using Shape Coding. Child Lang Teach Therapy. 2007;23(1):67-93.

61. Ebbels SH, Marić N, Murphy A, Turner G. Improving comprehension in adolescents with severe receptive language impairments: a randomized control trial of intervention for coordinating conjunctions. Int J Lang Commun Disord. 2014;49(1):30-48.

62. Zwitserlood R, Wijnen F, van Weerdenburg M, Verhoeven L. 'MetaTaal': enhancing complex syntax in children with specific language impairment--a metalinguistic and multimodal approach. Int J Lang Commun Disord. 2015;50(3):273-97.

63. Fan S, Ma B, Song X, Wang Y. Effect of language therapy alone for developmental language disorder in children: A meta-analysis. Front Psychol. 2022;13:922866.

64. Law J, Garrett Z, Nye C. Speech and language therapy interventions for children with primary speech and language delay or disorder. Cochrane Database Syst Rev. 2003(3):CD004110.

65. Law J, Garrett Z, Nye C. The efficacy of treatment for children with developmental speech and language delay/disorder: a meta-analysis. J Speech Lang Hear Res. 2004;47(4):924-43.

66. Tarvainen S, Launonen K, Stolt S. Oral language comprehension interventions in school-age children and adolescents with developmental language disorder: A systematic scoping review. Autism Dev Lang Impair. 2021;6.

67. Segura-Pujol H, Briones-Rojas C. Treatment intensity for developmental language disorder: A systematic review. Int J Speech Lang Pathol. 2021;23(5):465-74.

68. Smith-Lock K, Leitão S, Lambert L, et al. Daily or weekly? The role of treatment frequency in the effectiveness of grammar treatment for children with specific language impairment. Int J Speech Lang Pathol. 2013;15(3):255-67.

69. Baird G, Norbury CF. Social (pragmatic) communication disorders and autism spectrum disorder. Arch Dis Child. 2016;101(8):745-51.

70. Nilsson KK, de López KJ. Theory of Mind in Children With Specific Language Impairment: A Systematic Review and Meta-Analysis. Child De. 2016;87(1):143-53.

71. Andrés-Roqueta C, Katsos N. A Distinction Between Linguistic and Social Pragmatics Helps the Precise Characterization of Pragmatic Challenges in Children With Autism Spectrum Disorders and Developmental Language Disorder. J Speech Lang Hear Res. 2020;63(5):1494-1508.

72. World Health Organization. ICD-11 for mortality and morbidity statistics. Version: 2019 April. Geneva: WHO; [Internet]. 2019.

73. Adams C, Lockton E, Collins A. Metapragmatic Explicitation and Social Attribution in Social Communication Disorder and Developmental Language Disorder: A Comparative Study. J Speech Lang Hear Res. 2018;61(3):604-18.

74. Ellis Weismer S, Tomblin JB, Durkin MS, et al. A preliminary epidemiologic study of social (pragmatic) communication disorder in the context of developmental language disorder. Int J Lang Commun Disord. 2021;56(6):1235-48.

75. Hage SVR, Sawasaki LY, Hyter Y, Fernandes FDM. Social Communication and pragmatic skills of children with Autism Spectrum Disorder and Developmental Language Disorder. Codas. 2021;34(2):e20210075.

76. Kk Nair V, Clark GT, Siyambalapitiya S, Reuterskiöld C. Language intervention in bilingual children with developmental language disorder: A systematic review. Int J Lang Commun Disord, 2023;58(2):576-600.

77. Pereira T, Lousada M. Psychometric Properties of Standardized Instruments that are Used to Measure Pragmatic Intervention Effects in Children with Developmental Language Disorder: A Systematic Review. J Autism Dev Disord. 2023;53(5):1764-80.

78. Jensen de López KM, Kraljević JK, Struntze ELB. Efficacy, model of delivery, intensity and targets of pragmatic interventions for children with developmental language disorder: A systematic review. Int J Lang Commun Disord. 2022;57(4):764-781.

79. Channell MM, Loveall SJ, Conners FA, et al. Narrative Language Sampling in Typical Development: Implications for Clinical Trials. Am J Speech Lang Pathol. 2018;27(1):123-35.

80. Winters KL, Jasso J, Pustejovsky JE, Byrd CT. Investigating Narrative Performance in Children With Developmental Language Disorder: A Systematic Review and Meta-Analysis. J Speech Lang Hear Res. 2022;65(10):3908-29.

81. Hammer D, Eber C. O Guia do Fonoaudiólogo para o Tratamento da Apraxia de Fala da Infância: estratégias efetivas de terapia para crianças pequenas, pré-escolares e crianças em idade escolar. Ed. Português Brasileiro. Pró-Fono (Brasil) e Speech Corner (USA) em Parceria com a Associação Brasileira de Apraxia da Fala na Infância e Adolescência (Abrapraxia); 2021.

82. Hoover JR. Phonological Treatment Options for Children with Expressive Language Impairment. Semin Speech Lang. 2019;40(2):138-48.

83. Mota HB. Terapia Fonoaudiológica Para os Desvios Fonológicos. São Paulo: Revinter. 2001.

84. Ritter MJ, Park J, Saxon TF, Colson KA. A Phonologically Based Intervention for School-Age Children With Language Impairment: Implications for Reading Achievement. J Lit Res. 2013;45(4):356-85.

85. Crowe K, Cuervo S, Guiberson M, Washington KN. A Systematic Review of Interventions for Multilingual Preschoolers With Speech and Language Difficulties. J Speech Lang Hear Res. 2021;64(11):4413-38.

86. Tosh R, Arnott W, Scarinci N. Parent-implemented home therapy programmes for speech and language: a systematic review. Int J Lang Commun Disord. 2017;52(3):253-69.

87. Lipman EL, Offord DR, Boyle MH. What if we could eliminate child poverty? Soc Psychiatry Psychiatr Epidemiol. 1996;31(5):303-7.

88. Aram DM, Nation JE. Preschool language disorders and subsequent language and academic difficulties. J Commun Disord. 1980;13(2):159-70.

89. Cable CL, Domsch C. Systematic review of the literature on the treatment of children with late language emergence. Int J Lang Commun Disord. 2011;46(2):138-54.

90. Rvachew S. Speech perception training can facilitate sound production learning. J Speech Hear Res. 1994;37(2):347-57.

91. Law J, Levickis P, Rodríguez-Ortiz IR, et al. Working with the parents and families of children with developmental language disorders: An international perspective. J Commun Disord. 2019;82:105922.

92. Gibbard D. Parental-based intervention with pre-school language-delayed children. Eur J Disord Commun. 1994;29(2):131-50.

93. van Balkom H, Verhoeven L, van Weerdenburg M, Stoep J. Effects of Parent-based Video Home Training in children with developmental language delay. Child Lang Teach Therapy. 2010;26(3), 221-37.

CAPÍTULO 7

INTERVENÇÃO FONOAUDIOLÓGICA NOS TRANSTORNOS DOS SONS DA FALA

Ana Vogeley ▪ Helena da Silva

Ísatis Rachel Silva Cavalcante Firmino ▪ Vanessa Giacchini

OBJETIVOS DE APRENDIZAGEM

- Realizar uma análise abrangente e crítica para identificar possíveis alvos de intervenção em Terapia para os Transtornos dos Sons da Fala (TSF), considerando uma variedade de métodos terapêuticos discutidos neste capítulo;
- Desenvolver habilidades para gerenciar variáveis relacionadas ao paciente, ao ambiente clínico e ao cuidador, fundamentando a escolha de abordagens terapêuticas baseadas em evidências (PBE). Isso inclui discernimento para identificar métodos apropriados para perfis específicos de pacientes e contextos particulares, considerando a diversidade de métodos;
- Demonstrar habilidade na seleção criteriosa de estímulos, utilizando princípios, como frequência, funcionalidade, probabilidade fonotática, densidade de vizinhança e facilitação contextual.
- Aplicar conscientemente os Princípios de Aprendizagem Motora de Fala (PAMF), especialmente nos métodos discutidos neste capítulo;
- Desenvolver habilidades para explorar o monitoramento do progresso terapêutico, destacando a aplicabilidade nos métodos específicos discutidos no capítulo, abordando de maneira mais abrangente essa dimensão nos diferentes métodos apresentados.

INTRODUÇÃO

O termo Transtorno dos Sons da Fala (TSF) é usado para abarcar dificuldades na produção de sons da fala em crianças.[1] Abrange tanto déficits articulatórios, quanto fonológicos e motores. Crianças com TSF podem ter qualquer combinação de dificuldades em: percepção, articulação, produção motora, representação fonológica de segmentos de fala (consoantes e vogais), fonotática (formas de sílabas e palavras) e prosódia (acentos lexicais e frasais, ritmo, ênfase e entonação) que podem afetar a inteligibilidade e aceitabilidade da fala.

Shriberg *et al.*[2] desenvolveram um sistema de classificação para os TSF que ampliam as possibilidades de combinações e guinadas terapêuticas. Os TSF são classificados em 3 grupos: o Transtorno Fonológico (TF), os Erros Residuais/Persistentes de Fala (ERF) e os Transtornos Motores de Fala (TMF), que podem ser a Apraxia de Fala na Infância (AFI), o Atraso Motor de Fala (AMF), a Disartria desenvolvimental (DD) e a combinação AFI + DD.

O fonoaudiólogo dispõe de uma variedade de abordagens de intervenção para crianças com TSF. Internacionalmente, as organizações incentivam os fonoaudiólogos a tomar decisões clínicas de acordo com as melhores evidências disponíveis, com as diretrizes éticas e documentos de função e responsabilidade, como documentos específicos que descrevem a função ou o papel de uma determinada estratégia ou intervenção terapêutica em relação ao diagnóstico, tratamento ou manejo de uma condição médica específica, de modo que todas as crianças com TSF tenham a inteligibilidade da fala melhorada antes do início da alfabetização, reduzindo riscos de futuras dificuldades acadêmicas e socioemocionais.[3]

O TSF é uma condição de alta prevalência em crianças pré-escolares.[4] Em resposta a isso, foram desenvolvidas várias intervenções que variam metodologicamente. Algumas revisões sistemáticas da literatura examinaram a eficácia dessas intervenções para crianças com TSF em todas as faixas etárias.[5] Diferentes abordagens de intervenção podem ser necessárias para crianças com diferentes apresentações de TSF, por isso, os fonoaudiólogos tendem a favorecer o uso de uma ou de duas determinadas abordagens, muitas vezes combinadas em um pacote eclético, presumivelmente com a expectativa de que um dos elementos contemple as necessidades específicas da criança.[6] Muitas vezes, corre-se o risco de pensar a terapia com base no diagnóstico. No caso de um TF, o fonoaudiólogo pode escolher uma intervenção de base fonológica, assim como no caso de AFI, uma intervenção de base motora. No entanto, a terapia é de base fenomenológica, com base nos achados (sinais e sintomas), ainda que esses façam parte do raciocínio diagnóstico. Sabe-se que terapias fonológicas não funcionam para TMF, como a AFI, no entanto, há relatos de terapias híbridas (fonológica e motora) bem-sucedidas para TF[7]e de base motora para ERF.[8,9]

A terapia tradicional baseada em diagnóstico pode levar a uma abordagem padronizada de tratamento, focando em um determinado transtorno, no diagnóstico, mas nem sempre abordando os achados clínicos específicos e únicos. Por outro lado, a terapia baseada em fenômenos, sintomas (evidências) busca uma compreensão mais holística do paciente, podendo ser mais flexível e adaptável às necessidades do paciente, permitindo ao terapeuta criar um plano de tratamento mais personalizado e eficaz. Por conta disso, a terapia baseada em sinais e sintomas, ou fenomenológica, tende a ser mais congruente às Práticas Baseadas em Evidências (PBE), não seguindo somente as diretrizes homogêneas para as categorias diagnósticas previamente estabelecidas. Ao contrário, lida com os transtornos com uma abordagem mais espectral e mais dinâmica, entendendo que um transtorno pode, apesar de sua codificação fixa no genótipo, expressar diferentes fenótipos entre os sujeitos e até mesmo intrassujeito, ao longo da vida.

O raciocínio clínico desempenha, portanto, um papel crítico, no entanto, pouco se sabe sobre como esse processo se configura na prática. Alguns autores concluíram que os fonoaudiólogos usam sua experiência em vez do conhecimento científico. Isso se deve à falta de tempo para ler artigos científicos e à falta de evidências científicas suficientes para certas combinações de intervenções ou métodos.[10] Padrões de tomada de decisão podem servir como pontos de partida para novas pesquisas sobre eficácia do tratamento.[11]

Como tornar a intervenção mais curta e eficaz? Uma das respostas pode ser envolver ativamente os pais na intervenção e dar aos pais uma descrição clara do dever de casa. O período de intervenção é mais curto e eficaz, quando as metas são específicas e formuladas juntamente aos pais no início das sessões e ajustadas ao longo do processo.[11] Outro fator é a estimulabilidade ou a capacidade da criança de pronunciar sons isolados ou mesmo em uma palavra. Mas não haverá um programa de intervenção, ainda que combinado, que funcione igualmente para todas as crianças com TSF. Além disso, é preciso levar em consideração a idade, a gravidade, as comorbidades, os recursos dos quais a família dispõe, o suporte educacional, e os achados fonoaudiológicos que levaram ao diagnóstico.

Não há consenso sobre qual intervenção usar para uma determinada criança com um TSF específico. O fato de fonoaudiólogos combinarem intervenções não é um problema em si. Eles têm suas razões e veem as crianças progredirem durante as sessões. O recomendado é investigar a eficácia dessas combinações, enquanto evidência interna é ter sua prática baseada em evidências. A terapia, afinal, é baseada em diagnóstico ou em evidências?

ABORDAGENS DE INTERVENÇÃO: ARTICULATÓRIAS, FONOLÓGICAS E MOTORAS

Uma alternativa é classificar as intervenções e tentar mapeá-las nos tipos de dificuldades que as crianças com TSF podem experimentar.[12] Normalmente, as intervenções são agrupadas quanto ao nível de processamento a que visam: entrada, em que a criança responde a estímulos auditivos; armazenamento, em que a criança é convidada a refletir sobre suas representações armazenadas de palavras como um meio de desafiar as representações imprecisas existentes; ou saída, que exigem que a criança produza a fala em resposta à imitação ou a algum outro estímulo.

Há 5 categorias de intervenção: ambiental, perceptivo-auditiva, cognitivo-linguística, de produção e integrada.[5] A abordagem ambiental faz uso de interações cotidianas, em vez de atividades direcionadas específicas. Isso inclui procedimentos descritos, como "intervenção naturalista", bem como a modelagem e reformulação das produções espontâneas de uma criança. As intervenções perceptuais auditivas incluem atividades que visam aumentar a exposição aos sons que estão sendo direcionados, como na estimulação auditiva focada e tarefas de discriminação destinadas a aumentar as habilidades de percepção de fonemas. As cognitivo-linguísticas envolvem a criança em um processamento de nível superior, confrontando a criança com seu conjunto reduzido de contrastes ou aumentando a consciência dos sons na fala. As intervenções motoras, com foco na produção, têm como objetivo a seleção de estratégia de movimento, fornecendo suporte para planos e programas motores que ajudam a criança a organizar e montar conjunto de sub-rotinas de comando e sequências de movimento previsíveis (automatizáveis), daí a importância do treino com intensidade de prática.[13,14] As integradas, também chamadas ecléticas, não são aleatórias, mas combinam técnicas de acordo com as necessidades da criança. Esse processo de hibridação terapêutica é extremamente criterioso.

Em geral, as abordagens de intervenção têm sido influenciadas pela psicolinguística, que traça uma fronteira bem delimitada entre processos fonológicos e fonética/articulação.[15] Assim, os sistemas de classificação de TSF acabam subespecificando as relações complexas entre a etiologia, os déficits de processamento e os níveis comportamentais (sintomas de fala).[16] O termo neutro TSF é atualmente usado como um meio-termo para contornar as restrições associadas à dicotomia articulação *versus* fonologia.

Uma perspectiva alternativa é baseada na noção de "gesto" articulatório dentro dos conceitos da Fonologia Articulatória, reconcilia a dicotomia fonético-fonológica e discute a interconectividade entre esses níveis e a natureza dos TSF.[17] Essa proposta gera um escopo único que abrange processos linguísticos (fonológicos) e motores de maneira unificada. Assim, o "gesto" articulatório serve como unidade de contraste fonológico e caracterização dos movimentos resultantes. Os autores[18] especulam que crianças com TSF podem ocupar a extremidade inferior do em da habilidade motora da fala e que as diferenças que observamos nos erros dos sons da fala entre os subtipos de TSF podem ser diferenças em como esses indivíduos desenvolvem estratégias para lidar com os desafios de estar na extremidade inferior do *continuum* da habilidade motora da fala. Esta é uma mudança crítica no pensamento sobre as causas (distais e proximais) dos TSF.

Muitas crianças apresentam semelhanças em seus sintomas comportamentais e talvez a noção tradicional de separar questões fonológicas de motoras deva ser questionada e substituída por uma compreensão mais ampla de como todos os níveis envolvidos na produção da fala fazem parte de um sistema complexo com etapas de processamento altamente integradas e acopladas em diferentes escalas de tempo.[19]

Dessa forma, para estabelecer um planejamento terapêutico eficaz, é necessário analisar a natureza dos erros, se decorrentes de falhas no uso de sons, relacionados a aspectos linguísticos da produção da fala (fonológicos), se decorrentes de alterações musculoesqueléticas (articulatórias), ou se há envolvimento motor, com falhas em planejamento e programação dos sons da fala (motores). É importante considerar, inclusive, se há sobreposição de falhas, uma vez que uma criança pode manifestar erros de diversas naturezas e podem precisar de diferentes abordagens de tratamento.

Abordagens Articulatórias

As abordagens articulatórias visam à produção correta do(s) som(s)-alvo, de forma isolada, ou mesmo em sílabas. Baseiam-se em Movimentos Orofaciais Sem Fala (MOSF, do inglês *Non-Speech Oral Movements* – NSOMs) e são normalmente indicados para o tratamento de dificuldades de origem musculoesquelética.[3] Se associados a um TSF ou a um TMF, a associação, nesse caso, pode ser bem sucedida. A lógica subjacente a essa abordagem reside na compreensão de que um controle motor oral imaturo ou inadequado pode resultar em uma articulação deficiente, justificando a necessidade de fortalecer os articuladores antes de direcionar esforços para a produção correta dos sons. Esta abordagem articulatória, portanto, destaca a importância de um fundamento motor sólido como pré--requisito para aprimorar a articulação fonética.

A abordagem articulatória na terapia da fala assume um papel crucial ao lidar com transtornos na fala, especialmente quando questões estruturais estão envolvidas, como fissura palatina ou restrições de mobilidade. Em casos de fissura palatina, por exemplo, as alterações anatômicas podem impactar diretamente a produção dos sons da fala, exigindo uma atenção especial à articulação e à coordenação dos órgãos fonoarticulatórios. A intervenção articulatória em casos de fissura palatina frequentemente inclui estratégias para corrigir a posição dos articuladores, particularmente o palato mole, para promover uma melhor oclusão e controle durante a produção dos sons. Exercícios focados na mobilidade e fortalecimento dos músculos relacionados, como o músculo elevador do véu palatino, são comuns nesse contexto, visando melhorar a função articulatória.

Além disso, em situações em que há restrições de mobilidade devido a fatores, como cirurgias prévias ou condições médicas, a terapia articulatória pode ser adaptada para abordar diretamente essas limitações. Exercícios específicos de mobilidade e amplitude de movimento são incorporados para otimizar a funcionalidade dos órgãos fonoarticulatórios, possibilitando uma articulação mais eficaz dos sons da fala.

É crucial reconhecer que, em muitos casos, a abordagem articulatória não é isolada; ela pode ser integrada a outras modalidades terapêuticas, como terapia motora orofacial, para fornecer uma intervenção abrangente e holística. A compreensão aprofundada das questões estruturais associadas a distúrbios na fala é fundamental para personalizar e adaptar estratégias terapêuticas que abordem não apenas os aspectos articulatórios, mas também as necessidades específicas de cada indivíduo.

A fala só é fala quando todos os componentes envolvidos estão presentes,[19] ou seja, os domínios pragmáticos, semânticos, morfossintáticos e fonológicos, incluindo os fonéticos. A articulação de um som isolado exalta o componente fonético da fala, mas não liga aos outros domínios linguísticos. Os Movimentos Orofaciais Sem Fala (MOSF), ou não verbais, portanto, podem não ser relevantes na intervenção dos TMF, a não ser quando há uma alteração musculoesquelética associada. Não há evidências de que seja eficaz ou um complemento à intervenção de crianças com TSF.[20] Uma revisão[21] encontrou apenas 3 estudos em que foram examinados exercícios de não fala para crianças com disartria, e nenhum deles mostrou qualquer melhora. A falta de evidências para a eficácia dos MOSF deve ter implicações nas tomadas de decisões em relação ao plano de intervenção.

Abordagens Fonológicas

Tradicionalmente, os alvos são selecionados com base nas características associadas aos sons individuais com erro e são direcionados sons ou grupos de sons (classes naturais) supostamente mais fáceis de produzir ou previstos na sequência de desenvolvimento. Abordagens fonológicas visam a um grupo de sons com padrões de erro semelhantes, embora o tratamento real possa visar a sons individuais. A proposta é ajudar a criança a internalizar as regras fonológicas e generalizar essas regras para outros sons dentro do padrão (p. ex., exclusão de consoante final, redução de encontro consonantal).

As abordagens fonológicas sofreram grande mudança em seus princípios, a partir do entendimento de que as dificuldades da criança se referem aos contrastes e aos traços distintivos, enquanto unidades mínimas de análise. Com isso, não é mais indicado o tratamento de todos os fonemas alterados, mas, sim, dos traços ausentes ou em processo de aquisição. Além disso, já é consenso que, através do processo cognitivo de generalização, o trabalho com certos fonemas leva à aquisição de outros, cujos traços sejam compartilhados. Assim, as teorias fonológicas passaram a estar incorporadas nas intervenções fonoaudiológicas.

Abordagens fonológicas e articulatórias podem ser usadas na terapia com o mesmo indivíduo em momentos diferentes ou por razões diferentes.[21] Ambas participam das seguintes fases: estabelecimento: aquisição de sons-alvo e produção voluntária; generalização: transferência para outros grupos ou unidades, como sílabas, palavras, frases, conversação; e manutenção: estabilização e automatização com automonitoramento da fala e autocorreção.

Historicamente, os alvos costumavam ser selecionados com base na ordem de aquisição em crianças com desenvolvimento típico. Mais adiante, passou-se a considerar elementos fonológicos mais complexos/marcados e ausentes no sistema fonológico da criança para estimular a aprendizagem em cascata e generalizada de sons.[22,23] A abordagem fonológica sistêmica ainda considera como meta alcançar a reorganização fonológica máxima com o mínimo de intervenção. Assim, a seleção do alvo é baseada em uma métrica de distância. Os alvos podem ser maximamente distintos do erro da criança em termos de lugar, voz e maneira e também podem ser maximamente diferentes em termos de maneira, local de produção e vozeamento entre si. Além disso, a terapia fonológica estabelece como alvos aqueles que mais afetam a inteligibilidade.

A seleção dos alvos ainda considera que alguns contextos (fonológicos/fonéticos) podem facilitar a produção de um determinado som. Isso pode ser útil para crianças que usam sons inconsistentes e precisam de um método para facilitar a produção consistente desse som em outros contextos.[24,25] A sílaba funciona como bloco de construção para a prática em níveis mais complexos. Por exemplo, a produção de **t** pode ser facilitada com uma vogal anterior alta, no contexto fonológico seguinte ou precedente, como em "tia" ou "apito", respectivamente, ainda que a plosiva coronal seja produzida como africada, como na maioria dos dialetos nacionais.

Modelos da fonologia não linear, como o da Geometria dos Traços com a possibilidade de representação conjunta de vogais e consoantes, permitem que o terapeuta lance mão de segmentos de fácil articulação, como gatilhos ou como estratégia de facilitação na produção dos sons que possuem alguma propriedade de difícil articulação pela criança com TF. As relações implicacionais que esse modelo considera existir entre determinados sons da língua podem auxiliar na promoção da generalização, como efeito terapêutico. A grande contribuição desse modelo para a terapia fonoaudiológica é utilizar, para as vogais, os mesmos pontos das consoantes. Pela possibilidade de espraiamento e atuação conjunta entre vogais e consoantes, na qual a vogal funciona como gatilho, o planejamento terapêutico pode ser repensado.[26]

Abordagens fonológicas enfatizam os contrastes sonoros necessários para diferenciar uma palavra da outra. As abordagens de contraste usam pares de palavras contrastantes como alvos em vez de sons individuais. Existem 4 abordagens contrastivas: oposições mínimas, oposições máximas, tratamento do conjunto vazio e oposições múltiplas:[27,28]

- *Oposições mínimas (também conhecida como terapia de "pares mínimos")*: usa pares de palavras que diferem por apenas um fonema ou um único traço sinalizando uma mudança no significado. Pares mínimos são usados para ajudar a estabelecer contrastes não presentes no sistema fonológico da criança (p. ex., sal ['saw] ~ xau ['ʃaw]). A produção de um som-alvo geralmente se generaliza para outros sons que compartilham a propriedade, como outro da mesma classe natural;
- *Oposições máximas*: usa pares de palavras contendo um som contrastivo maximamente distinto e varia em múltiplas dimensões (voz, lugar e maneira) para ensinar um som desconhecido (p. ex., jaca e tatu, para uma criança que tem plosivas estáveis no sistema). Usa pares mínimos com oposições máximas de traços em 3 dimensões: quanto ao número de oposições; quanto à natureza das distinções dos traços, de classe principal ou não e quanto à presença dos fonemas no sistema. Na hierarquia, a escolha de pares mínimos com distinção de classe principal, maximamente opostos e a partir de dois fonemas novos, é a melhor configuração. Quanto maior a distinção, maior o ganho terapêutico. Visar a oposições máximas pode ser mais eficaz do que pares mínimos. O Tratamento do Conjunto Vazio (*Empty Set*) integra o modelo de oposições máximas, usando pares de palavras contendo 2 sons de oposição máxima (p. ex., palavras com/r/e/d/desconhecidos para a criança). Os sons-alvo são desconhecidos, independentes e extremamente diferentes um do outro. O método pressupõe que a distinção dos sons-alvo facilita o aprendizado, uma vez que a criança preencha as lacunas do inventário com base na distinção dos pares e aprenda 2 novos sons simultaneamente;[29,30]
- *Oposições múltiplas*: usa pares de palavras contrastando o som de erro de uma criança com 3 ou 4 sons estrategicamente selecionados que refletem tanto a proximidade, como a distinção máxima. Envolve vários pares contrastantes do erro da criança com vários sons-alvo, selecionados com base no colapso do inventário. O sistema funcional da criança é usado como base para a seleção de alvos. Não se baseia em padrões de erros fonológicos que possam descrever componentes dos sistemas (p. ex., [t] para/k/como

- *Tarefa simples* vs. *complexa*: foco em sons e sequências "mais fáceis" (o que a criança pode dizer, mais fácil/precoce) em comparação a sons/sequências mais complexas;
- *Foco de atenção externo* vs. *interno:* o primeiro com foco nos efeitos dos movimentos em vez dos movimentos em si, como no segundo.

A prática é responsável pela maior parte da sessão. Alguns tratamentos de base motora passam explicitamente da pré-prática para a prática (ReST), alguns usam a pré-prática que desaparece na prática (DTTC), e outros usam apenas a pré-prática (*Nuffield Dyspraxia Programme* – NDP3).

É consenso que a intervenção intensiva é prerrogativa para melhorar o planejamento motor. No entanto, o perfil e as necessidades da criança irão determinar como será essa distribuição. Isso depende de diversos fatores, como idade, capacidade de atenção, comorbidades associadas e o objetivo terapêutico. Saber flexibilizar o plano terapêutico e empoderar os pais ou fortalecer a parentalidade ativa nesse processo faz diferença no progresso. Assim, o número de sessões por semana deve ser ajustado com base em severidade, capacidade de participação da criança, apoio familiar/educacional e outras intervenções.

A Classificação Internacional de Funcionalidade (CIF)[45] demonstra que há vários tratamentos baseados em evidências disponíveis para crianças com TMF que abordam o planejamento e programação motora e a gama de sintomas possíveis e não se limitam apenas à articulação. As crianças também podem ter comorbidades, como déficits motores finos e grossos, deficiências sensoriais e distúrbios cognitivo-linguísticos que também requerem avaliação e consideração. Maximizar a participação da criança, aumentando a comunicação social, é crucial e os sistemas de Comunicação Aumentativa e Alternativa (CAA) podem apoiar a comunicação cotidiana, enquanto habilidades motoras da fala estão se desenvolvendo.

A CIF permite considerar como uma falha afeta a estrutura e o funcionamento do corpo e como afeta as atividades diárias e a participação em vários contextos. Além disso, encoraja a considerar até que ponto diferentes fatores pessoais e ambientais podem impactar positiva ou negativamente a vida e a terapia, enfatizando quais tratamentos baseados em evidências podem ser ideais para os vários perfis exibidos por crianças nessa população de TSF.[45]

De acordo com as evidências disponíveis, os métodos com maior evidência de eficácia para terapia motora de fala em crianças com TMF são o *Dynamic Temporal and Tactile Cueing* (DTTC), o ReST, o *Prompts for Restructuring Oral Muscular Phonetic Targets* (PROMPT), o *Nuffield Dyspraxia Programme* (NDP3) e o *Biofeedback* por ultrassom.

É imperativo adotar uma gestão terapêutica embasada na compreensão precisa de quais abordagens são eficazes para cada indivíduo e em qual momento específico. A avaliação não se limita a determinar se uma abordagem é eficaz, mas sim a analisar as evidências que sustentam "o que funciona, para quem, em quais circunstâncias específicas e em que fase do processo terapêutico" Nesse contexto, os mapas de evidências na área proporcionam um alicerce sólido para a prática baseada em evidências. Por exemplo, abordagens, como o *Dynamic Temporal and Tactile Cueing* (DTTC) ou o *Prompts for Restructuring Oral Muscular Phonetic Targets* (PROMPT), que oferecem orientações de suporte preventivas para assegurar produções bem-sucedidas, podem ser mais eficazes para uma criança que enfrenta o medo do fracasso do que uma abordagem que fornece dicas em resposta a produções incorretas, como o *Nuffield Dyspraxia Programme – Third Edition* (NDP3) ou o *Rapid Syllable Transition Treatment* (ReST). No âmbito do Português Brasileiro, destacam-se os quatro métodos mais respaldados por evidências: DTTC, ReST, PROMPT e *Biofeedback* por ultrassom.

Dentre as Práticas Baseadas em Evidências, o *Dynamic Temporal and Tactile Cueing* (DTTC) aborda, para os TMF, a dificuldade na programação dos movimentos de fala, nos movimentos articulatórios contínuos entre os fonemas. Incorpora uma série de pistas multissensoriais com intuito de obter configurações articulatórias e de transição.[46]

O DTTC tem uma estrutura flexível para a tomada de decisão dinâmica no tratamento, mudando o que se faz momento a momento com base nas respostas da criança. Essa estrutura enfatiza a modelagem de gestos de movimento para produção de fala, usando uma hierarquia sistemática de pistas, com a prática contínua desses gestos no contexto da fala. É um método de estimulação integral que pode incorporar quaisquer tipos de pistas que facilitem a produção de uma criança, incluindo visual, tátil e gestual. A prosódia também é incorporada desde o início. Além da hierarquia de pistas, existe uma hierarquia temporal, garantida por: produção simultânea > repetição imediata > repetição após atraso > nomeação.

Os ajustes dinâmicos nas características temporais e no nível de pistas permitem que a criança assuma cada vez mais a responsabilidade de montar, recuperar e habituar os planos motores. Essa abordagem é individualizada para a criança, usando um vocabulário básico funcional de palavras significativas para ela. Os princípios da aprendizagem motora também estão integrados a essa estrutura. Esses princípios são considerados um elemento importante para qualquer tratamento motor de fala.

É uma abordagem integral, com foco na capacidade de melhorar a programação motora para a fala. Com boas evidências para casos graves e para uma clientela não verbal e com comorbidades, incorpora-se uma série de pistas e adota-se uma hierarquia temporal. Assim, pistas multimodais (visual, tátil, gestual, auditivas, metacognitivas e prosódicas) e informações proprioceptivas dos parâmetros são integradas na hierarquia de Atraso Temporal para redução do suporte. No início da aplicação, o suporte é máximo, e à medida que a criança vai desenvolvendo precisão, o suporte vai desaparecendo ou esvanescendo.[47]

O DDTC é um modelo baseado em evidência para a prática clínica com forte componente na manutenção e generalização, ou seja, as melhorias continuam após a intervenção, e os planos motores ora aprendidos conseguem ser transferidos para outras palavras que não foram exatamente os alvos da terapia.[48]

O DTTC prevê participação dos pais e/ou cuidadores. No entanto, há barreiras na implementação pelos pais, incluindo as dificuldades que os pais encontram ao lidar com os desafios comportamentais de seus filhos e a dificuldade em encontrar tempo para realizar o programa.[49] Embora haja dificuldades em usar pais como agentes de terapia e pesquisas sejam limitadas sobre a eficácia do treino parental, a eficácia do treino de assistentes educacionais foi já observada. Um estudo[49] numa comunidade rural canadense apresentou benefícios por parte dos pais, como poder passar mais tempo com os filhos e aprender algumas técnicas úteis. O treino de pais para o DTTC pode ser eficaz para algumas díades pais-filhos, por isso, é preciso considerar as circunstâncias sociais e familiares particulares.

Outro método amplamente usado para tratar TMF é o Rapid Syllable Transition (ReST), o Tratamento de Transição Rápida de Sílabas. O ReST[50] é baseado nos PAM e aborda acento lexical, acurácia articulatória e sequenciamento ou coarticulação, a partir do uso de uma lista fixa de 20 pseudopalavras. Ensaios Clínicos Randomizados (ECR)[49-53] mostraram ganhos significativos em itens tratados com grandes tamanhos de efeito e generalização moderada para palavras reais para a maioria dos participantes.

A terapia administrada 2 vezes por semana produz ganhos de tratamento e generalização semelhantes à terapia administrada 4 vezes por semana.[53] Além disso, a entrega de telessaúde é uma opção viável,[53] diferente da entrega via parental.[52-54]

As sessões de tratamento ReST ocorrem em duas fases: pré-prática (ou treino) e prática. As habilidades e estímulos são introduzidos na fase pré-prática, o que permite que a criança experimente a nova habilidade. Essa fase é dedicada à aprendizagem com o máximo de suporte, incluindo pistas e *feedbacks* e promove o automonitoramento, permitindo que a criança identifique seus próprios erros. Durante a fase de prática, a criança deve completar um grande número de tentativas (em torno de 100 tentativas: 5 blocos com uma lista de 20 pseudopalavras), cujos estímulos são apresentados de forma aleatória, e a criança recebe apenas o *feedback* de resultado também aleatório e de forma intermitente.

Três conceitos principais são usados na terapia ReST: Sons (*Sounds*), Batidas (*Beats*) e Suavidade (*Smoothness*). Os sons referem-se à precisão dos fonemas produzidos na fala da criança. Para ensinar sons, na pré-prática, o fonoaudiólogo usa as dicas e técnicas já usadas em outras terapias da fala. Inclusive, algumas crianças precisarão de dicas fonológicas, outras, até de dicas articulatórias. As batidas representam o ritmo das sílabas tônicas e átonas na palavra. O ensino de batidas na pré-prática envolve conceitos de longo-curto; alto-suave ou alto-baixo, a partir de uso de metáforas, suportes visuais, modelagem e demonstrações. Suavidade é a palavra usada no ReST para descrever a fala fluente, coarticulada.

Na fase de treino ou na pré-prática, a criança aprende, então, os conceitos de sons, batidas e suavidade e a ideia de que as palavras precisam de todos os três componentes para estarem corretas. Na fase de prática, o fonoaudiólogo não ensina e nem fornece *feedback* apenas sobre a precisão geral das tentativas da criança. Esta é a parte mais importante da terapia ReST e é a mais diferente das práticas-padrão da Fonoaudiologia. O número geral de tentativas é uma parte realmente importante do ReST. Em cada fase de prática, a criança produz 100 tentativas de copiar exatamente o modelo da palavra sem sentido. Considerando que um programa ReST usa 12 sessões, garante-se que a criança receba a quantidade de tratamento considerada apropriada para uma aprendizagem motora de fala (1.200 tentativas).

A ideia de usar pseudopalavras ou palavras sem sentido é que a criança ainda não terá um plano motor existente para as palavras. Assim, nas primeiras sessões, cada palavra sem sentido é um conceito totalmente novo para a criança e, portanto, exige que ela use seu sistema motor da fala para fazer um novo plano e/ou programa. Essa estratégia ajuda, portanto, na configuração ou na montagem lexical. O sistema linguístico (exceto a fonologia) não precisa ser ativado e nem interfere na produção da palavra, ou seja, não é necessário haver um engajamento lexical, através do léxico mental. Outra vantagem é que os alvos podem ser elaborados especificamente para uma determinada criança. Em todas as pesquisas, praticar pseudopalavras resultou na produção aprimorada de palavras reais.[49,52-55]

Em termos de elegibilidade ao método, a criança precisa ter a estrutura silábica mínima CV (consoante-vogal), e ao menos 4 consoantes e 4 vogais, ou seja, não é um método voltado para uma população não verbal. Em termos de alvos, as palavras precisam acompanhar o sistema de sons da criança e precisam ser balanceadas para 10 no padrão forte-fraco (*Strong-Weak* – SW) e 10 no padrão fraco-forte (*Weak-Strong* – WS), se dissílabas e 10 no padrão forte-fraco-fraco (*Strong-Weak-Weak* – SWW) e 10 no padrão fraco--forte-fraco (*Weak-Strong-Weak* – WSW), se trissílabas.

O PROMPT[56] baseia-se no estabelecimento hierárquico de parâmetros de movimento nos subsistemas de fala (mandíbula, lábio e língua), incluindo refinamento e integração de movimentos normalizados dos níveis precedentes do controle motor. O tratamento segue sistematicamente de baixo para cima, partindo do apoio fisiológico a partir do controle de tronco, respiratório e fonatório, base essencial para a organização dos sistemas articulatórios supralaríngeos. Se o deslizamento e a instabilidade mandibulares forem observados, além do pouco controle labiofacial, então, o controle mandibular deve ser abordado primeiro, considerando a Hierarquia Motora de Fala – HMF (Motor Speech Hierarchy – MSH).

É necessário esclarecer que esse modelo não trata dos movimentos orofaciais, mas considera todos os aspectos do sujeito ao integrar as complexas inter-relações entre os domínios fisicossensorial, cognitivo-linguístico e socioemocional nos seus objetivos, para produção de comportamentos. Reconhece ainda o meio ambiente e o contexto que a criança está inserida no desenvolvimento da comunicação e de sua função social. O fonoaudiólogo que atua com o PROMPT, de maneira simultânea aos domínios, irá estruturar o desenvolvimento dos subsistemas da fala para propiciar um controle motor de fala capaz de ser utilizado nos atos comunicativos dentro de interações sociais.

A HMF foi desenvolvida para orientar na avaliação e seleção de parâmetros de movimento e baseia-se na natureza interativa e no desenvolvimento do controle de sete subsistemas motores principais de fala:

1. *Fase I*: tom;
2. *Fase II*: controle fonatório;
3. *Fase III*: controle de mandíbula (plano vertical);
4. *Fase IV*: controle labial-facial (plano horizontal);
5. *Fase V*: controle lingual;
6. *Fase VI*: movimentos sequenciados (planos múltiplos coarticulados);
7. *Fase VII*: prosódia. Essas etapas são hierarquicamente dependentes e interferem diretamente nas etapas sucessivas. Por meio da avaliação será possível priorizar o foco inicial do tratamento.

No tratamento, a produção de fala é facilitada pelo fornecimento de pistas táteis proprioceptivas e cinestésicas dinâmicas que orientam os movimentos de fala com a entrada auditiva e visual concorrente. As pistas vão desaparecendo, à medida que os padrões de movimento de fala melhoram. Em vez de trabalhar em exercícios sem fala, o PROMPT enfatiza a normalização dos padrões de movimento da fala em um léxico funcional de palavras apropriado para a idade. A entrada auditiva é emparelhada com a entrada TPC para desenvolver, organizar e executar movimentos para a fala, assim serve como programador externo de movimentos, enquanto os integra com tarefas cognitivas e sociais.

A técnica PROMPT inclui 4 níveis (parâmetro, sílaba, complexo e superficial), ordenados pelo maior nível de suporte e se convergem ao oferecer ao sistema neuromotor *inputs* necessários aos movimentos de fala. Os parâmetros indicam um plano de movimento (vertical/horizontal) e fornecem suporte máximo e estabilidade para a mandíbula ou os músculos faciais, estabelecendo o grau de abertura da mandíbula ou a ação ampla de arredondamento ou retração dos músculos faciais. As dicas complexas fornecem pistas multidimensionais TPC, afetam 2 ou mais planos de movimento e fornecem ao sistema neuromotor a máxima informação possível sobre a produção de um fonema (p. ex., sobre o grau de abertura e a configuração específica dos músculos labiais e/ou faciais para ponto, modo, tempo, arredondamento ou retração). A pista é sinalizada pela duração do toque, pela tensão, e pela contração muscular sinalizada pela pressão de toque aplicada. Os Prompt complexos geralmente são dados isoladamente, quando uma criança primeiro aprende a produzir um único fonema ou quando uma criança falou incorretamente uma palavra. Os Prompt de superfície também mapeiam as características do movimento dos sons de fala individuais, mas, ao contrário do Prompt complexo multidimensional, um ponto de superfície é um sinal tátil unidimensional que afeta um plano de movimento.

Como fonoaudiólogo, ao delinear uma abordagem para a prática clínica, é crucial desenvolver um raciocínio que englobe todos os domínios que compõem o sistema motor do indivíduo. O processo inicia-se ao considerar a utilização de informações táteis, auditivas, sinestésicas e/ou visuais para fornecer suporte a um controle motor da fala que promova uma interação funcional e um uso efetivo da linguagem. Isso implica na análise minuciosa do sistema motor, identificando possíveis déficits nos diferentes domínios, e, em seguida, concebendo estratégias para otimizar sua eficiência. O objetivo final é capacitar o indivíduo a integrar esses domínios de maneira que possam ser aplicados de forma eficaz em suas atividades cotidianas e até mesmo em comportamentos autorregulatórios. Essa abordagem abrangente busca não apenas corrigir prejuízos identificados, mas também fortalecer os domínios do sistema motor, capacitando o paciente a alcançar um desempenho funcional e adaptativo em diversas situações.

O primeiro estudo randomizado, controlado, que examinou a eficácia da intervenção PROMPT em crianças com TMF subtipo atraso motor severo,[57] teve intervenção 2× por semana de 45 min, fornecida durante 10 semanas e resultou em ganhos significativos no controle motor da fala, articulação e inteligibilidade da fala no nível das palavras.

O *biofeedback* com ultrassom de língua (*Ultrasound Visual Feedback*)[58] usa o *biofeedback* visual da postura da língua para mostrar às crianças como articular fones linguais como [/s/] e [/r/], bem como *clusters* (encontros consonantais) e vogais. Este método também incorpora PAM e tem como alvos algumas pistas prosódicas, como declarações *versus* perguntas e acento enfático. Os resultados mostraram que o tratamento com ultrassom demonstrou ganhos eficazes e rápidos, com uma média de cinco sessões necessárias para sequências de som tratadas e generalização para itens não treinados para seis participantes. Um estudo em população com erros residuais,[59] além daquelas com AFI, mostrou que muitos participantes respondem ao *biofeedback* de ultrassom na pré-prática.

Não se pode esquecer que crianças com TSF severos apresentam dificuldades com interações sociais. A limitação de sucesso na intenção comunicativa com outras crianças restringe que essas iniciativas aconteçam com adultos e não com seus pares. O fonoaudiólogo ao pensar nas funções comunicativas como motivadoras aumenta a confiança e eficácia da comunicação verbal dessas crianças, mesmo diante de um vocabulário expressivo limitado.[60]

Crianças minimamente verbais têm muito a se beneficiar com o uso da Comunicação Alternativa Aumentativa (CAA). Entender a natureza da comunicação com uso de meios não verbais possibilita o uso funcional da linguagem, com maiores oportunidades de interação social em diferentes contextos e interlocutores. Isso aumenta a eficiência da comunicação pelo fato primordial de aumentar a qualidade e quantidade de linguagem da criança.[61]

A generalização tende a acontecer mais facilmente, à medida que os alvos são funcionais para a criança, pois oferecem mais oportunidade de prática fora do ambiente terapêutico. Essa escolha é o centro da atenção. A motivação exerce um papel importante. Então, a ideia de partir do que ela já consegue depois ir inserindo desafios influencia diretamente no sucesso da terapia e expansão e variabilidade de diferentes planos motores na fala.

A prosódia também exerce um papel importante na comunicação e precisa ser contemplada no plano de intervenção. Prejuízos na representação de aspectos prosódicos são mencionados nos TMF, especialmente na AFI. Inserir os elementos essenciais dessa habilidade no início do processo terapêutico possibilita auxiliar na inteligibilidade e naturalizar a comunicação dessa criança, ajustando a aquisição da fala dentro do estado emocional da mensagem a ser transmitida.

Quando e como mudar o plano de tratamento? É necessário colher uma linha de base e realizar testes, sondagens ou provas terapêuticas, escolhendo intervalo (p. ex., a cada 4 sessões), elicitando alvos da mesma forma em cada sessão sem *feedback* (5-10 imitações aleatórias) e pontuando ao longo do tempo. Para evidências internas ainda mais poderosas, vale a pena sondar uma lista de itens semelhantes, não treinados. Um critério pode ser a acurácia cumulativa de 80% para cada item.

É, portanto, importante determinar como o progresso da criança será medido e dar a possibilidade de mudar o plano de tratamento para determinar os passos que serão necessários para concretização dos objetivos traçados. O método SMART traz elementos que norteiam as escolhas dos objetivos, de forma a serem específicos, mensuráveis, atingíveis, relevantes e limitados no tempo. No programa de intervenção baseado nessa perspectiva, as especificidades de cada criança são respeitadas, e as informações tornam-se alcançáveis pelos pais e cuidadores, possibilitando maior engajamento da continuação das estratégias em outros ambientes. As metas para os TSF em programas de ensino individualizado não conseguiriam ser facilmente adicionadas por outros aplicadores do programa.[62]

REFERÊNCIAS BIBLIOGRÁFICAS

1. McLeod S, Baker E. Children's Speech: An Evidence-Based Approach to Assessment and Intervention. Boston, MA: Pearson; 2017.
2. Shriberg LD, Campbell TF, Mabie HL, McGlothlin JH. Initial studies of the phenotype and persistence of speech motor delay (SMD). Clin Linguist Phonet. 2019;33:737-56.
3. Maas E, Gildersleeve-Neumann C, Jakielski K, et al. Bang for your buck: A single-case experimental design study of practice amount and distribution in treatment for childhood apraxia of speech. J Speech Lang Hear Res. 2019 Sep 20;62(9):3160-3182.
4. Eadie P, Morgan A, Ukoumunne OC, et al. Speech sound disorder at 4 years: prevalence, co-morbidities, and predictors in a community co-hort of children. Dev Med Child Neurol. 2015;57(6):578-84.
5. Wren Y, Harding S, Goldbart J, Roulstone S. A systematic review and classification of interventions for speech-sound disorder in preschool children. Int J Lang Commun Disord. 2018 May;53(3):446-467.
6. Roulstone S, Wren Y, Bakopoulou I, et al. Exploring interventions for children and young people with speech, language and communication needs: A study of practice; 2012.
7. Lundeborg Hammarström I, Svensson RM, Myrberg K. A shift of treatment approach in speech language pathology services for children with speech sound disorders - a single case study of an intense intervention based on non-linear phonology and motor-learning principles. Clin Linguist Phonet. 2019;33(6):518-31.
8. Preston JL, Leece MC, Maas E. Motor-based treatment with and without ultrasound feedback for residual speech sound errors. Int J Lang Commun Disord. 2017;52(1):80-94.
9. Preston JL, McAllister Byun T, Boyce SE, et al. Ultrasound images of the tongue: a tutorial for assessment and remediation of speech sound errors. J Vis Exp. 2017 Jan 3:(119):55123.
10. Baker E, McLeod S. Evidence-based practice for children with speech sound disorders: Part 1 narrative review. Lang Speech Hear Serv Sch. 2011 Apr;42(2):102-39.

11. Diepeveen S, van Haaften L, Terband H, et al. Clinical Reasoning for Speech Sound Disorders: Diagnosis and Intervention in Speech-Language Pathologists' Daily Practice. Am J Speech Lang Pathol. 2020:1-21.
12. Rvachew S, Brosseau-Lapré F. An Input-Focused Intervention for Children With Developmental Phonological Disorders. Perspect Lang Learn Educat. 2012;19.
13. Maas E, Robin D, Austermann Hula S, et al. Principles of Motor Learning in Treatment of Motor Speech Disorders. AJSLP. 2008;17:277-98.
14. Maas E, Farinella KA. Random versus blocked practice in treatment for childhood apraxia of speech. JSLHR. 2012;55(2):561-78.
15. Shriberg LD. Childhood speech sound disorders: from post-behaviorism to the post-genomic era, in Speech Sound Disorders in Children, eds R. Paul, and P. Flipsen (San Diego, CA: Plural Publishing). 2010:1-34.
16. Terband H, Maassen B, Maas E. A psycholinguistic framework for diagnosis and treatment planning of developmental speech disorders. Folia Phoniatr. Logop. 2019;3:1-12.
17. Namasivayam AK, Coleman, O'Dwyer A, van Lieshout P. Speech Sound Disorders in Children: An Articulatory Phonology Perspective. Front Psychol. 2020;10.
18. Tilsen S. Executive modulation of speech and articulatory phasing. J. Phonet. 2017;64:34-50.
19. Maas E Speech and nonspeech: What are we talking about?. Internat J Speech Lang Pathol. 2017;19(4):345-59.
20. Ruscello D, Vallino L. The Use of Nonspeech Oral Motor Exercises in the Treatment of Children With Cleft Palate: A Re-Examination of Available Evidence. Am J Speech Lang Pathol. 2020 Nov 12;29(4):1811-1820.2.
21. Pennington L. Speech, language, communication, and cerebral palsy. Dev Med Child Neurol. 2016;58(6):534-5.
22. Gierut JA. Phonological complexity and language learnability. Am Jf Speech Lang Pathol. 2007;16: 6-17.
23. Storkel HL. The complexity approach to phonological treatment: How to select treatment targets. Language, Speech, and Hearing Sciences in Schools. 2018;49:463-81.
24. Bernthal J, Bankson NW, Flipsen PJr. Articulation and phonological disorders: Speech sound disorders in children. New York, NY: Pearson; 2017.
25. Mezzomo CL. O papel do contexto fonológico no desenvolvimento da fala: implicações para a terapia dos desvios fonológicos evolutivos. Letras de Hoje, Porto Alegre. 2008;43(3):15-21.
26. Vogeley ACE. A Geometria Dos Traços E A Terapia De Desvios Fonológicos: As Vogais Como Recurso De Gatilho. Celsul - Universidade do Sul de Santa Catarina; 2010.
27. Mota HB. Terapia fonoaudiológica para os desvios fonológicos. Rio de Janeiro: Revinter; 2001.
28. Keske-Soares M. Terapia fonoaudiológica fundamentada na hierarquia implicacional dos traços distintivos aplicada em crianças com desvios fonológicos. 2001. 182 f. Tese (Doutorado em Linguística e Letras) – Universidade Católica do Rio Grande do Sul; 2001.
29. Keske-Soares M, Ceron M. Transtorno Fonológico: Caracterização, Avaliação e Tratamento. In: Feitosa, A.L., Depolli, G.T, Vogeley, A. 2022. Mapas Conceituais em Linguagem, 01/2022, São Paulo: Book Toy; 2022:252.
30. Bagetti T, Mota HB, Keske-Soares M. Modelo de oposições máximas modificado: uma proposta de tratamento para o desvio fonológico. R Soc Bras Fonoaudiol. 2005;10(1):36-42.
31. Hodson B. Evaluating and enhancing children's phonological systems: Research and theory to practice. Wichita, KS: PhonoComp; 2010.
32. Dodd B, Holm A, Crosbie S, McIntosh B. A core vocabulary approach for management of inconsistent speech disorder. International J Speech Lang Pathol. 2006;8:220-30.
33. Glaspey AM, Stoel-Gammon C. Dynamic assessment in phonological disorders: The scaffolding scale of stimulabil- ity. Topics in Language Disorders. 2005;25(3):220-30.
34. Rvachew S, Rafaat S, Martin M. Stimulability, speech perception skills, and treatment of phonological disorders. Am J Speech Langu Patholy. 1999;8:33-43.

35. Maas E, Gildersleeve-Neumann CE, Jakielski KJ, Stoeckel R. Motor-based intervention protocols in treatment of childhood apraxia of speech (CAS). Current Developmental Disorders Reports. 2014;1(3).
36. Namasivayam AK, Pukonen M, Goshulak D, et al. Treatment intensity and childhood apraxia of speech. Internat J Lang Communicat Dis. 2015;50(4):529-46.
37. American Speech-Language-Hearing Association. Childhood apraxia of speech [Position Statement]/[Internet]. 2007.
38. Nip IS, Green JR, Marx DB. The co-emergence of cognition, language, and speech motor control in early development: A longitudinal correlation. Journal of Communication Disorders. 2010.
39. Guenther FH. Cortical interactions underlying the production of speech sounds. J Communicat Dis. 2006;39:350-65.
40. Namasivayam AK, Pukonen M, Goshulak D, et al. Investigating intervention dose frequency for children with speech sound disorders and motor speech involvement. Internat J Lang Communicat Dis. 2019:673-686.
41. Maas E, Butalla CE, Farinella KA. Feedback frequency in treatment for childhood apraxia of speech. AJSLP. 2012;21(3):239-57.
42. Edeal DM, Gildersleeve-Neumann CE. The Importance of Production Frequency in Therapy for Childhood Apraxia of Speech. Am J Speech Langu Pathol. 2011;20(2):95-110.
43. Kovacs N, Kohen F, Reilly J, et al. Treatment of Childhood Apraxia of Speech: A Single-case Experimental Design Study of Intensity of Treatment. Temple University Libraries. 2017.
44. Maas E, Gildersleeve-Neumann CE, Jakielski K, Stoeckel R. Motor-based intervention protocols in Current developmental disorders reports. 2014;1(3):197-206.
45. Murray E, Iuzzini-Seigel J. Efficacious Treatment of Children With Childhood Apraxia of Speech According to the International Classification of Functioning, Disability and Health. Perspectives of the ASHA Special Interest Groups. 2017;2:61.
46. Strand EA, McCauley R. Treatment of children exhibiting phonological disorder with motor impairment. In A. J. Caruso and E. A. Strand, (Eds.) Clinical Management of Motor Speech Disorders of Children. New York: Thieme Publishing Co. 1999.
47. Strand EA, Stoeckel RE, Baas BB. Treatment of severe childhood apraxia of speech: A treatment efficacy study. J Med Speech Lang Pathol. 2006:297-307.
48. Murray E, McCabe P, Ballard K. A systematic review of treatment outcomes for children with Childhood Apraxia of Speech. 2014.
49. Sugden E, Baker E, Munro N, et al. An Australian survey of parent involvement in intervention for childhood speech sound disorders. Internat J Speech Lang Pathol. 2017;20(7):766-78.
50. Murray E, McCabe P, Ballard K. A randomized controlled trial for children with Childhood Apraxia of Speech comparing Rapid Syllable Transition Treatment and the Nuffield Dyspraxia Programme (3rd edition). 2014.
51. Lim JM, McCabe P, Purcell A. Look at Mummy: challenges in training parents to deliver a home treatment program for childhood apraxia of speech in a rural Canadian community. Rural and Remote Health. 2020;20:5509.
52. Thomas D, McCabe P, Ballard KJ, Bricker-Katz G. Parent experience of variations in service delivery of Rapid Syllable Transition (ReST) treatment for childhood apraxia of speech. Developmental Neurorehabilitation. 2017;21(6):391-401.
53. Thomas DC, McCabe P, Ballard KJ Rapid Syllable Transitions (ReST) treatment for Childhood Apraxia of Speech: the effect of lower dose-frequency. J Commun Disord. 2014;51:29-42.
54. Thomas DC, McCabe P, Ballard KJ Combined clinician-parent delivery of rapid syllable transition (ReST) treatment for childhood apraxia of speech. Int J Speech Lang Pathol. 2018;20(7):683-98.
55. Thomas DC, McCabe P, Ballard KJ, Lincoln M. Telehealth delivery of Rapid Syllable Transitions (ReST) treatment for childhood apraxia of speech. Int J Lang Commun Disord. 2016;51(6):654-71.
56. Hayden D, Eigen J, Walker A, Olsen L. in Interventions for Speech Sound Disorders in Children (eds Williams, L., McLeod, S., & McCauley, R.) (Brookes, Baltimore); 2010.

57. Namasivayam AK, Huynh A, Granata F, et al. PROMPT intervention for children with severe speech motor delay: a randomized control trial. Pediatr Res. 2021;89(3):613-21.

58. Preston JL, Leece MC, Maas E. Intensive treatment with ultrasound visual feedback for speech sound errors in childhood apraxia. Front Hum Neurosci. 2016;10:440.

59. Preston JL, Leece MC, Maas E. Motor-based treatment with and without ultrasound feedback for residual speech-sound errors. Internat J Lang Communicat Dis. 2017;52(1):80-94.

60. Rice ML, Sell MA, Hadley PA. Social interactions of speech- and language-impaired children. J Speech Hear Res. 1991;34(6):1299-307.

61. Quiterio PL, Nunes LRP. Programa de promoção de habilidades sociais para alunos sem fala articulada. São Paulo: Memnon; 2018.

62. Farquharson K, Tambyraja SR, Justice LM, Redle EE. IEP goals for school-age children with speech sound disorders. J Commun Disord. 2014;52:184-95.

CAPÍTULO 8

INTERVENÇÃO NA DISLEXIA DO DESENVOLVIMENTO: ABORDAGENS NEUROPSICOLÓGICA E FONOAUDIOLÓGICA

Isabelle Cahino Delgado ▪ Antônio Vítor da Silva Roseno

Talita Maria Monteiro Farias Barbosa ▪ Andriely dos Santos Cordeiro

Carla Alexandra da Silva Moita Minervino

OBJETIVOS DE APRENDIZAGEM

Ao final do estudo desse capítulo o leitor deverá ser capaz de:

- Compreender os princípios da intervenção fonoaudiológica e neuropsicológica voltados à dislexia do desenvolvimento;
- Destacar as diretrizes de elegibilidade para um planejamento clínico assertivo em ambas as intervenções, quando for o caso;
- Direcionar os recursos terapêuticos necessários a cada objetivo ou procedimento clínico fonoaudiológico e/ou neuropsicológico.

INTRODUÇÃO

O Transtorno Específico de Aprendizagem (TEAp), segundo o Manual Diagnóstico e Estatístico de Transtornos Mentais (DSM-5-TR), é um transtorno do neurodesenvolvimento, que impede ou minimiza as possibilidades de aprendizagem ou de uso das habilidades acadêmicas específicas, que são a base para outros aprendizados acadêmicos pelo indivíduo. Caracteriza-se por dificuldades persistentes nas habilidades de leitura, escrita, aritmética ou raciocínio matemático durante os anos formais de escolaridade, e os sintomas podem incluir leitura imprecisa ou lenta e com esforço, expressão escrita com pouca clareza, dificuldades em lembrar fatos numéricos ou raciocínio matemático impreciso. Pessoas com o TEAp não apresentam a dificuldade de leitura como secundária a outros transtornos, deficiências ou alteração no nível intelectual.[1]

O TEAp pode ser classificado de acordo com o domínio prejudicado: com prejuízo na escrita, com prejuízo na matemática e/ou com prejuízo na leitura. Em relação à leitura, o termo dislexia pode ser utilizado como alternativa ao TEAp com prejuízo na leitura. Ambos os termos serão utilizados no decorrer do capítulo. As principais dificuldades envolvendo o domínio da leitura é a dificuldade na precisão da leitura de palavras, velocidade ou fluência de leitura e compreensão do que foi lido.[1]

Além do TEAp, outros transtornos ou condições podem ocasionar dificuldades no processo de aprendizado da leitura, como, por exemplo: o Transtorno do Déficit de Atenção e Hiperatividade, Transtorno do Desenvolvimento da Linguagem, Deficiência Intelectual, síndromes ou outras condições. Nesses casos, faz-se necessária uma avaliação minuciosa para diagnóstico diferencial e direcionamento terapêutico adequado.

Com base na contextualização realizada acerca dos transtornos específicos de aprendizagem, é fundamental entendermos os princípios da intervenção neuropsicológica e fonoaudiológica, a fim de traçarmos as perspectivas de prognóstico clínico para cada paciente em particular.

PERSPECTIVA NEUROPSICOLÓGICA NA INTERVENÇÃO JUNTO À DISLEXIA DO DESENVOLVIMENTO

A eficácia das intervenções em crianças com dislexia tem sido objeto de estudo nas últimas décadas, entretanto o interesse por evidências científicas não é recente. Um resgate histórico nos leva ao desejo do médico, Pringle Morgan, no século 19, de dissolver o seguinte mistério: qual seria a justificativa para crianças com QI mediano ou acima da média, visão e audição preservadas e mesmo assim incapazes de aprender a ler. Um dos primeiros relatórios sobre a eficácia de uma intervenção programática para leitores com dificuldades foi publicado, em 1916, o relatório de Uhl, o qual já utilizava os resultados de testes de leitura para planejamento da intervenção remediativa.[2]

Além dos médicos, psicólogos e educadores, são confrontados diariamente com a natureza inesperada das dificuldades dessas crianças em aprender a ler.[3] Para a compreensão desses prejuízos, o processo de avaliação e diagnóstico das dificuldades de leitura deve ser realizado por equipe interdisciplinar.[4] Sendo assim, não apenas a avaliação, mas a intervenção deve envolver especialidades, como neurologia, fonoaudiologia, psicologia, pedagogia ou psicopedagogia.

Tendo em vista essa interdisciplinaridade, muitas vezes, as intervenções usadas em processos de reabilitação são compartilhadas por diferentes profissionais.[5] Portanto, algumas estratégias e materiais podem ser utilizados tanto por neuropsicólogos, como por fonoaudiólogos.

A problemática da intervenção na dislexia inicia-se em um processo anterior, a avaliação. Em hipóteses de TEAp, a avaliação neuropsicológica deve-se basear, apesar da escassez, em instrumentos desenvolvidos ou adaptados no Brasil e que considerem os mecanismos cognitivos subjacentes a esse processo. Além disso, a reabilitação em TEAp, como o de leitura, é complexa, já que o transtorno é heterogêneo, e podem existir comorbidades.[6]

Em 2016, Scammacca et al.[2] realizaram uma revisão sistemática sobre um século (1914-2014) de pesquisa sobre intervenções de leitura (Quadro 8-1), na tentativa de responder às seguintes questões de pesquisa:

A) Que tipos de intervenção para transtornos de leitura, em crianças de ensino fundamental até o ensino médio, foram pesquisados nos últimos 100 anos, e quais foram considerados mais eficazes?

B) Como a pesquisa sobre intervenção evoluiu em teoria, método e resultados nos últimos 100 anos?

C) O que pode ser aproveitado dos estudos para informar e direcionar pesquisadores, educadores, formuladores de políticas e outros interessados atuais e futuros?

Na década de 1970, a reabilitação neuropsicológica foi elaborada para intervir em prejuízos cognitivos, neurocomportamentais e interpessoais para soldados que tinham tido sequelas por conta da guerra. Aos poucos, esse modelo foi adaptado para atender ao público pediátrico, e, muitas vezes, as crianças não passavam por um programa de inter-

Quadro 8-1. Principais resultados de Scammacca et al.[2]

Década de 1910	Pesquisas com leitores adultos	Surgimento do instrumento padronizado para a compreensão da leitura	Primeiros estudos sobre eficácia da intervenção para leitores com dificuldades
Década de 1920	Inauguração da primeira clínica para dificuldades de leitura	Surgimento da abordagem cinestésica para a intervenção de leitura (Método Fernald)	Intervenção baseada no rastreamento das letras na palavra escrita, escrita da palavra e nomeação. Progredia para reconhecimento da palavra, frases e parágrafos e, finalmente, da leitura silenciosa
	Estudos sobre as causas	Surgimento de abordagens para intervenções de leitura que continham muitos elementos do que hoje é chamado de estrutura de resposta à instrução (RTI)	Organização de planos individualizados considerando experiência escolar da criança, vida familiar e saúde física
Década de 1930	A pesquisa de intervenção de leitura passou de laboratórios universitários para salas de aula	Tema emergente foi a comorbidade dos problemas comportamentais/emocionais e das dificuldades de leitura	Intervenção baseada em "leitura corretiva" *The Improvement of Reading* se tornou o livro padrão sobre leitura corretiva
Década de 1940	Novas perspectivas sobre deficiências de leitura	A presença de transtornos emocionais e comportamentais em leitores em dificuldades recebeu atenção significativa	Perspectiva da teoria psicanalítica para o tratamento dos problemas de leitura. Programa de intervenção de 6 semanas onde leitores com dificuldades recebiam psicoterapia e instrução de leitura usando uma abordagem não diretiva
Década de 1950	Explosão de novos pensamentos e pesquisas sobre intervenções para leitores em dificuldades	Surgimento, nos EUA, de programas de pós-graduação para treinar especialistas em leitura	Reviravolta na pesquisa de intervenção de leitura – estudo experimental para determinar se a combinação de uma intervenção de leitura com um medicamento antipsicótico melhorou os resultados da intervenção. Escolas e professores que abraçaram a abordagem global e a instrução de leitura e abordagens fônicas foram abandonados
Década de 1960	Discussão sobre as teorias da etiologia dos problemas de leitura, do debate sobre fônica *versus* instrução global	Intervenções baseadas no método fônico produziram um crescimento significativo em leitores com dificuldades	Novas pesquisas sobre intervenções de leitura que refletiam teorias comportamentais da aprendizagem e implementavam protocolos de condicionamento operativo

(Continua.)

Quadro 8-1. *(Cont.)* Principais resultados de Scammacca *et al.*[2]

Década de 1970	As intervenções fônicas continuaram a ser testadas	Surgimento de intervenções que se concentraram na melhoria da compreensão. Estratégias metacognitivas começaram a ser utilizadas	Continuação de aplicação de princípios comportamentais à leitura de intervenções.
Década de 1980	Influência da Psicologia Cognitiva	Intervenções metacognitivas se concentraram no vocabulário e no ensino das estratégias cognitivas que incluíam análises de recursos semânticos e estratégias mnemônicas para ensinar aos leitores novas palavras.	Avanços na metodologia de investigação permitiram maior precisão na medição de efeitos e conclusões mais robustas sobre diferentes intervenções. No entanto, os pequenos tamanhos amostrais permaneceram uma limitação.
Década de 1990	Foco intensivo na compreensão	As intervenções com foco na instrução de vocabulário que eram comuns na década de 1980 desapareceram da literatura experimental dos anos 1990.	Maior foco nas intervenções que visavam a construção de habilidades de compreensão de leitura em leitores em dificuldades. As intervenções concentravam-se no ensino de estratégias metacognitivas, auto-monitoramento, resumos, mapa mentais, identificação do tema central do texto. Os resultados desses estudos geralmente indicaram efeitos positivos para o grupo de tratamento.
Anos 2000	Aumento no rigor e na intensidade dos estudos de intervenção	Nos EUA, impactos Legislativos na Pesquisa de Intervenção	O tipo de intervenção era um moderador significativo do tamanho do efeito, com estratégia de compreensão e intervenções de vocabulário tendo os maiores efeitos médios e estudo de palavras e intervenções multicomponentes com efeitos moderados.
2010-2014	O número total de estudos supera os publicados em qualquer década anterior	Envolvimento Multidisciplinar Fortes evidências de pesquisa para recomendar que a instrução individualizada	A pesquisa de intervenção na década de 2010 continua a ser influenciada por sínteses de pesquisa e meta-análises que concluíram que melhorar os resultados de compreensão da leitura para leitores mais velhos é melhor realizado por meio de intervenções que incluem um componente de compreensão de leitura, em comparação com aqueles que se concentram em habilidades em nível de palavras

venção de habilidades perdidas, mas daquelas que elas ainda nem haviam adquirido, como deambulação e linguagem.[7] Hoje sabe-se que o ideal é que os programas de avaliação e intervenção sejam elaborados levando em consideração as especificidades do público-alvo, como: idade, língua falada, cultura, interesses entre outras.

Mesmo atualmente, após décadas de pesquisas, por vezes, profissionais criam um protocolo de intervenção ou utilizam protocolos que não consideram as especificidades do paciente, ou seja, não consideram que a reabilitação deve ser funcional e deve levar em conta como os prejuízos nas habilidades cognitivas afetam as atividades diárias da criança para que o treino cognitivo seja aplicado ao cotidiano.[5] Essa ideia vem desde as décadas, entre 1910 e 1920, quando nos estudos de Uhl e Gray era enfatizado que o treinamento deveria envolver os déficits dos alunos observados nos testes, e ainda que os profissionais deveriam estar atentos para a escolha de materiais de leitura que envolvessem os interesses das crianças.[2]

Sendo assim, é importante que desde a avaliação neuropsicológica sejam examinadas as habilidades que são fundamentais para o desenvolvimento da leitura, e a partir desta, seja possível identificar exatamente quais os prejuízos, para então estimular, de forma individual e particular a competência que cada criança precisa para o desempenho adequado na sua vida diária.

Pesquisas são realizadas com o aporte teórico da Neuropsicologia e Psicologia cognitiva com o objetivo de avaliar a contribuição da análise dos processos cognitivos subjacentes à habilidade de ler tanto no leitor proficiente, iniciante, quanto naquele com dificuldades específicas de leitura.[4]

Como resultado dessas pesquisas, tem sido proposto que o processo de leitura está relacionado a variadas habilidades neuropsicológicas, como a consciência fonológica, aritmética, compreensão de linguagem oral, habilidades percepto-motoras, memória de trabalho fonológica, vocabulário, fluência verbal fonêmico-ortográfica, velocidade de nomeação, consciência morfológica e funções executivas. Sabendo-se disso, essas são habilidades candidatas tanto à avaliação, como à possível reabilitação neuropsicológica em transtornos de leitura.[4,8,9] Exemplos podem ser encontrados no Quadro 8-2.

Deve-se considerar que, na reabilitação das habilidades deficitárias, não apenas o treino cognitivo é importante, mas também o uso de métodos compensatórios. Dessa forma, na avaliação, o profissional deve estar atento também às habilidades preservadas para que, junto com seu paciente, seja capaz de reorganizar hábitos e rotinas para alterar o seu contexto.[5] Além disso, também deve-se realizar orientação aos pais e professores, pois todas essas partes são indispensáveis para minimizar os déficits da criança e beneficiar o aprendizado da mesma.[4]

A maioria dos programas de intervenção citados anteriormente busca remediar prejuízos observados e já existentes. O programa INELE: Intervenção Neuropsicológica da leitura e escrita, por outro lado, é um programa de intervenção preventiva elaborado recentemente no Brasil, o qual busca desenvolver as habilidades de leitura e escrita em crianças do primeiro e segundo anos do ensino fundamental. Foi desenvolvido para ser utilizado por professores em sala de aula, mas pode ser utilizado também em contexto clínico, com crianças com dificuldades ou transtornos de leitura.[8]

Há um aumento considerável de publicações científicas nacionais sobre reabilitação neuropsicológica, porém, é desafiador para o clínico conseguir acompanhar todas as publicações, até porque, mesmo os livros atualizados não conseguem acompanhar os artigos, já que estes são publicados diariamente. Dessa forma, há divergência entre aquilo que é

Quadro 8-2. Exemplos de materiais que podem ser utilizados para estimulação das referidas habilidades

Habilidade cognitiva	Definição	Material
Consciência fonológica	Conjunto de habilidades que envolvem: percepção do tamanho da palavra, semelhanças fonológicas entre palavras, segmentação e manipulação de fonemas e sílabas[10]	Programa de intervenção fonológica para escolares em fase inicial.[11] Programa de remediação fonológica em escolares com dificuldades de aprendizagem[12]
Memória de trabalho fonológica	Capacidade de manter ativos na mente os sons decodificados anteriormente para formar uma palavra[4]	
Compreensão oral	É a capacidade de decodificar os fonemas que foram ouvidos para compreender a mensagem recebida[13]	Programa de intervenção em aprendizagem de leitura e escrita[14]
Habilidades percepto-motoras	Estão relacionadas ao reconhecimento e interpretação de estímulos sensoriais acompanhados de um retorno ou *feedback* através de um movimento[15]	Programa de intervenção com as habilidades percepto-viso-motoras em escolares com dislexia do desenvolvimento[16]
Aritmética	É a capacidade de processar números e quantidades, como também realizar cálculos[17]	Programa de intervenção em resolução de problemas aritméticos[18]
Vocabulário	Refere-se ao léxico que pode ser emitido pelo indivíduo, e pode ser avaliado pelo número de palavras que a pessoa consegue pronunciar[19]	Programa de intervenção na consciência fonológica e vocabulário expressivo.[20] Programa de estimulação da linguagem oral para crianças com atraso de linguagem[21]
Fluência verbal	É considerada a habilidade de encontrar palavras e as conexões semânticas e fonéticas entre elas com determinada velocidade[22]	ProNAR-LE – Programa de Remediação com a Nomeação Automática Rápida e Leitura[23]
Velocidade de nomeação	É referente à agilidade com que a criança obtém acesso à informação fonológica no léxico mental, ou seja, a habilidade de extrair o significado da palavra escrita em um sistema de representação baseado no som[4]	
Consciência morfológica	É a capacidade de decompor as palavras em morfemas[24]	Intervenção no desenvolvimento da consciência morfológica em crianças pré-escolares[25]
Funções executivas	São habilidades cognitivas que nos possibilitam manter e manipular informações na mente, inibir respostas preponderantes e alterar o foco de atenção de forma rápida e flexível para agir de forma apropriada conforme a demanda[26]	PenCe: Programa de Estimulação Neuropsicológica da Cognição em Escolares: Ênfase nas Funções Executivas.[27] Piafex: Programa de Intervenção em Autorregulação e Funções Executivas[28]

produzido cientificamente e o que os profissionais aplicam em seus consultórios na prática diária.[7] Ainda assim, diversos programas estão sendo publicados no Brasil (Quadro 8-2), que levam em consideração a faixa etária e a cultura do país.

Com o avanço da tecnologia, os programas de avaliação e intervenção neuropsicológicas saem do campo apenas do lápis e papel, para passar a utilizar também os computadores, *tablets*, *smartphones*, videogames, de forma a motivar cada vez mais as crianças nos treinos cognitivos.[29] Essa é uma perspectiva do que será encontrado futuramente em termos de intervenção para crianças e adolescentes com transtornos do neurodesenvolvimento.

PERSPECTIVA FONOAUDIOLÓGICA NA INTERVENÇÃO JUNTO À DISLEXIA DO DESENVOLVIMENTO

A abordagem fonoaudiológica nos Transtornos de Leitura e da Escrita deve destacar a relação entre as linguagens oral e a escrita, evidenciando a conexão mútua entre ambas, já que uma complementa e influencia a outra.[30]

No que se refere à intervenção, é essencial seguir um caminho assertivo e consistente, desde a identificação das alterações até a implementação de programas interventivos. Nesse sentido, o manual de orientações elaborado pela American Speech-Language-Hearing Association (ASHA)[31] ressalta a importância da identificação e intervenção precoces, bem como o desenvolvimento de programas de intervenção, como responsabilidade e função do fonoaudiólogo no tratamento de crianças com sinais de risco e TEAp, com prejuízo na leitura e escrita.

Uma estratégia recomendada para aderir a essas diretrizes e prevenir a detecção precoce de problemas de leitura e escrita é seguir os três níveis propostos pelo Modelo de Resposta à Intervenção (RTI), além de aplicar programas de intervenção baseados em evidências científicas.

Estudos frequentemente indicam que crianças com dificuldades em leitura e escrita apresentam baixo desempenho na avaliação do processamento auditivo central.[32] A audição desempenha um papel fundamental na aquisição da leitura e escrita, uma vez que influencia significativamente a percepção da fala, aprendizado e compreensão da linguagem.[33] Nesse contexto, é importante estimular, quando necessário, as habilidades auditivas para obter melhores resultados na intervenção.

Etapas da Intervenção
Estimulação da Linguagem Oral

A aquisição da linguagem oral se constitui como etapa basilar no desenvolvimento da leitura e escrita. As habilidades e informações linguísticas que dão suporte ao desenvolvimento da linguagem oral e da fala – como aprendizado de novos fonemas e vocábulos, são utilizadas nos processos perceptivos e metacognitivos para o aprendizado do sistema alfabético.[34]

O vocabulário é uma das habilidades preditoras para a aprendizagem, a aquisição muito lenta do vocabulário pode interferir na precisão das representações formadas pela criança e determinar alterações de processamento fonológico em geral.[35]

Crianças com um bom desempenho no vocabulário terão maior nível de compreensão de leitura, já que o reconhecimento de palavras, desenvolvimento do vocabulário, fluência, memória e capacidade de fazer inferências se relacionam diretamente à compreensão da leitura.[36]

Assim, é preciso considerar o vocabulário expressivo e compreensivo de crianças durante a intervenção e quando necessário elaborar estratégias para sua ampliação. Alguns exemplos de atividades que podem ser desenvolvidas pelo fonoaudiólogo clínico:

- Atividades e jogos envolvendo categorias semânticas variadas;
- Leitura de textos curtos explorando o significado das palavras;
- Jogo de adivinhação de palavras através de pistas com características.

Além do vocabulário, outras alterações na linguagem oral podem acarretar dificuldades na linguagem escrita, sendo assim estimular e desenvolver os diversos aspectos da linguagem oral é fundamental no processo de intervenção em linguagem escrita. Não raramente escolares com dificuldades na alfabetização podem apresentar atrasos ou alterações das aquisições fonêmicas em sua história clínica. A presença do transtorno fonológico pode influenciar em um pior desempenho da leitura e escrita.[34]

As habilidades morfossintáticas e de narrativas também precisam ser averiguadas e estimuladas quando necessário.

Estimulação do Processamento Fonológico

O processamento fonológico se refere ao que o ouvinte realiza com a informação fonológica no processamento das linguagens oral e escrita, e envolve as seguintes habilidades: consciência fonológica, memória operacional fonológica e acesso lexical.[37] O sucesso na aprendizagem da leitura e escrita se relaciona diretamente com essas habilidades já que elas permitem a criança realizar, respectivamente: análise e manipulação da informação sonora da fala, retenção da informação fonológica e acesso rápido a representações fonológicas da língua.[37]

Estudos evidenciam que alterações nessas habilidades revelam um baixo desempenho na leitura e na escrita.[38] Estando a consciência fonológica mais relacionada à precisão da leitura e desenvolvimento da escrita,[39,40] à memória de trabalho fonológica ao armazenamento de novas palavras e compreensão de leitura e da linguagem,[41] a nomeação automática rápida à decodificação, codificação e a fluência da leitura.[34]

Desta forma, devido à sua relevância na alfabetização, o fonoaudiólogo precisa estar atento a esta habilidade tanto na intervenção nos transtornos de leitura, como na prevenção, pois mesmo antes da alfabetização propriamente dita a criança pode dar sinais de baixo desempenho no processamento fonológico.

Alguns sinais que podem estar presentes em crianças com dificuldades no processamento fonológico:[42]

- Atraso e/ou alteração na aquisição fonológica da linguagem oral;
- Dificuldade em identificar rimas e usá-las;
- Lentidão na aprendizagem da relação letra/som.

Estudos demonstram que, após a intervenção com programas focados no processamento fonológico e estimulação da linguagem oral em crianças, são tidos resultados favoráveis nas tarefas de processamento fonológico e escrita de palavras.[43] O trabalho com consciência fonológica deve ser enfatizado durante a terapia e pode ser reforçado por atividades envolvendo leitura e escrita, aumentando sua eficácia.[44]

Um estudo com 50 crianças do 3º ano do ensino fundamental de uma escola pública que avaliou consciência fonológica, memória de trabalho fonológica, nomeação rápida e processamento visual, demonstrou que a consciência fonológica e a memória de trabalho fonológica foram as habilidades que mais impactaram no desempenho inicial de leitura e escrita. Já na habilidade de nomeação rápida apenas a nomeação de letras apresentou correlação significativa.[45]

A intervenção voltada para estimulação do processamento fonológico deve ter o objetivo de aumentar o nível de consciência dos sons da língua do escolar e, com isso, refletir na sua escrita. Deve-se ampliar a consciência de palavras, dividindo frases em palavras, sílabas, dividindo palavras em sílabas e sons, dividindo sílaba em sons.[35]

A seguir alguns exemplos de atividades que estimulam o processamento fonológico, tanto como forma de prevenção quanto de intervenção:

- Leitura e cantar músicas que possuam rimas ajudando a criança a perceber a similaridade entre os sons;
- Manipulação de parte da palavra, gerando uma nova palavra;
- Utilizar materiais (palito de picolé, massinha de modelar e até mesmo bater palmas) para contar quantos pedacinhos (sílabas) cada palavra tem;
- Utilização de pranchas com figuras para que sejam nomeadas de forma rápida;
- Resgate de palavras através do som inicial, medial ou final;
- Falar uma sequência de palavras e pedir que a criança as memorize, a princípio pode utilizar ajuda vocal para memorização e aos poucos apenas a repetição mental.

Para aprender a ler e escrever a criança necessita de uma série de habilidades e pré-requisitos. Uma das mais importantes dela é a consciência fonológica.[46] A consciência fonológica refere-se à habilidade do indivíduo em perceber a fala como um conjunto de sons passíveis de serem segmentados. Envolve também a capacidade de manipular os sons da fala, como segmentação, adição, identificação de rimas e aliterações, transposição e substituição de sílabas e fonemas. A consciência fonológica também será fundamental para criança realizar a representação que o som (fonema) é representado por letras (grafemas).[47]

Além da consciência fonológica, a memória de trabalho fonológica e o acesso ao léxico são fundamentais para aprendizagem da leitura e escrita, e juntos compõem o processamento fonológico.[48] Assim, essas habilidades juntas atuam para que haja um processo eficaz de decodificação de palavras durante a leitura e escrita. Falhas nesse processamento podem significar dificuldades na alfabetização.[47]

Diversos estudos têm demonstrado a eficácia da remediação fonológica em crianças com risco para dificuldades de aprendizagem[47,49] e em condições, como Dislexia e Transtorno do déficit de atenção e hiperatividade (TDAH).[50]

Um programa de remediação fonológica segue um número estruturado de sessões e envolve atividades fonêmicas, silábicas e suprafonêmicas (rima e aliteração), iniciando apenas com uma habilidade e aumentando a cada sessão.[50] A seguir será apresentado um modelo de Programa de remediação fonológica, proposto por Silva e Capellini, em 2011:[51]

A) *Identificação do som e da letra*: apresentação em folha de papel A4 todas as letras do alfabeto, e os escolares devem nomeá-las e identificar o som de cada letra do alfabeto;
B) *Identificação de palavras dentro de uma frase*: apresentação oral de sete frases afirmativas para os escolares dividisse a frase em palavras, cada palavra deve ser marcada por palma;
C) *Identificação e manipulação de sílabas na palavra*: apresentação de duas palavras oralmente para que os escolares identificassem quais eram sílabas iguais contidas nela. Solicitação também que os escolares realizem segmentação silábica para a formação

de novas palavras em posições inicial, medial e final. A cada sessão devem ser fornecidas seis palavras;

D) *Síntese fonêmica*: apresentação oral de sete palavras separadas por sons, e os escolares deveriam reconhecê-las;

E) *Rima*: solicitação de que os escolares identificassem palavras que terminavam com o mesmo som e figuras cujas nomeações rimavam com essas palavras;

F) *Identificação e discriminação de fonemas*: apresentação oral de um fonema e solicitação que os escolares dissessem uma palavra que começa com este som. Depois, apresentação oral de sete palavras e questionar aos escolares quanto à presença do fonema-alvo em cada uma delas. Os fonemas foram apresentados considerando-se a sequência do desenvolvimento da fala e linguagem;

G) *Segmentação de fonemas*: foi apresentada uma palavra oralmente e solicitado que os escolares dissessem todos os fonemas contidos nela. Foram utilizadas fichas coloridas para auxiliar os escolares na segmentação dos sons. Em cada sessão foram fornecidas sete palavras;

H) *Subtração de fonemas*: apresentação aos escolares de seis palavras para que retirassem o fonema final e, em seguida, seis palavras para que retirassem o fonema inicial;

I) *Substituição de fonemas*: apresentação de uma palavra oralmente e solicitado aos escolares que retirassem o fonema inicial e o substituíssem por outro, formando, assim, uma nova palavra. Sete palavras a cada sessão;

J) *Transposição de fonemas*: solicitação aos escolares que falassem as palavras em ordem inversa da apresentada para formar novas palavras.

Estimulação da Leitura

O desempenho de leitura é resultado da interação entre diversas dimensões: biológica, ambiental, cognitiva e psicossocial.[52] É papel do fonoaudiólogo e equipe multiprofissional realizar uma avaliação detalhada a fim de entender a origem da dificuldade e intervir, considerando qual ou quais possíveis causas dessa dificuldade.

É importante que desde cedo a criança seja exposta à estimulação de leitura. A presença de livros infantis e leitura de histórias durante a infância em casa e em sala de aula é fundamental no desenvolvimento, pois através dela a criança começa a ter seus primeiros contatos com as letras e de como a fala é representada na escrita.[35]

Pensando em estratégias para estimulação da leitura é importante reforçar o trabalho principalmente no processamento fonológico, como já citado. Além desse, outros processadores são fundamentais no processo de decodificação, ou seja, no reconhecimento de palavras escritas, que são: processador ortográfico e semântico-contextual.

Para a criança ter uma boa leitura é preciso que ela possua domínio do código gráfico da língua. Dificuldades no processamento ortográfico acabam comprometendo a fluência de leitura e gerando dificuldades na leitura e escrita em geral. Diferente da maioria das estratégias escolares – uso de memorização visual das palavras, o fonoaudiólogo pode intervir no processamento ortográfico levando em consideração que as dificuldades de aquisição do código gráfico possuem relação com processamento fonológico. Nesta perspectiva o trabalho é realizado por pistas proprioceptivas, auditivas, visuais e linguísticas, assim o paciente deve aprender analisar os sons das palavras e suas relações.[35]

Diversos são os objetivos que podem ser trabalhados pensando neste processador, o fonoaudiólogo deve considerar as dificuldades individuais de cada criança. A seguir serão trazidos alguns exemplos de situações de problemas no processador ortográfico e uma possível estratégia de trabalho. Para contemplar demais dificuldades ortográficas e ter acesso a estratégias de estimulação desse processador de forma detalhadas, consultar o Capítulo 9 do livro das autoras Santos e Navas.[35]

> *Palavras terminadas em: ol x ou – por exemplo: sol, anzol, vou, sou.*
> *Trabalhar a discriminação entre a vogal aberta ó (roda) e vogal fechada ô (olho) – chamando atenção para maior e menor abertura de boca.*
> *Quando a vogal for aberta será seguida de l, quando a vogal é fechada será seguida de u.*
> *Lh, nh e ch – por exemplo: folha, chuva, sonho.*
> *Trabalhar o traço de nasalidade para o nh, a língua elevada para o lh e lábios arredondados para o ch, fazer discriminação auditiva e realizar articulação em frente ao espelho.*
> *Troca de fonemas surdos por sonoros:*
> *Trabalhar inicialmente com apoio proprioceptivo de vibração laríngea com estetoscópio e uso de lista de pares mínimos envolvendo consoantes surda x sonora.*

Crianças e adolescentes com dislexia do desenvolvimento muitas vezes não demonstram muito interesse pelo mundo da linguagem e sua fala pode ser pouco organizada, com pobre estruturação frasal e com pouca coesão e coerência, sendo necessária estimulação do processador semântico-contextual. A intervenção nesses casos deve ter objetivo de ampliar o universo das palavras e utilizá-las nos mais diversos contextos. A seguir, algumas sugestões retiradas do Capítulo 10 do livro de Santos e Navas.[35]

> *Você se lembra de 10 itens que podem ser comprados no mercado? Na feira? Na banca de jornal?*
> *Categorização de palavras pelo sufixo in, en, ex;*
> *O que você faria se fosse Presidente da República?*
> *O que te dá alegria? Medo? Do que você tem saudade?*

O trabalho com os processadores na intervenção em leitura busca principalmente melhorar os processos de decodificação e codificação das palavras. Porém, para uma leitura eficaz apenas decodificar não é suficiente. A compreensão é objetivo final da leitura, e para garantir chegar neste objetivo é preciso que o leitor realize uma decodificação precisa e uma fluência de leitura adequada.

Crianças com taxa de fluência reduzida leem um trecho menor que leitores fluentes num mesmo período de tempo, gastando maior demanda cognitiva para identificar as palavras.[53] A estimulação da fluência leitura envolve promover atividades que visem tanto ao aumento da quantidade de palavras lidas por minuto, quanto ao aperfeiçoamento da precisão e expressividade durante a leitura. Estratégias, como: uso de modelo dado pelo terapeuta, estimulação prosódica e variação da entonação, podem ajudar nesse processo.[54]

O trabalho voltado para compreensão da leitura pode começar desde antes da tarefa de leitura propriamente dita, explorando o que será lido e ativando quais os conhecimentos prévios da criança sobre o que será lido. Durante e após a leitura é importante que o leitor identifique as partes do texto, o que, quando, como e porque aconteceram os eventos, relação entre os acontecimentos e verificar as ideias principais de cada parágrafo, pode contribuir para interpretação do texto por parte do leitor.[55]

Estimulação da Escrita

A produção escrita envolve diversos processos mentais superiores para alcançar um resultado coeso, claro e compreensível. Durante a elaboração do texto, é essencial ter em mente que ele será lido por alguém, portanto, o escritor deve, em alguns momentos, colocar-se no lugar do leitor para empregar mecanismos que facilitem a fluidez e a compreensão.[35]

Em muitos casos, pessoas com dislexia do desenvolvimento enfrentam dificuldades ao realizar essa tarefa, o que pode ser percebido por meio de textos curtos, estrutura desorganizada, violação das regras ortográficas, erros de pontuação e problemas no ato motor da escrita.[35]

Nesse contexto, o fonoaudiólogo pode intervir na escrita de diversas maneiras, abordando tanto o aspecto ortográfico, quanto o caligráfico e a própria elaboração escrita. No âmbito ortográfico, a intervenção envolve ajudar os estudantes a identificar erros relacionados diretamente à oralidade, compreender as regras ortográficas e reduzir os erros de ortografia arbitrária que não seguem regras específicas.[55]

Quanto à caligrafia, estratégias podem ser traçadas para aprimorar a escrita, incluindo atividades que melhoram a coordenação viso-motora, estimulam a percepção e a discriminação visual (como tamanho, cor, forma e direção), fortalecem a dominância lateral, trabalham o conhecimento do esquema corporal e proporcionam treinamento de orientação espacial.[55]

Na elaboração da escrita, é fundamental motivar o aluno a escrever sobre temas de seu interesse e incentivar os quatro componentes para a autorregulação da escrita, que incluem o estabelecimento de objetivos, a autoconversa ou "conversa interna", a autoavaliação e o autorreforço. Essas estratégias ajudam a evitar erros relacionados ao planejamento e à revisão do texto.[35,56]

É importante ressaltar que a estimulação é personalizada de acordo com o caso do paciente, levando em consideração seu conhecimento prévio, nível linguístico, nível escolar, bem como suas necessidades e condições individuais.

CONSIDERAÇÕES FINAIS

A intervenção na dislexia do desenvolvimento, quando abordada de maneira integrada pelas perspectivas neuropsicológica e fonoaudiológica, revela-se como uma abordagem robusta e eficaz no apoio às crianças e indivíduos que enfrentam desafios na leitura e escrita. A combinação dessas abordagens permite uma compreensão abrangente dos aspectos cognitivos e linguísticos envolvidos na dislexia, permitindo a formulação de estratégias personalizadas e adaptadas às necessidades específicas de cada indivíduo. Não se trata de uma receita de bolo, mas de diretrizes que possam auxiliar no direcionamento individualizado para a intervenção eficaz.

A abordagem neuropsicológica destaca a importância de compreender as bases neurobiológicas e cognitivas da dislexia, identificando padrões de funcionamento cerebral que podem influenciar as dificuldades de leitura e escrita. Isso proporciona uma base sólida para o desenvolvimento de intervenções que visam diretamente às áreas deficitárias, promovendo a plasticidade cerebral e melhorando as habilidades de processamento relacionadas à leitura.

Por sua vez, a intervenção fonoaudiológica desempenha um papel fundamental na promoção de habilidades linguísticas, fonológicas e auditivas. Estratégias específicas, como exercícios de consciência fonológica e práticas de decodificação, são essenciais para fortalecer os componentes linguísticos necessários para uma leitura eficiente. A combinação dessas abordagens não apenas aborda as dificuldades imediatas da dislexia, mas também contribui para o desenvolvimento global das habilidades de leitura e escrita ao longo do tempo.

Em conclusão, a intervenção integrada na dislexia, utilizando abordagens neuropsicológicas e fonoaudiológicas, representa uma abordagem abrangente e holística para enfrentar os desafios apresentados por essa condição. Ao considerar tanto os aspectos neurobiológicos, quanto os linguísticos, os profissionais de saúde e educação podem desenvolver planos de intervenção personalizados que maximizam o potencial de cada indivíduo, permitindo-lhes superar as barreiras associadas à dislexia e alcançar sucesso acadêmico e pessoal.

REFERÊNCIAS BIBLIOGRÁFICAS

1. American Psychiatric Association. APA. Manual diagnóstico e estatístico de transtornos mentais: DSM-5-TR. Porto Alegre: Artmed. 2023. p. 1082.
2. Scammacca NK, et al. A century of progress reading interventions for students in grades 4–12, 1914–2014. Review of Educational Research. 2016;86(3):756-800.
3. Cardoso-Martins C, Corrêa MF, Magalhães LFS. Dificuldade específica de aprendizagem da leitura e escrita. In: Malloy-Diniz LF et al., editores. Avaliação Neuropsicológica. Porto Alegre: Artmed; 2010. p. 133-49.
4. Salles JF, Parente MAMP, Machado SS. As dislexias de desenvolvimento: aspectos neuropsicológicos e cognitivos. Interações. 2004;9(17):109-32.
5. Andrade S. Fundamentos da reabilitação neuropsicológica. In: Fuentes D, et al. (Orgs.). Neuropsicologia: teoria e prática. Porto Alegre: Artmed; 2014. p. 359-76.
6. Haase VG, Santos FH. Transtornos específicos de aprendizagem: dislexia e discalculia. In: Fuentes D et al. (Orgs.). Neuropsicologia: teoria e prática. Porto Alegre: Artmed. 2014. p. 139-54.
7. Santos FH, Nascimento JM. Reabilitação da discalculia e da dislexia. In: Malloy-Diniz LF et al. (Orgs.). Neuropsicologia: Aplicações clínicas. Porto Alegre: Artmed; 2016. p.355-77.
8. Becker N. Indicadores de risco para dificuldades de aprendizagem da leitura e promoção dessas habilidades através do programa INELE - Intervenção Neuropsicológica da leitura e escrita [Tese]. Porto Alegre: Universidade Federal do Rio Grande do Sul; 2019.
9. Silva GF, Godoy DMA. Estudos de intervenção em consciência fonológica e dislexia: revisão sistemática de literatura. Revista de Educação PUC-Campinas. 2020;25(e204921):1-17.
10. Minot AFP, Alves NC, Santos ACM. Aplicativo de estimulação da consciência fonológica: foneticando. Seminário Transdisciplinar Da Saúde. 2020;(08).
11. Silva C, Capellini SA. Programa de Intervenção Fonológica para escolares. São Paulo: BookToy; 2019.
12. Funai APCS. Eficácia do programa de remediação fonológica em escolares com dificuldades de aprendizagem [Dissertação]. Marília: Universidade Estadual Paulista Júlio de Mesquita Filho; 2009.
13. Salles JF, et al. Neupsilin-inf - Instrumento de Avaliação Neuropsicológica Breve para crianças. São Paulo: Vetor Editora. 2016.
14. Simões E, Martins MA. Desenvolvimento de um programa de intervenção com uma criança com dificuldades na aprendizagem de leitura e escrita. Actas do X Congresso Internacional Galego-Português de Psicopedagogia. 2009:4173-87.
15. Santos EMM, et al. Preditores da baixa habilidade percepto-motora em crianças de 4-5 anos de idade. Rev. Bras. Saúde Mater Infant. 2020;20(3):769-78.
16. Fusco N. Elaboração de programa de intervenção com as habilidades percepto-viso-motoras em escolares com dislexia do desenvolvimento [Dissertação]. Marília: Universidade Estadual Paulista Júlio de Mesquita Filho; 2013.
17. Fonseca RP, Salles JF, Parente MAMP. Neupsilin: Instrumento de avaliação neuropsicológica breve. São Paulo: Vetor; 2009.
18. Moura GRS. Crianças com dificuldades em resolução de problemas matemáticos: avaliação de um programa de intervenção [Tese]. São Carlos: Universidade Federal de São Carlos; 2007.

19. Ferracini F, et al. Avaliação de vocabulário expressivo e receptivo na educação infantil. Rev Psicopedagogia. 2006;23(71):124-33.
20. Lemos FF. Intervenção na consciência fonológica e vocabulário expressivo em crianças de baixa renda em fase de alfabetização [Dissertação]. Natal: Universidade Federal do Rio Grande do Norte; 2021.
21. Guarnieri C. Programa de estimulação de linguagem oral para crianças com atraso de linguagem [Dissertação]. Bauru: Universidade de São Paulo; 2016.
22. Soltani M, et al. Comparison of verbal fluency in monolingual and bilingual elderly in Iran. Applied Neuropsychology: Adult. 2019;28(1):80-7.
23. Santos B, Capellini SA. PRONAR-LE - Programa de Remediação com a nomeação automática rápida e leitura. São Paulo: BookToy; 2018.
24. Oliveira BSF, Justi FRR. A contribuição da consciência morfológica para a leitura no português brasileiro. Psicologia: teoria e prática. 2017;19(3):270-86.
25. Rodrigues SLFS. O desenvolvimento da consciência morfológica em crianças pré-escolares com ou sem atendimento em intervenção precoce [Dissertação]. Lisboa: Instituto Politécnico de Lisboa. 2014.
26. Blair C. Educating Executive Function. Wiley Interdiscip Rev Cogn Sci. 2017;8(1-2):10.1002/wcs.1403.
27. Cardoso CO, Fonseca RP. Pence - Programa de Estimulação Neuropsicológica da Cognição em escolares. São Paulo: BookToy; 2016.
28. Dias NM, Seabra AG. Piafex - Programa de intervenção em autorregulação e funções executivas. São Paulo: Memnon; 2013.
29. Uehara E, Woodruff E. Treino cognitivo informatizado. In: Malloy-Diniz LF et al. (Orgs.). Neuropsicologia: Aplicações clínicas. Porto Alegre: Artmed; 2016. p. 451-65.
30. Kamhi AG, CATTS GW. Language and Reading Disabilities. 1. ed. Pearson. 2011. p. 303.
31. American Speech-Language-Hearing Association. Roles and responsibilities of speech-language pathologists with respect to reading and writing in children and adolescents [Position Statement]; [Internet]. 2001.
32. Souza CA, Marques DC, Escarce AG, Lemos SMA. Processamento auditivo central e processos de leitura em crianças e adolescentes. Audiol Commun Res. 2020;25-2366.
33. Frota S, Pereira LD. Processamento auditivo: estudo em crianças com distúrbios da leitura e da escrita. Rev Psicopedagogia. 2010;27:214-22.
34. Silva MC, Ávila CRB. Influência do transtorno fonológico sobre os transtornos de leitura e da escrita. ACR. 2013;18(3):203-12.
35. Navas ALGP, Santos MTM. Transtornos de linguagem escrita: teoria e prática. 2. ed. Barueri: Manole; 2016.
36. Cunha VLO, Capellini SA. Analise psicolinguística e cognitivo-linguistica de provas de habilidades meta-linguíticicas e leitura realizadas em escolares de 2ª a 5ª série. Rev Cefac. 2010;12(5):772-83.
37. Siqueira CM, Gurgel-Giannetti J. Mau desempenho escolar: uma visão atual. Rev Assoc Med Bras. 2011;57(1):78-87.
38. Choi D, Hatcher RC, Dulong-Langley S, et al. What Do Phonological Processing Errors Tell about Students' Skills in Reading, Writing, and Oral Language? J Psycho Asses. 2016;35(1-2):24-46.
39. Oliveira DG, Silva PB, Pereira M, et al. Reading component skills in dyslexia: word recognintion, comprehension and processing speed. Front Psychol. 2014;5(1):1339.
40. Moura O, Moreno J, Pereira M, Simões MR. Developmental Dyslexia and Phonological Processing in European Portuguese Orthography. Dyslexia. 2015;21(1):60-79.
41. Gonçalves-Guedim TF, Capelatto IV, Salgado-Azoni CA, et al. Performance of children with attention deficit hyperactivity disorder in phonological processing, reading and writing. Rev CEFAC. 2017;19(2):242-52.
42. Azoni CAS. Diagnóstico diferencial dos transtornos da linguagem escrita. In: Lamonica DAC, Brito DBO. Tratado de linguagem: perspectivas contemporâneas. Ribeirão Preto: Book Toy. 2017. p. 165-74.

43. Pinheiro L, Correa J, Mousinho R. A eficácia de estratégias de remediação fonoaudiológica na avaliação das dificuldades de aprendizagem. Revista Psicopedagogia. 2012;29(89):215-25.
44. Fukuda MTM, Capellini AS. Treinamento de habilidades fonológicas e correspondência grafema-fonema em crianças de risco para dislexia. Rev CEFAC. 2011;13(2):227-35.
45. Mendes GG, Barreras SD. Phonological processing and reading and writing skills in literacy: revisão integrativa. Paideia. 2017;27(68):298-305.
46. Kovelman I, Norton ES, Nadine JAC. Brain basis of pho-nological awareness for spoken language in children and its disruption in dyslexia. CerebCortex. 2011;22:754-64.
47. Antunes LG, Freire T, Crenitte PAP. Programa de remediação fonológica em escolares com sinais de risco para dificuldades de aprendizagem. Dist da comunicação. 2013;25(2):225-36.
48. Rvachew S. Phonological processing and reading in children with speech sound disorders. Am J Speech Lang Pathol. 2007;16(3):260-70.
49. Salgado CA, Capellini SA. Programa de remediação fonológica em escolares com dislexia do desenvolvimento. Pró-fono. 2008;20(1):31-6.
50. Martins RA, Ribeiro MG, Pastura GMC, Monteiro MC. Remediação fonológica em escolares com TDAH e dislexia. CoDAS. 2020;32(5):1-6.
51. Silva APC, Capellini SA. Programa de remediação fonológica em escolares com dificuldades de aprendizagem. J. Soc. Bras. Fonoaudiol. 2011;23(1):13-20.
52. Piccolo LR, Falceto OG, Fernandes CL, et al. Variáveis psicossociais e desempenho em leitura de crianças de baixo nível socioeconômico. Psic Teor e Pesq. 2012;28(4):389-98.
53. Couper-Kuhlen E. An introduction to english prosody. London: Edward Arnold. 1986. p. 224.
54. Pinto JCBR, Navas ALGP. Efeitos da estimulação da fluência de leitura com ênfase na prosódia. J Sociedade Bras Fonoaudiol. 2011;23(1):21-6.
55. Capellini SA, Cunha VLO, Germano GD. Processo de intervenção com os transtornos da leitura e da escrita: diretrizes para identificação precoce e a remediação fonoaudiológica. In: Lamônica DAC, Britto DBO. Tratado de linguagem: perspectivas contemporâneas. Ribeirão Preto, SP: Book Toy; 2016. p. 233-42.
56. Troia GA. Tactics to help students use writing to express their comprehensions of content area texts. Perspective on Language and Literacy. 2009;35(3):35.

INTERVENÇÃO FONOAUDIOLÓGICA NOS TRANSTORNOS ESPECÍFICOS DA APRENDIZAGEM COM PREJUÍZO NA ESCRITA

Cíntia Alves Salgado Azoni ▪ Claydianne dos Santos Freitas
Isabella De Luca ▪ Patrícia Abreu Pinheiro Crenitte

OBJETIVOS DE APRENDIZAGEM

Ao final do capítulo, o leitor deverá ser capaz de:

- Descrever a relação entre os desenvolvimentos típico e atípico da escrita;
- Definir Transtornos Específicos da Aprendizagem com repercussão na expressão escrita;
- Realizar intervenção nos Transtornos Específicos da Aprendizagem com repercussão na expressão escrita nos ambientes clínico e educacional.

INTRODUÇÃO

Desenvolvimento da Escrita

O desenvolvimento das linguagens oral e escrita está inter-relacionado.[1] Autores sugerem que crianças que se destacam precocemente no desenvolvimento da linguagem oral tendem a ter mais facilidade no processo de aprendizagem da leitura e escrita, assim como as que apresentam atraso no desenvolvimento da fala têm mais riscos de apresentar dificuldades na linguagem escrita.[2]

Para um desenvolvimento típico da escrita, são necessárias algumas habilidades motoras e de linguagem subjacentes a ela. A interação entre as habilidades linguísticas, de funções executivas, de transcrição, de ortografia e caligrafia, é necessária para a produção da escrita.[3]

A aquisição da escrita proficiente e o sucesso acadêmico estão diretamente relacionados, uma vez que avaliações da escrita sejam frequentemente utilizadas para mensurar a progressão acadêmica do escolar, e crianças com dificuldades em desenvolver habilidades de escrita apresentam maiores riscos em manifestar atrasos/dificuldades escolares em diversas áreas curriculares.[3]

Assim como na linguagem oral existem etapas esperadas do desenvolvimento e aquisição da escrita. Tais etapas podem-se dividir em duas fases: a primeira alfabética – em que a criança representa as letras de maneira equivalente aos sons da fala, e a segunda – denominada fase ortográfica, em que o indivíduo é capaz de escrever de acordo com a opacidade do idioma, ou seja, escreve sem depender completamente do apoio fonêmico, entendendo que cada letra pode ter múltiplas representações na palavra.[4]

A criança para aprender a escrever precisa conhecer as letras (grafemas) e representá-las manualmente (grafia), além de desenvolver a habilidade de relacionar os sons (fonemas) às combinações de letras (morfemas), formando as palavras (léxico). O domínio das convenções ortográficas da escrita no Português Brasileiro é um processo gradual, já que há correspondências regulares entre fonemas e grafemas, mas há contextos ortográficos complexos em que tal correspondência é irregular.[5]

Como nem todas as palavras do Português são regulares, e a correspondência grafo-fonêmica pode ter variações, a criança precisa aprender regras e conceitos, dependentes e independentes de contextos, para produzir a escrita ortográfica.[6] Considerando esses aspectos, pode-se dizer que a criança tem uma prévia noção da consciência sintática advinda da linguagem oral e, por meio desse respaldo, aplica as regras adquiridas durante o aprendizado da escrita.[4]

Para que a criança desenvolva a escrita é necessária a utilização de duas rotas, uma delas é por meio da via sublexical, ou seja, pela conversão grafema-fonema, utilizada principalmente para palavras não familiares, de baixa frequência e pseudopalavras. A outra rota utilizada é a lexical, na qual o indivíduo acessa as palavras armazenadas em seu léxico para a escrita de palavras frequentes e regulares. Dessa forma, é possível dizer que o vocabulário tem uma influência significativa na escrita, visto que quanto maior o armazenamento e memória em longo prazo das palavras, melhor tende a ser a competência durante a escrita.[4,7-9]

A aprendizagem da escrita ocorre a partir da integração de diferentes habilidades linguístico-cognitivas. A produção do texto, objetivo último da escrita, envolve dois níveis de organização: um referente ao sentido global, ou seja, a coerência, que supõe atividades metacognitivas de planejamento e monitoramento, e outro relacionado à estruturação linguística. Este último nível se refere tanto ao ato de escrever, como ao domínio das convenções linguísticas. O respeito às convenções ortográficas é condição para a legibilidade do texto, sem a qual a inteligibilidade dele não pode ser alcançada.[10]

Considerando este grau de complexidade para o avanço da escrita, é necessária a compreensão que não apenas o ambiente pode ser um fator de risco para a criança desenvolver adequadamente (como, por exemplo, o acesso a escolas mais frágeis do ponto de vista educacional), mas também o fator intrínseco ao próprio desenvolvimento, como no caso em que há disfunção do sistema nervoso central (SNC). Assim, é de extrema importância profissionais da educação e saúde identificarem o mais precocemente possível a origem das dificuldades e já intervi-las de forma sistemática, pois desta forma as crianças com transtornos podem ser fortemente beneficiadas.

Transtorno Específico da Aprendizagem com Prejuízo na Escrita

A dificuldade significativa na aprendizagem da escrita é apontada pelo Manual Diagnóstico e Estatístico de Transtornos Mentais (DSM-5, DSM-TR) como um transtorno específico da aprendizagem, com prejuízo na expressão escrita, em um ou mais dos seguintes aspectos: dificuldade na precisão da ortografia, gramática e na pontuação, bem como prejuízo na organização ou clareza da forma escrita, cujas manifestações podem-se dar em diferentes gravidades, considerando o contexto atual do indivíduo, a saber: grau leve, moderado ou grave.[11]

A importância de uma avaliação cuidadosa para o diagnóstico dos transtornos de aprendizagem, nas diversas áreas acadêmicas, é destacada pelo DSM-5 e se dá pelo uso de testes padronizados e normatizados para sexo, idade, escolaridade ou grupos culturais ou linguísticos,[12] porém a análise qualitativa sobre os impactos no dia a dia da criança também é fundamental.

Avaliar a escrita, entretanto, também é uma tarefa complexa, já que um único instrumento não dá conta de mensurar os diferentes subdomínios desta habilidade. Nesse sentido, uma abordagem de avaliações múltiplas sobre esta área do conhecimento tem o potencial de reduzir as dificuldades encontradas com o uso de uma única avaliação, em um único momento.[13]

Algo a se discutir aqui de relevância é o entendimento de pesquisadores e profissionais a respeito dos termos disgrafia e disortografia, usualmente utilizados, e que merecem atenção. Comumente são identificadas na clínica fonoaudiológica crianças com diferentes características quanto aos aspectos gráficos, como letras flutuantes, uso de linhas ascendentes ou descendentes, alterações de pressão e preensão do lápis e aspectos ortográficos, como falta de coesão no texto, trocas surda-sonora, hipo e hiper-segmentações, generalizações múltiplas e apoio na oralidade.[14]

A avaliação da ortografia deve trazer informações do nível ortográfico que a criança se encontra, revelando quais são os tipos de erros ortográficos e sua frequência de ocorrência na escrita.[14] Portanto, esta análise de quais aspectos da escrita estão comprometidos irá direcionar o diagnóstico e também a intervenção.

INTERVENÇÃO EM DIFERENTES CONTEXTOS

Ambiente Clínico

A avaliação e a intervenção na escrita devem ser centradas na base do sistema de escrita da língua materna. Assim, antes do início das investigações clínica e educacional, professores e terapeutas devem conhecer o sistema de escrita da Língua Portuguesa, ou seja, saber que esse sistema conta com um alfabeto composto de 26 letras.[15]

O sistema de escrita do português caracteriza-se pela transparência ortográfica, o que quer dizer, pela regularidade, cada fonema correspondente a um e somente um grafema e vice-versa e, pela opacidade ortográfica, ou seja, pela irregularidade, com grafemas que correspondem a mais de um som e com sons que correspondem a vários grafemas.

A partir da observação e consideração sobre os achados encontrados na avaliação, a intervenção da escrita com foco na ortografia deve lançar mão de atividades que se adaptem às características semiológicas de cada tipo de erro e aos fatores cognitivos ou linguísticos implicados, usando uma metodologia que se baseia na aprendizagem direta de palavras e regras ortográficas. O escolar, portanto, aprenderá uma grande quantidade de palavras que contém o erro (aprendizagem de competências) com o trabalho com os déficits nos processos psicolinguísticos subjacentes, mas, desta vez, sem gerar angústia e ansiedade neste, pois a intervenção tem como foco a metalinguagem. Assim, o terapeuta deve conduzir o paciente a analisar as possibilidades e discutir a melhor forma de armazenar esta informação pelas vias sensoriais visual e auditiva.

A intervenção da escrita pode ser dividida em módulos de trabalho a partir da metacognição, linguagem oral, consciência fonológica, conhecimento das regras de correspondência fonema-grafema, aplicação e automatização, além de uma instrução focada na ortografia associada à morfologia.[16] Desta forma, aspectos básicos de uma intervenção se iniciam pelo desenvolvimento de algumas noções, como:

A) A definição de som e de letra;
B) A explicação de suas relações, estáveis ou convencionais;
C) O nome das letras e as diferenças dos sons que representam;
D) A classificação delas em consoantes e vogais para poder operar com as regras gramaticais.[14]

Embora ainda pouco explorado na literatura nacional, o direcionamento dos aspectos da consciência morfológica é essencial no processo de compreensão da palavra. Gonçalves *et al.*[17] descreveram estratégias de intervenção com atividades lúdicas para crianças com transtornos de aprendizagem que se baseiam em auxiliar a formação de radicais, palavras homófonas e homógrafas, flexões. Ao relacionar com a ortografia, uma estratégia promissora é estimular a associação entre fala e escrita, da seguinte forma:

A) Diga a palavra;
B) Escreva a palavra enquanto fala em voz alta;
C) Revise sua escrita, trace e diga a palavra;
D) Escreva a palavra a partir do que foi memorizado.[17]

Intervenção com foco na produção de textos de diferentes gêneros, por meio de estratégias de instruções, auxilia crianças com transtornos, visto que a estimulam a planejar, revisar e editar um texto, como um passo a passo.[18] Deste modo, podem-se desenvolver ainda as habilidades de funções executivas que podem estar prejudicadas nestas crianças e adolescentes com transtorno na escrita.

Programas destinados a grupos podem ser mais eficazes do que os individuais,[19] o que torna possível um olhar diferenciado do fonoaudiólogo com estratégias coletivas no ambiente clínico, como também na perspectiva de RTI (Resposta à intervenção) no ambiente escolar.

Quanto ao direcionamento no aspecto gráfico da escrita, em um estudo de Fusco *et al.*, em 2015, o programa composto por oito exercícios que envolviam a coordenação viso-motora percepção visual (discriminação visual, relação viso-espacial, constância de forma, memória visual e memória sequencial, figura-fundo visual e closura visual), foi trabalhado em 12 sessões. Estes exercícios foram desenvolvidos em dois blocos:

1. *Exercícios de coordenação viso-motora:* linha tracejada vertical; linha tracejada horizontal; linha tracejada na diagonal; linha tracejada em zigue-zague; linha tracejada na vertical/horizontal; tracejado em forma de semicírculo; tracejado em forma de círculo; linha tracejada ondulada; linha tracejada em forma de "u"; linha tracejada em forma de "le" e
2. *Exercícios de Percepção Visual:* discriminação visual do estímulo; relação viso-espacial-objetivo; constância de forma- objetivo; memória visual sequencial-objetivo; figura-fundo visual-objetivo; closura visual-objetivo.

Ambiente Educacional

O desenvolvimento da linguagem escrita envolve um caminho complexo com interferências internas e externas que podem ser superadas por uma prática pedagógica adequada que considere as especificidades do aprendiz.[20] Fatores, como déficits de origem neurobiológica, vulnerabilidades afetivas ou emocionais, podem ser barreiras com impacto significativo no percurso de aprendizagem quando não realizadas intervenções pedagógicas efetivas.

A aprendizagem da linguagem escrita envolve o desempenho na linguagem oral; nas funções executivas; nos processamentos fonológico e visual; e nas habilidades psicomotoras.[21] Alunos com déficits na aprendizagem da linguagem escrita podem apresentar comprometimento no desempenho dessas áreas, sendo necessária uma intervenção pedagógica ativa para superar as barreiras que poderão surgir no processo de alfabetização. Conhecer a origem das dificuldades dos alunos é fundamental para adaptar o ensino de forma inclusiva, ou seja, identificar a origem das dificuldades auxilia no desenvolvimento de uma prática alfabetizadora acessível às necessidades específicas dos alunos.

No contexto educacional é comum em um mesmo nível de ensino identificar sujeitos com desempenhos diversos na aprendizagem da linguagem escrita, onde uns podem apresentar maiores dificuldades que outros, o que requer identificação e intervenção prévias nos primeiros anos de escolarização formal, como prevenção de futuros insucessos acadêmicos.

Professores alfabetizadores enfrentam o desafio diário de ensinar as crianças que apresentam dificuldades persistentes em relação à aprendizagem da linguagem escrita, em que muitas dessas dificuldades podem estar associadas aos Transtornos Específicos de Aprendizagem, que são relacionados a condições de origem neurobiológicas e que podem afetar o desempenho em leitura e escrita quando não identificados precocemente.

No contexto de sala de aula as observações diárias e avaliações contínuas podem auxiliar os profissionais na identificação de sujeitos com nível acentuado de dificuldades em leitura e/ou escrita, instrumentos avaliativos e abordagens metodológicas que consideram o processo neurobiológico da aprendizagem,[22-25] proporcionam um olhar atento às necessidades educacionais específicas de sujeitos com desempenho aquém do que é esperado para faixa etária.

A estruturação de um plano de intervenção pedagógica sistematizado que considere as necessidades educacionais específicas de sujeitos que apresentam sinais de risco para aprendizagem da linguagem escrita é necessariamente relevante para o sucesso acadêmico, social e profissional dos mesmos,[21,26] visto que a proficiência em leitura e escrita proporciona o acesso e aplicação de conhecimentos curriculares.

O professor alfabetizador tem um papel relevante na promoção de momentos de aprendizagens significativas e na realização de estratégias de prevenção de risco para o desenvolvimento da linguagem escrita,[27] as adaptações de currículo, planejamento e avaliação precisam estar coerentes com as dificuldades do aprendiz, sendo reconstruídas e reformuladas durante o processo de ensino-aprendizagem. Cada sujeito que apresenta dificuldades específicas em relação à linguagem escrita poderá apresentar déficits diferentes, necessitando de adaptações conforme o seu comprometimento de aprendizagem.

O Universal Design for Learning (UDL)[28] recomenda que a prática de ensino seja acessível a todos, considere as diferentes necessidades de aprendizagem e supere barreiras promovendo a inclusão, em que o planejamento escolar venha a promover a participação ativa dos estudantes; seja flexível na organização de materiais e instruções de ensino e se apresente significativamente acessível.

Estudos científicos do campo das Ciências da leitura têm contribuído para a compreensão do desenvolvimento da linguagem escrita por meio da integração dos conhecimentos das Neurociências, Psicologia, Linguística, Educação e Fonoaudiologia, auxiliando no desenvolvimento de intervenções que considerem os aspectos neurobiológicos, cognitivos, sociais e emocionais que envolvem o processo de aprendizagem.[29,30] Os achados produzidos por meio da integração das *expertises* dessas áreas do conhecimento têm apontado para efetividade de intervenções em linguagem escrita sistematicamente estruturadas e conduzidas por meio de instruções explícitas.[31-37] Essas intervenções têm apresentado resultados significativos tanto para aprendizagem de sujeitos com desenvolvimento típico na aprendizagem da linguagem escrita, quanto para os com desenvolvimento atípico.

No contexto educacional brasileiro há registro de estudos sobre intervenções em linguagem escrita estruturadas sistematicamente baseadas em habilidades precursoras para aprendizagem em leitura e escrita e conduzidas por estratégias metodológicas intencionais mediante as especificidades do nível de conhecimento dos aprendizes.[38-46] Essas intervenções mostraram-se relevantes na promoção e remediação de aprendizagem de crianças nos anos iniciais do Ensino Fundamental e adolescentes que indicavam comprometimento em leitura e escrita nos anos finais. A estruturação de intervenções pedagógicas com base no nível de conhecimento dos aprendizes, que considera os conhecimentos e habilidades que são esperados para a faixa etária, desenvolve estratégias interventivas intencionais baseadas em habilidades e contemple instrumentos avaliativos que auxiliem na identificação do desempenho processual em linguagem escrita que pode apresentar efetividade para o desenvolvimento de uma prática educacional voltada à inclusão. A Figura 9-1 apresenta a estruturação de uma intervenção pedagógica em linguagem escrita voltada à inclusão.

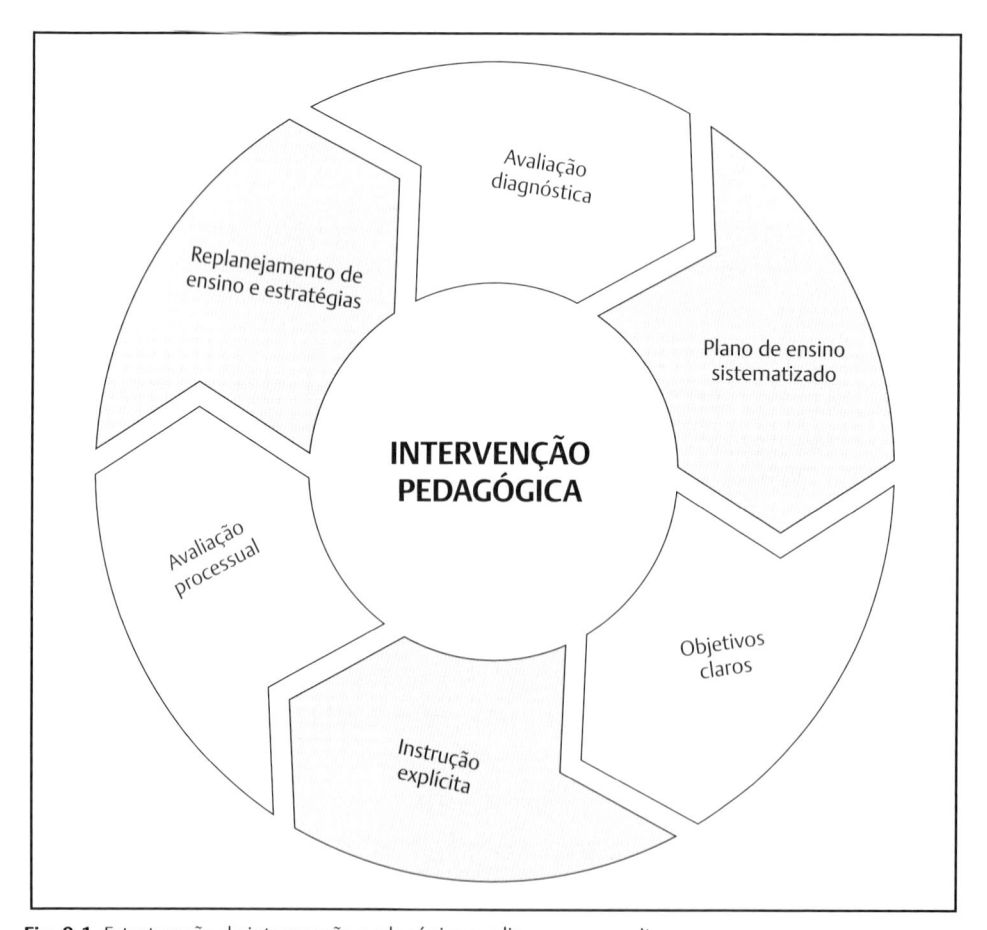

Fig. 9-1. Estruturação de intervenção pedagógica em linguagem escrita.

A estruturação de um plano de ensino sistematizado, considerando a complexidade do processamento da linguagem escrita,[25,29] com a utilização de objetivos claros, instruções explícitas e acompanhamento constante das aprendizagens, pode favorecer na identificação de dificuldades e na formulação de estratégias que busquem superá-las. Como também, a reformulação de estratégias metodológicas e a adaptação de instrumentos avaliativos e materiais didáticos podem ser um facilitador no processo de ensino e aprendizagem. A International Dyslexia Association (IDA) considera que as adaptações curriculares, de planejamentos, materiais e estratégias proporcionam um desempenho significativo para os sujeitos com dificuldades persistentes no desenvolvimento de leitura e escrita.[47]

O Quadro 9-1 expõe, com base nas considerações da IDA,[47] indicações de adaptações de materiais e estratégias no contexto de sala de aula.

O sucesso na intervenção pedagógica em linguagem escrita no contexto escolar decorrerá de constante aperfeiçoamento profissional para o desenvolvimento de estratégias e adaptações que considerem as especificidades de crianças/adolescentes com dificuldades específicas em leitura e escrita. Os achados científicos das Ciências da Leitura têm proporcionado fundamentações que buscam favorecer a formação profissional de alfabetizadores com conhecimentos aplicáveis no contexto educacional.

A apropriação dos conhecimentos sobre os processos neurobiológico e cognitivo da aprendizagem da linguagem escrita por parte de professores auxilia na identificação de fatores de risco, na elaboração de intervenções, nas orientações parentais e na parceria com profissionais da área clínica.

Quadro 9-1. Adaptações de materiais e estratégias em intervenções pedagógicas em linguagem escrita no contexto de sala de aula[47]

Plano sistematizado	Estratégias	Instruções	Materiais
Estimule a consciência fonológica e fonêmica, o vocabulário, a compreensão, a fluência e a produção escrita	▪ Mantenha uma rotina diária ▪ Utilize vários modos de avaliação ▪ Trabalhe os conteúdos/habilidades gradualmente	▪ Desenvolva um ensino explícito ▪ Repita as instruções com uma linguagem clara ▪ Utilize instruções com passo a passo ▪ Combine informações verbais e visuais ▪ Realize revisões diárias	▪ Utilize guias de leitura ▪ Simplifique as instruções escritas ▪ Apresente materiais escritos por etapas/Evite excesso de textos ▪ Destaque informações essenciais ▪ Utilize dispositivos de gravação de leitura ▪ Utilize recursos de Tecnologia Assistiva

REFERÊNCIAS BIBLIOGRÁFICAS

1. Pavelko SL, Lieberman RJ, Schwartz J, et al. The development of writing skills in 4-year-old children with and without specific language impairment. Clinical Linguistics & Phonetics. 2017:1-15.
2. Tracey D, Morrow L. Lenses on reading: An introduction to theories and models. New York, NY: Guilford. 2006.
3. Barnett AL, Connelly V, Miller B. The Interaction of Reading, Spelling, and Handwriting Difficulties With Writing Development. J Learn Disabil. 2019:002221941989456.
4. Barbosa VM, Silva C. Correlação entre habilidade de vocabulário receptivo, consciência sintática e escrita de palavras. Rev CEFAC. 2020;22(3):e24.
5. Cardoso-Martins C, Gonçalves DT. Relatório Científico: Desenvolvimento do conhecimento ortográfico em português brasileiro entre o 2º e 5º ano do Ensino Fundamental. Belo Horizonte: [s. n.]. 2017.
6. Vale AP, Sousa O. Conhecimento ortográfico e escrita. Invest Práticas. 2017;7(3):3-8.
7. Amorim WW, Sampaio NFS, Temponi CN, et al. Neurofisiologia da escrita: o que acontece no cérebro humano quando escrevemos? Rev. Neuropsicol. Lat Am. 2016;8(10):1-11.
8. Caravolas M. Growth of word and pseudoword reading efficiency in alphabetic orthographies: impact of consistency. J Learn Disabil. 2018;51(5):422-33.
9. Erbeli F, Hart SA, Taylor J. Genetic and environmental influences on achievement outcomes based on family history of learning disabilities status. J Learn Disabil. 2019;52(2):135-45.
10. Barbosa SP, Silva AVFG. A Prática da Atenção Primária à Saúde no Combate da COVID-19. APS EM REVISTA. 2020;2(1):17-19.
11. American Psychiatric Association - APA. Manual diagnóstico e estatístico de transtornos mentais: DSM-5. Porto Alegre: Artmed; [Internet]. 2014.
12. Dorneles BV, et al. Impacto do DSM-5 no diagnóstico de transtornos de aprendizagem em crianças e adolescentes com TDAH: um estudo de prevalência. Psicologia Reflexão & Crítica, [S. I.]. 2014;27:759-67.
13. Fletcher J, et al. Transtornos de aprendizagem: da identificação à intervenção. Porto Alegre: Artmed; 2009.
14. Zorzi JL, Ciasca SM. Caracterização dos erros ortográficos em crianças com transtornos de aprendizagem. Rev. CEFAC. 2008;10(3):321-31.
15. Reid G. Dyslexia: A practitioner's handbook. Malden (MA): John Wiley & Sons; 2016.
16. Berberian AP, Massi GA. A clínica fonoaudiológica voltada aos chamados distúrbios de leitura e escrita: uma abordagem constitutiva da linguagem. Rev Soc Bras Fonoaudiol. 2005;10(1):43-52.
17. Cervéra-Mérida JF, Ygual-Fernández AA. Uma proposta de intervenção em transtornos disortográficos atendendo à semiologia de los errores. Rev Neurol. 2006;42(2):117-26.
18. Gonçalves H, Cardoso BW, Salgado-Azoni CA. Intervenção nos transtornos de aprendizagem. In: Fonseca RP, Miranda MC, Seabra AG. Neuropsicologia escolar. São Paulo: Clinical Pearson. 2020.
19. Graham S, Perin D. A meta-analysis of writing instruction for adolescent students. J Educati Psychol. 2007;99(3):445-476.
20. Vaughn S, Linan-Thompson S, Kouzekanani K, et al. Reading Instruction Grouping for Students with Reading Difficulties. Remedial and Special Education. 2003;24(5):301-15.
21. Mousinho R, et al. Leitura, Escrita e Matemática: do desenvolvimento aos transtornos específicos da aprendizagem. Instituto: ABCD; [Internet]. 2020.
22. Rotta NT, Ohlweiler L, Riesgo RS. (Orgs.). Transtorno da aprendizagem: abordagem neurobiológica e multidisciplinar. 2. ed. Porto Alegre: Armed; 2016.
23. Tunmer WE. Como a ciência cognitiva forneceu as bases teóricas para a resolução do grande debate sobre métodos de leitura em ortografias alfabéticas. In: Maluf MR, Cardoso Martins C (Orgs.), Alfabetização no século XXI: Como se aprende a ler e a escrever. Porto Alegre: Penso; 2013. p. 124-37.
24. Maluf MR. Ensinar a ler: urgência do mundo atual e de contextos de pobreza. In: Sargiani RA (Org.). Alfabetização baseada em evidências: da ciência à sala de aula. Porto Alegre: Penso; 2022. p. 45-59.

25. Navas AL. As dificuldades do ensino da leitura e da escrita no desenvolvimento típico e nos transtornos do neurodesenvolvimento. In: Sargiani RA (Org.). Alfabetização baseada em evidências: da ciência à sala de aula. Porto Alegre: Penso; 2022. P. 207-16.

26. Sargiani RA. Alfabetização baseada em evidências: como a ciência cognitiva da leitura contribui para as práticas e políticas educacionais de literacia. In: Sargiani RA (Org.). Alfabetização baseada em evidências: da ciência à sala de aula. Porto Alegre: Penso; 2022. p. 1-43.

27. Ciasca SM, et al. Transtornos de Aprendizagem: neurociência e interdisciplinaridade. Ribeirão Preto: BookToy; [Internet]. 2015.

28. Sebastiani MT, Suzuki SG. Políticas públicas para a formação e desenvolvimento profissional dos professores. In: BRASIL. Relatório Nacional de Alfabetização Baseada em Evidências. Brasília: MEC/Sealf. 2020.

29. Israel M, Marino M, Delisio L, Serianni B. Supporting content learning through technology for K-12 students with disabilities (Document No. IC-10). Retrieved from University of Florida, Collaboration for Effective Educator, Development, Accountability, and Reform Center website; [Internet]. 2014.

30. Dehaene S. Os neurônios da leitura: como a ciência explica a nossa capacidade de ler. Tradução de Leonor Scliar Cabral. Porto Alegre: Penso; 2012.

31. Ciasca SM, et al. Transtornos de Aprendizagem: neurociência e interdisciplinaridade. Ribeirão Preto: BookToy; [Internet]. 2015.

32. National Research Council. Preventing Reading Difficulties in Young Children, E-book. [S. l.: s. n.]. 1998.

33. National Reading Panel. Teaching children to read: An evidence-based assessment of the scientific research literature on reading and its implications for reading instruction. NIH Publication, 004754, [S. l.], [Internet]. 2000;7:35.

34. National Early Literacy Panel. Developing early literacy: Report of the National Early Literacy Panel Developing early literacy: Report of the National Early Literacy Panel. Washington, DC: [s. n.], [Internet]. 2008.

35. Observatoire National de La Lecture. Apprendre à Lire. [S. l.]: Centre National de Documentation Pédagogique et Editions Odile Jacob, E-book; 1998.

36. Rose, J. Independent Review of the Teaching of Early Reading Final Report. [S. l.: s. n.]. 2006. E-book. Disponível em: www.standards.dcsf.gov.uk/phonics/report.pdf. Acesso em: 23 de junho de 2022.

37. Rose SIRJ. Independent review of the primary curriculum: final report. [S. l.: s. n.], E-book; 2009.

38. Brasil. Relatório Nacional de Alfabetização Baseada em Evidências [recurso eletrônico]/ organizado por Ministério da Educação – MEC; coordenado por Secretaria de Alfabetização - Sealf. – Brasília, DF: MEC/Sealf, [Internet]. 2021.

39. Diniz NLB. Metalinguagem e alfabetização: efeitos de uma intervenção para recuperação de alunos com dificuldades na aprendizagem da linguagem escrita. 2008. 261f. Tese (Doutorado em Psicologia) – Universidade de São Paulo, São Paulo, [Internet]. 2008.

40. Carvalho LMM. Consciência fonológica e sucesso na aprendizagem da leitura e da escrita: melhor prevenir do que remediar. 2010. 320f. Tese (Doutorado em Psicologia da Educação) – Pontifícia Universidade Católica de São Paulo, São Paulo, [Internet]; 2010.

41. Justino MISV. Efeitos do reforço escolar numa abordagem fônica em alunos do ensino fundamental com graves defasagens na alfabetização. 2010. 156f. Dissertação (Mestrado em Ciências) – Universidade de São Paulo, Ribeirão Preto, [Internet]. 2010.

42. Justino MISV, Barrera SD. Efeitos de uma intervenção na abordagem fônica em alunos com dificuldades de alfabetização. Psicologia: Reflexão e Crítica, v.28, n.4, p.399-407, [Internet]. 2012.

43. Carvalho DKSS. Fonologia e alfabetização: efeitos de um programa de intervenção para recuperação de alunos do 5° ano do ensino fundamental com atrasos na aprendizagem da linguagem escrita. 2012. 134f. Dissertação (Mestrado em Psicologia da Educação) – Pontifícia Universidade Católica de São Paulo, São Paulo; [Internet]. 2012.

44. Silva NSM. Elaboração e aplicação de um programa de intervenção de decodificação fonológica em crianças com risco para dificuldade de leitura. 2015. 171f. Dissertação (Mestrado em Ciências) – Universidade de São Paulo, Bauru; [Internet]. 2015.

45. Pitombo SCP. A consciência fonológica e o ensino das relações letra-som para a compreensão do princípio alfabético: resultados de um programa de intervenção. 2016. 196f. Dissertação (Mestrado em Educação) – Universidade Estadual de Feira de Santana, Feira de Santana; [Internet]. 2016.

46. Cardoso-Martins C, Navas AL. O papel da fluência de leitura de palavras no desenvolvimento da compreensão da leitura: um estudo longitudinal. Educar em revista, Cuiabá; [Internet]. 2016;62:17-32.

47. Internacional Dyslexia Association. Dyslexia in the classroom: what every Teacher needs to know. Baltimore: Internacional Dyslexia Association; [Internet]. 2013.

CAPÍTULO 10

ATUAÇÃO FONOAUDIOLÓGICA NOS TRANSTORNOS DA FLUÊNCIA: INTERVENÇÃO E CONDUTAS CLÍNICAS

Débora Vasconcelos Correia ▪ Mayra Maria de Oliveira Lima
Eduarda Marconato ▪ Cristiane Moço Canhetti de Oliveira

OBJETIVOS DE APRENDIZAGEM

Ao final do estudo desse capítulo o leitor deverá ser capaz de:

- Identificar os princípios da atuação fonoaudiológica nos casos de gagueira e taquifemia.
- Delinear um planejamento terapêutico individualizado e alinhado ao que é preconizado pelos especialistas à luz da ciência.
- Conhecer as principais técnicas que devem ser aplicadas para intervenção nesses transtornos da fluência.
- Refletir sobre a conduta clínica frente às queixas associadas à fluência.

INTRODUÇÃO

Receber um paciente com queixa de alguma alteração na fluência pode se apresentar como um grande desafio ao fonoaudiólogo. Além do processo avaliativo e diagnóstico – que possui suas especificidades, também é preciso elaborar e pôr em prática um plano de ação terapêutica, monitorar sua eficácia, planejar o momento da alta e programar o acompanhamento (*follow-up*) mediante as necessidades. É sobre este cenário de prática, que se inicia após a avaliação e o diagnóstico fonoaudiológico de pessoas com gagueira e taquifemia, que se dedica o presente capítulo. Aqui o ponto de partida se dá pelas principais questões que conduzem ao raciocínio clínico baseado em evidências, gerando tomadas de decisões mais assertivas e promovendo a saúde da comunicação de quem precisa estar no centro do cuidado.

Assim, antes de discorrer sobre as principais práticas de intervenção e condutas clínicas que fazem parte da atuação fonoaudiológica junto às pessoas com transtornos da fluência, cabe, introdutoriamente, esclarecer que fluência é esta – que é tanto objeto de estudo quanto área de atuação especializada da Fonoaudiologia. Como também cabe pontuar para quais transtornos da fluência os princípios abordados neste capítulo serão destinados. Dito isso, um exercício que pode auxiliar neste começo é buscar evocar as principais ideias que possivelmente se relacionam com o termo fluência, quando se completa mentalmente a seguinte frase: "fluência tem a ver com..." Comumente algumas das ideias evocadas se relacionam com os conceitos de naturalidade, espontaneidade, facilidade ou, ainda, com os conceitos de excelência, proficiência e/ou maestria em realizar algo, e isso tem uma razão.

A fluência na música,[1] por exemplo, está relacionada com a capacidade percebida em realizar movimentos complexos de produção de som com precisão e eficiência. Além da fluência na música, há diversas outras fluências estudadas nas ciências cognitivas, assim como a fluência na dança, no esporte, entre outras, como as apresentadas no artigo *Doesn't everybody need fluency?*[2] (Todo mundo não precisa de fluência?). No exercício da linguagem também não parece diferente, pois um comunicador considerado fluente costuma ser percebido como alguém que além de realizar sequências de movimentos articulatórios suaves, com precisão e acurácia, expressa ideias bem concatenadas e coerentes com o mínimo de esforço.

Logo, o que possivelmente explica essa chuva de ideias (*brainstorming*) pode ser o fato de a natureza da fluência possuir intrínseca relação com os conceitos de *competência* e *performance* necessários para sua aquisição, desenvolvimento e desempenho. Dessa forma, a fluência pela qual se interessa a Fonoaudiologia é a que tem a ver com a arte de expressar a linguagem, assim como um músico em comunicar suas melodias. Classicamente, esta fluência tem sido concebida como um aspecto de produção da fala que se refere à continuidade, suavidade, velocidade e esforço com os quais as unidades fonológicas, lexicais, morfológicas e/ou sintáticas de linguagem são expressas.[3] Algo que merece destaque acerca desta proposição é que ela se mostra de maneira muito mais descritiva do que explicativa.

Tal conceito aponta mais para como deve ser uma produção de fala considerada fluente (contínua, suave, entre outras características) do que, necessariamente, explica **o que** é fluência, esclarecendo sobre a sua natureza. Em contraponto a este cenário, recentemente, uma proposta conceitual sobre a natureza da fluência verbal foi lançada na Teoria Integrada da Fluência (TIF),[4] apresentando-a como uma habilidade linguística que compõe a língua-I[5] (língua interna). Língua-I equivale à competência linguística, ou seja, ao conjunto de capacidades e habilidades mentais que fazem com que todo e qualquer indivíduo seja capaz de produzir e compreender a linguagem.[5]

A partir dos pressupostos da Linguística, Psicolinguística e Neurociência da Linguagem, a TIF atribui à natureza da fluência a propriedade básica em "ser habilidade" e a essencial em "ser linguística".[4] Ao assumi-la, portanto, torna-se mais apropriado designá-la como "verbal"[4] do que "da fala", uma vez que ela não se restringe à fala, mas se dá no exercício de toda e qualquer modalidade de expressão linguística, seja na fala, na leitura,[6] na escrita[7] ou nos gestos.[8]

Isso significa dizer que dependendo do conceito assumido sobre a natureza da fluência, se concebida como um aspecto de produção da fala ou uma habilidade linguística, a intervenção junto às pessoas que possuem algum dos seus transtornos pode mudar? Vejamos. Ao considerar apenas o quesito abrangência da atuação fonoaudiológica, haveria alguma diferença no que diz respeito às possibilidades de intervenção, conforme o conceito assumido? Ao que parece, conceber fluência como uma habilidade linguística amplia o seu escopo de cuidado, assim como aumenta as chances de prestação de uma assistência à saúde cada vez mais integral e menos superficial. Isso porque diferentemente de se subordinar hermeticamente à fala, por ser uma habilidade linguística, há uma atribuição equiparada de relevância à *competência* e à *performance* da linguagem.[4]

A gagueira e a taquifemia são os transtornos da fluência considerados neste capítulo. Na Classificação Internacional de Doenças (CID-11),[9] a gagueira foi designada como "Transtorno Desenvolvimental da Fluência da Fala". A Associação Psiquiátrica Americana (APA), no Manual Diagnóstico e Estatístico de Transtornos Mentais (*Diagnostic and Statistical Manual of Mental Disorders* – DSM-5-TR),[10] propôs o termo "Transtorno da Fluência com

Início na Infância (Gagueira)." A taquifemia, por sua vez, apesar de descrita na literatura há mais de 300 anos, continua sendo um transtorno da fluência pouco compreendido.[11] Possivelmente, por essa razão, não se observa um espaço para classificação da taquifemia tão bem delimitado nos referidos manuais diagnósticos, de modo que os termos clínicos adotados pela CID-11 e pelo DSM-V se mostram ampliados a ponto de contemplar a gagueira e a taquifemia como transtornos da fluência que surgem no período do neurodesenvolvimento.

A gagueira é um transtorno da fluência amplamente descrito por comportamentos que costumam ser facilmente distinguidos pelo ouvinte.[12] A princípio, o marcador clínico determinante para a gagueira é a ocorrência de rupturas involuntárias e excessivas na formulação linguística, que podem surgir gradativa ou repentinamente. Os padrões observados externamente são os primeiros a serem examinados,[13] porém, há outras manifestações importantes que costumam ser negligenciadas devido à complexidade da gagueira.

A analogia do *"iceberg da gagueira"*, ilustrado por Sheehan em 1958 (p.123),[14] demonstra que os fenômenos superficiais e/ou evidentes representam apenas uma pequena parte do transtorno, isto é, a ponta do *iceberg*. A partir desse pressuposto, características ocultas foram discutidas na literatura e incluem atitudes negativas associadas à fala, uso de comportamentos de evitação e fuga, e aumento da ansiedade.[15] Neste sentido, a intervenção fonoaudiológica da gagueira deve abordar a complexidade causada pelas manifestações evidentes e ocultas com igual importância,[16] pois os fatores qualitativos associados agravam o quadro clínico, distraem o ouvinte e prejudicam ainda mais a comunicação do falante.[17]

Por outro lado, a taquifemia é um transtorno da fluência caracterizado pela redução da inteligibilidade da fala, devido a problemas relacionados com a percepção de uma velocidade de fala rápida e/ou irregular.[18] Segundo St. Louis e Scott, em 2020,[19] a taquifemia envolve uma fala que parece rápida, pouco clara e/ou desorganizada, por meio da qual os ouvintes percebem as interrupções excessivas no discurso, que soam como um planejamento linguístico desorganizado e aglutinado, dando a impressão de que o falante não tem certeza do que deseja comunicar. É importante destacar a possibilidade de a taquifemia ocorrer concomitantemente com a gagueira.[19]

A comunicação de uma pessoa com taquifemia é prejudicada, principalmente, pelo excesso de disfluências comuns, falta de clareza no discurso, prejuízo da concisão e organização na transmissão das mensagens, aumento da velocidade de fala e pouca percepção da sua própria dificuldade de fluência. A taquifemia prejudica a inteligibilidade da fala e a compreensibilidade da mensagem, observadas como o grau de dificuldade do ouvinte em acompanhar a informação do falante durante a narrativa ou monólogo.[20] Ansiedade, vergonha, impaciência, inquietação e distração foram sentimentos frequentemente relatados por adultos com taquifemia em um questionário de autopercepção do transtorno.[21] Além disso, as autoras relataram que os interlocutores dos adultos com taquifemia demonstraram, por meio de comentários, a percepção do aumento da velocidade e do prejuízo na inteligibilidade da fala.[21]

Há uma tendência da comunidade científica para orientar os clínicos em buscar contextualizar as manifestações e os sintomas da taquifemia, abarcando diferentes fontes de informações e atores que fazem parte do cenário comunicativo das pessoas com esse transtorno da fluência. Assim sendo, foi proposta uma descrição clínica para a taquifemia[20] que considera a caracterização verbal dos sintomas, a análise audiovisual da pessoa com taquifemia, bem como sua percepção e de seus familiares sobre o transtorno.

Portanto, é necessário pontuar que os princípios apresentados nas próximas seções consideram a fluência como uma habilidade linguística, assim como a necessidade de desenvolver uma prática centrada na pessoa e baseada em evidências. Tal assunção não anula o lugar de primazia que a atenção à fluência na fala ocupa no processo terapêutico, mas propicia ao fonoaudiólogo a possibilidade de romper fronteiras e ir além da superfície da *performance*. É possível seguir em direção à *competência linguística* e ao cuidado das demais capacidades e funções mentais que subjazem a natureza da fluência verbal de todo e qualquer indivíduo. O que significa dizer que a atuação fonoaudiológica em fluência é para todos que aqueles que necessitam, e assim como ela não se restringe à fala, também não deve se restringir às pessoas com transtornos da fluência.

PLANEJANDO A TERAPIA FONOAUDIOLÓGICA

Para planejar uma proposta terapêutica, o fonoaudiólogo precisa ter clareza conceitual sobre o entendimento que assume acerca do que é fluência. Esta clareza guiará sua prática clínica, afinal, o tratamento será delineado para alguém que apresenta alguma queixa relacionada à fluência, e o que o terapeuta pensa a seu respeito repercute diretamente no que ele entende e como decide atuar nos casos de alterações e transtornos da fluência. Outro aspecto importante é a busca pela atualização científica, para que seja possível desenvolver um tratamento baseado em evidências e não em afirmações, ou seja, em crenças sobre a sua eficácia.[22]

A recomendação de que "devemos fazer as coisas clínicas certas pelas razões teóricas certas"[23] se mostra como uma pertinente reflexão para o momento de planejar a terapia. Apesar de haver quem argumente que algumas abordagens terapêuticas tornam a teoria desnecessária, isso parece resultar em consequências tangíveis se um tratamento não se apresenta consistente. Uma das consequências é a falta de "adesão" ao cuidado fonoaudiológico de pessoas com transtornos da fluência, já que os especialistas parecem demonstrar mais afinidade com propostas terapêuticas cujos mecanismos eles entendem.[24] Dessa forma, além de buscar fundamentos teóricos consistentes e evidências científicas atuais para sustentar as suas condutas, o fonoaudiólogo também precisa estar disposto a desenvolver sua *expertise* profissional mediante a prática clínica.

Sobre a atuação especificamente junto às pessoas com transtornos da fluência, pesquisadores[25] observaram que fonoaudiólogos em atividade carecem de conhecimentos relativos à avaliação e ao tratamento, destacam a necessidade de treinamento sistemático sobre esses aspectos, e recomendam a reestruturação dos cursos de Fonoaudiologia na viabilização desse processo. Ciência e *expertise* profissional precisam caminhar juntas para a construção de bases robustas e firmes para a atuação fonoaudiológica. A ideia é garantir a oferta da melhor assistência à saúde da comunicação do paciente e atender às suas preferências. O alinhamento entre a melhor evidência científica, a experiência profissional e os valores e preferências do paciente e/ou da sua família conduzem à Prática Baseada em Evidências (PBE).[22]

O percurso terapêutico tem início na etapa de análise dos dados obtidos no processo avaliativo. Etapa necessária tanto para a conclusão diagnóstica quanto para a projeção interventiva e identificação dos aspectos que necessitam de avaliação detalhada e/ou complementar.[26] Para o planejamento da intervenção, a ênfase inicial é no mapeamento das necessidades clínicas,[27] pois a partir dele serão tomadas decisões como: definição de objetivos; seleção das abordagens, técnicas e recursos que serão utilizados; monitoramento dos resultados e a programação do *follow-up*. Os princípios que envolvem cada uma dessas etapas de elaboração do planejamento terapêutico serão apresentados a seguir.

Identificando as Necessidades Clínicas

Uma estratégia que pode ser utilizada para guiar o processo de identificação das necessidades clínicas do paciente, é distribuí-las conforme as principais dimensões de cuidado propostas na CIF (Classificação Internacional de Funcionalidade, Incapacidade e Saúde)[28] e na prática centrada na pessoa,[29] que se baseiam no modelo biopsicossocial. Nessa conjuntura, seguem as principais necessidades clínicas que podem ser elencadas no plano terapêutico por dimensão de cuidado.

Na *função corporal* destacam-se as disfluências (tipologia, lócus e frequência), taxas de elocução (sílabas por minuto) e de produção da informação (palavras por minuto), assim como os concomitantes físicos; nas *atividades e participação*, considera-se as dificuldades relacionadas com o desempenho acadêmico e/ou profissional, realização das atividades de vida diárias e interação social; nos *fatores ambientais*, recomenda-se a identificação dos aspectos que podem interferir na fluência e não dependem do indivíduo, mas sim dos cenários de atividades e participação e pessoas envolvidas, como na escola ou trabalho, com os familiares e/ou amigos, por exemplo; já nos *fatores pessoais*, o mapeamento incide sobre o que se relaciona com o próprio indivíduo, como características pessoais, de personalidade, bem como suas preferências. Para exemplos, recomenda-se consultar os materiais disponibilizados no *website* da American Speech-Language-Hearing Association (ASHA).[30-32]

Possivelmente, em virtude da clássica concepção de fluência como um aspecto de produção da fala, há comumente uma tendência de alguns fonoaudiólogos à restrição do cuidado dos comportamentos observáveis.[33] Contudo, da mesma forma que ao se considerar as bases que a CIF[28] e a prática centrada na pessoa preconizam amplia-se o escopo da atuação fonoaudiológica, ao se considerar a fluência verbal como uma habilidade linguística amplia-se o escopo das bases neurais que subjazem a sua dinâmica neurofisiológica, bem como das possibilidades de necessidades clínicas relacionadas. Dessa forma, considerando as propriedades da fluência verbal em ser habilidade e ser linguística,[4] nesta etapa do planejamento cabe elencar as necessidades motoras, sensório-perceptuais, atencionais, mnemônicas e de linguagem investigadas, principalmente no tocante à possibilidade de condições comórbidas.

Desenvolvendo o Raciocínio Clínico e Definindo Objetivos Funcionais

Após a identificação das necessidades que carecem de intervenção, é chegado o momento de responder às perguntas disparadoras para o raciocínio clínico, que auxiliarão nas tomadas de decisões. Para cada dimensão do cuidado, a ASHA[30-32] orienta o exercício da busca por respostas para as seguintes perguntas:

A) *Sobre a função corporal*: quais as funções corporais alteradas que mais estão afetando a saúde da comunicação dessa pessoa?

B) *Sobre atividades e participações*: quais atividades e participações sociais são mais importantes para essa pessoa no ambiente e momento atual?

C) *Sobre os aspectos ambientais e pessoais*: quais características ambientais e pessoais mais o tem ajudado e atrapalhado em atividades ou situações no ambiente e momento atual?

A partir da obtenção dessas respostas é que se dará o desenvolvimento do raciocínio clínico, que conduzirá o fonoaudiólogo à definição dos objetivos funcionais – que consistem em metas identificadas pelo paciente em parceria com o terapeuta e sua família que possibilitam sua participação em atividades e funções significativas.[30-32] Assim, pode-se considerar como uma possibilidade de estrutura para objetivos funcionais, a seguinte sequência:

A) Início com verbo no infinitivo;
B) Seguido da resposta associada ao **o que** se deseja alcançar no tratamento;
C) Finalizado com informações sobre **onde** alcançar o que se deseja. Por exemplo: melhorar a continuidade proposicional em uma conversa espontânea (ou em apresentações públicas) com pessoas conhecidas (ou desconhecidas); reduzir o esforço físico envolvido na execução e transição de posturas articulatórias na fala (ou na leitura), durante os exercícios propostos em *setting* terapêutico (ou na realização das atividades escolares).

Ao responder essas perguntas, o profissional conseguirá visualizar com mais clareza **o que** e **onde** o seu paciente mais necessita da atuação fonoaudiológica naquele momento. Tal visualização atende exatamente algumas das principais inquietações do fonoaudiólogo, que dizem respeito ao **o que fazer** e **por onde começar** a intervenção terapêutica. Contudo, é importante destacar que essas etapas pautam principalmente condutas clínicas planejadas a partir das demandas específicas de cada pessoa. Esse tipo de planejamento personalizado se dá no contexto dos processos terapêuticos. Programas terapêuticos, por sua vez, possuem planejamentos predefinidos. Neste último caso, as etapas de identificação das necessidades do paciente, raciocínio clínico e definição dos objetivos funcionais conferem ao fonoaudiólogo as condições necessárias para escolher o melhor programa terapêutico para o seu paciente.

Monitorando os Resultados e Programando o *Follow-Up*

Como saber se a terapia proposta está alcançando os seus objetivos? Como acompanhar se os resultados obtidos se mantiveram a longo prazo? A melhor maneira é planejando também o monitoramento dos resultados e o *follow-up*. Ao definir os objetivos funcionais, a ideia é que para cada um deles, o fonoaudiólogo estabeleça um resultado esperado, e inicie a intervenção com os que apresentam menor complexidade. Definidos os objetivos e os seus respectivos resultados esperados, é hora de planejar como e de quanto em quanto tempo se dará o seu monitoramento.

Para auxiliar o fonoaudiólogo nessa tomada de decisão, as diretrizes clínicas para gagueira em crianças, adolescentes e adultos,[34] propõem que o monitoramento dos resultados ocorra a cada 2 ou 3 meses de processo terapêutico, e quando este processo se trata do cuidado fonoaudiológico de crianças pré-escolares (até 6 anos de idade), espera-se que os primeiros resultados já se mostrem presentes com 11 ou 12 sessões de terapia, ou nos 3 primeiros meses de tratamento. Neste período, caso os objetivos não tenham sido suficientemente alcançados, recomenda-se a possibilidade de encaminhamento do paciente/cliente para outro profissional ou de consultar, mediante supervisão, um especialista em Fluência.[34]

Já no que se refere ao *follow-up*, que se inicia após a alta fonoaudiológica, as diretrizes[34] recomendam que o fonoaudiólogo planeje e proponha um programa de acompanhamento individualizado com duração de dois anos, pois qualquer abordagem terapêutica deve incluir métodos que promovam efeitos a longo prazo e lidem com os possíveis contratempos. Essas recomendações, apesar de serem destinadas para orientar o tratamento fonoaudiológico de quem gagueja, apresentam diversos pontos em comum com diretrizes mais amplas,[35] direcionadas para o tratamento de pessoas com transtornos da fluência. Assim, é importante que o fonoaudiólogo faça uso das diretrizes clínicas disponíveis para a área da Fluência a fim de auxiliá-lo nas tomadas de decisões e direcionamento das condutas clínicas.

COLOCANDO EM PRÁTICA O PLANEJAMENTO TERAPÊUTICO

Os transtornos da fluência podem causar impactos negativos na efetividade comunicativa do falante, ocasionando dificuldades nas áreas social, emocional, acadêmica, profissional e, consequentemente, prejuízos em sua qualidade de vida e funcionalidade. Neste sentido, os princípios norteadores do processo terapêutico para a gagueira e a taquifemia são:

- *Intervenção personalizada:* baseada nas manifestações clínicas, necessidades e interesses do paciente. Caso a assistência fonoaudiológica se dê no contexto de grupo, é importante planejar a intervenção considerando as especificidades do grupo;
- *Visão abrangente sobre o paciente e o transtorno da fluência que apresenta:* considerando a multidimensionalidade da gagueira e/ou da taquifemia, a partir das manifestações de natureza qualitativa e quantitativa, e incluindo objetivos para melhorar a fluência (na fala, na leitura, nos gestos), a comunicação, os aspectos cognitivos, a qualidade de vida e a funcionalidade do paciente;
- *Respeito à hierarquia linguística e à complexidade dos ambientes comunicativos:* mediante o aumento gradual do tamanho e da complexidade das emissões, e diversidade dos cenários de prática e parceiros comunicativos envolvidos;
- *Ênfase na terapia que visa uma aprendizagem significativa:* na qual o paciente é proativo, colaborativo, escolhe as palavras e soluciona problemas;
- *Utilização de diversidade de pistas multissensoriais:* mediante a combinação de estímulos auditivos, visuais e proprioceptivos para favorecimento do *biofeedback* e dos mecanismos necessários para a autorregulação;
- *Treinamento da autopercepção e automonitoramento:* fundamentais para atingir os resultados terapêuticos esperados e mantê-los a longo prazo.

Um estudo analisou os componentes de uma intervenção de sucesso para adultos que gaguejam sob o ponto de vista de 17 especialistas na área, e concluiu que:

- A) Devido à experiência individualizada da gagueira, a intervenção deve ser personalizada para atender às necessidades específicas do paciente;
- B) A intervenção não depende totalmente da técnica utilizada, ou seja, alguns atributos pessoais interferem diretamente nos resultados terapêuticos como a motivação do paciente e a empatia do terapeuta;
- C) O terapeuta e o paciente devem trabalhar de forma colaborativa, participando ativamente das tomadas de decisões durante a intervenção e no estabelecimento das metas terapêuticas.[36]

A intervenção fonoaudiológica precisa respeitar as particularidades de cada faixa etária. Há evidências científicas de que, no período pré-escolar, a intervenção terapêutica visa maximizar as chances de recuperação da gagueira por meio das orientações aos familiares e da terapia às crianças.[37] Já a intervenção com os adultos que gaguejam necessita desenvolver uma terapia mais abrangente, que inclua os aspectos pessoais e qualitativos, como a experiência do falante em relação à sua gagueira, além dos aspectos mais observáveis, como a frequência e duração das disfluências e as reações dos ouvintes.[38]

Em relação às manifestações clínicas, devem-se considerar as características observáveis (audíveis e visíveis) e ocultas, bem como as que são percebidas pelos próprios falantes (experiência) e pelos seus familiares.[39] Essa visão abrangente e contextualizada dos transtornos da fluência tem sido preconizada na literatura[20,40] e norteia o diagnóstico e a terapia fonoaudiológica na área. A terapia, portanto, deve incluir vários objetivos, considerando a idade, as manifestações clínicas e necessidades de cada pessoa com gagueira e/ou taquifemia, além das suas expectativas. A meta terapêutica mais desejada em ambos os transtornos é a melhora da fluência, da comunicação e da qualidade vida, por meio da diminuição da gravidade do transtorno e dos seus impactos adversos.

O objetivo inicial da terapia fonoaudiológica é aumentar a compreensão dos próprios pacientes e dos seus familiares sobre o transtorno da fluência em questão. O intuito é favorecer a adoção de condutas adequadas para auxiliar na manutenção dos objetivos que serão alcançados ao longo da terapia. A redução de atitudes inadequadas, mediante o acolhimento e a aceitação das manifestações clínicas do transtorno, facilitará a generalização de novos comportamentos. Esses novos comportamentos promoverão o aumento do conforto, da espontaneidade e da naturalidade na comunicação do paciente. No plano de estratégias terapêuticas, deve-se incluir recursos disparadores de diálogos e orientações, como livros, cartilhas, filmes, artigos, notícias e/ou jogos que propiciem ao paciente e seus familiares conhecimento sobre o transtorno da fluência em questão.

Segundo as diretrizes da ASHA,[29-32] uma recomendação de meta terapêutica para o prejuízo na função corporal envolve "aumentar a fluência na fala e reduzir a gravidade das disfluências. Os objetivos específicos para atingir esta meta podem ser: reduzir a frequência e a gravidade das disfluências; reduzir os concomitantes físicos e os comportamentos aprendidos de fuga/evitação; e diminuir a tensão e o esforço na comunicação (durante a fala fluente e disfluente)." É importante lembrar que para esses objetivos específicos se tornarem funcionais, o fonoaudiólogo deve acrescentar a informação sobre **onde** deseja alcançá-los, como discutido na seção anterior.

Para consecução dos objetivos propostos, o fonoaudiólogo pode lançar mão das abordagens de modelagem da fluência e de modificação da gagueira,[24] de forma isolada ou combinada. O impacto da terapia de modelagem da fluência realizada no período de um ano em 22 pacientes com gagueira, foi analisado mediante ressonância magnética funcional, onde se observou que a melhora na fluência foi acompanhada por uma maior conectividade da rede de integração sensório-motora.[41] A modelagem da fluência envolve técnicas que alteram o tempo e a tensão da produção da fala, e incluem: o início fácil/suave – início gradual da sonoridade (p. ex., nas vogais iniciais); o contato articulatório suave – primeiramente utilizando posturas articulatórias de fácil percepção (p. ex., as plosivas); fonação contínua – produção concatenada de palavras durante o enunciado para reduzir a quantidade de inícios; sílabas prolongadas – "esticando" cada sílaba em palavras/enunciados; e controle da velocidade da fala – redução da velocidade de fala.[42]

As estratégias de modificação da gagueira, originadas por Van Riper, em 1973,[43] podem ser utilizadas de acordo com as seguintes etapas: motivação, identificação, dessensibilização, variação, aproximação e estabilização. A utilização de tais estratégias visa reduzir a tensão física e a luta associadas à gagueira, auxiliando quem gagueja a identificar os principais comportamentos do transtorno, reconhecer os concomitantes físicos e localizar o ponto de tensão corporal e luta durante os momentos de disfluência.[42]

Para trabalhar o objetivo específico de reduzir a tensão muscular na fala, recomenda-se a técnica da prática negativa.[44] O terapeuta deve solicitar que o paciente imite sua gagueira com 100% de tensão, em seguida, ele deve reduzir para 50% de tensão e, finalmente, emitir a palavra que gaguejou sem tensão (suavemente). Simultaneamente à redução da tensão muscular, ocorre a diminuição da duração da disfluência típica da gagueira, ou seja, diminuição do tempo do bloqueio ou do prolongamento, ou do número de unidades linguísticas repetidas durante as três emissões da palavra. Inicialmente, o terapeuta oferecerá o modelo e depois realizará junto com o paciente, até que ele consiga realizá-lo sozinho. Os três momentos das emissões devem ser seguidos, para possibilitar o contraste do nível de tensão. Esta técnica possibilitará ao paciente a percepção de que pode mudar a sua fala, diminuir a gagueira, além de ser o primeiro passo para monitorar as sensações associadas com a tensão ocasionadas pelo transtorno.

Com o intuito de modificar o momento da gagueira, o fonoaudiólogo pode utilizar três técnicas: cancelamento, *pull-out* e *preparatory-set*.[43] Essas técnicas são indicadas para escolares que tenham a percepção da gagueira, e para adolescentes e adultos que gaguejam. Inicialmente, a técnica do cancelamento é recomendada para cancelar a gagueira após a sua ocorrência, conhecida também como modificação pós-disfluência. Após perceber a gagueira, o paciente deverá pausar (cancelando a produção) e falar a palavra novamente, dessa vez de modo suave e lento para evitar a gagueira.

Posteriormente, trabalha-se com a modificação durante a disfluência, por meio da técnica do *pull-out*. A sua aplicação se dá quando o falante percebe o momento da gagueira e identifica a tensão muscular, neste momento ele deve relaxar a musculatura tensionada e suavizar os contatos articulatórios no momento em que a gagueira ocorre, a fim de liberar a produção do som de forma suave. Esta técnica visa à autocorreção e à modificação da gagueira. Por fim, com o objetivo de modificar a emissão da fala antes da gagueira ocorrer, a técnica do *preparatory set* pode ser utilizada. Orienta-se ao paciente que, quando ele perceber que irá gaguejar, deverá realizar uma pequena pausa e se preparar para fazer um contato articulatório suave e levemente prolongado, a fim de manter o controle motor da fala na produção da palavra.

No tocante ao domínio do cuidado fonoaudiológico relacionado com as limitações das atividades e restrições de participação social, a meta *é reduzir os impactos adversos na vida do paciente, incluindo a melhora das habilidades comunicativas funcionais nas interações verbais, e contribuindo para que o falante seja capaz de se comunicar de forma eficaz.*[29] Como estratégia terapêutica, o fonoaudiólogo poderá utilizar explicações verbais, folhetos explicativos e vídeos com o intuito de aumentar a compreensão por parte do paciente acerca da complexidade do seu transtorno e do processo de comunicação nos seus diversos ambientes sociais. Por exemplo, com o objetivo de identificar que disfluências estão presentes na fala espontânea de todas as pessoas, além de explicar e reconhecer as diferenças que fazem com que uma fala seja considerada gaguejada e outra fluente, sugere-se exibir vídeos para que o paciente analise e discuta as diferenças observadas a respeito. Orientações sobre como lidar com a gagueira e/ou a taquifemia nas atividades de vida diárias também são bem-vindas.

O trabalho com a resiliência, ou seja, a capacidade de se ajustar e lidar com a adversidade, pode auxiliar na redução do impacto negativo, uma vez que pode proteger as pessoas dos efeitos adversos da gagueira crônica.[45] Outro objetivo para crianças com gagueira, a fim de melhorar as habilidades comunicativas, é propiciar à criança experiências em que ela se sinta positiva em relação às suas habilidades de comunicação.[46] Pesquisadores acreditam que se a criança se sente positiva em relação às suas habilidades comunicativas, ela provavelmente estaria menos propensa a se sentir ansiosa em ambientes sociais, e também estaria mais propensa a se sentir positiva sobre a sua capacidade de fazer amigos. Neste sentido, as terapias grupais são recomendadas como estratégia terapêutica, assim como as atividades em que a criança possa falar livremente em situações comunicativas com diversos graus de dificuldades.[46]

Recentemente, alguns pesquisadores descreveram[47] que quando os fonoaudiólogos levam em conta as formas individualizadas que cada paciente vivencia a gagueira, eles têm a oportunidade de aumentar o valor e a eficácia da sua terapia e, em última análise, ajudar a reduzir o seu impacto na qualidade de vida. Esse achado corrobora com o terceiro e último domínio de cuidado fonoaudiológico à luz da CIF, conforme as diretrizes da ASHA,[29] que diz respeito ao contexto pessoal e ambiental. Nesse domínio, a meta é *aumentar as reações de enfrentamento por parte dos pacientes e contribuir com a redução das respostas negativas das pessoas do seu entorno comunicativo.*[29]

Um dos objetivos específicos nesse contexto é contribuir para a redução das respostas emocionais negativas (ou seja, ansiedade, vergonha, frustração, medo e apreensão) à gagueira e à comunicação em geral. Há evidências de que esse trabalho colabora para a sensação de terapia bem-sucedida, por meio da experiência transformacional que evolui da evitação à aceitação, aumentando a autoconfiança e a autoeficácia.[48] Algumas estratégias para atingir essa meta são: encorajar o paciente para que converse abertamente com outras pessoas sobre seu transtorno; trabalhar com as técnicas de modificação da gagueira, pois essas promovem a dessensibilização; promover oportunidades de interações sociais nas quais o paciente se sinta com maior confiança em sua comunicação; utilizar os protocolos propostos na literatura para esta finalidade;[49] construir com o paciente o *iceberg* do seu transtorno; utilizar *emojis* para identificar os sentimentos relacionados com a gagueira e/ou com a taquifemia; e encorajar conversas sobre este tema.

O trabalho de identificação da fluência, das disfluências, dos concomitantes físicos, sentimentos e atitudes negativas associadas à comunicação favorece o enfrentamento do transtorno e, consequentemente, a dessensibilização. A explicação sobre a dinâmica anatomofisiológica da fala, que pode ser trabalhada por meio de figura ilustrativa contendo as partes anatômicas importantes para a fala, auxilia o paciente a ter melhor compreensão da comunicação e favorece maior conforto e controle da fala. Quando a pessoa com algum transtorno da fluência tem a percepção de que a comunicação é um processo complexo para todos os falantes, ela se sente mais confortável com suas interrupções no fluxo da fala. Outra estratégia que propicia a redução da vergonha em falar é a manutenção do contato visual com o interlocutor.

As estratégias de dessensibilização ajudam o falante a reduzir seus medos de se expressar verbalmente, enfrentando-os em ambientes estruturados e de apoio.[42] Um exemplo de estratégia de dessensibilização é a gagueira voluntária, que se refere ao uso de comportamentos voluntários de gagueira em diferentes situações, cada vez mais difíceis, nas quais o indivíduo pode temer a ocorrência de momentos reais de gagueira.

A Terapia de Redução de Evitação para Gagueira[50] trabalha com a dessensibilização e tem como objetivo diminuir o medo da gagueira que leva à **luta**. As disfluências não são direcionadas diretamente, no entanto, a frequência e a intensidade das disfluências diminuem à medida que a luta é reduzida. A pessoa que gagueja torna-se insensível aos seus medos ao realizar atividades utilizando uma **hierarquia do medo**, que representa situações ou atividades que variam de baixo risco a alto risco. O indivíduo aprende estratégias para a generalização de habilidades para a sala de aula, local de trabalho e demais espaços sociais que estiver inserido.

Discussões sobre a experiência física da sensação de perda de controle e pressão do tempo podem ser benéficas, a exemplo do trabalho com a atenção plena.[51] Outras estratégias de identificação podem auxiliar no trabalho de reconhecer a singularidade de como aquele paciente lida com a sua dificuldade na fluência. O fonoaudiólogo pode utilizar a gagueira voluntária, e depois a análise pode ser realizada por meio de uma gravação da própria amostra de fala do paciente. A técnica do congelamento também pode ser utilizada para esse fim, nesse caso o paciente para durante o momento de ruptura na fala e congela o momento para realizar uma autoanálise. Essa técnica ajuda o paciente a diminuir a sensação de perda de controle experimentada durante o episódio da disfluência, demonstrando sua capacidade de parar e modificar, bem como reduzir reações emocionais negativas que podem estar envolvidas.

Para pessoas com taquifemia, os objetivos na terapia fonoaudiológica são: melhorar a fluência e a comunicação; propiciar uma linguagem verbal mais inteligível, com uma velocidade adequada; favorecer o desenvolvimento da confiança e capacidade de formular ideias; promover a satisfação do paciente em suas interações comunicativas com as pessoas ao seu redor; e auxiliar o paciente a sentir-se mais compreendido e respeitado como parceiro comunicativo.[52,53]

Com ênfase em melhorar a inteligibilidade da fala e a fluência destacam-se as metas de: reduzir e controlar a velocidade da fala; melhorar a coordenação pneumofonoarticulatória; aumentar a precisão, amplitude articulatória e melhorar a prosódia. Para reduzir e controlar a velocidade da fala existem algumas técnicas indicadas como: o alongamento silábico, o aumento do tempo e do número das pausas e o resistir à pressão do tempo.[44] O uso da retroalimentação visual e auditiva por meio do *software* Praat[53] também é uma estratégia recomendada para propiciar a percepção dos alongamentos silábicos. Cabe destacar que essa última estratégia pode ser concomitante ao trabalho de respeito às pontuações e ao uso correto das pausas respiratórias na leitura, por exemplo.

A fim de melhorar a coordenação pneumofonoarticulatória recomenda-se utilizar leituras, além do treino de aumento do tamanho das emissões verbais. Para aumentar a precisão e a amplitude articulatória junto às pessoas com taquifemia, as técnicas mais utilizadas são as que favorecem os modelos visuais dos diferentes contatos articulatórios. O espelho, a câmera do celular ou computador e figuras que demonstrem os pontos articulatórios de cada fonema podem ser utilizados. A técnica de falar com os olhos fechados propicia a ênfase na pista tátil-cinestésica e auditiva. A melhora da prosódia pode ser buscada por meio da ênfase adequada na sílaba tônica das palavras, bem como do treino de curvas melódicas em frases. Portanto, estratégias que utilizam pistas visuais e auditivas, que favoreçam a localização da sílaba tônica e a curva entonacional da frase são fortemente recomendadas para pessoas com taquifemia.

São diversas as possibilidades de como o fonoaudiólogo pode colocar em prática o planejamento terapêutico do seu paciente com gagueira e/ou taquifemia. Nesta seção, partimos dos princípios que envolvem a terapia fonoaudiológica em fluência, e finalizamos com a apresentação de abordagens, técnicas e recursos terapêuticos que acompanhadas de exemplos norteiam o fonoaudiólogo sobre a sua implementação na prática.

CONSIDERAÇÕES FINAIS

Neste capítulo o fonoaudiólogo que atua em fluência pôde encontrar um convite para pensar, refletir e se munir de conhecimento terapêutico teórico-prático sobre a atuação fonoaudiológica nos principais transtornos da fluência. O cuidado com a saúde da comunicação desse público tem se direcionado para uma abordagem cada vez mais integral, centrada na pessoa e na atenção aos aspectos biopsicossociais, conforme proposta pela Organização Mundial da Saúde no CIF. Sendo assim, ressalta-se a importância de esses conteúdos fazerem parte da formação do fonoaudiólogo desde a graduação, bem como de maiores incentivos em pesquisa na área para a continuidade do avanço nos modelos de intervenção terapêutica, procedimentos e instrumentos avaliativos de condução clínica.

REFERÊNCIAS BIBLIOGRÁFICAS

1. Gonzalez-Sanchez V, Dahl S, Hatfield JL, Godøy RI. Characterizing movement fluency in musical performance: toward a generic measure for technology enhanced learning. Front Psychol. 2019;10:1-20.
2. Binder C. Doesn't everybody need fluency? Perform Improv. 2003;42(3):14-20.
3. American Speech and Hearing Association. Terminology pertaining to fluency and fluency disorders: guidelines. Special interest division 4: Fluency and Fluency Disorders [Internet]. 1999;41(2):29-36.
4. Correia DV, Weissheimer J, Estivalet GL, Ferrari Neto J. Processamento de classes de palavras em adultos com e sem gagueira: um estudo sobre a testabilidade da Teoria Integrada da Fluência. Letrônica. 2024;16(1):e44428-e44428.
5. Chomsky N. The minimalist program. Massachusetts: MIT Press; 1995.
6. Cardoso-Martins C, Navas AL. O papel da fluência de leitura de palavras no desenvolvimento da compreensão da leitura: um estudo longitudinal. Educ Rev. 2016;(62):17-32.
7. Chukharev-Hudilainen E, Saricaoglu A, Torrance M, Feng HH. Combined deployable keystroke logging and eye tracking for investigating L2 writing fluency. Stud Second Lang Acquis. 2019;41(3):583-604.
8. Fonte RFL. Fluência/disfluência e gesticulação: compreendendo a aquisição da linguagem de uma criança cega. Intercâmbio; 2014:29.
9. World Health Organization. ICD-11. International Classification of Diseases 11th revision: the global standard for diagnostic health information; [Internet]; 2019.
10. American Psychiatric Association. Manual de diagnóstico e estatístico de transtornos mentais: DSM-5-TR. 5. ed. rev. Porto Alegre: Artmed; 2023.
11. Duchan JF, Felsenfeld S. Cluttering framed: an historical overview. Adv in Commun Swallowing. 2021;24(2):75-85.
12. Constantino CD, Manning WH, Nordstrom SN. Rethinking covert stuttering. J Fluency Disord. 2017;53:26-40.
13. Tichenor SE, Yaruss JS. Stuttering as defined by adults who stutter. J Speech Lang Hear Res. 2019;62(12):4356-69.
14. Sheehan J. Projective studies of stuttering. J Speech Hear Disord. 1958;23:18-25.
15. Manning WH, DiLollo A. Clinical decision making in fluency disorders. San Diego: Plural Publishing; 2018.
16. Quesal RW, Shank KH. Stutterers and others: a comparison of communication attitudes. J Fluency Disord. 1978;3(4):247-52.
17. Marconato E, Palharini TA, Shimizu AA, Oliveira CMC. Gagueira em pré-escolares. In: Anjos HO, Marconato E, Oliveira CMC. Terapia fonoaudiológica para pré-escolares com gagueira. Ribeirão Preto: Booktoy. 2020:13-22.
18. Bangert K, Scott KS, Adams C et al. Cluttering in the speech of young men with fragile X syndrome. J Speech Lang Hear Res. 2022;65(3):954-69.
19. St. Louis KO, Scott KS. Cluttering guidelines. (EUA). The Stuttering Foundation of America; [Internet]; 2020.

CAPÍTULO 11

RESPOSTA À INTERVENÇÃO EM LINGUAGEM ESCRITA EM CONTEXTO DE VULNERABILIDADES

Cíntia Alves Salgado Azoni ▪ Ana Beatriz Leite dos Anjos
Ana Luiza Navas

OBJETIVOS DE APRENDIZAGEM

Ao final do capítulo, o leitor deverá ser capaz de:

- Definir o modelo de programa de resposta à intervenção (RTI).
- Descrever a relação entre programas de RTI e a realidade do contexto educacional da criança.
- Realizar intervenção na primeira camada de RTI na área de linguagem oral e escrita em contextos de vulnerabilidade.

INTRODUÇÃO

O termo vulnerabilidade social diz respeito à situação(ões) ou adversidade(s) que venham a prejudicar a participação social de um sujeito ou comunidades inteiras. Tem vínculo direto com a desestruturação no ambiente social, uso de drogas lícitas e ilícitas, baixo poder econômico, agressão, insegurança alimentar e afins. Crianças matriculadas em escolas situadas em comunidades em situação de vulnerabilidade social estão mais propensas ao que comumente se considera fracasso e à evasão escolar, especialmente após a pandemia do COVID-19.[1,2] Não obstante, tais instituições, geralmente, apresentam aumento na quantidade de alunos com supostas dificuldades de aprendizagem.

Nesse sentido, ressalta-se a grande influência do contexto histórico, social e cultural no processo educacional e, por isso, a educação de crianças que vivem em contexto de pobreza demanda maior atenção. Há diversas formas de oportunizar melhorias para estas crianças, a começar pelo investimento interno nas capacidades e competências, mas também há necessidade de recursos externos, como o investimento no ambiente social e cultural de uma pessoa, com direito a serviços.[1]

Pode-se, portanto, considerar que a vulnerabilidade social é uma condição que tem influência no processo de ensino e aprendizagem, trazendo consequências negativas para os alunos que estão expostos a essa realidade. Já é sabido que crianças que vivem nesse contexto frequentemente vivenciam dificuldades na aquisição e desenvolvimento de linguagem e outras situações, que podem acabar prejudicando este processo de ensino-aprendizagem. O desempenho escolar dessas crianças é baixo e tem relação com o nível socioeconômico da família[3] e os problemas comportamentais também são visíveis.[4]

Não obstante, a vulnerabilidade social traz também particularidades e desafios ao fazer dos profissionais da educação e daqueles que com ela atuam, como o fonoaudiólogo educacional. O monitoramento ou rastreio para os indicadores de crianças com alterações de linguagem e aprendizagem nos primeiros anos escolares podem fornecer importantes intervenções no contexto da escola e encaminhamentos necessários.[2] Caso contrário, crianças com dificuldades e em situação de maior vulnerabilidade tendem a usufruir de menos oportunidades e instruções educacionais e, portanto, a longo prazo, tendem a demonstrar menos condições de empregabilidade e nível de escolarização, gerando o **Efeito Mateus**, denominado por Stanovich.[5]

Especificamente em relação às crianças de risco para transtornos do neurodesenvolvimento, como os transtornos específicos da aprendizagem (dislexia), o transtorno do déficit de atenção e hiperatividade (TDAH), as situações de vulnerabilidade podem, ainda, ser fatores agravantes. Nestes casos, a identificação precoce e o acompanhamento devem ser recomendados, sobretudo porque no contexto social vulnerável o atraso no diagnóstico pode trazer consequências ainda maiores.[6]

Além disso, o momento pós-pandemia evidenciou a necessidade de identificar o quanto antes as crianças com dificuldades no processo de aprendizagem, sobretudo em contextos vulneráveis para implementar ações de intervenção no contexto educacional.[1,7] O distanciamento social, durante a pandemia, obrigou cerca de 90% dos alunos a estudarem de forma remota e, no Brasil, este período foi de mais de um ano.[8] Os resultados da avaliação do PISA, em 2022,[9] evidenciaram que as crianças brasileiras foram menos afetadas pela pandemia, mas estes dados exigem cautela, pois já apresentavam profundos prejuízos historicamente identificados no país, o que de fato ainda os mantém nos piores índices mundiais de leitura e matemática.

O estudo do Perfil dos Transtornos Específicos de Aprendizagem no Brasil analisou o impacto da pandemia para estas crianças. As famílias de menor renda familiar avaliaram que as orientações para uso da tecnologia e adaptações educacionais foram insuficientes, mostrando um claro cenário de desigualdade durante aquele período.[10]

PROGRAMA DE RESPOSTA À INTERVENÇÃO (RTI)

Considerando a ótica das vulnerabilidades, sejam elas socioeconômicas, ambientais ou neurodesenvolvimentais, a proposta do uso de programas de Resposta à intervenção (RTI) pode ser, *a priori*, indicada para promover aspectos da aprendizagem e potencializar habilidades cognitivas e linguísticas importantes, mas também identificar de forma precoce as dificuldades destas habilidades para promover a aprendizagem plena da criança.[11,12]

O modelo proposto inicialmente por Fuchs & Fuchs[13] tem como objetivo a promoção de habilidades de forma preventiva e identificação de crianças de risco para dificuldade de aprendizagem e se estrutura em camadas de intervenção/instrução. As camadas são assim descritas pelos autores: Camada 1. instrução explícita baseada em evidências para toda a sala de aula; Camada 2. intervenção em grupo de crianças identificadas como risco de aprendizagem e; Camada 3. intervenção mais intensa e individual para as crianças que não avançam, ou seja, que não respondem à intervenção na Camada 2 (Fig. 11-1). Apesar da estrutura genérica do modelo de RTI, há inúmeras variações e ajustes para cada ambiente e contexto que resulta em diferentes modelos de RTI implementados nos diferentes locais, tipos de escolas e níveis de escolaridade.[14]

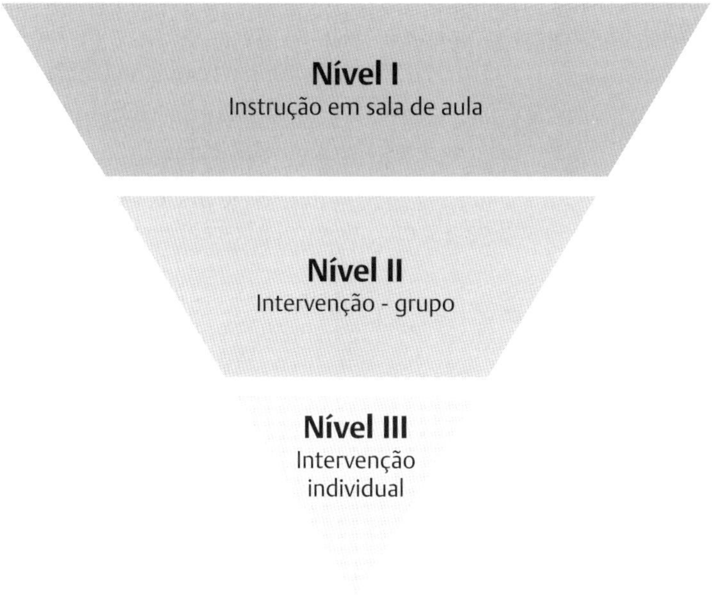

Fig. 11-1. Camadas do RTI. (Adaptada de Fuchs & Fuchs, 2006 – Fonte: Anjos, 2022.)[13,15]

Programas de RTI com Enfoque na Linguagem Oral e Escrita: Realidade Brasileira

O fato de o RTI mostrar uma perspectiva mais universalizada permite que a promoção de saúde no enfoque educacional seja refinada quanto às possibilidades de instrução para que se chegue ao diagnóstico, de forma que a intervenção ocorra de forma concomitante sem que o tempo seja um elemento prejudicial ao desenvolvimento da criança.

Até o momento, no Brasil, a abordagem de RTI tem sido explorada em contexto experimental, como parte de projetos de pesquisa[15-17] e com propostas válidas e baseadas em evidências científicas que podem ser incluídas na estratégia da resposta à intervenção no Brasil.[18-20] Contudo, ainda não há uma proposta de incorporar este modelo preventivo no sistema educacional como uma política pública.

Um dos desafios para a implementação da proposta de RTI no contexto brasileiro sempre foi a escassez de instrumentos que fossem adequados e eficazes para identificar precocemente as crianças com dificuldades. A falta de critério para o monitoramento universal pode impactar na identificação precoce de dificuldades de aprendizagem[21] e este é um desafio de países que ainda não têm práticas educacionais sistemáticas baseadas em evidências, como o Brasil.

Além disso, propor monitoramento ainda é um desafio para as pesquisas nacionais que sejam aplicáveis à realidade de um país com tanta diversidade sociolinguística. Assim, considerando que alterações no desenvolvimento da linguagem são um fator de risco para a aprendizagem da leitura e escrita, a identificação precoce é essencial no reconhecimento de crianças que apresentem falhas, por exemplo, no nível semântico. Portanto, o monitoramento desta habilidade é fundamental e, considerando este aspecto, uma ferramenta auxiliar de rápida aplicação no ambiente escolar que pode auxiliar os professores e fonoaudiólogos é o TRILHAR (Instrumento de monitoramento de vocabulário),[22-24] ainda em validação, que é capaz de identificar crianças de maior risco em compreender e expressar o vocabulário, com o objetivo de reconhecer, principalmente, os atrasos mais significativos que podem levar ao diagnóstico do transtorno do desenvolvimento da linguagem (TDL) aos 5 anos de idade.

Neste sentido, propostas de monitoramento como esta, especialmente no ambiente escolar, são muito bem-vindas, considerando a agilidade para o fonoaudiólogo educacional e professores reconhecerem aquelas crianças que, claramente, não demonstram adequado funcionamento para se comunicar ao longo da estimulação da linguagem oral no RTI. Assim, tanto aquelas em situação de vulnerabilidade social que têm mais fatores de risco associados, como aquelas com transtornos do neurodesenvolvimento, beneficiar-se-ão da identificação e encaminhamentos precoces para o diagnóstico e intervenção.

No caso de crianças com risco para dislexia, há também dois estudos em andamento, passíveis de acesso pelos pesquisadores e profissionais em plataformas de ciência aberta. O primeiro trata de um questionário para identificação de sinais de dislexia (QUESDI) [25] para pais e professores de crianças entre a educação infantil e o 3º ano do ensino fundamental que contém perguntas sobre o desenvolvimento da linguagem oral, processamento fonológico, reconhecimento de letras, relação grafema-fonema, leitura (velocidade, fluência e compreensão), histórico na família, hábitos de leitura e atenção.

O segundo trata de outro instrumento para identificação de sinais de dislexia, o SProut-D – Versão brasileira,[26] que contempla perguntas sobre o desenvolvimento da criança entre 4 e 8 anos de idade e uma avaliação clínica breve a ser feita por pediatras e neuropediatras. O instrumento é capaz de identificar desde ausência de sinais até sinais significativos que merecem o diagnóstico urgente. Embora este tenha um contexto mais clínico, é essencial identificar na porta de entrada de atendimento pediátrico os sinais visíveis para a escola conduzir melhor a sua prática.

Diante destes instrumentos, é possível o auxílio para que crianças sejam monitoradas quanto a sinais importantes, em especial aquelas em maior situação de vulnerabilidade.

ESTRATÉGIAS DE BAIXO CUSTO PARA ESTIMULAÇÃO NA CAMADA 1 DO RTI

Para a estimulação preventiva na Camada 1 do modelo de RTI, há inúmeras atividades que podem ser usadas pelos professores ou equipe de apoio que atua neste processo, idealmente com apoio do fonoaudiólogo. Neste sentido selecionamos algumas das habilidades essenciais para este momento da aprendizagem das crianças.

É crucial que o profissional estruture suas atividades de forma sistematizada para que garanta a eficiência das habilidades estimuladas. Assim, considerar a sequência e o nível de complexidade das habilidades, quais as melhores formas de atuar com o grupo, considerando a realidade de cada sala de aula, e quais os recursos disponíveis, são fatores que podem definir o sucesso da prática do RTI.

Habilidades como o vocabulário e a consciência fonológica – habilidade metalinguística de reconhecer e manipular os sons da língua – são requeridas durante o processo de aprendizagem da leitura e escrita.[27] Depreende-se que a estimulação destas habilidades é forte preditor de sucesso na aprendizagem da leitura e escrita da criança, especialmente nos anos iniciais da alfabetização.

A partir da prática em pesquisa foi estruturado um modelo para facilitar o planejamento dos professores e fonoaudiólogos educacionais para a implementação de atividades com fundamentação para a instrução sistemática e realista ao contexto de cada escola. Assim, deve-se considerar quantos encontros são propostos para determinadas habilidades, quais as estratégias e os recursos utilizados (Quadro 11-1).[15]

Quadro 11-1. Modelo da estrutura da intervenção[15]

Livro: A tromba entupida			
Palavras selecionadas: **Nível fácil·** tromba (substantivo), gargalhou (verbo), entupido (adjetivo), hipopótamo (substantivo), tigre (substantivo) **Nível difícil;** concerto (substantivo), bramido (substantivo), rugido (substantivo), sugar (verbo), distraído (adjetivo)			
Sessão	**Habilidades**	**Estratégia/Descrição**	**Materiais/ Recursos**
	Vocabulário	Contação da história com as crianças em roda e projeção do livro digitalizado Fechamento com retomada da história. Perguntas-chave: ■ Quais palavras vocês não conhecem (acharam estranhas)? ■ Vocês sabem o que é tromba? E gargalhou? Discutir as palavras fáceis e difíceis aqui com eles.	Data-show
	Aliteração	Após a contação da história, dividir as crianças em grupos. Colocar figuras no centro (uma figura por criança) e outras figuras correspondentes (com as mesmas sílabas iniciais) no saco/caixa mágica para cada criança sortear uma figura e encontrar outra no centro que comece com a mesma sílaba.	Pares de figuras de aliteração
	Rima	Entregar duas figuras (coladas em um palito de picolé) para cada criança do grupo. O condutor deve mostrar uma figura para a criança e pedir para que ela levante a figura que rima com a apresentada pelo condutor. Obs: Cada grupo deverá conter palavras dissílabas e trissílabas.	Pares de figuras de rima
1	Segmentação silábica	O condutor falará uma palavra (escolher palavras dissílabas e trissílabas do livro) para cada criança e ela deverá pegar a quantidade de peças correspondente ao número de sílabas da palavra. Cada criança fará o mesmo e vai montando uma torre com as peças do jogo enquanto faz a segmentação da palavra.	Jogo Torremoto, ou blocos de encaixe
	Síntese silábica	O condutor falará as sílabas de uma palavra (escolher palavras do livro ou relacionadas com o tema) e a criança deverá adivinhar a palavra (entregar a figura da palavra para a criança que responder) – fazer isso com todas as crianças do grupo – 1 palavra por criança.	Figuras
	Relação grafema-fonema	1. Explicar o que são fonemas (utilizar blocos de encaixe para representar cada fonema/som): Vocês sabem o que são fonemas? Os fonemas são os sons das letras. Vamos fingir que cada bloco é um fonema. Quando eu junto os fonemas/blocos eu formo palavras. 2. Passar a caixa/saco mágico entre as crianças (em pequenos grupos) para que cada uma tire uma letra e diga o som daquela letra (se a criança não souber, a pesquisadora produz o som e pede para as crianças repetirem).	Alfabeto móvel Caixa mágica

A seguir, alguns exemplos de atividades que podem ser realizadas em sala de aula, como parte da promoção das habilidades precursoras como o vocabulário, as habilidades metalinguísticas e o reconhecimento de letras.

Vocabulário Receptivo e Expressivo

O vocabulário é uma das habilidades preditoras de leitura e refere-se à quantidade de palavras que estão presentes no léxico da criança, utilizado para sua compreensão e comunicação.[28]

Os livros infantis são um ótimo recurso para trabalhar habilidades preditoras de leitura. No ambiente escolar, separar as crianças em pequenos grupos para contação de histórias, perguntas diretivas a respeito das palavras encontradas, novas ou não, também auxiliam a criança a compreender e futuramente utilizar em sua expressão aquela palavra dentro de um contexto. É importante considerar o nível de dificuldade das palavras para cada idade, escolarização e condição cultural daquele coletivo (Quadro 11-1). A escolha dos livros deve ser cuidadosamente elencada pela equipe pedagógica para identificar o vocabulário mais apropriado.

Outra forma indireta de contribuir para o desenvolvimento desta habilidade é orientar a família a realizar atividades em casa, pois são boas estratégias para estimular de forma dinâmica e lúdica. Algumas experiências exitosas com crianças de famílias menos favorecidas podem ser benéficas durante o desenvolvimento da linguagem e alfabetização na promoção de habilidades preditoras de leitura na escola, com apoio e orientação,[29] independente do grau de letramento dos pais/responsáveis.

Atividades para Estimular a Consciência Fonológica

Tarefas multissensoriais são cruciais para aprimoramento da consciência fonológica e preparação para o reconhecimento de fonemas e identificação de fonemas.[30]

A utilização de figuras que comecem (aliteração) ou terminem com a mesma sílaba (rima) em formas de diferentes jogos, como o jogo da memória, por exemplo (Fig. 11-2).

Dentre as brincadeiras comuns no Brasil que também podem ser adaptadas como recurso para estimulação está o **Bafo,** que é sucesso para crianças menores e pode engajá-las nas atividades em sala de aula. Recorte figuras e vire as cartas de cabeça para baixo. Solicite que as crianças tentem virar as cartas com as mãos e identifiquem aquelas que contenham rima e aliteração (Fig. 11-3). Ao virar as cartas, as crianças devem identificar a sílaba e tentar produzir uma palavra que comece com a mesma sílaba (aliteração) ou que termine com a mesma sílaba (rima). O nível de dificuldade também pode variar, solicitando que a identificação e a produção sejam correspondentes apenas a um fonema.[31]

Atividades para Estímulo do Reconhecimento e Nomeação de Grafemas e Fonemas

Com massinha de modelar ou alfabeto móvel e uma venda para os olhos, espalhe sobre uma mesa e solicite às crianças que, de olhos cobertos, busque na mesa 3 a 5 grafemas e, com o toque, tente nomear a letra e seu som correspondente (Fig. 11-4). É importante frisar que atividades como esta em uma língua semitransparente requer que o profissional faça as crianças refletirem sobre as possibilidades e as diferentes formas de escrita, optando pela correta. Dessa forma, as habilidades serão trabalhadas com pista multissensorial (tátil e auditiva) e lúdica.

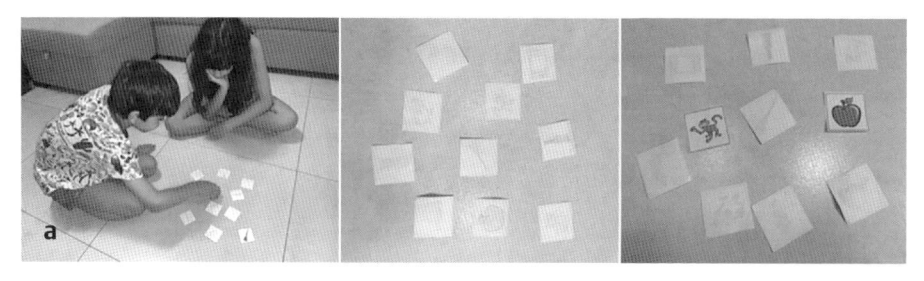

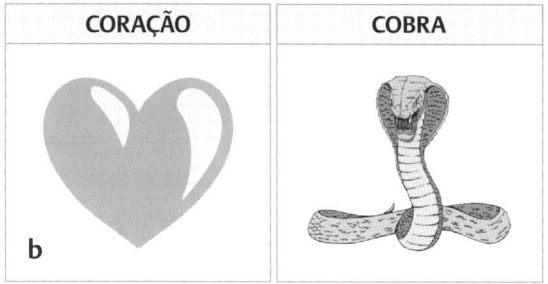

Fig. 11-2. (**a**) Jogo da memória de rima e aliteração.[31] (**b**) Figuras utilizadas para aliteração. (Fonte: Léo no planeta da leitura - LEIA/UFRN.)[31]

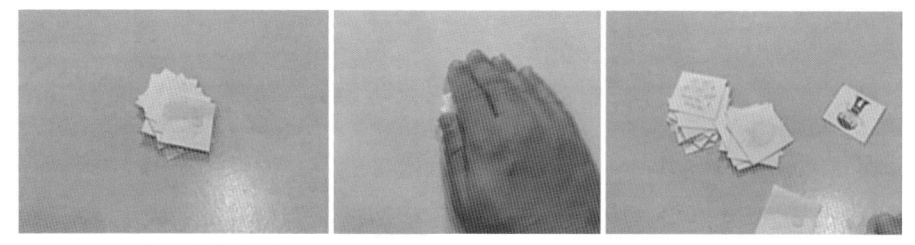

Fig. 11-3. Brincadeira do bafo. (Fonte: Léo no planeta da leitura.)[31]

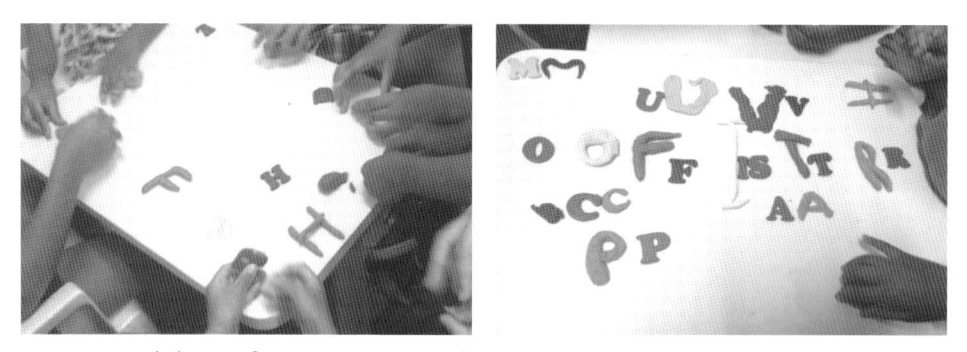

Fig. 11-4. Atividades para formação e nomeação de grafemas. (Fonte: Léo no planeta da leitura.)[31]

Ao finalizar esta etapa, as crianças devem tirar a venda dos olhos e tentar formar palavras com os grafemas escolhidos, criando palavras reais ou palavras inventadas ("malucas") (Fig. 11-4).

Considerando o cuidado de utilizar estratégias de baixo custo para a escola e famílias, outro recurso de uma forma mais sistematizada de instrução é a utilização da tecnologia, como é o caso do aplicativo Eduedu (www.institutoabcd.org.br), que contempla um monitoramento inicial e, posteriormente, contém tarefas de consciência fonológica, reconhecimento de letras, aspectos emocionais e de leitura. Nele é possível que o usuário, tanto a família como o professor, acessem a evolução da criança. Neste caso o aplicativo tem baixo custo por se tratar de acesso gratuito.

CONSIDERAÇÕES FINAIS

O modelo de resposta à intervenção (RTI) tem sido utilizado e aperfeiçoado em diversos países, como estratégia para identificação e apoio para crianças de risco para dificuldades de aprendizagem. Em situações de vulnerabilidade o modelo seria ainda mais recomendado. À medida que a pesquisa científica avança surge a necessidade de implementar estes achados no contexto escolar, envolvendo gestores e educadores no processo. O fonoaudiólogo educacional, sem dúvida, exerce um papel essencial neste contexto.

Além disso, há uma necessidade premente de elaboração de tecnologias sociais que promovam acesso a estas escolas, famílias e crianças para promover as habilidades de linguagem oral e escrita e, consequentemente, diminuir a lacuna existente entre crianças de condições sociais, econômicas e culturais tão divergentes.

REFERÊNCIAS BIBLIOGRÁFICAS

1. Terzi L, Unterhalter E, Suissa J. Philosophical reflections on child poverty and education. Stud Philos Educ. 2023;42:49-63.
2. Seabra AG, Matos LMB, Mota IZ, et al. Escrita em alunos com dificuldades de aprendizagem: Efeito Mateus. Rev Psicopedagogia. 2022;39(120):333-43.
3. Brasil. Instituto Nacional de Estudos e Pesquisas Educacionais Anísio Teixeira (Inep). Saeb 2021: Indicador de Nível Socioeconômico do Saeb 2021: nota técnica. Brasília, DF: Inep; 2023.
4. Grosche M, Volpe RJ. Response-to-intervention (RTI) as a model to facilitate inclusion for students with learning and behaviour problems. Eur J Spec Needs Educ. 2013;28(3):254-69.
5. Stanovich KE. Matthew effects in reading: some consequences of individual differences in the acquisition of literacy. Reading Research Quarterly. 1986;21(4):360-407.
6. Haft SL, Myers CA, Hoeft F. Socio-emotional and cognitive resilience in children with reading disabilities. Curr Opin Behav Sci. 2016;10:133-41.
7. Ludewig U, Kleinkorres R, Schaufelberger R, et al. COVID-19 Pandemic and Student Reading Achievement: Findings From a School Panel Study. Front Psychol. 2022;13:876485.
8. OECD-Economic Outlook. highlights the improved prospects for the global economy due to vaccinations and stronger policy support. 2021(1).
9. PISA. Instituto Nacional de Estudos e Pesquisas Educacionais Anísio Teixeira. Brasil no Pisa 2022 [recurso eletrônico]. – Brasília: Instituto Nacional de Estudos e Pesquisas Educacionais Anísio Teixeira; 2023.
10. Navas ALPGP, Ciboto T. Perfil do transtorno específico da aprendizagem no Brasil: custos para as famílias e impactos da pandemia de COVID-19. Instituto ABCD; 2021.
11. Carta JJ, Greenwood CR, Atwater J, et al. Identifying preschool children for higher tiers of language and early literacy instruction within a response to intervention framework. J Early Interv. 2015;36(4):281-91.
12. Kaye EL, Lozada V, Briggs C. Early identification of and intervention for children with and without dyslexia characteristics: a comparison study. Literacy Res Instr. 2022;61(3):298-313.

13. Fuchs D, Fuchs LS. Introduction to response to intervention: What, why, and how valid is it? Reading Research Quarterly. 2006;41(1):93-9.
14. Berkeley S, Scanlon D, Bailey TR, Sutton JC, Sacco DM. A Snapshot of RTI Implementation a Decade Later: New Picture, Same Story. Cidade: Editora; 2020.
15. Anjos ABL. Efeitos de um programa de resposta à intervenção na decodificação leitora de escolares em vulnerabilidade social [dissertação]. Orientador: Cíntia Alves Salgado Azoni. Universidade Federal do Rio Grande do Norte, Natal; 2022. p. 62.
16. Almeida RP, Piza CJMT, Cardoso TSG, Miranda MC. Prevenção e remediação das dificuldades de aprendizagem: adaptação do modelo de resposta à intervenção em uma amostra brasileira. Rev Bras Educ. 2016;21(66):611-30.
17. Batista M, Pestun MSV. O Modelo RTI como estratégia de prevenção aos transtornos de aprendizagem. Psicologia Escolar e Educacional [online]. 2019;23:e205929.
18. Machado AC, Almeida MA. Desempenho em tarefas de leitura por meio do modelo RTI: resposta à intervenção em escolares do ensino público. Rev Psicopedagogia. 2012;29(89):208-14.
19. Machado AC, Almeida MA. O modelo RTI-Resposta à intervenção como proposta inclusiva para escolares com dificuldades em leitura e escrita. Rev Psicopedagogia. 2014;31(95):130-43.
20. Silva B, Luz T, Mousinho R. A eficácia das oficinas de estimulação em um modelo de resposta à intervenção. Rev Psicopedagogia. 2012;29(88):15-24.
21. Catts HW, Petscher Y, Schatschneider C, et al. Floor effects associated with universal screening and their impact on the early identification of reading disabilities. J Learn Disabil. 2009.
22. Barbosa ALA, Soares HB, Azoni CAS. Construção de um instrumento de triagem do vocabulário para crianças entre 3 e 7 anos. Audiol, Commun Res [Internet]. 2019;24:e2131.
23. Barbosa ALA, Lemos FF, Azoni CAS. Aplicação de um instrumento de triagem do vocabulário para crianças entre 3 e 7 anos: estudo piloto. CoDAS [Internet]. 2021;33(2):e20190154.
24. Barbosa ALA, Salgado-Azoni CA. Validade baseada nos processos de resposta do trilhar – instrumento de triagem do vocabulário infantil. CoDAS [Internet]. 2021;33(1):e20190285.
25. Araújo Barbosa AL, Azoni CAS. Questionnaire for Identification of Dyslexia Signs (QUESDI) [Internet]. OSF Preprints; Available from: osf.io/vjcu3. 2022.
26. Lima RF, Azoni CAS, Lopes-Silva JB, et al. Brazilian Version of the Screening Pediatric Patients for Reading Difficulties Test - Draft (SPRouT-D) [Internet]. OSF Preprints; Available from: osf.io/4hscz. 2023.
27. Guaresi R, Oliveira JS, Oliveira E, Teixeira L). A consciência fonológica e o vocabulário no aprendizado da leitura e da escrita na alfabetização. Revista (Con)textos Linguísticos. 2017;11(18):97-109.
28. Silva C, Alves PV. Vocabulary performance of students with and without difficulties learning to read and write. CEFAC [Online]. 2022;23(3).
29. Orellana JDY, et al. Saúde Pública. 2022;38(5):PT192321.
30. Rocha JS. Habilidades preditoras de leitura em escolares do 1º ano do ensino fundamental. Dissertação (Mestrado em Fonoaudiologia) - Centro de Ciências da Saúde, Universidade Federal do Rio Grande do Norte, Natal; 2019.
31. Wanderley BC, et al. Léo no planeta leitura: consciência fonológica para famílias [Recurso eletrônico]. Natal, RN: Universidade Federal do Rio Grande do Norte, Laboratório de Linguagem Escrita, Interdisciplinaridade e Aprendizagem; [Internet]; 2020.

CAPÍTULO 12

INTERVENÇÃO FONOAUDIOLÓGICA NAS AFASIAS E DEMÊNCIAS

Maria Teresa Carthery-Goulart ▪ Marcela Lima Silagi
Isabel Junqueira de Almeida

OBJETIVOS DE APRENDIZAGEM

- Descrever as alterações na forma e no conteúdo da linguagem que ocorrem nos quadros de afasia;
- Conhecer os princípios que embasam a intervenção fonoaudiológica nas diversas fases pós-acidente vascular encefálico, em função dos processos de neuroplasticidade subjacentes; a saber, reativação, substituição e compensação;
- Entender as etapas de planejamento, implementação e avaliação da efetividade de programas de intervenção fonoaudiológica para pessoas com afasia;
- Conhecer e comparar algumas estratégias de intervenção dirigidas aos distúrbios da expressão oral e da compreensão auditiva para pessoas com afasia não progressiva;
- Conhecer e comparar algumas estratégias de intervenção dirigidas aos distúrbios da expressão oral e da compreensão auditiva para pessoas com afasia progressiva primária.

INTRODUÇÃO

Lesões corticais e subcorticais de diferentes etiologias podem ter como sequelas quadros de afasia. Esses são definidos como distúrbios adquiridos da linguagem, ou seja, diferem das manifestações que ocorrem durante o desenvolvimento da linguagem, já que afetam um sistema linguístico já formado. As afasias podem ser transitórias, crônicas ou progressivas, dependendo da etiologia da lesão ou do dano cerebral. O prognóstico da afasia depende da etiologia, tamanho e local da lesão, tempo passado desde a lesão e de características da pessoa com afasia e do contexto em que está inserida, entre elas: a sua idade ao apresentar o quadro, seu perfil (neuro)psicológico (incluindo-se a linguagem), suas possibilidades de acesso ao tratamento e o suporte familiar e social que recebe. Além disso, embora algumas associações entre etiologia/local de lesão e prognóstico tenham sido evidenciadas em estudos científicos,[1,2] os processos de neuroplasticidade em resposta a lesões cerebrais ainda estão em estudo e há grande heterogeneidade de apresentações e respostas aos tratamentos em função da interação entre fatores genéticos e ambientais que vão definir a resiliência cerebral e reserva cognitiva daquele indivíduo para responder aos danos cerebrais e aos tratamentos e intervenções. Ocupação e participação em atividades de comunicação antes da lesão e multilinguismo estão entre os fatores que podem influenciar o prognóstico,[2,3] embora ainda devam ser estudados em populações diversas a fim de responder às questões sobre como e quanto contribuem para explicar a evolução dos quadros.

A reabilitação das afasias deve ser feita por fonoaudiólogos e requer, além da graduação, a formação continuada, como outras especialidades da Fonoaudiologia. A linguagem é uma das funções cognitivas e assim não pode ser estudada sem integração com as demais. Essa é uma das razões pelas quais o Conselho Federal de Fonoaudiologia (CFFa) criou o título de **Fonoaudiólogo Especialista em Neuropsicologia** (resolução 466/2015), reconhecendo que fonoaudiólogos que atuam com indivíduos que têm comprometimento da linguagem precisam realizar avaliação cognitiva e da linguagem e ter acesso a instrumentos validados e normatizados para sua atuação.

O presente capítulo visa apresentar um panorama geral das intervenções para pacientes com afasia, com foco nos quadros decorrentes de acidente vascular encefálico (AVE) e aqueles causados por doenças neurodegenerativas. Em relação às intervenções para os quadros não progressivos, foi feito um recorte, focalizando as estratégias para linguagem oral. Para aqueles que desejam se aprofundar na atuação fonoaudiológica no diagnóstico e na reabilitação das dislexias e disgrafias em quadros não progressivos, sugerimos os estudos de Mansur et al., em 2014,[4] Silagi et al., em 2015,[5] Ortiz et al., em 2015[6] e Carthery-Goulart et al., em 2014.[7]

Além disso, um recorte em relação à atuação fonoaudiológica nas demências também foi feito, no sentido em que não traremos uma visão ampla de todas as esferas de trabalho do fonoaudiólogo, que incluiriam estratégias de intervenção para alterações de fala e deglutição conforme o quadro e estágio da demência, entre outros. É importante, também, destacar que os processos neurodegenerativos geralmente acometem outras funções cognitivas em maior grau em relação às dificuldades de linguagem. Por exemplo, o quadro clínico típico da doença de Alzheimer caracteriza-se por comprometimento inicial e mais proeminente da memória episódica, ao mesmo tempo em que dificuldades de acesso lexical e/ou distúrbios do processamento semântico também são observados já em fases iniciais da doença.[8] Na doença de Parkinson, além das alterações motoras (disartria), muitos pacientes apresentam disfunção executiva e podem apresentar dificuldades para processar conteúdos relacionados com ações.[9] A abordagem para intervenções fonoaudiológicas nesses quadros requer uma avaliação precisa das manifestações de linguagem, identificando-se suas interações com o quadro cognitivo, o que não será possível contemplar no presente capítulo. Desta forma, focalizaremos os quadros degenerativos que acometem primeiramente circuitos envolvidos no processamento da linguagem, as afasias progressivas primárias (APP), e intervenções indicadas especialmente para as fases leve e moderada de suas variantes mais conhecidas.

CARACTERÍSTICAS CLÍNICAS DOS QUADROS DE AFASIA

Há várias formas de classificar as afasias (progressivas e não progressivas), mas geralmente, na comunicação com equipes interdisciplinares, a classificação de Boston é a mais utilizada para as afasias agudas/crônicas (vide Kemmerer, 2015[10] para uma descrição dos quadros) e o consenso de Gorno-Tempini et al., em 2011[11] e Brandão et al., em 2017,[12] para os quadros de APP. Há as afasias subcorticais, que seguem outros critérios de classificação,[13] e distúrbios linguístico-cognitivos, ou seja, aqueles em que a disfunção da linguagem ocorre junto a outras alterações cognitivas, podendo ser secundária a essas outras manifestações, como os distúrbios de linguagem e comunicação decorrentes de traumatismo cranioencefálico (TCE), de lesões no hemisfério direito (quando esse não é o dominante para a linguagem) e de doenças neurodegenerativas como a doença de Alzheimer e de Parkinson, em suas manifestações típicas. O termo afasia deve ser empregado de forma criteriosa nesses casos, dependendo das manifestações linguísticas e de serem primárias (coocorrendo) ou secundárias ao quadro cognitivo global.

De forma geral, as afasias se caracterizam por manifestações que afetam de maneira mais acentuada a compreensão ou a expressão e aquelas que afetam marcadamente esses dois aspectos. São muito raras as manifestações que afetam a compreensão ou a expressão de forma isolada. Entre esses quadros, temos algumas manifestações muito leves de Afasia Anômica, em que os pacientes apresentam dificuldade isolada para acessar palavras, evidenciada na expressão oral e/ou escrita. Na maioria dos quadros, ambas as modalidades estarão afetadas em algum grau, mesmo que isso só seja evidenciado em situação de teste.

Além disso, quadros de afasia se caracterizam por disfunções em circuitos envolvidos no processamento da linguagem e, assim, as manifestações vão afetar todas as modalidades linguísticas de entrada (*input*) e/ou saída (*output*). Por exemplo, se um paciente apresenta um distúrbio de compreensão, essa dificuldade vai aparecer tanto na compreensão auditiva quanto na compreensão de leitura, embora não necessariamente na mesma gravidade.

AFASIAS – ALTERAÇÕES DA FORMA E DO CONTEÚDO DA LINGUAGEM

Didaticamente, a linguagem está estruturada em diversos níveis que a caracterizam em sua forma e conteúdo. As afasias podem afetar um ou mais desses níveis e, assim, as intervenções podem ser delineadas para focalizar um ou mais desses aspectos (ver item: Intervenção fonoaudiológica na Afasia Progressiva Primária).

Em relação à forma, a linguagem é analisada nos níveis: fonológico, morfológico e sintático. No nível fonológico, avalia-se a compreensão e a produção dos fonemas ou ainda as representações fonológicas das palavras. Muitos indivíduos com afasia apresentam parafasias fonêmicas, que são erros por disfunção do sistema fonológico. Alguns deles apresentam dificuldades para compreender os fonemas e precisam de pistas visuais com as características articulatórias para facilitar esse processo.

No nível morfológico, analisamos os morfemas, que são as menores unidades de significado na língua. Os morfemas podem ser livres (como **sol**, **céu**) ou presos (como **menin-a-s** na palavra **meninas**). Podem ser lexicais ou de classe aberta, como substantivos, verbos e adjetivos, ou gramaticais ou de classe fechada, como artigos, pronomes e elementos usados para flexão de verbos e substantivos. As afasias podem afetar a compreensão e produção de morfemas de forma variada, mas todos os pacientes afásicos têm algum grau de dificuldade na seleção e/ou acesso de morfemas de classe aberta, que se manifesta como anomia ou dificuldades de acessar palavras na fala encadeada, havendo lentidão para escolha e/ou acesso à palavra desejada, bem como pausas e substituições. Alguns pacientes podem apresentar dificuldades no processamento linguístico de morfemas gramaticais, omitindo esses morfemas na sua produção (agramatismo) ou utilizando-os incorretamente (dissintaxia).

No nível sintático, analisamos a estrutura sintática, ou seja, as regras para formar frases e orações, incluindo a maneira como a ordem das palavras afeta o significado e os papéis temáticos e complementos dos componentes da sentença. Por exemplo, em português, a sentença **João puxa Maria** tem um significado diferente de **Maria puxa João**. O mesmo não ocorre na frase: **Eu vou depois** ou **Depois eu vou**. Como nos outros níveis, há pacientes com dificuldades para compreender e/ou produzir estruturas sintáticas, especialmente as mais complexas e que demandam mais recursos da memória operacional.

Em relação ao conteúdo da linguagem também temos diferentes níveis de análise. O primeiro é o léxico, que, de forma simplificada, pode ser entendido como nosso dicionário mental de palavras. Como os dicionários, o léxico é organizado em unidades lexicais, por uma questão de economia de recursos cognitivos, especificamente de memória. Essas unidades não são palavras, mas lexemas. Um lexema é o conjunto de todas as formas que uma palavra pode assumir. Por exemplo, **menino**, **menina**, **menininha**, **meninas** são quatro palavras ou vocábulos, mas apenas um lexema. As unidades lexicais têm uma ou mais representações fonológicas (memórias de como se pronuncia aquela palavra em uma ou mais línguas que um indivíduo conheça) e podem ter também uma ou mais representações ortográficas (memórias de como se escreve aquela palavra em uma ou mais línguas). O segundo nível de análise do conteúdo, a semântica, refere-se a como processamos os significados e, como esses aspectos (representações fonológicas, ortográficas e semânticas) estão muito ligados, muitas vezes nos referimos ao nível léxico-semântico da linguagem.

O terceiro nível associado ao conteúdo da linguagem é o nível pragmático, em que estudamos a linguagem usada em contexto, durante a comunicação, ou seja, o discurso e os atos de fala. Assim, no nível pragmático, analisamos o que está além do significado literal, incluindo a compreensão e produção do conteúdo implícito (por trás das palavras), a interpretação da expressão facial e corporal dos interlocutores e da prosódia emocional. O uso da linguagem em contexto depende da experiência e de outras funções cognitivas, especialmente de um conjunto denominado funções executivas, que, definidas de forma simples, consistem na capacidade de regular o comportamento para iniciar, planejar e executar ações dirigidas a um objetivo, ou usar todo o seu sistema cognitivo para resolver um problema e que têm como substrato neural os lobos pré-frontais e sua circuitaria. Lesões em outras regiões do hemisfério direito geralmente não causam afasia, mas alterações pragmáticas.[14,15]

Assim, em relação aos distúrbios de linguagem, denominamos afasias as manifestações que comprometem a rede de linguagem gerando dificuldades nos níveis fonológico, morfológico, sintático, lexical e semântico. Essas dificuldades podem ter impactos diferentes na comunicação, ou seja, no nível pragmático. Por outro lado, lesões que afetam outras funções cognitivas e comprometem a comunicação ou o nível léxico-semântico da linguagem são designados distúrbios pragmáticos/de comunicação ou distúrbios linguístico-cognitivos.

CONSIDERAÇÕES GERAIS SOBRE O PLANEJAMENTO E A IMPLEMENTAÇÃO DE INTERVENÇÕES PARA AS AFASIAS

Programas de reabilitação para as afasias devem ser delineados para trazer ganhos em funcionalidade aos pacientes. A Organização Mundial da Saúde define como funcionalidade a interação dinâmica entre a condição de saúde de uma pessoa, fatores ambientais e fatores pessoais[16,17] e distingue:

A) Comprometimentos nas estruturas e funções do corpo;
B) Restrições em atividades [antes designados incapacidades (*disabilities*)];
C) Diminuição dos níveis de participação [antes designados prejuízos (*handicaps*)].

Springer, em 2008,[18] fez uma adaptação desse modelo para os distúrbios adquiridos da linguagem:

- *Nível 1*: são consideradas as disfunções linguísticas e/ou cognitivas (p. ex., disfunções da linguagem receptiva, expressiva, memória operacional, atenção etc.).
- *Nível 2*: as atividades que o paciente não é capaz de realizar em função do seu comprometimento linguístico e/ou cognitivo (p. ex., ler, escrever etc.), incluindo suas atividades

laborais e do dia a dia (p. ex., uma pessoa que exerce atividade profissional de professor e tenha comprometimento moderado-grave da linguagem, não conseguirá realizar seu trabalho).

- *Nível 3*: já nesse nível consideram-se os níveis de participação, ou seja, as situações de comunicação que esse paciente pode manter e as barreiras externas (p. ex., recursos de acessibilidade que permitam a mobilidade) para manter essas atividades. As atividades impactadas e os níveis de participação, por sua vez, são influenciados por fatores ambientais e/ou pessoais. Em termos de fatores ambientais, poderíamos considerar as condições em que esse professor dá aula e se haveria suporte para que ele pudesse realizar de forma adaptada parte de suas atividades. Entre fatores pessoais estão características psicológicas, estratégias de enfrentamento e diversos fatores que caracterizam a atitude do paciente em relação ao seu comprometimento e restrições em atividades.

A fim de avaliar a abordagem terapêutica mais apropriada, o fonoaudiólogo deve, então, considerar as características pessoais e ambientais do paciente e, se possível, em conjunto com uma equipe multidisciplinar, os serviços a que seu paciente tem acesso e as políticas públicas do contexto em que está inserido. Além disso, a intervenção deve considerar fatores associados ao prognóstico (etiologia da afasia, idade, educação, entre outros). Com base nisso, os programas devem ser então personalizados e, conforme a evolução clínica, podem envolver estratégias para facilitar processos de reativação, substituição ou compensação da função de linguagem.

As estratégias utilizadas podem ser dirigidas ao comprometimento linguístico e/ou voltadas para aumentar a funcionalidade na comunicação (usando recursos verbais e não verbais), embora uma combinação das duas abordagens seja a mais benéfica.[18,19] Além disso, orientações para adaptações do ambiente e para o uso de estratégias de facilitação da comunicação pelos interlocutores da pessoa com afasia também devem fazer parte do programa de intervenção, visando aumentar os níveis de participação.

Reativação, Substituição e Compensação

O programa de reabilitação da afasia pode visar a *reativação*, *substituição* ou *compensação* da função de linguagem, que são aspectos neurofisiológicos subjacentes às mudanças cognitivas observadas em resposta aos tratamentos.[18] Com isso em mente, a terapia pode usar estratégias alinhadas aos processos de reorganização funcional pós-lesão. Springer, em 2008,[18] sugere que:

> *Na fase aguda (até 4 semanas após o AVE), sejam usadas estratégias para reativação;*
> *A partir da fase pós-aguda, sejam utilizadas estratégias dirigidas ao comprometimento;*
> *Ainda na fase pós-aguda e, principalmente, na fase crônica, sejam incluídas estratégias visando o aumento dos níveis de participação, a fim de que as habilidades reabilitadas sejam consolidadas e que estratégias compensatórias sejam implementadas para que a comunicação possa ocorrer, apesar dos comprometimentos de linguagem remanescentes.*

Para propor esse modelo, a autora se baseou no estudo de Saur *et al.*, em 2006[20] que utilizaram ressonância magnética funcional para correlacionar a recuperação da linguagem aos processos de neuroplasticidade subjacentes em pacientes afásicos devido a AVE.

É importante comentar que, nas afasias agudas, geralmente considera-se um período de recuperação espontânea (em contraste com a recuperação induzida por um tratamento). De acordo com Cappa, em 2008,[2] a grande maioria dos pacientes apresenta algum grau de recuperação da função da linguagem, sendo que alguns casos podem ter recuperação total, nos primeiros 4-6 meses após o AVE. O autor considera que diferenciar a recuperação "espontânea e induzida por tratamento" é uma questão de definição. Para ele não existe recuperação espontânea, pois o paciente está sempre engajado em alguma forma de "tratamento", que pode variar de totalmente inespecífico a altamente especializado.

Reativação

Esta abordagem visa restituir a função da linguagem, aumentando ou fortalecendo conexões entre neurônios remanescentes e em volta de uma rede neural danificada e é indicada para o período inicial pós-AVE. Os objetivos principais da intervenção são estimular a linguagem para desbloqueio das funções temporariamente comprometidas e evitar más adaptações, como automatismos e estratégias compensatórias verbais ou não verbais que estejam sendo usadas para evitar o uso da linguagem (p. ex., o paciente percebe que não está conseguindo se expressar com clareza e usa uma forma alternativa de comunicação, como apontar, evitando a expressão oral e dificultando a reativação dos circuitos neurais comprometidos). As atividades propostas nessa fase não devem ser estressantes para o paciente, devendo-se levar em conta sua condição clínica. A estimulação linguístico-cognitiva é indicada nesses casos, especialmente em relação às funções neuropsicológicas básicas, como atenção e orientação temporal e espacial. A estimulação sensorial (somestésica, auditiva, visual e gustativa) e motora é indicada e pode ser realizada no contexto das atividades rotineiras e terapêuticas (p. ex., em conjunto com a reabilitação para a disfagia). A orientação aos cuidadores e familiares é fundamental para maximizar as possibilidades de comunicação e facilitar a compreensão e expressão oral. Algumas técnicas de desbloqueio e demutização, como a Terapia de Entonação Melódica, podem ser aplicadas nessa fase. A comunicação deve ser facilitada em função da gravidade do quadro. Para isso, em relação à compreensão, sugere-se aumentar as pistas contextuais (visuais e escritas, sempre que possível) e simplificar a linguagem, usando-se enunciados mais curtos, diminuindo-se a velocidade de fala e fornecendo pistas prosódicas para diminuir a sobrecarga dos sistemas de atenção e memória operacional. A expressão pode ser facilitada pelo fornecimento de pistas, visando respostas que dependam menos do controle cognitivo voluntário. Além da linguagem automática, que depende de estruturas subcorticais, a pré-ativação (*priming*) é um tipo de memória implícita que pode ser usado como recurso para a reativação.[18] É possível, assim, por meio de atividades de complementação de sentenças ou associações entre palavras, facilitar as emissões orais, fornecendo-se modelos, pistas semânticas e fonêmicas. Os pacientes podem ser estimulados a responder questões do tipo sim ou não e, se ocorrerem perseverações, devem ser interrompidos e ajudados com modelos que favoreçam emissões mais automáticas. Os erros não devem ser corrigidos explicitamente, mas oferecendo-se modelo e oportunidades facilitadas para a emissão correta (p. ex., ao ouvir uma parafasia, o interlocutor deve interagir com o paciente repetindo ou incluindo em sua resposta a emissão correta).

Na fase pós-aguda precoce (até 6 meses após o AVE), tardia (6 a 12 meses após o AVE) e na fase crônica (após 1 ano), sugerem-se intervenções dirigidas ao comprometimento da linguagem,[18] se possíveis feitas de forma intensiva, para promover a reorganização funcional do sistema de linguagem prejudicado. O mecanismo neurofisiológico de recuperação subjacente é a substituição, já que a função reaprendida deverá ocorrer sem ou com menor participação das áreas e circuitos afetados pelo AVE. Outra recomendação para a fase pós-aguda tardia é a introdução de estratégias compensatórias verbais e não verbais. Compensação implica em adaptar a função para que ela possa ser realizada com o auxílio de dispositivos ou recursos externos ou por meio de estratégias não verbais. A Comunicação Suplementar e Alternativa (CSA)[21] e a terapia de Promoção da Efetividade na Comunicação (*Promoting Aphasics' Communicative Effectiveness*, PACE[22]) são exemplos de recursos e programas terapêuticos que favorecem esse aspecto. Com o avanço da tecnologia, esses recursos têm se tornado mais especializados e personalizados, com grandes benefícios aos pacientes.[23] A terapia em grupo pode favorecer o uso dessas estratégias em um ambiente cooperativo e empático e as abordagens funcionais (sociopragmáticas), com vistas a reduzir barreiras comunicativas em contextos sociais, são indicadas para essa fase. Outras estratégias compensatórias envolvem o foco em grupos de cuidadores, com os quais são feitas atividades formativas a respeito da afasia, suas causas e tratamento, além de treino de comunicação e suporte psicológico (fornecido por equipe multidisciplinar).[24] Outra estratégia, conhecida como *Life Participation Approach to Aphasia Treatment*, tem como objetivo principal melhorar as habilidades de comunicação empregadas no dia a dia do paciente. É, portanto, uma estratégia altamente individualizada, que visa reinserir o paciente em sua rotina.[25]

Etapas do Estabelecimento de um Programa de Reabilitação

As intervenções começam com uma anamnese e avaliação. Na fase aguda, a linguagem é avaliada de forma breve, na pós-aguda ou crônica, de maneira abrangente. Além das habilidades linguísticas que devem ser examinadas em situações formais (testes para afasia) e funcionais (situações de comunicação), devem também ser estudadas outras funções cognitivas relacionadas com a linguagem especialmente atenção, funções executivas e memória de curto e longo-prazo. Nas últimas décadas, muito se avançou na elaboração e adaptação cultural de instrumentos para avaliação das afasias e da linguagem no Brasil.[26,27]

As intervenções dirigidas ao comprometimento cognitivo podem ser planejadas a partir dos aspectos alterados e preservados observados na avaliação para diagnóstico da afasia. Alternativamente, podem ser usados modelos psicolinguísticos ou cognitivos, a fim de compreender melhor o déficit e elaborar estratégias terapêuticas mais específicas para atuar na causa do déficit, entendida aqui como ruptura/dano no sistema cognitivo/linguístico.[19] Na abordagem a partir do déficit, as atividades focam o comprometimento de forma ampla (p. ex., o paciente com afasia de Broca tem dificuldades de nomeação, repetição, leitura e escrita) e são feitas atividades graduadas de acordo com a gravidade para trabalhar essas funções. Já quando se usa um modelo cognitivo ou psicolinguístico para avaliar o comprometimento, são realizadas tarefas complementares para identificar a origem do déficit (p. ex., por que o paciente não nomeia? Por disfunção do sistema semântico? Por degradação do sistema fonológico? Por dificuldades de acesso ao sistema fonológico/léxico fonológico de saída?). A intervenção será, então, delineada com foco nessa dificuldade (p. ex., terapia visando facilitar o acesso ao léxico fonológico de saída) e ajustada de acordo com a gravidade do distúrbio. Mais adiante, são detalhadas algumas estratégias dirigidas para comprometimentos da expressão e compreensão. Mas, antes, é importante sintetizarmos as fases de um programa de intervenção.

Após a avaliação, inicia-se a fase de planejamento e implementação do programa de intervenção, que deve avaliar a etiologia e fatores de prognóstico, bem como o contexto ambiental e pessoal.

O plano deve combinar intervenções voltadas para o déficit com intervenções que visem aumentar os níveis de participação para que as habilidades possam ser treinadas e mantidas. Em quadros progressivos, o plano de intervenção deve priorizar a manutenção dos níveis de participação, incluindo o trabalho com estratégias compensatórias o quanto antes a fim de que o aprendizado do uso desses recursos possa ocorrer antes do agravamento do quadro. Simultaneamente, intervenções dirigidas ao déficit podem ser implementadas para a manutenção ou ganhos em algumas atividades. Em fases mais avançadas, essas estratégias serão gradualmente substituídas por exercícios de estimulação e facilitação da comunicação para manutenção da participação em atividades linguísticas.

Finalmente, um aspecto indispensável da intervenção é a avaliação da eficácia das estratégias implementadas quanto aos ganhos em relação ao déficit, generalização para outras habilidades linguísticas e em situações funcionais. Essa avaliação pode implicar em ajustes da terapia e reformulação das metas ao longo do tratamento.

INTERVENÇÕES DIRIGIDAS AO DÉFICIT PARA AFASIAS AGUDAS E CRÔNICAS

As terapias dirigidas ao déficit geralmente estimulam as funções do hemisfério dominante (lesado) e são indicadas especialmente na fase pós-aguda da lesão, havendo resultados positivos também nas fases crônicas da afasia. A escolha de um determinado protocolo de tratamento deve levar em conta não apenas o tipo de alteração, mas também a sua gravidade. Nos parágrafos a seguir serão descritos os principais métodos de tratamento, primeiramente enfocando as intervenções para a expressão oral, seguidas daquelas para a compreensão oral. É importante destacar que os efeitos das terapias dirigidas ao déficit não devem ser verificados apenas em relação ao comprometimento linguístico, mas em relação à funcionalidade e desempenho nas atividades do dia a dia.

Abordagens para a Expressão Oral

As alterações da expressão oral na afasia podem resultar do acometimento de diferentes sistemas linguísticos (semântico, morfossintático, fonológico), resultando em diferentes tipos de manifestações e necessidade de diferentes estratégias terapêuticas.

Terapias Léxico-Semânticas

As terapias léxico-semânticas são amplamente utilizadas no contexto da reabilitação, visto que dificuldades na seleção e acesso a palavras são uma manifestação frequente, ocasionando anomias, parafasias semânticas, paráfrases e circunlóquios. A escolha pela técnica mais indicada para cada paciente será mais eficaz se levar em conta a causa do déficit de nomeação (p. ex., se está relacionada a perdas ou dificuldades de acesso ao conhecimento semântico e/ou lexical). Desta forma, as abordagens têm como objetivo facilitar o acesso ou promover a reaprendizagem, restauração de representações léxico-semânticas ou fonológicas para promover a recuperação de palavras.[28]

Alguns autores ressaltam a importância de se tratar alterações semânticas com tarefas semânticas e utilizar tarefas fonológicas para melhorar o acesso à forma fonológica das palavras.[28,29] Em linhas gerais, as tarefas semânticas envolvem nomeação de figuras, associação semântica, julgamento, descrição de significados, múltiplos significados, sinônimos e antônimos, identificação de relações e agrupamentos por categorias. Entre as tarefas fonológicas, podemos destacar o pareamento com distratores fonológicos, tarefas com sílaba ou fonema inicial, tarefas com rima, entre outras.[18,28,30] O uso de pistas semânticas (informações contextuais) e pistas fonológicas (p. ex., som inicial da palavra) nas situações de anomia é uma estratégia amplamente utilizada para facilitação da recuperação de palavras.[28,31]

Uma técnica semântica descrita na literatura é o Tratamento de Análise das Características Semânticas (*Semantic Feature Analysis Treatment*).[32,33] Trata-se de uma técnica de ativação e fortalecimento da rede semântica relacionada com a palavra-alvo, o que facilitaria sua posterior evocação. Uma figura representativa da palavra-alvo é colocada no centro de um esquema, no qual são inseridas perguntas-chave associadas à classe semântica, uso, ação, propriedades, localização e associação. Por exemplo, para uma falha no acesso à palavra "mesa", o indivíduo poderia responder às seguintes questões:

- O que é?
- Para que serve?
- Como pode ser usada?
- Onde é encontrada?

Semelhantemente, foi desenvolvida a Terapia de Análise de Componentes Fonológicos *(Phonological Components Analysis Treatment),*[34,35] que utiliza informações de natureza fonológica para facilitação do acesso lexical. Uma figura é colocada no centro do esquema e o paciente deve nomeá-la. Independentemente da capacidade de nomear a imagem, o paciente é solicitado a identificar cinco componentes fonológicos relacionados com a palavra-alvo, sendo: rima ("Com o que isso rima?"), som inicial ("Com que som começa?"), som inicial associado ("Que outra palavra começa com o mesmo som?"), som final ("Com que som termina?") e número de sílabas ("Quantas sílabas tem a palavra?"). Tratamentos ortográficos para anomia também são descritos na literatura.[36]

Uma abordagem que tem demonstrado resultados expressivos é a Terapia de Linguagem Induzida por Restrição (*Constraint-Induced Language Therapy*).[37] Trata-se de uma técnica que tem como foco o aumento da produção oral da linguagem por meio da restrição do uso de estratégias compensatórias, como a escrita e gestos, podendo melhorar os aspectos léxico-semânticos da linguagem. A aplicação pode ser individual ou em grupo, com prática intensiva de trocas comunicativas em formato de jogo de perguntas e respostas sobre figuras dispostas em cartas. As regras do jogo são estabelecidas pelo terapeuta, dentro de contextos relevantes e funcionais para o cotidiano. A hierarquia de treino deve obedecer ao grau de dificuldade do paciente (p. ex., *"Camisa → Tem uma camisa? → Seu João, você tem uma camisa?"*). Estudos discutem a influência da prática massiva e da interação social como efeitos positivos da técnica.[38]

Terapias Fonológicas

Com base em modelos de produção de fala, diferentes estágios do processamento fonológico podem ser distinguidos: níveis fonético, sublexical e lexical. Estes níveis podem estar prejudicados na afasia, causando manifestações como parafasias fonéticas, fonêmicas e formais. Alterações fonético-fonológicas também são descritas na apraxia de fala.[39]

Tarefas gerais para estimulação do processamento fonológico incluem identificação, segmentação e combinação de sílabas, sequencialização de fonemas em palavras e pseudopalavras, entre outras.[18,30] A prática de contrastes fonêmicos mínimos também foi descrita na literatura para reabilitação de um paciente com afasia de condução.[40] O material era composto por estímulos monossilábicos sistematicamente variados de acordo com caraterísticas fonéticas, fonológicas e de lexicalidade. Os estímulos eram aplicados em três tarefas principais: discriminação, identificação e reprodução. Os resultados demonstraram efeitos positivos nos mecanismos fonológicos de entrada e saída.

A Terapia de Análise de Componentes Fonológicos (*Phonological Components Analysis Treatment*),[34,35] citada anteriormente, também pode ser utilizada como uma estratégia para reabilitação do processamento fonológico associado à anomia, pois o tratamento visa reconstruir o conhecimento sublexical da sequência fonológica e a consciência fonológica como forma de fortalecer o processamento lexical e nomeação de palavras inteiras.

Terapias Sintáticas

As abordagens sintáticas, destinadas a indivíduos com agramatismo e dissintaxia, são aplicadas para melhorar a estrutura gramatical dos enunciados no nível das sentenças.

Estratégias gerais incluem complementação de frases, mudança do tempo verbal, ordenação de frases e destaque de determinados elementos linguísticos, como artigos, preposições e conjunções.[18,30,41]

Entre as técnicas mais difundidas, destaca-se o Programa de Produção de Sentenças para Afasia – PPSA (*Sentence Production Program for Aphasia – SPPA*[42]), designado para treino hierárquico de produção oral de diferentes tipos de sentenças. O método visa ampliar o repertório de estrutura gramatical das frases a partir de um treinamento hierarquizado desde a repetição até a produção espontânea da frase em contexto, com auxílio de histórias representadas por cenas. São treinados oito tipos de estrutura sintática (imperativo intransitivo; imperativo transitivo; interrogativas – o que/qual/quem; interrogativas – onde/quando; declarativo transitivo; declarativo intransitivo; comparativo e questões sim/não) em dois níveis de tarefa:

1. O terapeuta lê uma história que inclui a sentença-alvo e, em seguida, faz uma pergunta para provocar a repetição dessa frase (p. ex., A perua escolar de Nico chega em 15 minutos e Nico ainda está dormindo, então sua mãe fala para ele: Acorde! O que a mãe dele fala?);
2. O terapeuta lê a história sem a sentença-alvo e faz uma pergunta para eliciar a frase (p. ex., A perua escolar de Nico chega em 15 minutos e Nico ainda está dormindo, então o que a mãe dele fala para ele fazer?).

Outros métodos descritos para reabilitação do agramatismo são o Tratamento de Formas Subjacentes (*Treatment of Underlying Forms* – TUF)[43] e a Terapia de Mapeamento (*Mapping Therapy*).[44] Ambos os métodos são focados na estrutura gramatical da sentença, por meio do treinamento das propriedades linguísticas dos verbos (argumentos e papéis temáticos). No Tratamento de Formas Subjacentes, o terapeuta parte de uma estrutura sintática mais simples, isto é, uma sentença na voz ativa e, a partir dela, são trabalhadas a produção e compreensão de sentenças complexas.[45,46] Por exemplo, a partir da sentença "A Joana chamou o Fernando", são treinados alguns tipos de sentenças interrogativas ("Quem a Joana chamou?"), sentenças clivadas de objeto ("Foi o Fernando que a Joana chamou") e sentenças na voz passivas ("O Fernando foi chamado pela Joana"). Esses três tipos de sentenças são considerados complexos por envolverem movimentos sintáticos, de acordo com a teoria Gerativa.[45] Já a Terapia de Mapeamento tem como objetivo reforçar a conexão entre significado e estrutura, isto é, entre os papéis temáticos e as posições de sujeito e objeto na sentença.[45,47] Há muitas versões dessa técnica, mas geralmente o foco é na compreensão de sentenças, prevendo ganhos na produção. O paciente deve identificar os argumentos do verbo apresentado (sujeito, objeto), que podem ser codificados com diferentes cores, por exemplo, os verbos em vermelho, sujeito em azul etc.[45]

O Tratamento de Fortalecimento da Rede de Verbos (*Verb Network Strengthening Treatment* – VneST)[48,49] tem como alvo o verbo e seus papéis temáticos para a produção de sentenças sintáticas básicas, como sujeito-verbo-objeto. Também pode ser utilizado como um tratamento para a anomia, pois promove a recuperação lexical no contexto da frase. A estratégia se desenvolve a partir de um esquema em que o verbo é colocado no centro e a pessoa com afasia deve acessar os sujeitos e objetos correspondentes. Por exemplo, para o verbo "medir", pode-se acessar" costureira – medir – tecido/pedreiro – medir – muro/ médico – medir – altura." Posteriormente, a flexão das frases é treinada e complementos podem ser inseridos, como advérbios de local e tempo.

Terapias para Alterações Graves da Emissão Oral

Neste subitem incluímos algumas estratégias que, embora não sejam dirigidas a um comprometimento específico, são empregadas para um tipo de manifestação das afasias: o mutismo ou a redução extrema da produção oral. Nesses casos a primeira etapa da reabilitação é a tentativa de demutização. São treinadas emissões isoladas de vogais e produções mais automáticas e afetivas como séries automáticas, expressões sociais, provérbios, rezas, entre outras. Devem ser utilizadas facilitações como pista orofacial, gesto, mímica e exagero da prosódia.[41,50] Outro método bastante difundido na reabilitação de indivíduos com alterações graves da emissão oral é a Terapia de Entonação Melódica *(Melodic Intonation Therapy)*.[51,52] O método utiliza a prosódia (melodia, ritmo e ênfase da fala) para melhorar a expressão oral de pacientes não fluentes. Em pacientes crônicos e graves, visa engajar o hemisfério cerebral direito e circuitos subcorticais para facilitar a expressão oral. É uma abordagem hierarquizada em três etapas e a repetição é utilizada como estratégia efetiva. Conforme a progressão do nível, há aumento progressivo da extensão e complexidade dos estímulos (p. ex., Nível Elementar – Eu te amo; Nível Intermediário – Eu amo meus filhos e Nível Avançado – Eu amo minha filha e meu filho). Há também redução gradual do exagero da entonação e do fornecimento de pistas pelo terapeuta (contato visual e tátil, ritmo, batida de mão) e aumento do tempo para o fornecimento das respostas.

Para as manifestações de estereotipia e perseveração, é indicada a técnica de Controle Voluntário de Emissões Involuntárias (*Voluntary Control of Involuntary Utterances*[53]). As próprias produções involuntárias do paciente são escritas separadamente em cartões. Mostra-se ao paciente uma palavra de cada vez e esse deve lê-la em voz alta. Na sessão seguinte, o terapeuta revisa as palavras com o paciente; se ele as lê bem, elas são misturadas de novo com as demais para serem lidas outra vez mais tarde. Posteriormente, figuras correspondentes às palavras são utilizadas para nomeação, na tentativa de tornar as emissões mais voluntárias.

Abordagens para a Compreensão Oral

Os déficits de compreensão oral na afasia também são heterogêneos quanto à causa subjacente e gravidade. Em relação aos níveis de organização, podemos encontrar dificuldades na compreensão de palavras nas seguintes etapas: reconhecimento de sons não verbais, reconhecimento de sons verbais, análise fonológica e análise semântica. A alteração na compreensão de frases e discurso pode estar relacionada com as dificuldades para compreender determinadas construções sintáticas, reter elementos na memória operacional e realizar processos mais complexos de compreensão, como a realização de inferências.[54] Portanto, identificar em qual etapa se encontra o problema é crucial para o tratamento adequado.

Comparativamente à emissão oral, poucos estudos abordam a reabilitação da compreensão oral. A literatura descreve tarefas de pareamento fonema-grafema, discriminação e reconhecimento de fonemas, pareamento oral e figura, pareamento escrito e figura, julgamento de palavras, julgamento de pares mínimos.[30]

De Luccia e Ortiz, em 2002,[55] apresentaram um programa hierarquizado de reabilitação da compreensão oral contendo as seguintes etapas: discriminação de sons não verbais e ambientais, discriminação de palavras isoladas com diferenciação na duração, intensidade e frequência, compreensão de frases simples com sujeito + verbo, compreensão de frases simples com sujeito + verbo + objeto, compreensão de frases complexas com preditividade, compreensão de frases complexas sem preditividade e compreensão de textos simples.

INTERVENÇÃO FONOAUDIOLÓGICA NA AFASIA PROGRESSIVA PRIMÁRIA

Nos quadros neurodegenerativos, o plano terapêutico deve levar em conta a perda progressiva da função linguística e, possivelmente, outras dificuldades cognitivas no avanço da doença. A manutenção dos níveis de participação, das habilidades linguísticas e cognitivas é um dos objetivos, bem como evitar o excesso de incapacidade e más adaptações. Ou seja, diante da natureza do quadro e das dificuldades apresentadas, o paciente pode evitar algumas situações de comunicação, mesmo quando ainda teria recursos para participar delas. Ou pode, por exemplo, preferir que um familiar ou cuidador fale por ele e, assim, pelo desuso ir tornando a função ainda mais difícil ou, ainda, diminuindo por essa compensação excessiva sua necessidade de aprender a utilizar recursos de comunicação suplementar e alternativa que lhe promoveriam mais autonomia em fases mais avançadas da doença.

A afasia progressiva primária (APP) engloba um conjunto de síndromes raras, de etiologia neurodegenerativa, que se caracterizam por provocar alterações de linguagem de início insidioso e progressão gradual. Outras funções cognitivas permanecem relativamente preservadas, ao menos nos primeiros anos, prevalecendo as alterações linguísticas durante grande parte do curso da doença.[11] A APP usualmente tem início antes dos 65 anos e atinge igualmente os dois sexos.[56] Pacientes diagnosticados com APP apresentam atrofia em regiões fronto-temporais e temporoparietais no hemisfério dominante, que estão envolvidas no processamento da linguagem. Atualmente são reconhecidas três variantes da APP, que se diferenciam pelas características linguístico-cognitivas, pelas regiões de atrofia e pela neuropatologia subjacente. São elas a variante não fluente/agramática (APP-NF/G), a semântica (APP-S) e a logopênica (APP-L).[11,56-58] A maior parte dos pacientes pode ser classificado em uma das três variantes, porém, 20 a 35% dos casos não se encaixam nos critérios, sendo considerados "não classificáveis" ou casos "mistos".[59-61]

Pacientes com APP-NF/G apresentam uma fala com esforço, que reflete alteração em aspectos práxicos. Distorções fonêmicas, velocidade de fala diminuída, ensaios articulatórios e repetições de som são algumas das características que podem estar presentes.[11,58,62] O agramatismo também é uma característica dessa variante. Principalmente em estágios iniciais, o agramatismo pode se manifestar como um empobrecimento ou simplificação das estruturas gramaticais, com sentenças simples e em ordem canônica (sujeito – verbo – objeto), diferente do que se observa em pacientes com afasia de Broca, em que o agramatismo é facilmente identificável.[58,63] Na evolução do quadro, podem surgir sinais mais claros de agramatismo, como ausência de determinantes e, em casos mais graves, fala telegráfica.[63] No início da doença, o agramatismo pode ser mais facilmente detectado na produção escrita de textos.[56] A compreensão de sentenças sintaticamente complexas, como subordinadas e sentenças em voz passiva, também pode estar alterada. Entretanto, a compreensão de palavras e frases mais simples é preservada.[11] O padrão de atrofia abrange a região frontoinsular posterior no hemisfério dominante. A maior parte dos casos de APP-NF/G tem como neuropatologia subjacente taupatias, como doença de Pick, degeneração corticobasal, paralisia supranuclear progressiva ou TDP-43.[11,57]

A APP-S se caracteriza por uma fala fluente, preservada do ponto de vista motor e gramatical. Observa-se um número maior de palavras de classe fechada do que aberta nas produções orais desses pacientes.[58] Ao menos em estágios iniciais, as alterações permanecem circunscritas às habilidades de nomeação e compreensão de palavras isoladas. A dificuldade de nomeação está relacionada com uma degradação progressiva do conhecimento semântico.[64] Na compreensão de frases, o desempenho é melhor, já que o paciente conta com o apoio de pistas contextuais. Os pacientes podem apresentar disgrafia e dislexia de superfície, que se manifestam como erros na leitura e escrita de palavras irregulares. É comum observar pacientes de alta escolaridade e sem dificuldades prévias de leitura e escrita grafando "faxineiro" como "fachineiro", ou lendo "saxofone" como/saʃo'foni/.[11] Exames de neuroimagem revelam picos de atrofia no polo temporal anterior. A neuropatologia subjacente mais frequente é TDP-43 tipo C, uma taupatia .[11,57]

A fala de pacientes com APP-L algumas vezes é descrita como fluente e outras vezes, como não fluente.[58] A dificuldade mais evidente é no acesso lexical durante a fala encadeada, que ocasiona pausas frequentes no discurso, mas com ilhas de fala mais fluente, daí a ausência de consenso quanto à classificação da fluência. Apesar de a dificuldade de acesso lexical também ser observada nas outras variantes, no caso da APP-L sua origem está no nível fonológico, onde ocorrem erros na seleção, retenção e junção de fonemas.[64] Tais erros muitas vezes resultam em parafasias fonêmicas. Diferentemente dos pacientes com APP-NF/G, os aspectos práxicos da fala estão preservados e não há agramatismo evidente. Na avaliação de linguagem, observa-se déficit na repetição de sentenças, com efeito de extensão. Exames de neuroimagem mostram regiões temporoparietais à esquerda mais atrofiadas na APP-L, e a neuropatologia subjacente mais frequente é a doença de Alzheimer.[11,57]

Em 2011, foram publicados os critérios diagnósticos para APP e para a classificação de cada variante.[11] O diagnóstico é clínico, com apoio de exames de neuroimagem, e é realizado em duas etapas. A primeira refere-se ao diagnóstico de APP, abrangendo todas as variantes. Nessa etapa, os critérios de inclusão requerem que o déficit de linguagem seja a característica clínica mais proeminente, ao menos no início da doença, e seja a principal causa de impacto nas atividades de vida diária. Como critérios de exclusão, constam quadros linguísticos que podem ser mais bem explicados por outras síndromes neurológicas, como a doença de Alzheimer ou a doença de Parkinson, alterações psiquiátricas, quadros em que o déficit inicial principal envolve memória episódica, visual ou habilidades visuoespaciais, e quadros em que as alterações de comportamento se sobressaem às demais. Na segunda etapa, classificam-se as variantes da APP. Os critérios de inclusão e exclusão para as variantes da APP podem ser consultados em Gorno-Tempini *et al.*, em 2011, e Brandão *et al.*, em 2017.[11,12]

Intervenções Terapêuticas nas Afasias Progressivas Primárias

A APP causa um impacto importante na vida dos pacientes e seus familiares. Por ter início em idade pré-senil, muitas vezes os pacientes estão em plena atividade ocupacional e social quando os sintomas têm início. Até o momento, não há cura nem terapia farmacológica efetiva, de modo que as intervenções não farmacológicas vêm recebendo mais atenção.[11,57,61,65,66] Porém, não há, ainda, uma literatura extensa a respeito de intervenções de linguagem nas APP, quando se compara com as afasias não progressivas. Ainda assim, evidências sugerem que pacientes com APP leve a moderada são bons candidatos às intervenções não farmacológicas.[67]

As abordagens não farmacológicas para a reabilitação da linguagem podem ser divididas em dois grupos: intervenções dirigidas ao déficit, que têm por objetivo remediar habilidades linguísticas específicas; e intervenções compensatórias, que focam na funcionalidade da comunicação.[61,68,69] Estratégias do primeiro grupo visam restabelecer ou diminuir a velocidade da deterioração, de habilidades fonológicas, léxico-semânticas e sintáticas, disgrafia, dislexia e sintomas da apraxia de fala. No segundo grupo, as estratégias envolvem modificações no ambiente, estratégias compensatórias e aumento dos níveis de participação em atividades de comunicação.[57,69]

Intervenções Dirigidas ao Déficit

Nos parágrafos a seguir serão apresentadas abordagens comportamentais, dirigidas ao déficit, organizadas de acordo com a principal habilidade linguística trabalhada.

Acesso Lexical/Déficit Semântico

Dentre todos os tipos de intervenção não farmacológica para APP, abordagens voltadas para déficits de acesso lexical/conhecimento semântico são as que mais possuem estudos.[61,69-71] Essas estratégias vêm sendo empregadas, principalmente, com pacientes com APP-S, mas há também estudos com APP-L e APP-NF/G, já que se trata de um déficit comum às três variantes, ainda que em graus diferentes.[61,69,71]

Uma das técnicas utilizadas para melhorar o acesso lexical é a apresentação de uma imagem, juntamente com seu nome escrito e falado. O paciente deve ouvir e repetir a palavra, olhando para sua representação gráfica, seja ela uma foto ou um desenho.[70] Um estudo que utilizou essa técnica, testando diferentes durações de tratamento, mostrou que parte dos pacientes teve ganhos imediatos, mas não houve generalização para itens não treinados. Os autores ressaltam a necessidade de que o tratamento se estenda por seis meses ou mais, para que haja manutenção dos ganhos.[70]

Outra técnica para acesso lexical utiliza cartões com figuras, fotografias ou descrições em um lado e, no verso, a palavra correspondente escrita. Conforme o paciente evolui na nomeação, as letras da palavra escrita vão sendo gradualmente removidas (p. ex., AZEITE → AZE___ → AZ___).[61,72] Dois estudos com pacientes brasileiros que utilizaram essa técnica mostraram ganhos imediatos com itens treinados e, em um dos estudos, parte dos pacientes obteve generalização para itens não treinados.[61,72]

Outra abordagem, denominada pelos autores como *Lexical Retrieval Cascade Treatment*,[64,73] foi desenvolvida a partir de uma técnica amplamente utilizada nas afasias crônicas, Tratamento de Análise das Características Semânticas (*Semantic Feature Analysis Treatment*), descrita anteriormente.[33] Em dois estudos, os autores reportaram ganhos imediatos, com generalização para itens não treinados e manutenção após um ano.[64,73] No entanto, outros estudos utilizando a mesma abordagem não relataram generalização.[70]

Uma revisão sobre abordagens para nomeação e acesso lexical para as três variantes da APP mostrou que, em geral, os pacientes têm ganhos imediatos, tanto quando são utilizadas estratégias baseadas em aspectos semânticos, quanto fonológicos, ou ainda, estratégias que associam ambas as abordagens.[67] A generalização para itens não treinados e outras tarefas de linguagem, como fala espontânea, ocorre mais frequentemente na APP-L e APP-NF/G. A manutenção dos ganhos ocorre por períodos curtos nas três variantes, mas esses vão sendo perdidos rapidamente quando a prática é interrompida.[57]

Um ponto importante, que deve ser sempre considerado, independente da técnica utilizada, é a escolha dos estímulos a serem trabalhados. Esses devem ser relevantes para a vida do paciente, e podem ser selecionados em conjunto com o paciente e seus familiares. A utilização de fotografias dos objetos do próprio paciente favorece os ganhos terapêuticos.[67,74]

Produção de Sentenças e Fluência de Fala

Intervenções voltadas para fluência de fala e agramatismo, os déficits mais comuns da APP-NF/G, são escassos em comparação aos estudos focados no acesso lexical. Além disso, a maior parte desses trabalhos são estudos de caso.[69,75]

Em relação às habilidades sintáticas, um estudo realizou um treino com verbos transitivos, associados a gestos, no qual um paciente com APP-NF/G deveria produzir sentenças com o verbo flexionado no presente, passado e futuro.[76] Houve generalização para verbos não treinados e manutenção dos ganhos por três meses após o encerramento do tratamento.

Outro estudo utilizou verbos transitivos diretos e indiretos para trabalhar a construção de sentenças e a flexão verbal (presente e passado). O paciente deveria completar sentenças com lacunas utilizando o verbo flexionado da forma correta. Houve melhora em sentenças treinadas e não treinadas e manutenção dos ganhos 1 mês após o tratamento.[77]

O método de Terapia Induzida por Restrição (*Constraint Induced Aphasia Therapy*), já descrito anteriormente, foi utilizado com o objetivo de melhorar as habilidades gramaticais de dois pacientes com APP-NF/G. O treino intensivo consistia na descrição de fotografias de atividades cotidianas. Houve melhora na produção de estruturas gramaticais de verbos treinados, com manutenção dos ganhos dois meses após o fim do tratamento.[71]

Em relação às alterações decorrentes da apraxia de fala, um estudo de caso utilizou uma sequência de passos, visando melhorar a produção de palavras polissílabas. O treino consistia na leitura de textos e repetição de maneira silabada das palavras pronunciadas incorretamente. O tratamento resultou em diminuição dos erros de fala em um texto não treinado, com relativa manutenção dos ganhos por um ano.[78]

Por fim, um treino com *scripts* foi utilizado com pacientes com APP-NF/G visando a melhora tanto da fluência de fala quanto de habilidades gramaticais.[75] Essa técnica, já amplamente utilizada em casos de afasias não progressivas, envolve o treino repetido de frases ou textos mais longos, em forma de monólogo ou diálogo. O reaprendizado da gramática ocorre de forma implícita, por meio da exposição e repetição das estruturas sintáticas. No estudo em questão, foi utilizado um recurso audiovisual de um falante saudável, que servia como modelo para o paciente.[75] Os resultados mostraram ganhos imediatos e manutenção 1 ano depois da interrupção do tratamento.

Déficits Fonológicos

Alterações no nível fonológico, originadas pelo comprometimento da memória operacional fonológica, ocorrem mais intensamente na APP-L. Por ter sido descrita mais tardiamente do que as outras variantes, há uma quantidade menor de estudos voltados para a APP-L.[69,79] Um estudo utilizou tarefas de segmentação e discriminação silábica com três pacientes com APP, realizadas diariamente, durante 42 dias.[80] Após o período de treino, um paciente apresentou melhor desempenho na fluência de fala, outro melhorou na compreensão escrita e dois melhoraram na repetição e na leitura. Apenas um paciente diminuiu a frequência de parafasias fonêmicas.

Dificuldades na relação fonema-grafema (rota sublexical) são comuns na APP-L.[79] A escrita sob ditado, seja de palavras ou pseudopalavras, requer o armazenamento temporário da sequência de letras na memória operacional (*buffer* grafêmico), enquanto as letras vão sendo traçadas.[79] Com objetivo de fortalecer a rota sublexical, um estudo brasileiro aplicou um protocolo semelhante ao estudo anterior em quatro pacientes com APP, contendo tarefas de consciência fonológica, associadas à tarefa de escrita de palavras.[61] Embora não tenha havido diferença significativa, os pacientes obtiveram pontuação superior nos itens treinados pós-intervenção, o que é relevante tendo em vista que a APP é uma doença progressiva.

Intervenções Compensatórias

O número de trabalhos sobre intervenções compensatórias nas APP vem crescendo. Uma revisão sistemática publicada em 2020[68] identificou 19 estudos sobre comunicação funcional nas APP, ante 8 identificados em outra revisão sistemática, de 2013.[69] As abordagens mais utilizadas focam em estratégias de comunicação que os próprios pacientes utilizam de maneira natural. A intervenção do terapeuta se dá no sentido de maximizar as estratégias facilitadoras, como a utilização de comunicação multimodal, isto é, associação de gestos, desenhos e escrita à fala. Todos os estudos incluídos na revisão de 2020 reportaram ganhos.[68]

Há alguns estudos em língua inglesa que trabalham com a conversação do dia a dia entre a pessoa com APP e um parceiro de comunicação frequente. Através de gravações em vídeo de interações cotidianas, que são utilizadas como *feedback*, são identificadas estratégias comunicativas facilitadoras, como a utilização de gestos ou de sentenças mais curtas e simples pelo parceiro de comunicação, e aquelas que servem como barreiras, como as mudanças bruscas de tópico.[57] A intervenção é realizada com o paciente e seu parceiro de comunicação e, em alguns casos, apenas com o parceiro de comunicação, visando a eliminação das barreiras e a implementação dos recursos facilitadores, de modo a aumentar os níveis de participação dos pacientes com APP nas conversações.[81]

Nessa mesma linha, um recurso interessante que vem sendo desenvolvido no Reino Unido é o programa *Better Conversations with Primary Progressive Aphasia* (BCPPA),[82] elaborado a partir de outro programa dos mesmos autores, voltado para afasias não progressivas *Better Conversations with Aphasia* (BCA).[83] BCA é um programa terapêutico gratuito, em língua inglesa, disponível *online*, que utiliza vídeos como *feedback* ilustrativos das estratégias facilitadoras e das barreiras de comunicação.[82,83] O BCPPA tem formato semelhante ao BCA, porém, as estratégias são moldadas para as particularidades da APP. Ambos os programas são voltados para pacientes e parceiros de comunicação.

CONSIDERAÇÕES FINAIS

O presente capítulo teve como objetivo trazer um panorama geral das avaliações e intervenções para as afasias. No cenário nacional, apesar de muitos avanços terem sido feitos para a avaliação e diagnóstico das afasias ainda é preciso avançar em estudos científicos sobre os efeitos das intervenções.

Em relação às APPs, Beber *et al.*, em 2015,[84] realizaram uma busca sistemática por artigos brasileiros sobre APP. Foram encontrados 9 artigos, sendo apenas 2 sobre intervenção. Recentemente, Machado *et al.*, em 2021,[61] relataram intervenções aplicadas a 18 casos de APP, apontando benefícios das intervenções e recomendando-as como evidência baseada em prática clínica. Os autores também apresentaram alguns dos desafios para se fazer estudos científicos que possam aumentar as recomendações baseadas em evidências para intervenções para pacientes com afasias progressivas. Essa lacuna pode começar a ser coberta com publicações que relatem experiências de caso único ou série de casos. Se bem delineados (p. ex., com medidas de linha de base e estímulos-controle) essas publicações podem trazer evidências das estratégias que funcionam melhor em nosso meio. Trabalhos recentes vêm mostrando que as manifestações linguísticas das APPs podem ser diferentes a depender das características da língua nativa do paciente.[85,86] Portanto, estudos brasileiros podem trazer importantes contribuições para o entendimento dessas síndromes e para um delineamento terapêutico mais específico às necessidades dos pacientes brasileiros.

CONCLUSÃO

Pessoas com afasia têm dificuldades para compreender e/ou expressar a linguagem. Tanto os aspectos formais da linguagem, a saber, os níveis fonológico, morfológico e sintático, quanto o conteúdo da linguagem, ou seja, aspectos léxico-semânticos e pragmáticos, podem estar comprometidos nas afasias, levando a dificuldades de comunicação.

O fonoaudiólogo deve ter uma visão holística da pessoa com afasia, embasando-se no conceito de funcionalidade da Organização Mundial de Saúde.[16,17] O programa de intervenção deve considerar as características e prognóstico das afasias, as limitações em atividades e redução dos níveis de participação.

A intervenção envolve as etapas de anamnese e avaliação, além de um processo dinâmico de planejamento, implementação, avaliação da efetividade do tratamento e revisão. As estratégias devem estar alinhadas com os processos de neuroplasticidade subjacentes visando reativar, substituir e/ou compensar os distúrbios linguístico-cognitivos. A prática fonoaudiológica em afasia deve buscar se embasar em evidências. Algumas estratégias para quadros não progressivos que se destacam na literatura são: Tratamento de Análise das Características Semânticas (*Semantic Feature Analysis Treatment*), Terapia de Análise de Componentes Fonológicos *(Phonological Components Analysis Treatment),* Terapia de Linguagem Induzida por Restrição (*Constraint-Induced Language Therapy*), Programa de Produção de Sentenças para Afasia – PPSA (*Sentence Production Program for Aphasia – SPPA),* Tratamento de Formas Subjacentes (*Treatment of Underlying Forms* – TUF), Terapia de Mapeamento (*Mapping Therapy*), Tratamento de Fortalecimento da Rede de Verbos (*Verb Network Strengthening Treatment* – VneST), Terapia de Entonação Melódica (*Melodic Intonation Therapy*) e Controle Voluntário de Emissões Involuntárias (*Voluntary Control of Involuntary Utterances*). Os estudos sobre terapia fonoaudiológica para pessoas com APP, ainda são pouco numerosos e consistem sobretudo de estudos de caso. Intervenções com foco nas dificuldades de nomeação são mais frequentemente reportadas e têm indicado benefícios imediatos (pós-intervenção) sobretudo nos itens treinados.

REFERÊNCIAS BIBLIOGRÁFICAS

1. Cappa SF. Spontaneous recovery from aphasia. Handbook of Neurolinguistics. 1998;535-45.
2. Cappa SF. Spontaneous recovery of aphasia. In: Stemmer B, Whitaker H (eds.). Handbook of the neuroscience of language. New York: Elsevier; 2008:389-95.
3. Nakagawa Y, Sano Y, Funayama M, et al. Prognostic factors for long-term improvement from stroke-related aphasia with adequate linguistic rehabilitation. Neurological Sciences. 2019;40:2141-6.
4. Mansur LL, Costa T, Silagi ML. Reabilitação neuropsicológica e funcional: Fonoaudiologia. In: Forlenza OV, Radanovic M, Aprahamian I (eds.). Neuropsiquiatria geriátrica. São Paulo: Atheneu; 2014. p. 520-33.
5. Silagi ML, Gonçalves V, Mansur LL. Atuação fonoaudiológica: avaliação e terapia de linguagem. In: Andrade AF de, Figueiredo EG, Teixeira MJ, et al. (eds.). Neurotraumatologia. Rio de Janeiro: Guanabara Koogan; 2015. p. 288-93.
6. Ortiz K, Nascimento T, Araújo S. PTF para agrafias adquiridas. Planos terapêuticos fonoaudiológicos. 2nd ed. Barueri: Pró-Fono; 2015. p. 147-54.
7. Carthery-Goulart MT. Dislexias e disgrafia adquiridas- avaliação e terapia. Tratado das especialidades em fonoaudiologia. Rio de Janeiro: Guanabara Koogan; 2014. p. 664-72.
8. Mansur LL, Carthery MT, Caramelli P, et al. Linguagem e cognição na doença de Alzheimer. Psicologia: reflexão e crítica; 2005;18:300-07.
9. Salmazo-Silva H, Parente MAMP, Rocha MS, et al. Lexical-retrieval and semantic memory in Parkinson's disease: The question of noun and verb dissociation. Brain Lang. 2017;165:10-20.
10. Kemmerer D. Cognitive neuroscience of language. New York and London: Psychology Press; 2015.
11. Gorno-Tempini M-L, Hillis AE, Weintraub S, et al. Classification of primary progressive aphasia and its variants. Neurology [Internet]. 2011;76:1006-14.
12. Brandão L, Silagi ML, Costa T, et al. Afasias progressivas primárias. In: Miotto EC, Lucia MCS, Scaff M (eds.). Neuropsicologia clínica. Rio de Janeiro: Roca; 2017. p. 266-79.
13. Radanovic M, Almeida V. Subcortical aphasia. Curr Neurol Neurosci Rep. 2021;21:73.
14. Silagi ML, Radanovic M, Conforto AB, et al. Inference comprehension in text reading: performance of individuals with right- versus left-hemisphere lesions and the influence of cognitive functions. PLoS One. 2018;13:1-14.
15. Fonseca RP, Ferreira GD, Liedtke FV, et al. Alterações cognitivas, comunicativas e emocionais após lesão hemisférica direita: Em busca de uma caracterização da síndrome do hemisfério direito. Psicologia USP; 2006;17:241-62.
16. World Health Organization. How to use the ICF: a practical manual for using the International Classification of Functioning, Disability and Health (ICF). Geneve: World Health Organization; 2013.
17. World Health Organization - Family of International Classifications. International Classification of Functioning, Disability and Health: ICF. Geneve: World Health Organization; 2001.
18. Springer L. Therapeutic approaches in aphasia rehabilitation. In: Stemmer B, Whitaker H (eds.). Handbook of neuroscience of language; 2008. p. 397-406.
19. Basso A, Forbes M, Boller F. Rehabilitation of aphasia. Handb Clin Neurol. 2013;110:325-34.
20. Saur D, Lange R, Baumgaertner A, et al. Dynamics of language reorganization after stroke. Brain. 2006;129:1371-84.
21. Beukelman D, Mirenda P. Augmentative and alternative communication: Supporting children and adults with complex communication needs. Baltimore MD: Brookes; 2013.
22. Davis G, Wilcox M. Incorporating parameters of natural conversation in aphasia treatment: PACE therapy. In: Chapey R, editor. Language intervention strategies in adult aphasia. Baltomore MD: Williams & Wilkins; 1981. p. 169-93.
23. Baxter S, Enderby P, Evans P, et al. Interventions using high-technology communication devices: a state of the art review. Folia Phoniatrica et Logopaedica. 2012;64:137-44.

24. Off CA, Griffin JR, Murray KW, et al. Interprofessional caregiver education, training, and wellness in the context of a cohort model for aphasia rehabilitation. Top Lang Disord. 2019;39:5-28.
25. Galletta EE, Barrett AM. Impairment and functional interventions for aphasia: having it all. Curr Phys Med Rehabil Rep Springer. 2014:114-20.
26. Parente MA de MP, Baradel RR, Fonseca RP, et al. Evolution of language assessment in patients with acquired neurological disorders in Brazil. Dement Neuropsychol. 2014;8:196-206.
27. Pagliarin KC, Oliveira CR, Silva BM, et al. Instrumentos para avaliação da linguagem pós-lesão cerebrovascular esquerda. Revista CEFAC. 2013;15:444-54.
28. Maher LM, Raymer AM. Management of anomia. Top Stroke Rehabil. 2004;11:10-21.
29. Fridriksson J, Moser D, Bonilha L, et al. Neural correlates of phonological and semantic based anomia treatment in aphasia. Neuropsychologia. 2007;45:1812-22.
30. Whitworth A, Webster J, Howard D. A cognitive neuropsychological approach to assessment and intervention in aphasia: a clinician's guide. 2nd ed. New York: Psychology Press; 2014.
31. Wambaugh J, Doyle PJ, Martinez A, et al. Effects of two lexical retrieval cueing treatments on action naming in aphasia. J Rehabil Res Dev. 2002;39:455-66.
32. Efstratiadou EA, Papathanasiou I, Holland R, et al. A systematic review of semantic feature analysis therapy studies for aphasia. Journal of Speech, Language, and Hearing Research. 2018;61:1261-78.
33. Boyle M. Semantic feature analysis treatment for anomia in two fluent aphasia syndromes. Am J Speech Lang Pathol. 2004;13:236-49.
34. Coelho CA, Mchugh RE, Boyle M. Semantic feature analysis as a treatment for aphasic dysnomia: a replication. Aphasiology. 2000;14:133-42.
35. Leonard C, Rochon E, Laird L. Treating naming impairments in aphasia: Findings from a phonological components analysis treatment. Aphasiology. 2008;22:923-47.
36. Best W, Herbert R, Hickin J et al. Phonological and orthographic facilitation of word-retrieval in aphasia: immediate and delayed effects. Aphasiology. 2002;16:151-68.
37. Pulvermüller F, Neininger B, Elbert T, et al. Aphasia after stroke. Stroke. 2001;32:2-7.
38. Zhang J, Yu J, Bao Y, et al. Constraint-induced aphasia therapy in post-stroke aphasia rehabilitation: A systematic review and meta-analysis of randomized controlled trials. PLoS One. 2017;12:1-15.
39. McNeil MR, Robin D, Schmidt R. Apraxia of speech: definition, differentiation, and treatment. In: McNeil M, editor. Clinical management of sensorimotor speech disorders. New York: Thieme; 2009. p. 249-68.
40. Corsten S, Mende M, Cholewa J, et al. Treatment of input and output phonology in aphasia: a single case study. Aphasiology. 2007;21:587-603.
41. Limongi F. Terapia nas desordens emissivas. In: Ortiz K (ed.). Distúrbios neurológicos adquiridos: linguagem e cognição. Barueri: Manole; 2010. p. 94-109.
42. Helm-Estabrooks N, Nicholas M. Sentence production program for aphasia. Austin: Pro-ed; 2000.
43. Thompson CK, Shapiro LP. Treating agrammatic aphasia within a linguistic framework: treatment of underlying forms. Aphasiology. 2005;19:1021-36.
44. Schwartz MF, Saffran EM, Fink RB, et al. Mapping therapy: a treatment programme for agrammatism. Aphasiology. 1994;8:19-54.
45. Faroqi-Shah Y, Thompson CK. Approaches to treatment of agrammatism. In: Bastiaanse R, Thompson CK (eds.). Perspectives on agrammatism. London and New York: Psychology Press; 2012. p. 158-91.
46. Thompson CK, Shapiro LP. Treating agrammatic aphasia within a linguistic framework: treatment of underlying forms. Aphasiology. 2005;19:1021-36.
47. Schwartz MF, Saffran EM, Fink RB, et al. Mapping therapy: a treatment programme for agrammatism. Aphasiology. 1994;8:19-54.

48. Edmonds LA, Nadeau SE, Kiran S. Effect of verb network strengthening treatment (VNeST) on lexical retrieval of content words in sentences in persons with aphasia. Aphasiology. 2009;23:402-24.

49. Edmonds LA, Babb M. Effect of verb network strengthening treatment in moderate-to-severe aphasia. Am J Speech Lang Pathol. 2011;20:131-45.

50. Peña-Casanova J, Pamies M. Reabilitação da afasia e transtornos associados. 2nd ed. Barueri: Manole; 2005.

51. Albert M, Sparks R, Helm N. Melodic intonation therapy for aphasia. Arch Neurol. 1973;29:130-1.

52. Norton A, Zipse L, Marchina S, et al. Why it might help. Stroke. 2009;431-6.

53. Helm N, Barresi B. Voluntary control of involuntary utterances: a treatment approach to severe aphasia. In: Helm-Estabrooks N, Albert M (eds.). Manual of aphasia therapy. Austin: Pro-ed; 1991.

54. Martin N, Schwartz M, Kohen FP. Assessment of the ability to process semantic and phonological aspects of words in aphasia: A multi-measurement approach. Aphasiology. 2006;20:154-66.

55. De Luccia G, Ortiz K. Proposal of comprehension stimulation for rehabilitating global aphasic patients. Neurorehabilitation Neural Repair. 2002;16:32.

56. Mesulam M, Rogalski EJ, Wieneke C, et al. Primary progressive aphasia and the evolving neurology of the language network. 2014;10:554-69.

57. Volkmer A, Rogalski E, Henry M, et al. Speech and language therapy approaches to managing primary progressive aphasia. Pract Neurol. 2020;20:154-61.

58. Wilson SM, Henry ML, Besbris M, et al. Connected speech production in three variants of primary progressive aphasia. Brain. 2010;133:2069-88.

59. Mesulam M, Coventry C, Bigio E, et al. Nosology of primary progressive aphasia and the neuropathology of language. Adv Exp Med Biol. 2021;1281:33-49.

60. Senaha MLH, Caramelli P, Brucki SMD, et al. Primary progressive aphasia: classification of variants in 100 consecutive Brazilian cases. Dementia e Neuropsychologia. 2013;7:110-21.

61. Machado TH, Carthery-Goulart MT, et al. Cognitive intervention strategies directed to speech and language deficits in primary progressive aphasia: Practice-based evidence from 18 cases. Brain Sci. 2021;11:1-25.

62. Botha H, Josephs KA. Primary progressive aphasias and apraxia of speech. American Academy of Neurology. 2019;25:101-27.

63. Graham NL, Leonard C, Tang-Wai DF, et al. Lack of frank agrammatism in the nonfluent agrammatic variant of primary progressive aphasia. Dement Geriatr Cogn Dis Extra. 2016;6:407-23.

64. Henry ML, Hubbard HI, Grasso SM, et al. Treatment for word retrieval in semantic and logopenic variants of primary progressive aphasia: Immediate and long-term outcomes. Journal of Speech, Language, and Hearing Research. 2019;62:2723-49.

65. Pagnoni I, Gobbi E, Premi E, et al. Language training for oral and written naming impairment in primary progressive aphasia: a review. Transl Neurodegener. 2021;10:1-34.

66. Suárez-González A, Savage SA, Bier N, et al. Semantic variant primary progressive aphasia: practical recommendations for treatment from 20 years of behavioural research. Brain Sci. 2021;11:1-18.

67. Jokel R, Graham NL, Rochon E, et al. Word retrieval therapies in primary progressive aphasia. Aphasiology. 2014;28:1038-68.

68. Volkmer A, Spector A, Meitanis V, et al. Effects of functional communication interventions for people with primary progressive aphasia and their caregivers: a systematic review. Aging Ment Health. 2020;24:1381-93.

69. Carthery-Goulart MT, da Silveira A da C, Machado TH, et al. Intervenções não farmacológicas para distúrbios cognitivos na afasia progressiva primária: uma revisão sistemática da literatura. Dementia e Neuropsychologia. 2013;7:122-31.

70. Croot K, Raiser T, Taylor-Rubin C, et al. Lexical retrieval treatment in primary progressive aphasia: an investigation of treatment duration in a heterogeneous case series. Cortex. 2019;115:133-58.

71. Hameister I, Nickels L, Abel S, et al. Do you have mowing the lawn?-improvements in word retrieval and grammar following constraint-induced language therapy in primary progressive aphasia. Aphasiology. 2016;31:308-331.

72. Senaha MLH, Brucki SMD, Nitrini R. Reabilitação na demência semântica: estudo da eficácia da reaquisição lexical em três pacientes. Dementia e Neuropsychologia. 2010;4:306-12.

73. Henry ML, Rising K, DeMarco AT, et al. Examining the value of lexical retrieval treatment in primary progressive aphasia: two positive cases. Brain Lang. 2013;127:145-56.

74. Cadório I, Lousada M, Martins P, et al. Generalization and maintenance of treatment gains in primary progressive aphasia (PPA): a systematic review. Int J Lang Commun Disord. 2017;52:543-60.

75. Henry ML, Hubbard HI, Grasso SM, et al. Retraining speech production and fluency in non-fluent/agrammatic primary progressive aphasia. Brain. 2018;141:1799-14.

76. Schneider SL, Thompson CK, Luring B. Effects of verbal plus gestural matrix training on sentence production in a patient with primary progressive aphasia. Aphasiology. 1996;10:297-317.

77. Machado TH, Carvalho Campanha A, Caramelli P, et al. Brief intervention for agrammatism in primary progressive nonfluent aphasia brief intervention for agrammatism in primary progressive nonfluent aphasia: a case report. Dement Neuropsychol. 2014.

78. Henry ML, Meese MV, Truong S, et al. Treatment for apraxia of speech in nonfluent variant primary progressive aphasia. Behavioral Neurology. 2013;26:77-88.

79. Tsapkini K, Hillis AE. Spelling intervention in post-stroke aphasia and primary progressive aphasia. Behavioral Neurology. 2013;26:55-66.

80. Louis M, Espesser R, Rey V, et al. Intensive training of phonological skills in progressive aphasia: A model of brain plasticity in neurodegenerative disease. Brain Cogn. 2001;46:197-201.

81. Simmons-Mackie N, Savage MC, Worrall L. Conversation therapy for aphasia: A qualitative review of the literature. Int J Lang Commun Disord. 2014;49:511-26.

82. Volkmer A, Spector A, Warren JD, et al. The Better Conversations with primary progressive aphasia (BCPPA) program for people with PPA (primary progressive aphasia): protocol for a randomized controlled pilot study. Pilot Feasibility Stud. 2018;4:1-11.

83. Best W, Maxim J, Heilemann C, et al. Conversation therapy with people with aphasia and conversation partners using video feedback: A group and case series investigation of changes in interaction. Front Hum Neurosci. 2016;10:1-14.

84. Beber BC, Brandão L, Chaves MLF. A warning to the brazilian speech-language pathology and audiology community about the importance of scientific and clinical activities in primary progressive aphasia. Codas. 2015;27:505-8.

85. Tee BL, Tempini MLG, Chen T, et al. Another side of the coin: Primary progressive aphasia in chinese language. Alzheimer's & Dementia. 2021;17:17-8.

86. Canu E, Agosta F, Battistella G, et al. Speech production differences in English and Italian speakers with nonfluent variant PPA. Neurology. 2020;94:e1062-e1072.

IMPLANTE COCLEAR: ASPECTOS ESSENCIAIS PARA UMA REABILITAÇÃO EFETIVA

Eliene Silva Araújo ▪ Maria Eduarda Braga de Araújo
Julia Speranza Zabeu ▪ Guilherme Adam Fraga
Luiz Fernando Manzoni Lourençone ▪ Joseli Soares Brazorotto

OBJETIVOS DE APRENDIZAGEM

- Definir quais são os aspectos essenciais para uma reabilitação efetiva com o implante coclear.
- Listar os critérios de indicação do implante coclear.
- Descrever o papel da equipe multiprofissional na intervenção com implante coclear.
- Integrar os conceitos que permeiam as etapas pré-cirúrgica, cirúrgica e pós-cirúrgica de implante coclear.
- Generalizar o raciocínio clínico para outros casos com interface do diagnóstico à reabilitação.

INTRODUÇÃO

A perda auditiva, independentemente da idade em que acontece, traz consequências para a vida de quem a possui. Visando amenizar os impactos negativos decorrentes da perda auditiva, foram desenvolvidos dispositivos eletrônicos auxiliares à audição, com o intuito de viabilizar maior acuidade auditiva, melhor desempenho nas tarefas de percepção de fala, ganhos nas habilidades auditivas e de linguagem e, em determinados casos, redução do zumbido. Dentre tais dispositivos está o implante coclear (IC).

O IC foi aprovado pela Food and Drug Administration (FDA) no ano de 1984, com vistas ao tratamento de adultos diagnosticados com perda auditiva sensorioneural de grau profundo bilateral. Contudo, com o passar dos anos, os critérios de candidatura foram expandidos com o propósito de fornecer acesso aos sons a um maior número de pessoas e em diferentes faixas etárias.[1,2] O processo de indicação do IC é rigoroso e realizado por uma equipe interdisciplinar especializada nesta área, envolvendo, primariamente, os seguintes profissionais: médico otorrinolaringologista, fonoaudiólogo, assistente social, psicólogo e outras especialidades necessárias de acordo com cada paciente e sua demanda.

No Brasil existem diferentes marcas de IC, sendo que cada uma oferece uma variedade de modelos de dispositivos que estão em constante evolução. As diferenças entre eles abrangem tanto os aspectos relacionados com o feixe de eletrodos em si (alguns modelos podem ser mais apropriados a determinadas etiologias, como as ossificações) quanto com os processadores de fala, que apresentam diferentes opções de conectividade e acessórios. De acordo com a avaliação da FDA, o IC é classificado em Classe III, indicando que se trata de um dispositivo de alto risco para o paciente e, portanto, está no nível mais alto de controle regulatório, assim, todo novo modelo de IC deve ser aprovado antes de ser distribuído.[3]

No entanto, a despeito da evolução tecnológica e do aprimoramento contínuo dos dispositivos, o IC por si só não garante uma reabilitação efetiva. O sucesso da intervenção com este recurso depende de uma série de fatores que permeiam desde o diagnóstico audiológico até a reabilitação auditiva propriamente dita. Nesse sentido, a proposta deste capítulo é compilar informações gerais que forneçam subsídios teóricos para a reabilitação efetiva com o IC. Para o conhecimento de detalhes específicos sobre o tema sugerimos a leitura de materiais adicionais.[4]

AVALIAÇÃO AUDIOLÓGICA CORRETA E COMPLETA COMO PONTO DE PARTIDA

Diagnóstico Audiológico

O ponto de partida para uma reabilitação efetiva inicia antes mesmo da etapa de diagnóstico audiológico propriamente dito, tendo em vista a importância da identificação, do diagnóstico e da intervenção precoces. Nesse sentido, a realização da triagem auditiva neonatal universal (TANU) constitui um aspecto importante para viabilizar o atendimento de crianças com perda auditiva congênita, candidatas ao IC, ainda nos primeiros meses de vida.

Adicionalmente têm-se as perdas auditivas adquiridas ou de manifestação tardia. Assim, um ponto fundamental é que o profissional esteja capacitado para realizar o diagnóstico, independentemente da faixa etária, com a constatação quanto à existência da perda auditiva, bem como a definição do tipo e topodiagnóstico, do grau, da configuração audiométrica e da simetria da perda auditiva, uma vez que todas essas informações são imprescindíveis para a discussão do caso em equipe e o início da intervenção.[1]

O diagnóstico audiológico do candidato ao IC deve ser direcionado pelo princípio *cross-check*, com um protocolo que inclua procedimentos eletroacústicos, eletrofisiológicos e comportamentais, cujos resultados se confirmem de forma independente.[5] Assim, um outro ponto fundamental é a utilização de protocolos alinhados à idade do paciente, o perfil audiológico e eventuais particularidades do caso, como o registro de microfonismo coclear nos casos de espectro da neuropatia auditiva (ENA).

Ainda que o paciente apresente laudos audiológicos prévios, recomenda-se uma avaliação auditiva abrangente e reavaliações periódicas a fim de investigar eventuais modificações nos limiares auditivos, como a flutuação auditiva ou a identificação da progressão da perda auditiva, incluindo sempre a entrevista fonoaudiológica e o acolhimento ao paciente e à família durante todo o processo.

Dentre os cuidados essenciais estão a definição dos limiares auditivos com especificidade de frequência; aplicação de fatores de correção adequados ao utilizar os limiares eletrofisiológicos na estimativa de limiares comportamentais; definição quanto a integridade do sistema tímpano-ossicular, tendo em vista a ocorrência frequente de alterações de orelha média, sobretudo na população pediátrica, e a influência do componente condutivo nos demais procedimentos; e por fim, a conclusão do diagnóstico de forma rápida, segura e efetiva.

Ressalta-se que um diagnóstico impreciso poderá impactar nas etapas subsequentes de reabilitação e avaliação do candidato ao IC, refletindo na decisão da equipe quanto à indicação. Assim, o diagnóstico audiológico completo e correto é fundamental.

Aparelho de Amplificação Sonora Individual (AASI)

Com todas as informações do diagnóstico audiológico em mãos, inicia-se o processo de intervenção mediante a indicação e adaptação de AASI e o início da terapia fonoaudiológica para reabilitação auditiva, assim como outras terapias especializadas necessárias de acordo com cada caso.

O processo de adaptação do AASI envolve medidas objetivas e subjetivas e, dentre os aspectos essenciais nesta etapa, destacamos a realização adequada do molde auricular, sendo o molde concha com material silicone o mais indicado para bebês e crianças, e a utilização da medida da *Real Ear to Coupler Difference* (RECD) na adaptação do AASI,[6] assim como a cada retorno de bebês e crianças, ou ainda, das medidas em orelha real para as crianças maiores, adolescentes, adultos e idosos.

A RECD tem como objetivo adequar a amplificação aos efeitos produzidos pela cabeça, pavilhão auricular, tronco e, principalmente, pela ressonância da orelha externa e a resposta de frequência. Aspectos estes que não estão presentes nas mensurações realizadas nos acopladores e se modificam com o rápido crescimento do bebê.

Ao considerar as medidas em orelha real, são realizadas a *Real Ear Unaided Response* (REUR), que demonstra a resposta de ressonância natural da orelha externa, com um estímulo oferecido em 65 decibel nível de pressão sonora (dB NPS); a *Real Ear Occluded Response* (REOR), que verifica a resposta com a orelha ocluída com o molde auricular ou oliva e AASI desligado; e a *Real Ear Amplified Response* (REAR) que consiste na resposta de ressonância da orelha externa frente à amplificação do AASI, para diferentes intensidades de entrada sonora.[7-9]

Nesse sentido, a verificação eletroacústica é importante, pois oferece com precisão os níveis de saída para diferentes sons de entrada (fracos = 50 dB NPS, médios = 65 dB NPS, fortes = 80 dB NPS). O segundo passo é a escolha do modelo e do tipo de AASI, com a análise da faixa de adaptação de cada modelo a ser indicado, como também dos parâmetros de programação, dentre eles os métodos prescritivos, formas de processamento do sinal, múltiplas memórias, expansão, compressão de frequências, redução de *feedback*, redução de ruído e a direcionalidade do microfone.[7] É essencial que o profissional tenha domínio de todos os parâmetros[7] a fim de garantir o ajuste ideal e que ofereça as melhores condições de audibilidade para o paciente candidato ao IC.

Após a adaptação, o processo de validação possibilita a observação dos comportamentos esperados em determinadas situações clínicas preestabelecidas, de forma a confirmar a audibilidade para as diferentes entradas, assim como prevista pela verificação eletroacústica. Nos bebês e crianças menores pode ser feita uma análise objetiva utilizando os valores do *Speech Intelligibility Index* (SII) para as entradas de 50, 65 e 75 dB, e confirmado com os testes subjetivos, como avaliação do comportamento auditivo.[7]

Avaliação de Benefício

Para auxiliar na observação do desempenho auditivo, na percepção de fala e quanto ao desenvolvimento da linguagem/comunicação, os profissionais podem utilizar testes, inventários e questionários previamente validados (Quadro 13-1).[10-26] É válido ressaltar que a estruturação de um protocolo é fundamental, tendo em vista que possibilita uma análise longitudinal do desempenho do paciente, bem como uma análise comparativa entre pacientes. Além dos questionários supracitados é importante a pesquisa dos limiares amplificados por meio da audiometria em campo livre, com a obtenção do desempenho de cada orelha separadamente e na condição com AASI bilateral. As medidas funcionais auditivas avaliam o comportamento auditivo em contextos do mundo real, ou seja, fora da cabina acústica, onde a maioria das avaliações audiológicas formais ocorrem, assim é importante também o registro destas medidas (Quadro 13-1).

Ao registrar e acompanhar regularmente os resultados desses testes, a equipe clínica responsável pode avaliar o progresso do indivíduo ao longo do tempo e determinar se o AASI está proporcionando os benefícios auditivos esperados. Essas informações são valiosas para orientar a tomada de decisão sobre a indicação do IC, levando em consideração fatores como a audição residual, a percepção auditiva da fala e o desenvolvimento da linguagem do paciente.

Quadro 13-1. Protocolo com testes, questionários e inventários para avaliação da percepção de fala, linguagem e habilidades comunicativas[6-22]

Protocolo Avaliação da Percepção de Fala/ Habilidades Auditivas em Crianças	Protocolo Avaliação da Linguagem/ Habilidades Comunicativas em Crianças
LittlEarsTM	*Production Infant Scale Evaluation* — PRISE
Escala de integração auditiva significativa: procedimento IT-MAIS e MAIS	*Meaningful Use of Speech Scales* – MUSS
Parent's Evaluation of Aural/Oral Performance of Children — PEACH	Inventário Mac Arthur
Early Listening Function – ELF	Avaliação do Desenvolvimento de Linguagem
Indicadores de Performance Funcional Auditiva – FAPI	Escala Reynell
Glendonald Auditory Screening Proceding – GASP	Teste de linguagem – ABFW
Lista de Reconhecimento de Palavras Dissílabas	Protocolo de Observação Comportamental: avaliação de linguagem e aspectos cognitivos infantis
Phrases in Noise Test — PINT	Escalas Bayley-III de Desenvolvimento Infantil
Categorias de Audição	Categorias de Linguagem

UM OLHAR MULTIPROFISSIONAL PARA A ADEQUADA INDICAÇÃO
Avaliação por Equipe Interdisciplinar

De acordo com a abordagem centrada no paciente e na família, o processo de indicação do IC leva a equipe, juntamente ao paciente/família, a realizarem questionamentos importantes, em especial, em relação ao ganho que está sendo proporcionado pelo AASI para a percepção de fala e desenvolvimento das habilidades comunicativas e de linguagem, assim como a reflexão de quanto o IC poderá melhorar tais habilidades e impactar a qualidade de vida. Além desses aspectos, é igualmente importante a reflexão quanto às expectativas de cada caso em relação ao benefício esperado e adequação de tais expectativas, identificação de fatores anatômicos e fisiológicos que podem ocasionar resultados limitados, rede de apoio e equipe envolvida no processo de reabilitação auditiva.[3]

Para além das avaliações audiológicas e do médico otorrinolaringologista, o olhar da Psicologia e do Serviço Social são essenciais para a adequada avaliação do candidato, o processo de indicação do dispositivo e o acompanhamento do paciente com IC. O depoimento de duas profissionais com atuação há mais de 30 anos no Serviço de IC retrata de forma singular o papel destas áreas para a efetiva reabilitação (Fig. 13-1).

Na área da Psicologia, a avaliação tem como objetivo investigar os aspectos emocionais e cognitivos do paciente, a estrutura e o funcionamento familiar, expectativas e motivações para o IC, mas sem perder de vista o impacto do diagnóstico, um dos aspectos mais marcantes na vida dos pais de crianças com deficiência auditiva.[27,28]

Alguns procedimentos utilizados na avaliação da criança são: entrevista psicológica e anamnese com os pais, hora lúdica e a avaliação com escalas de desenvolvimento ou inventários, que são utilizados como triagem na identificação de condições de risco para o desenvolvimento e para orientar os pais.

> *O processo de avaliação psicológica realizado tem o seu valor investigativo, entretanto, é necessário destacar o seu valor compreensivo e interventivo, para que os pais possam desenvolver recursos para lidar com a realidade imposta, permitindo a preparação e adaptação de si mesmos diante da nova situação.*
>
> M.O.Y - Psicóloga

> Além de caracterizar as classes sociais nas quais os pacientes estão inseridos, há de se considerar também os recursos na cidade/região de origem: Secretaria da Saúde, Secretaria da Educação, Conselho Tutelar, Centro de Referência da Assistência Social (CRAS), benefícios, rede apoio para cuidados e/ou financeira, para verificar as condições de assumir as demandas da reabilitação que, no caso do IC, são muitas, complexas e por um longo período da vida.
>
> S.F - Assistente social

> *Desde a primeira vinda até o retorno pré-cirúrgico, o Serviço Social, atende o paciente/família, quando tem a oportunidade de atualizar os dados e acompanhar a mobilização de recursos e, quando necessário, acioná-los para garantir o acesso do paciente enquanto direito de cidadania.*
>
> S.F - Assistente social

> *Refletir sobre a contribuição da área da Psicologia para a indicação do IC deve ser uma constante, no sentido de promover uma visão integral do paciente e da família, buscar a prática da interdisciplinaridade e atuar para a qualidade do cuidado a aqueles que procuram o serviço.*
>
> M.O.Y - Psicóloga

Fig. 13-1. Depoimentos de profissionais da área da Psicologia e Serviço Social sobre a atuação destas áreas no atendimento de candidatos e usuários de implante coclear.

Na avaliação psicológica do adulto a ênfase é dada na vivência do entrevistado com o intuito de conhecer e compreender suas experiências significativas com a surdez, e assim obter uma visão integral da pessoa e as possíveis implicações psicológicas em seu processo com o IC. É necessário conhecer o plano sincrônico do indivíduo, que é o seu momento de vida atual e a investigação do plano diacrônico, que envolve história pessoal e momentos significativos.[28] São utilizados: entrevista psicológica individual com o paciente, entrevista psicológica familiar, suporte emocional, orientações e encaminhamentos, se necessário.

No adulto, o número de atendimentos depende da especificidade de cada caso, da dificuldade de comunicação e de outros comprometimentos do paciente que poderão interferir no processo de avaliação. Na criança não é diferente, o número de atendimentos ou retornos depende de especificidades como, pais surdos que dependem de um intérprete, criança com múltiplas deficiências, criança sem condições físicas ou emocionais de realizarem as avaliações no dia, pais emocionalmente impactados ou necessidade de aguardar relatório de outros profissionais.

Os critérios de indicação do IC são multifatoriais e, no que se refere aos comprometimentos de natureza intelectual, emocional ou na presença de comorbidades, há necessidade de um trabalho focado nas orientações, especialmente em relação às expectativas, pois tais comprometimentos reduzem a chance de a pessoa aproveitar ao máximo os benefícios do IC. Expectativas adequadas e motivação para o uso do IC são fundamentais.[29]

No que se refere à avaliação realizada pelo Serviço Social, esta identifica os aspectos sociais, econômicos e culturais do paciente e da família – conhecimento aproximativo da sua realidade – e os transmite à equipe para que o paciente seja visto no seu todo e estratégias sejam elaboradas.

Para o levantamento desses dados, o Serviço Social, conta inicialmente com um protocolo que abarca indicadores, tais como o quantitativo de membros da família, escolaridade, ocupação, salário e condições habitacionais, para caracterizar as classes sociais nas quais os pacientes estão inseridos, mas também considera os recursos na cidade/região de origem.

No caso de pacientes menores de 18 anos, há grande demanda para a questão escolar (professor de apoio – Lei Brasileira de Inclusão da Pessoa com Deficiência nº 13.146 de 06/07/2015); para os pacientes em geral a Secretaria da Saúde é acionada para a concessão do Tratamento Fora do Domicílio (TFD) de acordo com a SAS/MS/nº 55 de 24/03/99.

Além da atuação direta de toda a equipe, outra estratégia que pode contribuir para a análise e compreensão do caso é solicitar aos pais o relatório dos atendimentos realizados pela criança e/ou o contato com os profissionais envolvidos, como: fonoaudiólogo; neurologista; psiquiatra; e instituições, como Centro de Reabilitação, escola e outros centros dos quais a criança faça parte, sempre com o aval dos pais e/ou responsáveis.

Exames de Imagem

Classicamente, quando da indicação do IC, são solicitados exames de tomografia computadorizada (TC) de ossos temporais e ressonância nuclear magnética (RNM) de mastoides e orelha interna. Em geral, a TC fornece uma excelente visualização da anatomia óssea do osso temporal e da cápsula ótica, enquanto a RNM é mais eficaz na identificação do labirinto membranoso, assim como a presença e o calibre do nervo auditivo (VIII par craniano).[30,31]

Alguns autores advogam contra a solicitação de TC devido à exposição do paciente, notadamente crianças, à radiação.[32] Entretanto, atualmente, com os protocolos de tomografia de baixa dosagem de radiação (LDCT), ampliou-se a segurança do exame, que, portanto, deve ser solicitado, juntamente à RNM, na avaliação pré-operatória do IC. Além da indicação em si do IC, estes exames auxiliam o cirurgião na escolha do tipo do eletrodo e técnica cirúrgica que serão utilizados e também no processo de orientação.

Avaliações Complementares

Pacientes submetidos ao IC necessitam de avaliação clínica para o adequado controle de fatores de risco e de comorbidades. Na criança, é bem-vinda a avaliação pré-operatória com o pediatra que a acompanha de rotina, uma vez que essa população apresenta, não raro, alterações de bioquímica sanguínea, caracterizando, por exemplo, anemia, além de uso de polivitamínicos e repositores de eletrólitos, notadamente no primeiro ano de vida. Do mesmo modo, faz-se necessário, em muitos casos, uma avaliação com o neuropediatra, principalmente se percebido atraso neuropsicomotor ou alterações fenotípicas, quando se deve suspeitar de doenças ou síndromes sobrepostas à perda auditiva.

É importante também atentar-se ao histórico de doenças de via aérea superior e inferior, dada a anestesia geral e a intubação. Ademais, pacientes com vias aéreas pérvias, sem desvios ou obstruções, costumam apresentar melhor recuperação pós-operatória.

Em adultos e idosos, deve-se colher atentamente a história patológica pregressa e atual, com o objetivo de identificar comorbidades e fatores de risco, principalmente em relação a tabagismo e etilismo. Recomenda-se que pacientes hipertensos e diabéticos realizem consulta e avaliação pré-operatória com seu médico de rotina, seja clínico geral, cardiologista ou endocrinologista.

Em pacientes com idade avançada, é relevante a avaliação de sua função renal e hepática com exames laboratoriais ou de imagem, aos cuidados dos médicos nefrologista e gastroenterologista.

O controle clínico do paciente nas diferentes subáreas da medicina é fundamental, pois a estabilidade de doenças crônicas preexistentes é um marcador de bom prognóstico pós-operatório.[33]

Critérios de Indicação do IC

De acordo com a FDA as indicações padrões (*labeled indications*) incluem: pacientes com perda auditiva do tipo sensorioneural de grau severo a profundo, bilateral, com experiência prévia e atual com AASI, com reconhecimento de sentenças em conjunto aberto de no máximo 50% na orelha a ser implantada e no máximo 60% na orelha que responde melhor com o AASI. Ressalta-se que para crianças são considerados o desempenho auditivo, de linguagem e comunicativo por questionários e testes padronizados (Quadro 13-1).

As indicações fora do padrão (*off-label*) devem ser analisadas caso a caso, pela equipe e família, conjuntamente. Quanto às contraindicações englobam-se alterações retrocochleares e cocleares que anatomicamente impeça a inserção do feixe de eletrodos, como malformações, ossificações e ausência de estruturas; infecções ativas de orelha média e/ou patologias de membrana timpânica; e/ou reações adversas ao material que compõe o IC, como silicone e titânio.[3] Cada empresa fabricante aprovada no Brasil, das quais destacam-se *Med-El do Brasil, Cochlear Corporation, Advanced Bionics e Oticon Medical,* possuem seus critérios de indicação e contraindicação do dispositivo. Assim como a FDA auxilia e controla esta regulamentação nos Estados Unidos da América (EUA), na Europa há o *Conformité Européene* (CE), portanto, em cada país existe uma variabilidade, tanto nas regulamentações quanto nos critérios de indicação e contraindicação do IC.

No Brasil, após discussões entre os principais órgãos regulamentadores nacionais e sociedades científicas, foram estabelecidos os critérios de indicação para a cirurgia de IC, baseados em evidência científica nacional e internacional, assim como na experiência teórico-prática dos Serviços de Alta Complexidade especializados em IC, mediante a Portaria GM/MS Nº 2.776, de 18 de dezembro de 2014, e suas Diretrizes Gerais para a Atenção Especializada às Pessoas com Deficiência Auditiva no Sistema Único de Saúde.[34]

De acordo com a regulamentação o uso do IC está indicado para habilitação e reabilitação auditiva de pessoas que apresentem perda auditiva sensorioneural bilateral, de grau severo a profundo. É fundamental também para a indicação a adequação psicológica e motivação da família, o comprometimento quanto à manutenção/cuidados com o IC e com o processo de reabilitação fonoaudiológica; assim como é necessário acesso à terapia fonoaudiológica especializada em habilitação e reabilitação auditivas em sua cidade de origem.

Os critérios de indicação e suas peculiaridades, de acordo com as Diretrizes Gerais para a Atenção Especializada às Pessoas com Deficiência Auditiva no Sistema Único de Saúde da Portaria GM/MS Nº 2.776, de 18 de dezembro de 2014 estão descritas abaixo (Fig. 13-2).

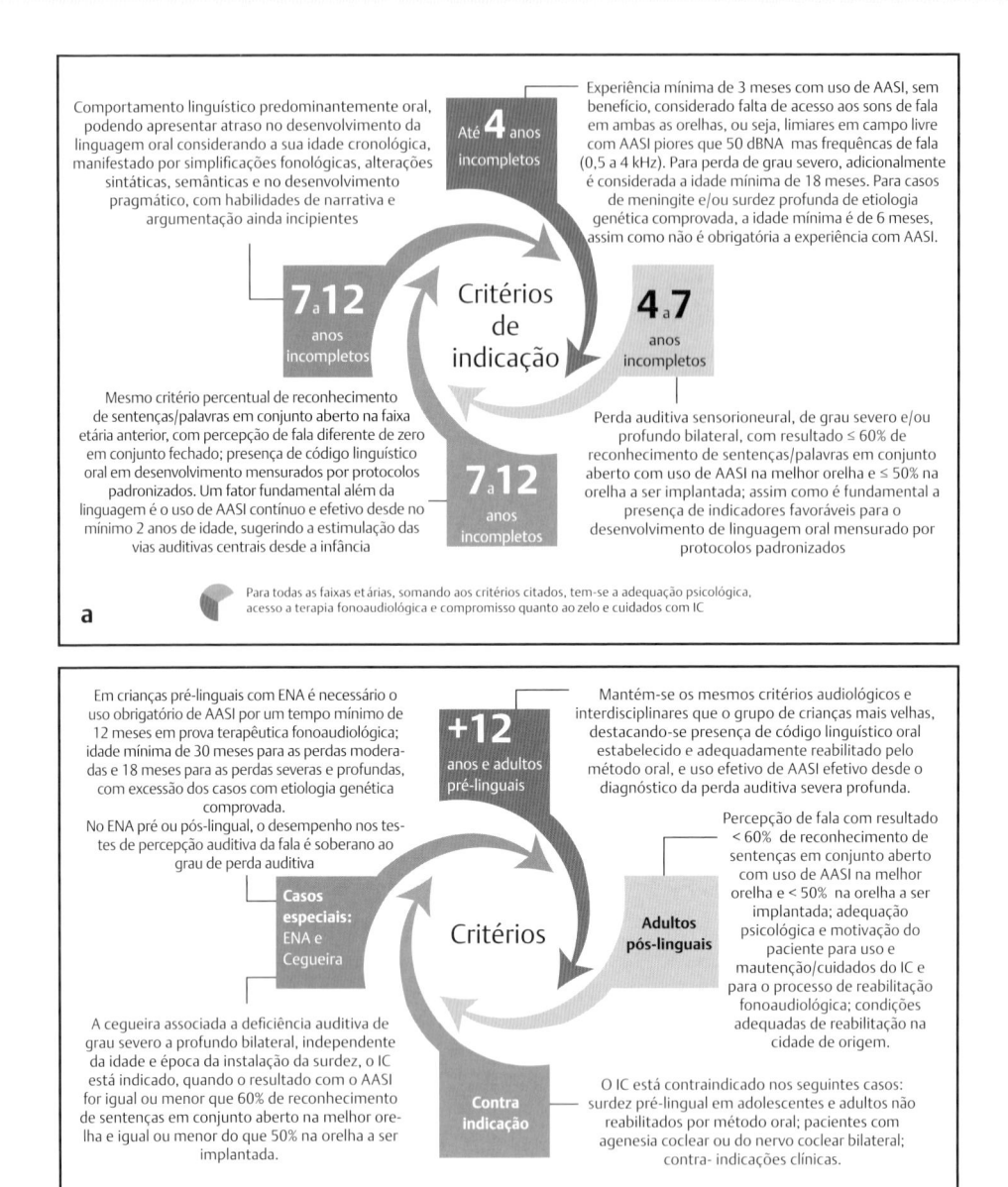

Comportamento linguístico predominantemente oral, podendo apresentar atraso no desenvolvimento da linguagem oral considerando a sua idade cronológica, manifestado por simplificações fonológicas, alterações sintáticas, semânticas e no desenvolvimento pragmático, com habilidades de narrativa e argumentação ainda incipientes

Até **4** anos incompletos

Experiência mínima de 3 meses com uso de AASI, sem benefício, considerado falta de acesso aos sons de fala em ambas as orelhas, ou seja, limiares em campo livre com AASI piores que 50 dBNA mas frequêncas de fala (0,5 a 4 kHz). Para perda de grau severo, adicionalmente é considerada a idade mínima de 18 meses. Para casos de meningite e/ou surdez profunda de etiologia genética comprovada, a idade mínima é de 6 meses, assim como não é obrigatória a experiência com AASI.

7.12 anos incompletos

Critérios de indicação

4.7 anos incompletos

Mesmo critério percentual de reconhecimento de sentenças/palavras em conjunto aberto na faixa etária anterior, com percepção de fala diferente de zero em conjunto fechado; presença de código linguístico oral em desenvolvimento mensurados por protocolos padronizados. Um fator fundamental além da linguagem é o uso de AASI contínuo e efetivo desde no mínimo 2 anos de idade, sugerindo a estimulação das vias auditivas centrais desde a infância

7.12 anos incompletos

Perda auditiva sensorioneural, de grau severo e/ou profundo bilateral, com resultado ≤ 60% de reconhecimento de sentenças/palavras em conjunto aberto com uso de AASI na melhor orelha e ≤ 50% na orelha a ser implantada; assim como é fundamental a presença de indicadores favoráveis para o desenvolvimento de linguagem oral mensurado por protocolos padronizados

Para todas as faixas etárias, somando aos critérios citados, tem-se a adequação psicológica, acesso a terapia fonoaudiológica e compromisso quanto ao zelo e cuidados com IC

a

Em crianças pré-linguais com ENA é necessário o uso obrigatório de AASI por um tempo mínimo de 12 meses em prova terapêutica fonoaudiológica; idade mínima de 30 meses para as perdas moderadas e 18 meses para as perdas severas e profundas, com excessão dos casos com etiologia genética comprovada.
No ENA pré ou pós-lingual, o desempenho nos testes de percepção auditiva da fala é soberano ao grau de perda auditiva

+12 anos e adultos pré-linguais

Mantém-se os mesmos critérios audiológicos e interdisciplinares que o grupo de crianças mais velhas, destacando-se presença de código linguístico oral estabelecido e adequadamente reabilitado pelo método oral, e o uso efetivo de AASI efetivo desde o diagnóstico da perda auditiva severa profunda.

Casos especiais: ENA e Cegueira

Critérios

Adultos pós-linguais

Percepção de fala com resultado < 60% de reconhecimento de sentenças em conjunto aberto com uso de AASI na melhor orelha e < 50% na orelha a ser implantada; adequação psicológica e motivação do paciente para uso e mautenção/cuidados do IC e para o processo de reabilitação fonoaudiológica; condições adequadas de reabilitação na cidade de origem.

A cegueira associada a deficiência auditiva de grau severo a profundo bilateral, independente da idade e época da instalação da surdez, o IC está indicado, quando o resultado com o AASI for igual ou menor que 60% de reconhecimento de sentenças em conjunto aberto na melhor orelha e igual ou menor do que 50% na orelha a ser implantada.

Contra indicação

O IC está contraindicado nos seguintes casos: surdez pré-lingual em adolescentes e adultos não reabilitados por método oral; pacientes com agenesia coclear ou do nervo coclear bilateral; contra- indicações clínicas.

Para todas as faixas etárias, somando aos critérios citados, tem-se a adequação psicológica, acesso a terapia fonoaudiológica e compromisso quanto ao zelo e cuidados com IC

b

Fig. 13-2. (a) Critérios de indicação do implante coclear para crianças. **(b)** Indicações para adolescentes ou adultos, particularidades e contraindicações. *(Continua.)*

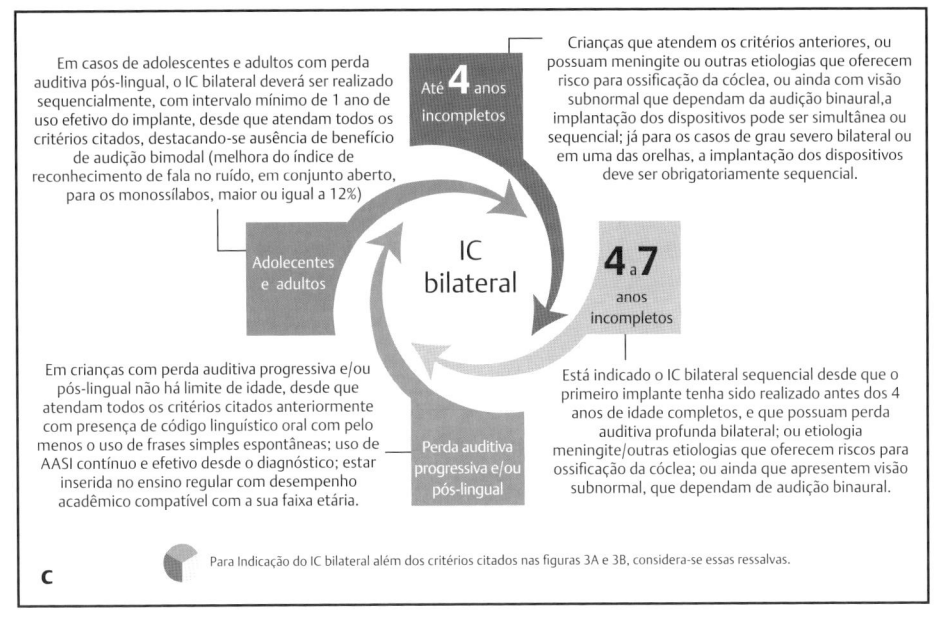

Fig. 13-2. *(Cont.)* (**c**) Critérios para indicação do implante coclear bilateral.[30]

ASPECTOS CIRÚRGICOS

A cirurgia do IC é realizada em centro cirúrgico e sob anestesia geral. Recomenda-se o preparo do paciente antes do início do ato cirúrgico para a realização da monitorização do nervo facial durante todo o procedimento. Por esse motivo, o uso de drogas relaxantes musculares deve ser evitado pela equipe anestésica, ou, em caso de uso, que se permita reversão de seu efeito quando do início da cirurgia.

Embora existam diversas técnicas cirúrgicas, neste capítulo será descrita a técnica mais comumente utilizada na prática do nosso serviço. É realizada pequena tricotomia retroauricular de cerca de 2-3 cm e isola-se o campo cirúrgico. Mede-se o local em que o componente interno será posicionado, a cerca de 5 cm do tragus, em um ângulo de 45° posteriormente.

Após a colocação dos campos cirúrgicos, procede-se a incisão, reta ou arciforme, a 1 cm do sulco retroauricular, com até 4 cm de comprimento. Descola-se o tecido muscular por planos até a exposição da porção mastóidea do osso temporal, utilizando afastadores autoestáticos ou pontos com fio não absorvível para manter o osso exposto. No plano subperiosteal, descola-se também a área em que repousará o componente interno em seu nicho.

Realiza-se a mastoidectomia com o broqueamento do osso até o nível do canal semicircular lateral, momento em que se procede a timpanotomia posterior para acesso à orelha média. Importante ressaltar o cuidado que se deve ter com o trajeto do nervo facial para se evitar lesão térmica ou mecânica direta. Após, recomenda-se a identificação de estruturas da orelha média (tendão do músculo estapediano, ramo longo da bigorna, estribo, janela oval, porção timpânica do nervo facial) que sirvam como parâmetros para a localização da janela redonda, local onde será realizado o broqueamento do nicho para a exposição de sua membrana.

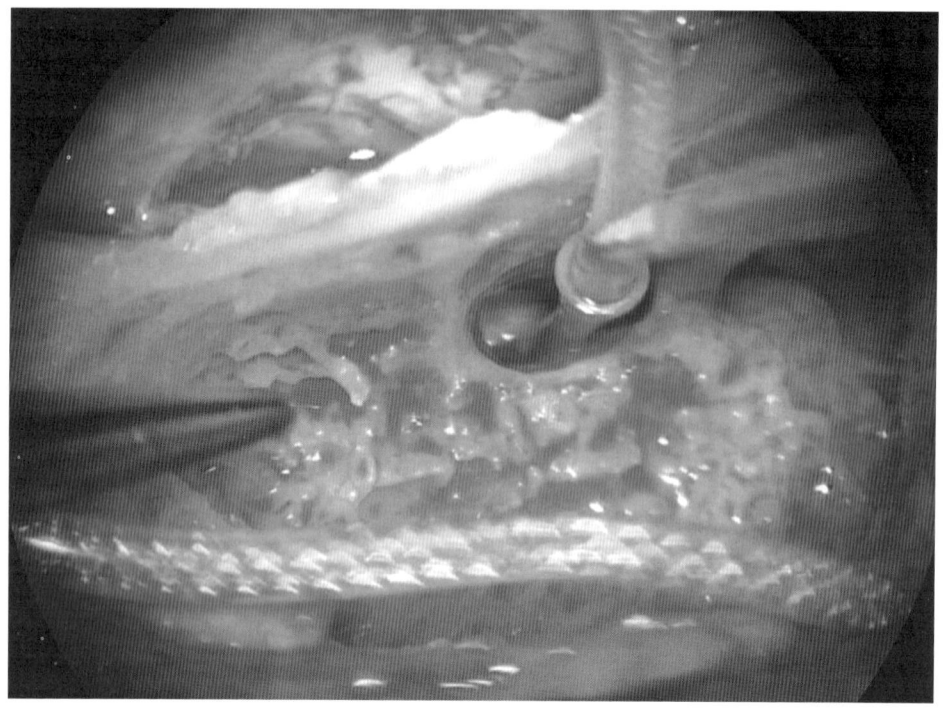

Fig. 13-3. Inserção dos eletrodos na janela redonda através da timpanotomia posterior. (Arquivo do autor.)

Procede-se, por fim, à abertura da membrana da janela redonda, momento em que se observará a rampa timpânica da cóclea, sendo, então, inseridos os eletrodos (Fig. 13-3). O componente interno com o ímã é posicionado no nicho previamente confeccionado na região temporal, e o comprimento restante do cabo de eletrodos é delicadamente repousado na cavidade mastoidea e sustentado por esponja absorvível, como *gelfoam*®.

O fechamento é realizado por planos, utilizando-se fios absorvíveis no retalho interno e absorvíveis ou não na pele, que também poderá ser coaptada com cola biológica. Protege-se a ferida operatória com gaze e pomada cicatrizante e faz-se a bandagem com faixa compressiva, contemplando também a região do componente interno.

É solicitado uma radiografia transorbitária ou de crânio para confirmação do correto posicionamento dos eletrodos no interior da cóclea (Fig. 13-4). Ressalta-se que a telemetria de impedância, a telemetria de respostas neurais e a permeabilidade do sistema auditivo, em especial do nervo auditivo à estimulação elétrica, são realizadas ainda em centro cirúrgico pelo fonoaudiólogo após a realização da cirurgia de IC.

ATIVAÇÃO E MAPEAMENTO – IMPORTÂNCIA PARA BONS RESULTADOS

Após 1 mês da cirurgia de IC, considerado o período de cicatrização, é possível realizar a ativação do IC. A ativação do dispositivo é o momento mais esperado pelo paciente, familiares e responsáveis, e está cercado por motivação e expectativas. Assim, as expectativas que vinham sendo trabalhadas no período pré-operatório e intraoperatório, continuam a ser trabalhadas neste momento.

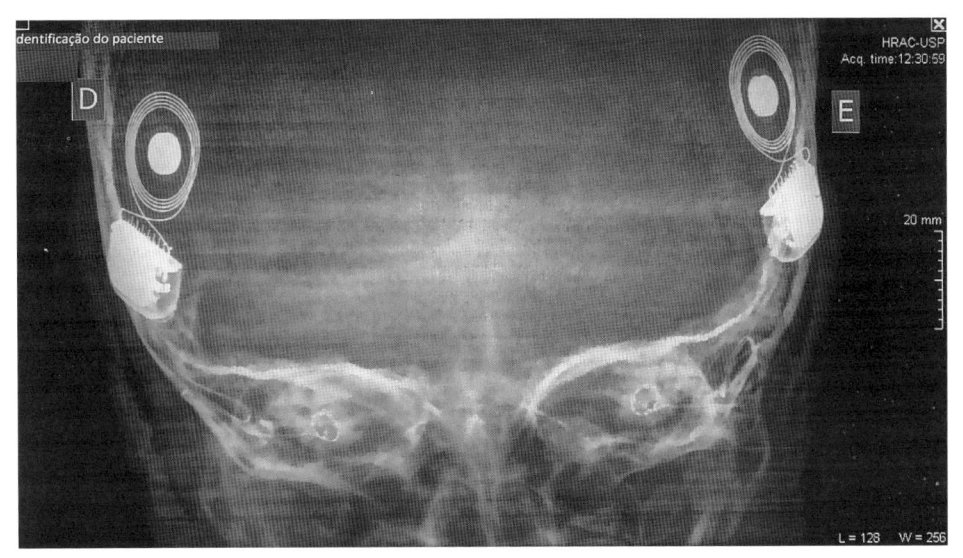

Fig. 13-4. Radiografia transorbitária após implante coclear bilateral. (Arquivo do autor.)

Outro fator fundamental antes de iniciar a sessão de ativação é o preparo da sala para o acolhimento do paciente e sua família. Quanto à infraestrutura, é importante assegurar um mobiliário, atividades e brinquedos adequados à idade e ao desenvolvimento global, assim como a distância e posicionamento do paciente e fonoaudiólogo. Sugere-se a utilização de cadeiras/assentos infantis que facilite a observação da resposta auditiva e realização dos demais testes; *tablets*/televisões para utilizar vídeos ou músicas para distração da criança durante a realização dos testes objetivos. Neste sentido, é importante conhecer a família e o paciente desde seu histórico clínico até seus interesses para organizar a sala como um ambiente acolhedor (auxilia a lidar com os sentimentos e expectativas) e de interesse (em especial para criança para execução de todos os exames/procedimentos necessários).

Neste primeiro contato após a cirurgia, é importante orientar paciente e familiares, assim como os pais e responsáveis pela criança, quanto ao que significa a ativação, quais os procedimentos que serão realizados e ao que esperar de acordo com o tempo de uso do dispositivo/idade auditiva. A orientação quanto a motivação e às expectativas necessita ser realizada por todos os profissionais da equipe interdisciplinar do Serviço de IC, e em conjunto com a equipe da cidade de origem para manter todos motivados durante o processo terapêutico do paciente, auxiliar na elaboração do planejamento terapêutico, assim como na reelaboração conforme evolução do paciente. Dentre as orientações essenciais, algumas merecem destaque (Quadro 13-2).

É importante conhecer o caso minuciosamente quanto ao histórico clínico, processo de avaliação pré-operatório e intraoperatório, destacando-se a comunicação em equipe interdisciplinar. Ao iniciar a sessão de ativação, o primeiro procedimento a ser realizado é a avaliação física que envolve a realização da otoscopia; avaliação da região da incisão e componente interno verificando o processo de cicatrização (conversar com o médico otorrinolaringologista caso haja sinais de infecção, irritação, modificação de posicionamento do componente interno, inchaço); e, então, avaliação do acoplamento e adequação/escolha da força necessária do imã da antena externa, etapa muito importante, tendo em vista que a escolha de uma força maior que o necessário pode comprometer a circulação da região

Quadro 13-2. Orientações importantes sobre motivações e expectativas, realizadas pela equipe interdisciplinar

Orientações

1. Estabelecer expectativas realistas demonstrando que neste momento será restaurada a audibilidade, porém as demais habilidades, em especial do processamento auditivo, são construídas a longo prazo.

2. Esclarecer aos pacientes, em especial adolescentes/adultos, que os sons podem parecer muito finos, robotizados, mecânicos. Isso ocorre, pois a maior parte dos candidatos possuem maior experiência auditiva como sons mais graves.

3. Auxiliar o paciente e seus familiares a lidarem com a mistura de sentimentos que este momento envolve, como ansiedade, alegria, medo, preocupações juntamente a área da psicologia.

4. Importância e significado da programação do IC, e retornos periódicos (intervalos).

5. Cuidados com o componente interno do IC, como eletricidade estática, detectores de metais, realização de procedimentos médicos e cirúrgicos com eletro-cautério monopolar, ressonância magnética e compatibilidade (de acordo como modelo de componente interno), realização de procedimentos estéticos e fisioterápicos.

6. Uso e cuidados com o componente externo, como o processador de fala (em especial o microfone), cabos de transmissão, antena externa, compartimento de baterias descartáveis/recarregáveis, baterias recarregáveis e carregadores. Importância do uso do desumidificador elétrico, álcool isopropílico, troca periódica dos filtros protetores do microfone, e manutenção preventiva.

7. Importância do trabalho em equipe, entre os profissionais da equipe interdisciplinar do serviço de IC, do serviço da cidade de origem, família e escola (em especial para crianças), com foco na realização de um único planejamento terapêutico, reelaboração do mesmo em conjunto e acompanhamento global em uma abordagem centrada no paciente e em sua família.

8. Importância do treinamento auditivo para adolescentes e adultos, e importância do processo de estimulação auditiva e da linguagem para os bebês e crianças, auxiliando a família a como realizar essa estimulação dentro da rotina de vida diária, assim como na escola.

9. Outras orientações pertinentes de acordo com cada caso.

levando ao comprometimento do tecido, chegando a ocasionar infecções e em casos mais graves a necrose, além de dor e desconforto para o paciente; por outro lado forças menores que o necessário, caracterizando fraco acoplamento pode comprometer a estimulação elétrica assim como impactar diretamente na programação e nos resultados do paciente.

Além de analisar fisicamente, é importante verificar a radiografia intraoperatória para confirmar dados relacionados com a integridade do componente interno, posicionamento do feixe de eletrodos e inserção dos eletrodos, a fim de diferenciar a inserção total ou parcial, fator fundamental desde a orientação à programação.

Em seguida é necessária a conferência do *kit* de ativação e checagem do funcionamento do processador de fala e acessórios. Após verificado o bom funcionamento, é realizado o acoplamento do processador, cabo de transmissão e antena nos cabos, interface, e *software* de programação que é específico de acordo com a marca e modelo do IC.

Ao abrir o *software* de programação, é necessária a análise do arquivo do registro e exames intraoperatórios do paciente, identificando os dados do componente interno (marca, modelo, número de série, data de fabricação e validade), e resultados da telemetria de impedância e respostas neurais.

A programação do IC tem como objetivo proporcionar a audibilidade para as diferentes entradas sonoras (sons ambientais e, em especial, de fala), permitindo a percepção de *loudness* de forma que os sons fracos sejam percebidos pelo paciente como fracos, os de média intensidade como médios e os de forte intensidade como fortes e confortáveis. Assim, é na programação que estabelecemos uma nova forma de ouvir, por meio da estimulação elétrica, criando uma nova área dinâmica, uma área dinâmica elétrica dependente do campo dinâmico de entradas acústicas.

Quando falamos em estimulação elétrica, estamos nos referindo à estimulação por meio de pulsos elétricos, desta forma a área dinâmica elétrica deve ser estabelecida. Os eletrodos são responsáveis por diferentes faixas de frequência, respeitando a tonotopia coclear, ou seja, aqueles localizados nas regiões apicais são responsáveis pelas frequências mais graves, enquanto os basais pelas frequências mais agudas. Além do eletrodo (ponto físico) temos o "canal de estimulação" que consiste na região de estimulação.

Antes de estabelecer os níveis de estimulação é importante estabelecer os parâmetros de programação e os algoritmos que atuam no pré-processamento, que influenciam na forma de entrada dos estímulos acústicos (Quadro 13-3).

Cada fabricante, de acordo com o modelo de componente interno e externo, possui parâmetros iniciais recomendados, conhecidos como parâmetros *default,* estes são os inicialmente utilizados para todos os casos, e modificados de acordo com a necessidade individual, pontuado pelo fonoaudiólogo no momento da programação.

Quadro 13-3. Parâmetros de programação e algoritmos que atuam no pré-processamento que merecem destaque

Parâmetros de programação		
Modo de estimulação	Comunicação entre o eletrodo ativo, responsável pela estimulação, e o eletrodo de referência, que atua como referência para passagem da corrente elétrica, para formação do circuito elétrico e estimulação do nervo auditivo	Atualmente o modo de estimulação mais utilizado é monopolar, em que o eletrodo ativo se localiza no feixe intracoclear e o de referência no receptor estimulador. Este modo auxilia na otimização da duração da bateria, na miniaturização dos processadores, nas altas velocidades de estimulação, possibilidade do uso de ferramentas como a interpolação, e de procedimentos como os sistemas de telemetria
Faixa de frequência de captação e estimulação	Varia de acordo com a marca do fabricante e estratégia de codificação de fala	Geralmente envolve a captação de sons de 100 a 8.500 Hz
Velocidade de estimulação	Número de pulsos elétricos que ocorrem durante um segundo	Importante para resolução espectral e está correlacionada com a escolha da estratégia de codificação de fala
Definição da largura e duração do pulso elétrico	A largura do pulso é definida como aumento ou diminuição na amplitude da fase, já a duração refere-se à duração da fase	

(Continua.)

Quadro 13-3. *(Cont.)* Parâmetros de programação e algoritmos que atuam no pré-processamento que merecem destaque

Algoritmos que atuam no pré-processamento		
Estratégia de codificação de fala	Refere-se a um algoritmo/regra utilizada para realizar o processamento do sinal, ou seja, transformar as características do sinal acústico de entrada, dentre eles amplitude, frequência e pistas temporais em um código elétrico	
Microfone	Responsável pela captação do estímulo acústico	Há opção pelo tipo omnidirecional (captação igualmente sensível para sons vindos de todas as direções) e direcional (captação de forma sensível a sons vindos de um local específico, pode ser automática ou adaptativa)
Compressão	Controle automático de ganho.	É um algoritmo importante para direcionar ampla faixa de entradas acústicas (que pode ir de 0 a 100 dB) para a área dinâmica, elétrica estabelecida no momento da programação. Pode atuar na entrada e na saída, ou apenas na saída, variando de acordo com o fabricante, assim como as constantes de tempo.
Controle de volume	Pode influenciar na área dinâmica elétrica estabelecida, em especial nos níveis máximos de estimulação	
Ganho por canal	Aumento ou diminuição do ganho em um canal específico	
Sensibilidade de captação do microfone	Ajusta automaticamente o nível de som captado pelo microfone.	

Para estabelecer os níveis mínimos e máximos, ou seja, estabelecer uma área dinâmica elétrica é necessário um conjunto de procedimentos objetivos e subjetivos. Os níveis mínimos podem ser definidos como a menor quantidade de estimulação elétrica que o usuário consegue identificar, semelhante ao limiar auditivo, variando a definição na prática de empresa para empresa. Os níveis máximos representam a quantidade de corrente percebida pelo usuário como forte e confortável. Estabelecendo ambos os limites, inferior (nível mínimo) e superior (nível máximo), estabelecemos a área dinâmica elétrica de todos os eletrodos basais, mediais e apicais. Para verificar se as áreas estabelecidas estão adequadas para trazer audibilidade e conforto, é necessário realizar a validação por meio da audiometria em campo livre e testes de percepção de fala padronizados.

Na programação são necessários procedimentos objetivos e subjetivos (Quadro 13-4). Ressalta-se que para ambos os níveis é importante iniciar a pesquisa com um eletrodo basal, apical e medial e, em seguida, continuar a pesquisa para os demais eletrodos do feixe. As técnicas de pesquisa podem ser ascendentes, ou seja, iniciando com níveis mais baixos seguidos por um aumento progressivo no valor da corrente; ou descendentes, isto é, iniciando com níveis mais altos de estimulação seguidos por uma diminuição progressiva nos valores da corrente elétrica.

Outro fator importante é o cuidado durante a pesquisa para não subestimar ou superestimar os níveis mínimos e máximos, pois caso isso ocorra pode ocasionar desconforto para o paciente, assim como não restaurar adequadamente a percepção de *loudness*. Assim, quando os níveis subjetivos não são confiáveis é importante utilizar os procedimentos objetivos para a determinação da área dinâmica elétrica (Quadro 13-4). Portanto, para a maioria dos casos é importante a união de ambos os procedimentos objetivos e subjetivos para determinação da área dinâmica elétrica para todos os eletrodos, para então ligar todos os eletrodos e realizar os testes com voz, assegurando que o programa realizado proporcione audibilidade e conforto.

Quadro 13-4 Procedimentos objetivos e subjetivos que precisam ser considerados na programação do implante coclear

Procedimentos a serem considerados na programação	
Objetivos	
Telemetria de impedância	É um sistema de comunicação bidirecional de transmissão de dados via comunicação por rádio frequência entre o componente interno e externo via indução eletromagnética. Auxilia e verificar a integridade do dispositivo, avaliando a resistência de passagem ao fluxo de corrente além de avaliar o acoplamento entre o componente interno e externo. Os valores são registrados em kohms, e quando abaixo ou acima do nível de normalidade, são eletrodos com mau funcionamento que precisam ser desabilitados temporariamente ou permanentemente.
Telemetria de respostas neurais	É um sistema de comunicação bidirecional em que é possível avaliar a permeabilidade das respostas do nervo auditivo frente a estimulação elétrica por meio do registro do potencial de ação composto do nervo auditivo (ECAP) gerado pela despolarização das células ganglionares, mediante a estimulação elétrica; assim para obtermos essa resposta é preciso o mínimo de integridade das fibras auditivas e sincronia na excitação e despolarização das fibras neurais do VIII par. É importante avaliar, além de presença, ou ausência dessa resposta, a sua amplitude e recuperação que mostram como a população neural responde frente a estimulação elétrica. Com a telemetria de respostas neurais é possível realizar a mensuração do limiar do ECAP (Potencial de ação composto do nervo auditivo), mensuração da dispersão da excitabilidade, mensuração do período refratário do nervo, sendo a primeira medida a mais utilizada na prática clínica, pois possui os valores de limiares de ECAP encontrados são valores que se encontram dentro da área dinâmica elétrica.
Pesquisa do reflexo estapediano eliciado eletricamente	Auxilia a avaliar as vias periféricas e do tronco encefálico que compõem o mecanismo do arco reflexo, assim define-se como o nível mínimo de estimulação elétrica capaz de eliciar a contração do músculo estapédio. Este nível mínimo, possui forte correlação com os níveis máximo de estimulação no estabelecimento da área dinâmica elétrica, assim é um procedimento objetivo que auxilia a determinar a área dinâmica elétrica. A sua realização é necessária sempre que o paciente não apresentar respostas seguras e confiáveis quanto a este nível, ou ainda, para aqueles pacientes que não possuem aumento na sensação de *loudness* conforme aumento no nível da corrente elétrica. Desta forma é um procedimento completo que auxilia a verificar o funcionamento do dispositivo interno, as respostas da via auditiva periférica até o tronco encefálico (mecanismo do arco reflexo) e auxilia a predizer os níveis de máximo conforto para programação de IC.

(Continua.)

Quadro 13-4. *(Cont.)* Procedimentos objetivos e subjetivos que precisam ser considerados na programação do implante coclear

Subjetivos	
Para pesquisa dos níveis mínimos	Destacam-se: escalas de percepção de *loudness* (primeiro nível de estimulação elétrica audível e referido como fraco). Ressalta-se que há diferenciação no conceito de acordo como fabricante, pois pode representar o nível mais alto antes de se tornar audível; contagem dos bips (para assegurar que são níveis audíveis, descartando a possibilidade da sensação de corrente); técnicas de condicionamento do reflexo visual ou das respostas motoras dependendo da faixa etária da criança, assim como na audiometria por VRA ou por condicionamento da resposta motora, porém com a estimulação elétrica sendo apresentada; e avaliação das mudanças comportamentais especialmente para os bebês, como mudanças nas reações, padrão de sucção, dentre outras.
Para pesquisa dos níveis máximos	Destacam-se: escalas de percepção de *loudness* (nível de estimulação referido como forte e confortável, cuidado com os níveis fortes e desconfortáveis, pois estes podem superestimar os níveis máximos), e as mudanças comportamentais (importante especialmente nas crianças pequenas em que devem ser avaliadas as reações comportamentais, como choro, sinais de desconforto assim como a ocorrência do reflexo cocleopalpebral). Nessa pesquisa é necessário um cuidado adicional quanto à ocorrência de sensações extra auditivas. Após encontrar estes níveis é importante realizar o *sweep*, um bipe para cada eletrodo em seu nível máximo assegurando o conforto auditivo, assim como o balanceamento dos eletrodos, que significa igualar a percepção de *loudness* entre eletrodos

Quando finalizada a programação, é fundamental a realização da audiometria em campo livre e dos testes de percepção de fala padronizados com o intuito de verificar a audibilidade e demais habilidades auditivas e, assim, realizar a validação da programação realizada.

A cada retorno para que o paciente tenha uma boa evolução é necessária a realização de uma série de procedimentos:

A) Entrevista clínica: levantando aspectos relacionados com o uso efetivo e o funcionamento do dispositivo externo; evolução das habilidades auditivas, de linguagem, comunicativas, sociais e cognitivas; escola/trabalho; terapia fonoaudiológica realizada na cidade de origem e outros tratamentos necessários.
B) Checagem do acoplamento e avaliação do processador de fala e acessórios, assim como procedimentos para limpeza e manutenção (troca de filtros protetores de microfone, por exemplo).
C) Telemetria de impedância.
D) Telemetria de respostas neurais.
E) Pesquisa do reflexo estapediano eliciado eletricamente.
F) Pesquisa subjetiva para determinação dos níveis máximos e mínimos.
G) Mapeamento e balanceamento dos eletrodos.
H) Testes de validação, audiometria em campo livre, inventários e questionários, testes de percepção de fala.
I) Orientação fonoaudiológica.

Para os acompanhamentos e programação do IC, em especial para realização dos ajustes finos, é fundamental a participação por meio de relatórios e observações da família, da escola e do fonoaudiólogo da cidade de origem responsável pelo processo de reabilitação auditiva.[35,36]

A REABILITAÇÃO AUDITIVA EM TODAS AS ETAPAS

A terapia fonoaudiológica de reabilitação auditiva para bebês, crianças, adolescentes, adultos e idosos usuários de IC tem como objetivo a competência comunicativa, buscando, para isso, trazer sentido aos sons de fala e ambientais acessados com este poderoso recurso. Assim, apesar de podermos encontrar variabilidade de resultados no desempenho em habilidades auditivas e de comunicação em usuários de IC, considerando as variáveis etiológicas, desenvolvimentais e socioambientais, o IC, potencializado por um processo adequado de reabilitação auditiva, auxiliará a reorganização do córtex auditivo, expressa por meio da aquisição das habilidades auditivas para o desenvolvimento da linguagem oral, no caso da população infantil com surdez pré-lingual ou para a manutenção e aperfeiçoamento dos seus padrões típicos, nos casos de surdez pós-lingual.[37,38]

Destaca-se que quando estes usuários podem apreender a linguagem por meio da audição, as demais áreas do desenvolvimento e bem-estar são afetadas positivamente, como os aspectos cognitivos, psicossociais, emocionais e de qualidade de vida, já descritos na literatura para usuários de IC de variadas faixas etárias.[39]

É importante ressaltar que, apesar de a terapia fonoaudiológica ser um critério qualitativo na candidatura de indivíduos ao IC, nem sempre ela ocorre, seja pela escassez de profissionais habilitados para atuar na reabilitação auditiva ou mesmo pela falta de clareza da necessidade de terapia pós-implantação. Mesmo quando a terapia é realizada, nem sempre estão garantidas a quantidade e a qualidade necessárias para que o máximo potencial da tecnologia do IC possa ser atingido.[40]

Desse modo, ainda que se saiba da importância da reabilitação auditiva para os resultados com o IC e da evolução da área, uma revisão sistemática, buscando investigar o panorama dos estudos sobre o uso de IC e o desenvolvimento de linguagem em crianças, constatou a escassez de estudos referentes à intervenção, ensino e reabilitação.[41] Assim, apesar dos incontestáveis benefícios da tecnologia do IC, quando bem indicado, em todas as faixas etárias, o processo terapêutico pós-implante ainda necessita avançar em acesso e qualificação de sua oferta.[42]

Destacamos que, embora seja mais difundida e óbvia a necessidade de terapia para a população infantil, o rigor no acompanhamento pós-implante, nas avaliações sistemáticas, na relação entre os centros de IC e os fonoaudiólogos reabilitadores e na própria capacitação destes profissionais, ainda são barreiras para resultados mais promissores para as crianças.

Para explicar a variabilidade de resultados pós-IC, muitos estudos foram realizados, em especial com crianças, que destacaram, até o momento, como fatores de interesse: a idade de implantação,[43] a audição binaural (seja bimodal ou com IC bilateral), a qualidade da inserção dos eletrodos, a progressão da perda auditiva,[44] a qualidade do mapeamento do processador de fala, o tempo (horas/dia) de uso do IC,[45] habilidades pré-linguísticas e neurocognitivas (crianças e adultos), o nível educacional dos pais, a qualidade das interações e do ambiente de audição e de linguagem oferecido aos bebês e crianças pelos adultos,[46,47] a presença de outras necessidades específicas, o foco da terapia no desenvolvimento das habilidades auditivas e da linguagem oral, além do grau de especialização do terapeuta, incluindo sua certificação na Abordagem Auditiva-Verbal.[48]

Considerando, portanto, que a qualidade da terapia fonoaudiológica e do gerenciamento da reabilitação auditiva dos usuários de IC é um dos fatores que contribuem para seus resultados, abordaremos alguns pontos que consideramos essenciais para seu desenvolvimento adequado.

Uma premissa é que o fonoaudiólogo terapeuta ou reabilitador participe não apenas depois de realizada a cirurgia de IC, mas de todo o processo, se possível, desde o processo de indicação deste dispositivo. Além disso, sempre é desejável que ocorra a comunicação efetiva entre um ou mais membros da equipe de IC e o fonoaudiólogo reabilitador. Dessa maneira, garante-se o devido acolhimento e acompanhamento da pessoa com deficiência auditiva ou da família, no caso de bebês e crianças candidatas ao IC.

Neste momento inicial, por meio do aconselhamento dos tipos informativo e de ajuste pessoal para a família, crianças mais velhas ou adolescentes, adultos ou idosos e seus parceiros de comunicação, o fonoaudiólogo reabilitador poderá trabalhar com as suas expectativas e a sua conscientização para as mudanças que ocorrerão no processo do IC, em todas as suas etapas. Candidatos bem informados, conscientes dos riscos, com expectativas realistas e otimistas serão usuários de IC mais autônomos e participativos em seu processo de reabilitação, fato que é altamente desejável para a colheita de resultados positivos para a sua comunicação.

No decorrer do processo de indicação, avaliações pré-cirúrgicas, cirurgia, ativação e mapeamentos, é desejável que o fonoaudiólogo mantenha sempre o suporte à família ou candidato ao IC. Enquadres personalizados, como o aconselhamento individual, a dramatização ou o trabalho lúdico sobre os procedimentos para a cirurgia do IC para as crianças pequenas, a terapia para treinamento auditivo e de leitura orofacial pré-IC, a participação dos adultos em grupos de usuários de IC e das famílias em grupos de pais, presenciais ou virtuais, entre outros arranjos, podem fortalecer a decisão pelo implante e a tranquilidade durante o processo até a ativação e desta, para o desenvolvimento da jornada auditiva.

No Quadro 13-5 têm-se alguns destaques, de acordo com a faixa etária, em pontos importantes de serem considerados pelo fonoaudiólogo na reabilitação auditiva de usuários de IC.

Quadro 13-5. Mapa conceitual da reabilitação auditiva de usuários de implante coclear nos diferentes ciclos de vida[33,44-53]

Considerações para Prática Clínica na Reabilitação Auditiva para Usuários de IC		
Infância	Como Princípios	1. Envolver a família no processo de terapia 2. Reconhecer a casa e a família como as principais vias de desenvolvimento da audição e da linguagem 3. Usar ao máximo a audição fazendo com que a criança associe o quanto antes o som ao seu significado através do IC 4. Compreender a competência comunicativa como objetivo principal da reabilitação auditiva; assim, a linguagem oral deverá ser trabalhada desde sempre relacionada com as habilidades auditivas 5. Integrar metas de linguagem, fala e cognição ao contexto socioemocional da criança, seguindo os padrões de desenvolvimento típico 6. Reconhecer que bebês e crianças pequenas necessitam de um gerenciamento terapêutico que é diferente daquele para as crianças implantadas mais tarde 7. Praticar a terapia diagnóstica, considerando os marcos auditivos esperados para o desenvolvimento de crianças implantadas. Ao observar um progresso mais lento, intervenção apropriada deve ser realizada 8. Monitorar o desenvolvimento por meio de ferramentas formais de avaliação 9. Apoiar a inclusão educacional

(Continua.)

Quadro 13-5. *(Cont.)* Mapa conceitual da reabilitação auditiva de usuários de implante coclear nos diferentes ciclos de vida[33,44-53]

Considerações para Prática Clínica na Reabilitação Auditiva para Usuários de IC		
Adolescência	**Na Prática Clínica**	1. Considerar as expectativas de acordo com cada caso 2. Envolver diretamente o adolescente, dando-lhe informações claras sobre seu processo de reabilitação 3. Colocar o adolescente candidato ao IC em contato com outros já implantados, para melhor adequação das expectativas de desenvolvimento 4. Planejar a terapia de forma motivadora e que faça sentido para o adolescente, com materiais e atividades pertinentes à faixa etária 5. Trabalhar com a autoadvocacia, o uso consistente do IC, o uso de estratégias de comunicação e o uso de Sistemas de Microfone Remoto, preparando-os para ambientes hostis 6. Utilizar os estímulos da terapia baseados na linguagem social, música, séries, filmes, jogos, videogame, materiais de mídias sociais, bem como as questões acadêmicas 7. Empregar sistemas *web* ou *softwares* de treinamento auditivo pode ser útil como complemento da terapia
Adultos/ Idosos	**Na Prática Clínica**	1. Ter em mente que adultos usuários de IC também necessitam de reabilitação fonoaudiológica e, neste processo, são cruciais o uso efetivo do dispositivo, contando com o trabalho de autonomia quanto ao uso do controle remoto e outros acessórios de acessibilidade, a fim de potencializar a comunicação nas situações cotidianas 2. Considerar a possibilidade de receber adultos com surdez pré-lingual que buscam o implante coclear, considerando que seu desempenho com o IC é influenciado por múltiplos fatores (tempo de experiência auditiva, desenvolvimento comunicativo prévio ao IC, habilidade de processamento visual, cognição, aspectos socioemocionais, apoio da família, saúde geral, entre outros fatores) 3. Atentar, no caso de idosos, para as questões cognitivas e de autonomia 4. Acompanhar cada caso desde o processo de indicação 5. Planejar junto ao adulto/idoso metas compartilhadas para uso máximo da audição com o IC, ganhos na comunicação com diferentes ambientes, uso do telefone e de outras tecnologias, além da apreciação musical 6. Reconhecer frases no ruído ou compreender uma mensagem em uma conversa têm sido destacadas como benéficas no treinamento auditivo 7. Uso de programas *web* no treinamento auditivo pode ser importante para adesão e otimização da terapia, como, por exemplo, o SisTHA (https://sistha.com.br/) 8. A participação dos parceiros de comunicação de adultos e idosos é extremamente importante no processo de reabilitação auditiva. O recurso "diário de escuta" pode ser uma forma de participar os parceiros de comunicação para que estes tenham uma visão mais compreensiva dos esforços, dificuldades e conquistas do adulto/idoso usuário de IC

Muitas são as conquistas, inovações e possibilidades de avanços para a reabilitação de pessoas com IC. O emprego de ferramentas de avaliação objetivas, como os potenciais corticais, para a validação de modelos de terapia,[49] o uso da telefonoaudiologia na ampliação do acesso e qualidade dos serviços prestados,[50] a inclusão do treino de habilidades cognitivas associado ao treino auditivo[51] e a melhoria da formação dos profissionais que atuam com esta população são alguns dos fatores que poderão promover o progresso da área. O panorama da otimização desta poderosa tecnologia passa pelo amadurecimento das pesquisas,[52] com estudos mais robustos, que permitam determinar mais acuradamente os fatores prognósticos,[53] bem como desvendar os caminhos para a melhor condução terapêutica,[54] visando a comunicação e inclusão dos usuários de IC, em todos os ciclos de vida.[55-64]

CASOS CLÍNICOS COMENTADOS – DO DIAGNÓSTICO À REABILITAÇÃO
Caso 1
Criança ingressou no Serviço com 7 anos e 9 meses. A queixa da avó era que a criança só atendia ao telefone na orelha esquerda (OE). Sem indicadores de risco para a deficiência auditiva (IRDA). Desenvolvimento neuropsicomotor, cognitivo, linguagem e social dentro da normalidade. Constatou-se dificuldade na localização sonora e de compreensão da fala em ambientes ruidosos.

Na primeira avaliação audiológica realizada em 2006, no momento de ingresso no Serviço, obteve-se o diagnóstico de perda auditiva sensorioneural de grau profundo à direita e configuração audiométrica descendente na OE, porém com média dos limiares dentro da normalidade (Fig. 13-5). Paciente manteve acompanhamento, sem utilização de AASI, por opção do paciente e família, visto não perceber benefícios à direita. Em 2012 foi constatada progressão da perda auditiva, em especial à esquerda, e o paciente iniciou o uso do AASI bilateral.

Na última avaliação pré-IC, realizada em janeiro de 2018, constatou-se perda auditiva sensorioneural de grau profundo bilateral (Fig. 13-6). Timpanometria do tipo A e reflexo acústico estapediano ipsi e contralaterais ausentes, bilateralmente. Realizado novo ajuste do AASI modelo Sumo DM-Oticon bilateral, molde concha silicone sem modificações acústicas, gancho padrão, habilitado *datalloging*, norma prescritiva NAL-NL1, compressão tipo limitação de saída, habilitado microfone omnidirecional em um programa e direcional em outro, habilitado redutor de *feedback*, desabilitada inicialmente a compressão de frequência, habilitado controle de volumes e de programas. Em seguida foi realizada audiometria de campo livre e observadas as percepções de fala (Fig. 13-7).

Na avaliação física otorrinolaringológica verificou-se membrana timpânica íntegra bilateralmente. Na avaliação dos exames de imagem, tomografia e ressonância magnética, verificou-se anatomia coclear normal, assim como de nervo auditivo (Figs. 13-8 e 13-9).

Na avaliação do serviço social verificou-se escolaridade do paciente como superior completo; classificação sócio-econômica média superior; rede terapêutica para reabilitação auditiva via SUS (uma sessão/semana, 45 minutos); família/responsáveis e paciente comprometidos com o processo de implantação, assim como o pós-operatório relacionado ao uso e cuidados com o dispositivo, boa dinâmica familiar e rede de apoio.

Na avaliação psicológica verificou-se boa dinâmica familiar, paciente motivado e com expectativas realistas quanto aos benefícios e possíveis limitações com o dispositivo, assim como boa dinâmica familiar e envolvimento.

Ao considerar a avaliação da equipe interdisciplinar, foi indicado o IC unilateral de acordo com os critérios vigentes.[34] Em discussão em equipe foi escolhido a OE, pelo fato de o paciente ter feito uso de AASI nesta orelha desde a progressão da perda auditiva.

Paciente concordou com a indicação da equipe e realizou a cirurgia à esquerda com 20 anos de idade cronológica, dispositivo interno *HiRes 90K Mid Scale* (MS), dispositivo externo *Naida Q70,* ambos da marca *Advanced Bionics.*

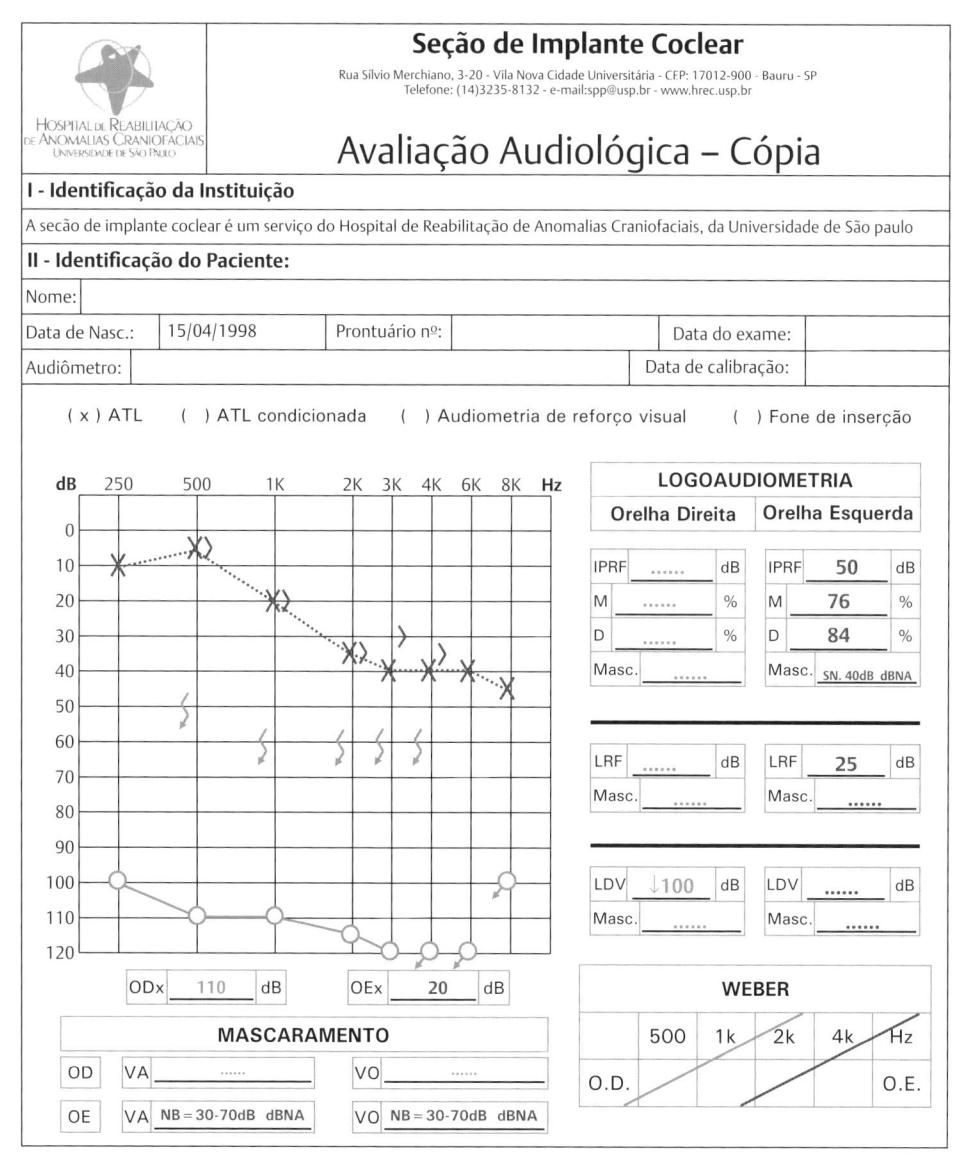

Fig. 13-5. Audiometria tonal liminar e logoaudiometria inicial realizada em janeiro de 2006.

Seção de Implante Coclear

Rua Silvio Merchiano, 3-20 - Vila Nova Cidade Universitária - CEP: 17012-900 - Bauru - SP
Telefone: (14)3235-8132 - e-mail:spp@usp.br - www.hrec.usp.br

Hospital de Reabilitação de Anomalias Craniofaciais
Universidade de São Paulo

Avaliação Audiológica – Cópia

I - Identificação da Instituição

A secão de implante coclear é um serviço do Hospital de Reabilitação de Anomalias Craniofaciais, da Universidade de São paulo

II - Identificação do Paciente:

Nome:					
Data de Nasc.:	15/04/1998	Prontuário nº:		Data do exame:	03/01/2018
Audiômetro:				Data de calibração:	

(x) ATL ( ) ATL condicionada ( ) Audiometria de reforço visual ( ) Fone de inserção

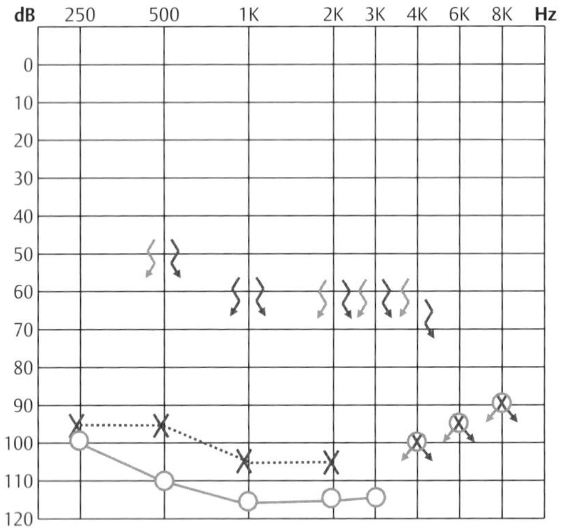

ODx	115	dB	OEx	100	dB

MASCARAMENTO

OD	VA	......	VO	......
OE	VA	......	VO	......

LOGOAUDIOMETRIA

Orelha Direita			Orelha Esquerda		
IPRF	......	dB	IPRF	......	dB
M	......	%	M	......	%
D	......	%	D	......	%
Masc.	......		Masc.	......	
LRF	......	dB	LRF	......	dB
Masc.	......		Masc.	......	
LDV	90	dB	LDV	90	dB
Masc.	......		Masc.	......	

WEBER

	500	1k	2k	4k	Hz
O.D.					O.E.

Fig. 13-6. Audiometria tonal liminar e logoaudiometria no momento de indicação do implante coclear realizada em janeiro de 2018.

AASI

AUDIOMETRIA EM CAMPO LIVRE

Após a regulagem inicial, foi realizada a verificação eletroacústica, medidas REUR, REOR e REAR para 50, 65 e 80 dBNPS, em que foi possível atingir o target de 250 a 2.000 Hz para as diferentes entradas.

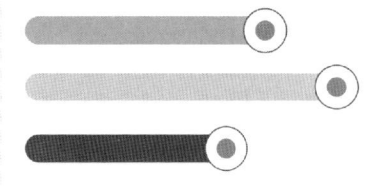

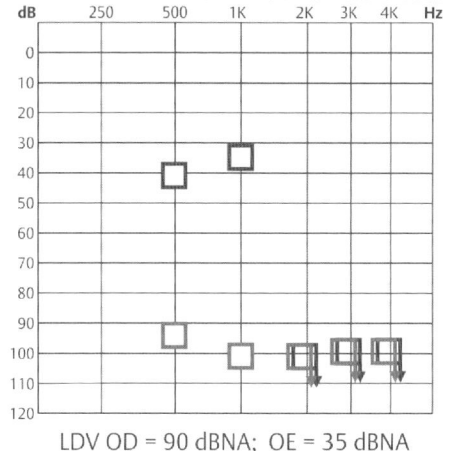

LDV OD = 90 dBNA; OE = 35 dBNA

PERCEPÇÃO DE FALA

OD - 0% de detecção para os todos os sons de Ling; OE - conjunto fechado (Lopes et al, 2000)

1- Detecção g: /a/-80%; e/u/; 20%; /m/, /s/, e /S/ -0%

2- Discriminação do nome: 100%

3- Discriminação questão/afirmação: 100%

4- Identificação extensão vocabular: 80%

5- Identificação extensão das sentenças: 100%

6- Identificação das senteças: 80%

Fig. 13-7. Audiometria em campo livre e percepção de fala.

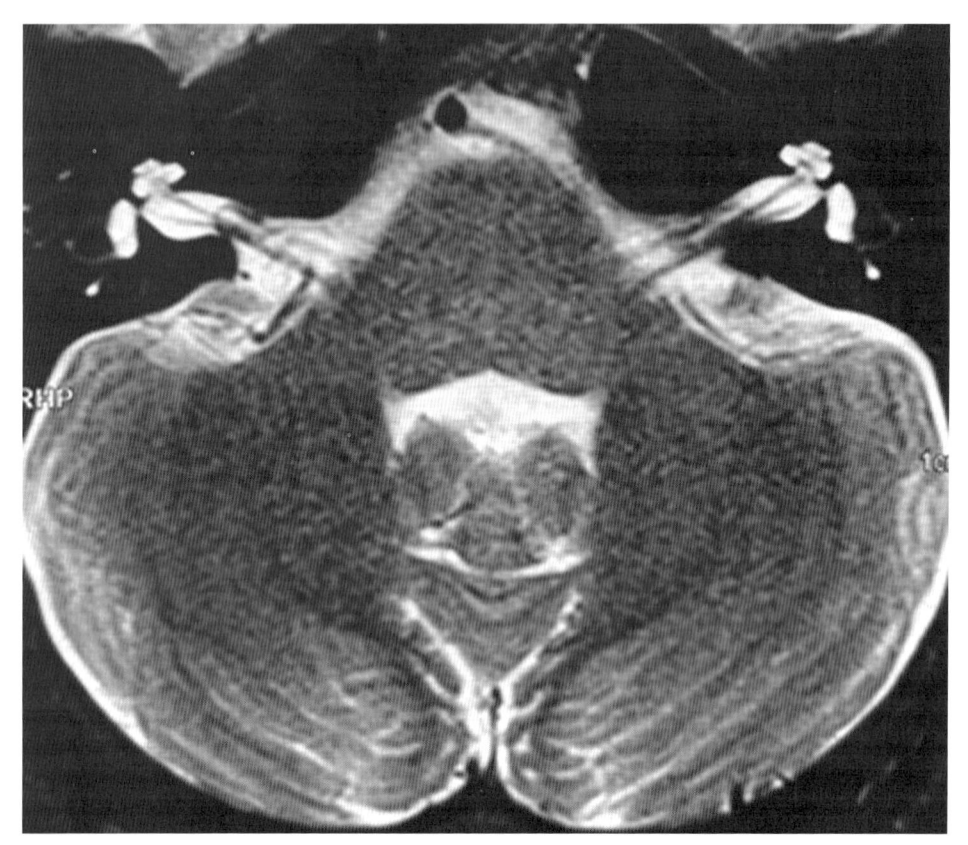

Fig. 13-8. Ressonância nuclear magnética em corte axial demonstrando o nervo coclear bilateralmente.

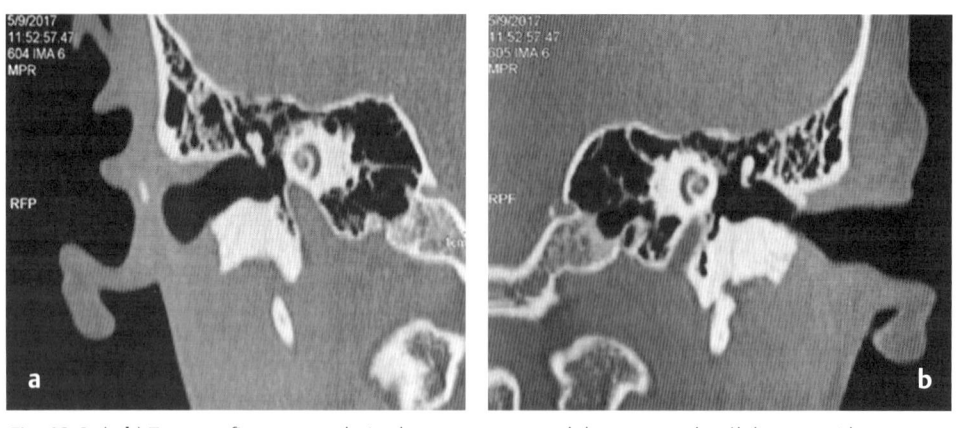

Fig. 13-9. (a,b) Tomografia computadorizada em corte coronal demonstrando células mastoideas, cadeia ossicular e cócleas bilateralmente.

Os resultados intraoperatórios e na ativação estão sintetizados na Figuras 13-10 a 13-13. Após 3 anos de uso, de acordo com a motivação do paciente, foi realizada a avaliação para o IC bilateral, conforme critérios estabelecidos na Portaria (Figs. 13-13 a 13-17).

Acompanhamento da orelha esquerda:

- Realizado mapeamento e balanceamento dos eletrodos na orelha esquerda baseada na percepção subjetiva de loudness e testes a viva voz, em que paciente manteve as respostas de percepção de fala em conjunto aberto.
- Realizado balanceamento a viva voz bilateral, ambos os lados foram identificados como fortes e confortáveis com audibilidade para todos os Sons de Ling, e reconhecimento em conjunto aberto.

Acompanhamento – 6 meses de IC bilateral

- Após seis meses de uso do IC bilateral paciente apresentou melhora nas habilidades binaurais de localização sonora, somação, percepção de fala em ambientes ruidosos, segundo percepção do mesmo quanto ao benefício de utilizar ambos os implantes nas situações de vida diária.
- Quanto ao protocolo de acompanhamento bilateral foram mantidos os mesmos procedimentos citados anteriormente. Na figura a seguir encontra-se a última programação realizada (mapeamento e balanceamento dos eletrodos unilateral e bilateral).
- Na audiometria em campo livre apresentou limiares em 20 dB em orelhas isoladas e bilateralmente para todas as frequências testadas (500 a 4.000 Hz).
- Nos testes de percepção de fala paciente apresentou: 100% para orelhas separadas (IC na orelha direita e IC na orelha esquerda) e com IC bilateral, para as provas de deteção dos sons do Lin, discriminação do nome e de questão/afirmação, identificação da extensão (vocabular e de sentenças) e identificação de sentenças em conjunto fechado. Para sentenças em conjunto aberto no silêncio obteve 0% com IC na orelha direita e 100% com IC na orelha esquerda e na condição com IC bilateral. Na avaliação de sentenças no ruídos (relação sinal/ruído +10dB) manteve o desempenho de 0% à direita e obteve 90% com IC à esquerda e 98% com IC bilateral.

Foi indicado o IC na orelha direita e a cirurgia foi realizada em maio de 2021 com o dispositivo *HiRes Ultra Slim J*, processador *Naida Q 70*, ambos da marca Advanced Bionics. A ativação foi realizada no mês seguinte e os resultados do acompanhamento podem ser observados nas Figuras 13-18 e 13-19.

O caso descrito demonstra a importância do acompanhamento contínuo, indicação do IC no momento adequado e interface do diagnóstico à reabilitação com equipe interdisciplinar. O paciente encontra-se satisfeito com ambos os IC, assim como refere benefício e melhora na qualidade de vida.

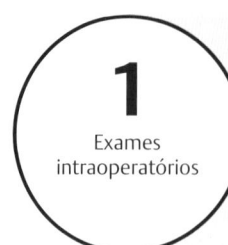

1

Exames intraoperatórios

- Telemetria de impedância com valores dentro da normalidade, todos os eletrodos
- Telemetria de respostas neurais com respostas ECAP ausentes no limite da corrente de estimulação e valores de compliância
- Raio-x indicando inserção total dos eletrodos.

2

Ativação 30 dias após a cirurgia

- Entrevista clínica: boa recuperação e cicatrização pós-cirurgia, sem intercorrências no período. Família motivada
- Avaliação/verificação da região de cicatrização bem como acoplamento.
- Avaliação/verificação do processador de fala e acessórios, dentro dos quais cabo e antena externa, compartilhamento de pilhas e baterias recarregáveis
- Telemetria de impedância: valores dentro dos limites de normalidade.
- Orientação da família quanto as expectativas do momento da ativação e a evolução; resultados esperados para a evolução das habilidades auditivas; importância do treinamento auditivo e processo terapêutico na cidade de origem com fonoterapia especializada na reabilitação auditiva; cuidado com os componentes interno e externo do IC.

Fig. 13-10. Exames intraoperatórios e ativação.

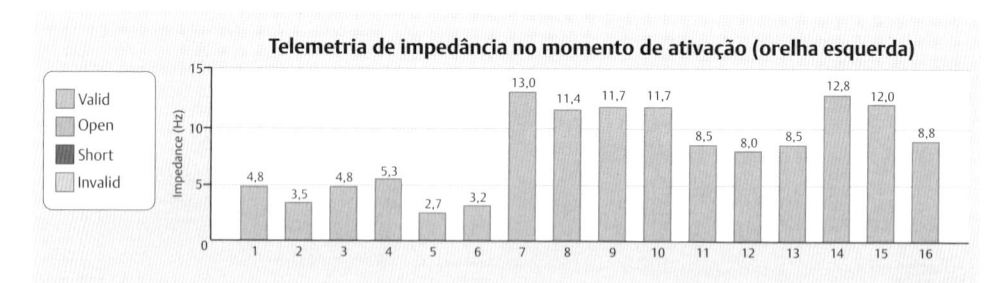

- Telemetria de respostas neurais: encontradas respostas de ECAP com curva de crescimento para todos os eletrodos. Utilizados valores dos limiares para auxiliar juntamente aos demais procedimentos objetivos na determinação dos níveis máximos e mínimos de estimulação. Deve-se ressaltar que no intraoperatório não foram encontrados respostas do ECAP, isso pode ocorrer devido a diversos fatores cirúrgicos, fisiológicos ou até mesmo relacionados ao componente interno, por isso é importante repetir essa medida no momento de ativação

Fig. 13-11. Telemetria de impedância no momento de ativação (orelha esquerda).

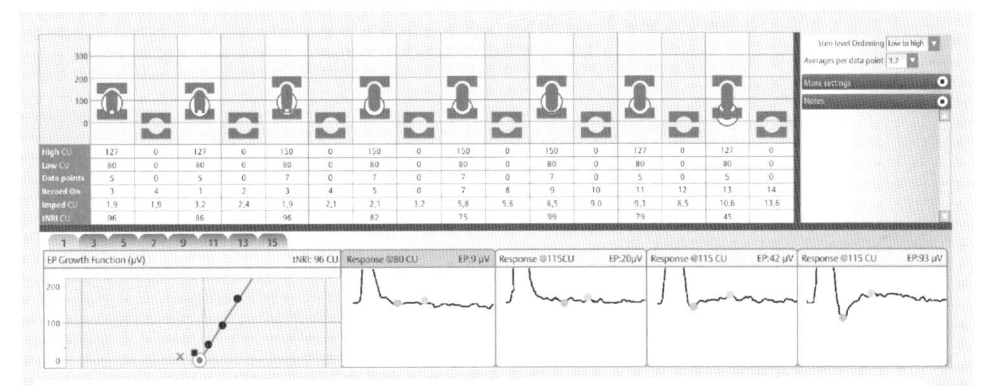

- Pesquisa de reflexo estapediano eliciado eletricamente (ESRT), registro de respostas de contração do músculo estapédio presente em todas as bandas de eletrodos, marcados os valores de limiares os quais possuem alta correlação com os níveis máximos de estimulação.
- Pesquisa dos níveis máximos subjetivos: verificadas resposta forte e confortável pela escala de loudness, paciente apresentou respostas em valores de corrente aos limiares de ESRT.
- Pesquisa dos níveis mínimos: mantido em 10% dos valores de níveis máximos assim como recomendado como default pela empresa Advanced Bionics.
- Após estabelecer a área dinâmica elétrica, realizado o teste com voz para checar a audibilidade e conforto. Os programas estabelecidos foram baseados no limiar de ESRT e resposta subjetiva de loudness.

Fig. 13-12. Telemetria de respostas neurais no momento de ativação (orelha esquerda).

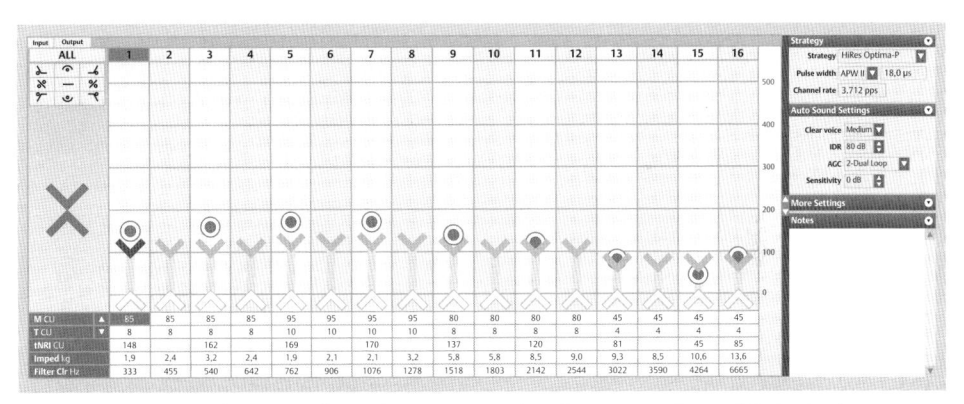

Fig. 13-13. Programa da ativação baseado na pesquisa do reflexo estapediano eliciado eletricamente e pesquisa subjetiva (C real).

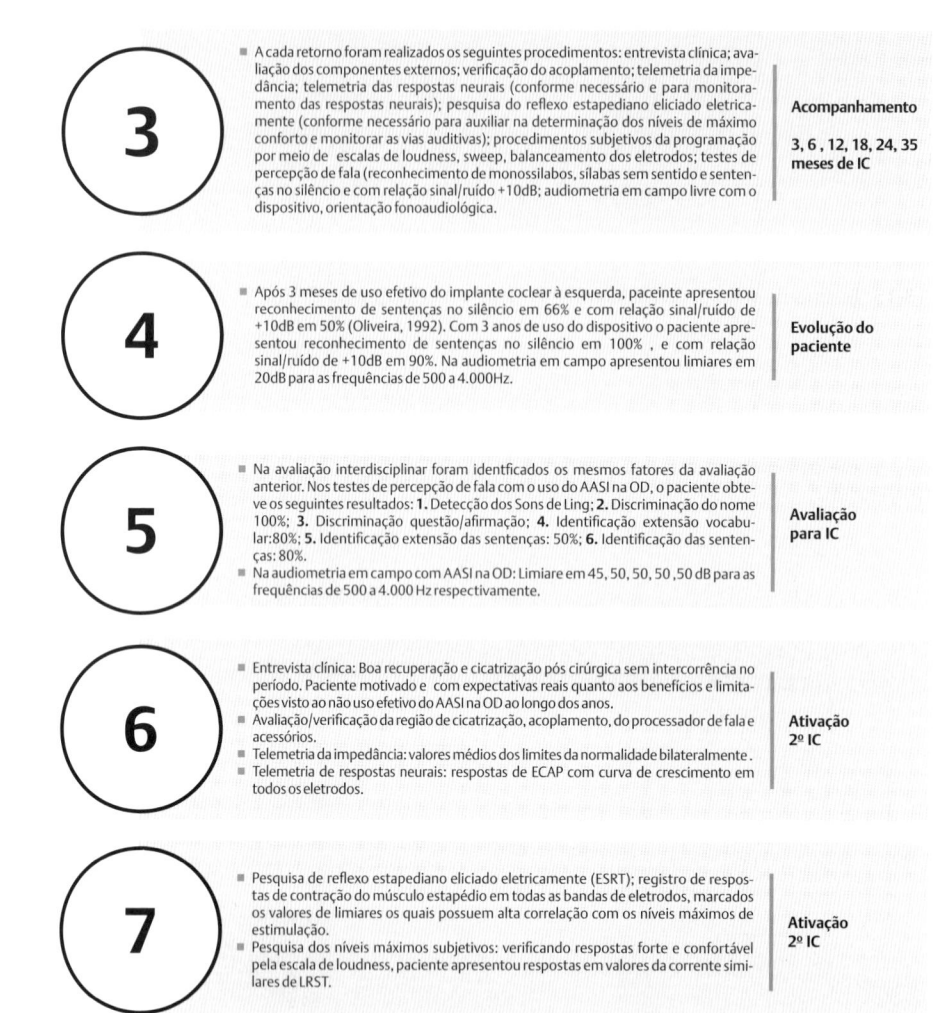

3

A cada retorno foram realizados os seguintes procedimentos: entrevista clínica; avaliação dos componentes externos; verificação do acoplamento; telemetria da impedância; telemetria das respostas neurais (conforme necessário e para monitoramento das respostas neurais); pesquisa do reflexo estapediano eliciado eletricamente (conforme necessário para auxiliar na determinação dos níveis de máximo conforto e monitorar as vias auditivas); procedimentos subjetivos da programação por meio de escalas de loudness, sweep, balanceamento dos eletrodos; testes de percepção de fala (reconhecimento de monossílabos, sílabas sem sentido e sentenças no silêncio e com relação sinal/ruído +10dB; audiometria em campo livre com o dispositivo, orientação fonoaudiológica.

Acompanhamento

3, 6 , 12, 18, 24, 35 meses de IC

4

Após 3 meses de uso efetivo do implante coclear à esquerda, paceinte apresentou reconhecimento de sentenças no silêncio em 66% e com relação sinal/ruído de +10dB em 50% (Oliveira, 1992). Com 3 anos de uso do dispositivo o paciente apresentou reconhecimento de sentenças no silêncio em 100% , e com relação sinal/ruído de +10dB em 90%. Na audiometria em campo apresentou limiares em 20dB para as frequências de 500 a 4.000Hz.

Evolução do paciente

5

Na avaliação interdisciplinar foram identficados os mesmos fatores da avaliação anterior. Nos testes de percepção de fala com o uso do AASI na OD, o paciente obteve os seguintes resultados: **1.** Detecção dos Sons de Ling; **2.** Discriminação do nome 100%; **3.** Discriminação questão/afirmação; **4.** Identificação extensão vocabular:80%; **5.** Identificação extensão das sentenças: 50%; **6.** Identificação das sentenças: 80%.

Na audiometria em campo com AASI na OD: Limiare em 45, 50, 50, 50 ,50 dB para as frequências de 500 a 4.000 Hz respectivamente.

Avaliação para IC

6

Entrevista clínica: Boa recuperação e cicatrização pós cirúrgica sem intercorrência no período. Paciente motivado e com expectativas reais quanto aos benefícios e limitações visto ao não uso efetivo do AASI na OD ao longo dos anos.

Avaliação/verificação da região de cicatrização, acoplamento, do processador de fala e acessórios.

Telemetria da impedância: valores médios dos limites da normalidade bilateralmente .

Telemetria de respostas neurais: respostas de ECAP com curva de crescimento em todos os eletrodos.

Ativação 2º IC

7

Pesquisa de reflexo estapediano eliciado eletricamente (ESRT); registro de respostas de contração do músculo estapédio em todas as bandas de eletrodos, marcados os valores de limiares os quais possuem alta correlação com os níveis máximos de estimulação.

Pesquisa dos níveis máximos subjetivos: verificando respostas forte e confortável pela escala de loudness, paciente apresentou respostas em valores da corrente similares de LRST.

Ativação 2º IC

Fig. 13-14.

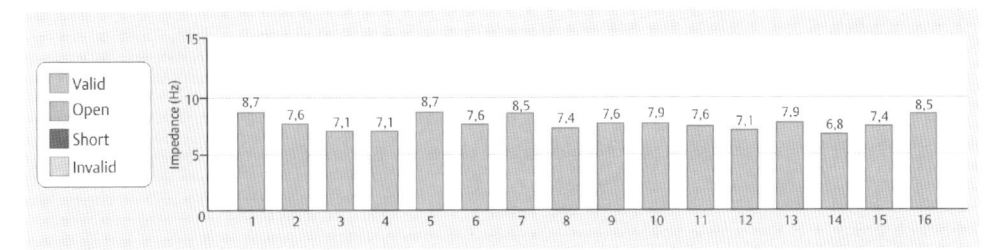

Fig. 13-15. Telemetria de impedância no momento da ativação (orelha direita).

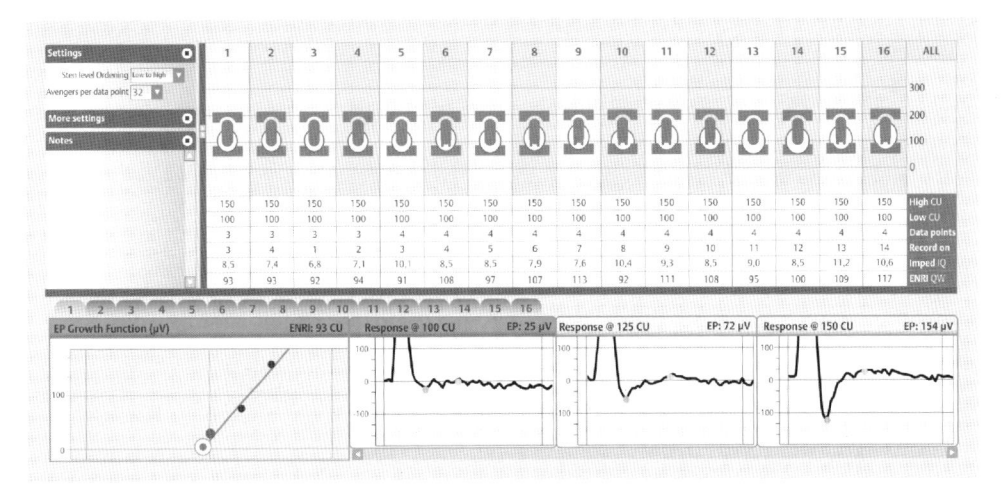

Fig. 13-16. Telemetria de respostas neurais no momento da ativação (orelha direita).

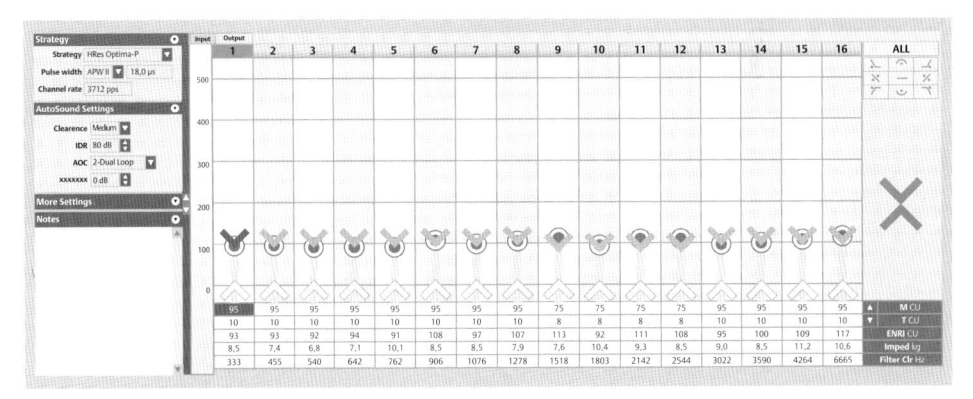

Fig. 13-17. Programa da ativação baseado na pesquisa do reflexo estapediano eliciado eletricamente e pesquisa subjetiva (C real).

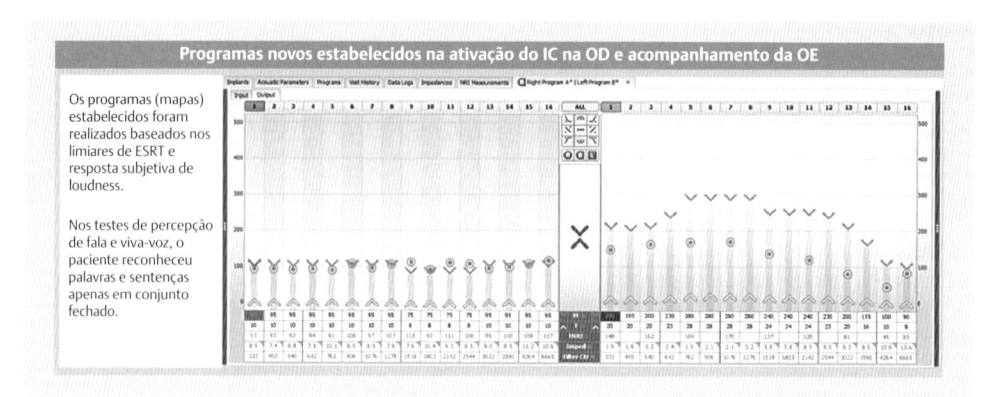

Fig. 13-18. Programas novos estabelecidos na ativação do IC na orelha direita e acompanhamento da orelha esquerda com balanceamento bilateral baseado na pesquisa do reflexo estapediano eliciado eletricamente e pesquisa subjetiva (C real).

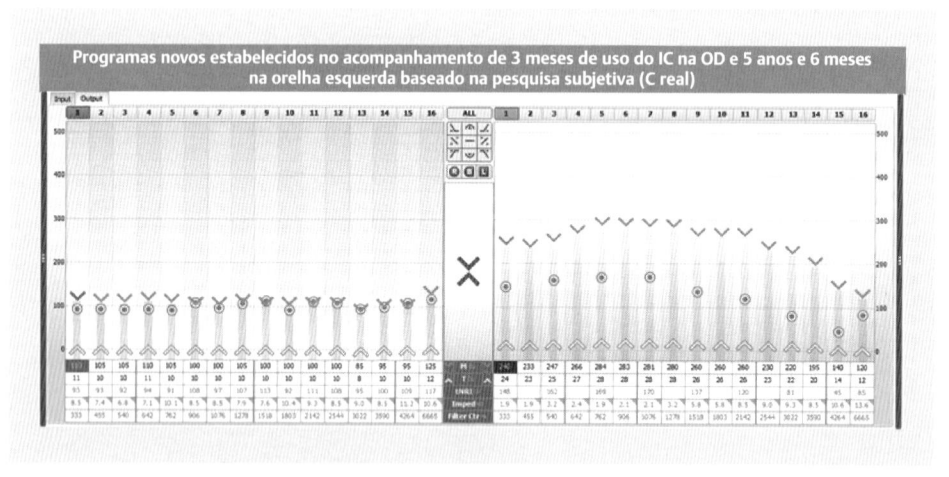

Fig. 13-19. Programas novos estabelecidos no acompanhamento de 3 meses de uso da orelha direita e 6 anos e 6 meses na orelha esquerda baseado na pesquisa subjetiva (C real).

Caso 2

Criança, sexo masculino, compareceu ao Serviço de Saúde de Alta Complexidade especializado em IC com 6 meses de idade, encaminhado pela Atenção Primária à Saúde. Como IRDA apresentou hiperbilirrubnemia com transfusão sanguínea e permanência em Unidade de Terapia Intensiva Neonatal (UTIN) por 11 dias.

Realizou TAN, com resultado **passa** com emissões otoacústicas evocadas (EOE) e **falha** no Potencial Evocado Auditivo de Tronco Encefálico automático (PEATEa). Desenvolvimento neuropsicomotor normal. Os responsáveis referiram flutuação da audição e, quanto ao desenvolvimento de linguagem, produção de vocalizações indiferenciadas. As expectativas dos responsáveis neste primeiro momento eram: **Fechar o diagnóstico e buscar uma solução para tal**.

A criança realizou a avaliação audiológica completa, bem como o acompanhamento pela equipe interdisciplinar (Figs. 13-20 a 13-28). Realizou a cirurgia com 2 anos de idade cronológica, dispositivo interno Sonata Ti 100 Medium, dispositivo externo Opus 2 ambos da marca *Med-El* do Brasil. Os resultados obtidos no intraoperatório e na ativação podem ser observados na nas Figuras 13-29 a 13-32, e o acompanhamento pós-IC está sintetizado na Figura 13-33.

Ressalta-se que durante os 6 anos de idade auditiva, a criança manteve acompanhamento com equipe interdisciplinar (fonoaudiólogo reabilitador e pedagogo da cidade de origem, equipe do centro de implante) e trabalho em conjunto com a família, de acordo com a abordagem aurioral.

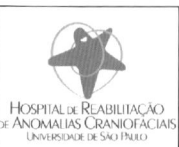

HOSPITAL DE REABILITAÇÃO DE ANOMALIAS CRANIOFACIAIS
UNIVERSIDADE DE SÃO PAULO

Seção de Implante Coclear
Rua Sílvio Merchiano, 3-20 - Vila Nova Cidade Universitária - CEP: 17012-900 - Bauru - SP
Telefone: (14)3235-8132 - e-mail:spp@usp.br - www.hrec.usp.br

Avaliação Audiológica – Cópia

I - Identificação da Instituição

A seção de implante coclear é um serviço do Hospital de Reabilitação de Anomalias Craniofaciais, da Universidade de São paulo

II - Identificação do Paciente:

Nome:					
Data de Nasc.:	24/07/2010	Prontuário nº:		Data do exame:	15/08/2011
Audiômetro:				Data de calibração:	

( ) ATL   ( ) ATL condicionada   (x) Audiometria de reforço visual   ( ) Fone de inserção

LOGOAUDIOMETRIA

	Orelha Direita	Orelha Esquerda
IPRF	...... dB	...... dB
M	...... %	...... %
D	...... %	...... %
Masc.	......	......

	Orelha Direita	Orelha Esquerda
LRF	...... dB	...... dB
Masc.	......	......

	Orelha Direita	Orelha Esquerda
LDV	90 dB	90 dB
Masc.	......	......

ODx 115 dB   OEx 100 dB

WEBER

	500	1k	2k	4k	Hz
O.D.					O.E.

MASCARAMENTO

OD	VA	VO ......
OE	VA	VO ......

Fig. 13-20. Resultados da audiometria por reforço visual (VRA) com 1 ano e 1 mês de idade cronológica.

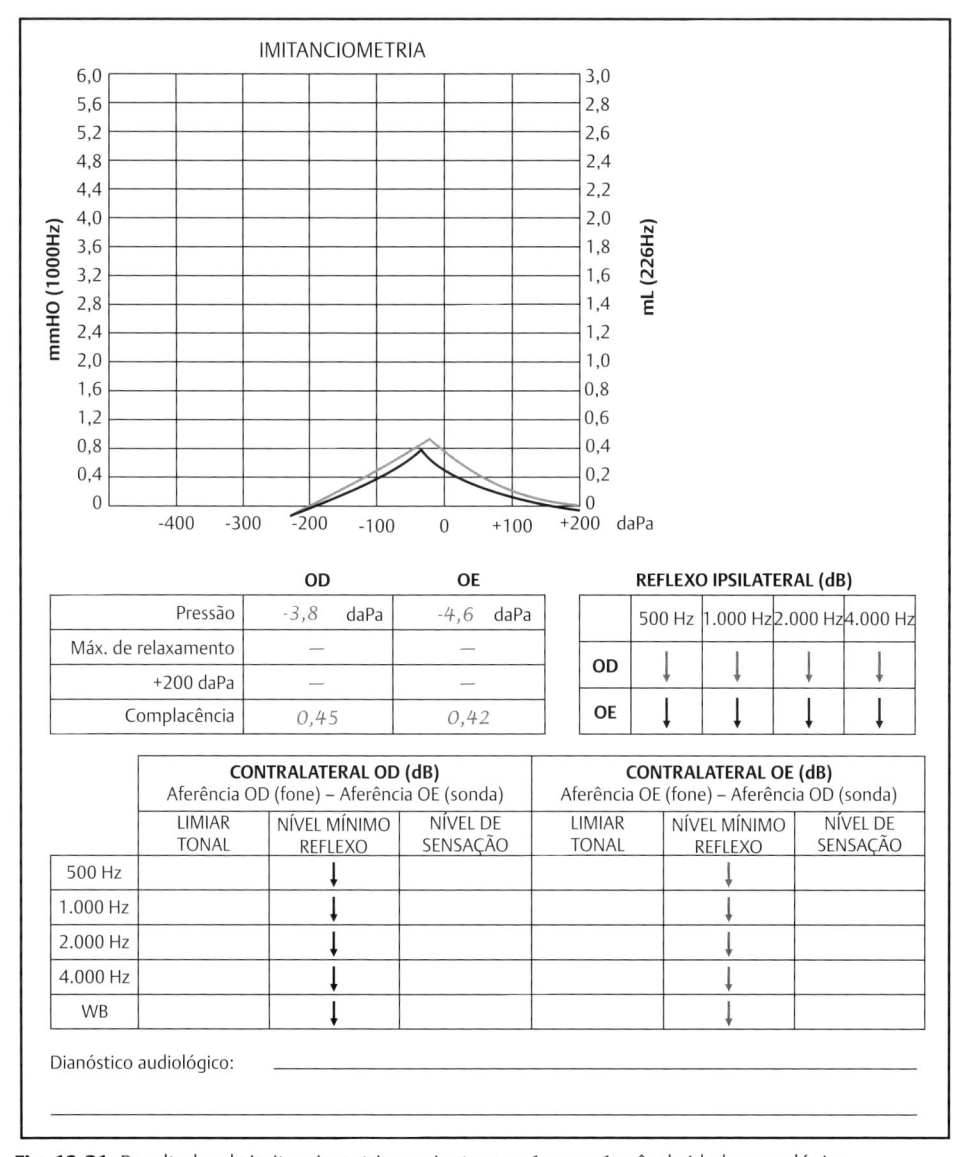

Fig. 13-21. Resultados da imitanciometria, paciente com 1 ano e 1 mês de idade cronológica.

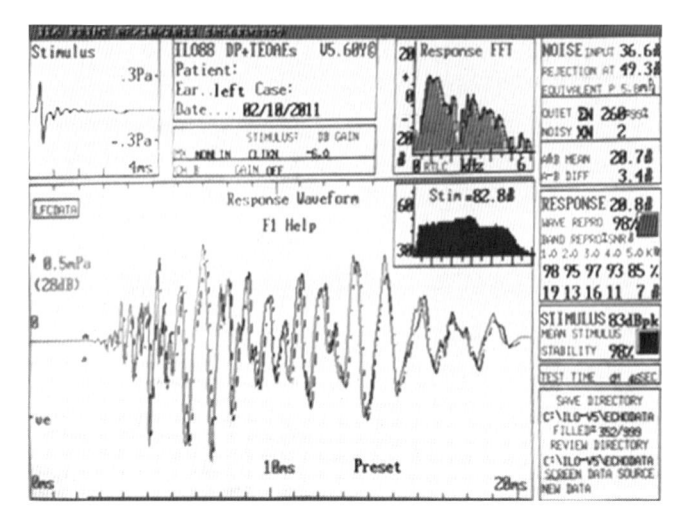

Fig. 13-22. Resultados das EOE com 9 meses de idade cronológica.

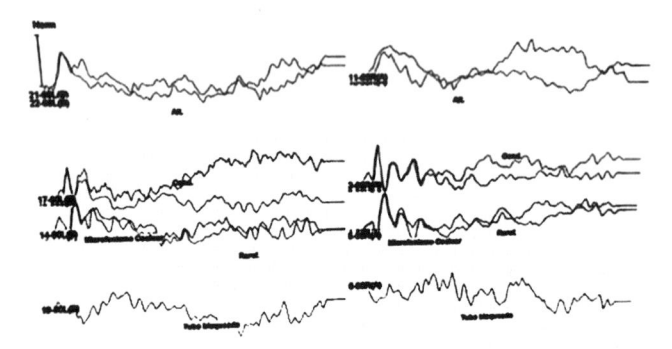

Fig. 13-23. Resultados PEATE com 9 meses de idade cronológica, presença de microfonismo coclear.

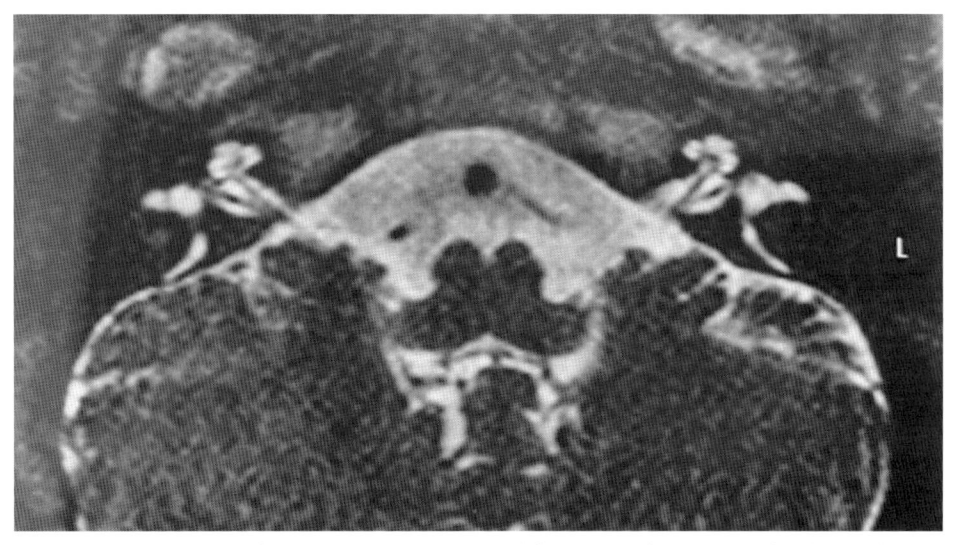

Fig. 13-24. Ressonância nuclear magnética em corte axial demonstrando o nervo coclear bilateralmente.

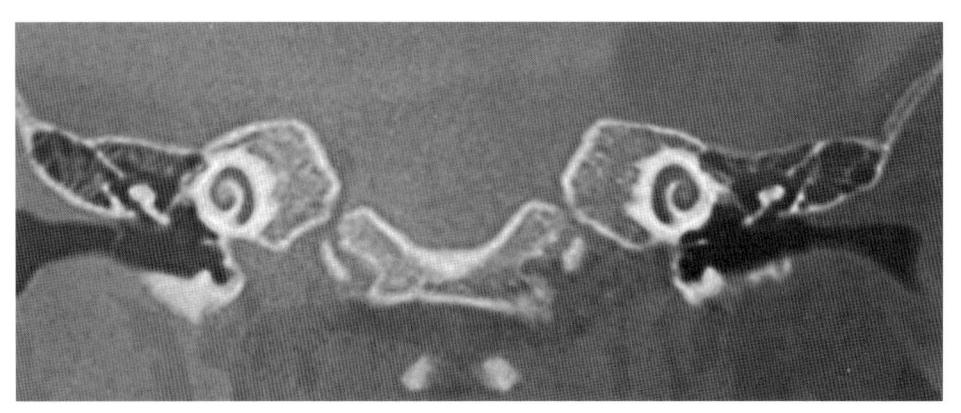

Fig. 13-25. Tomografia computadorizada em corte coronal demonstrando células mastoideas, cadeia ossicular e cócleas bilateralmente.

AASI

AUDIOMETRIA EM CAMPO LIVRE

Na verificação eletroacústica foi possível atingir o target para as frequências de 250 a 2.000 Hz para as diferentes entradas (Fracos = 50dB NPS, Médios = 65 dB NPS, Fortes = 80 dB NPS) e MPO.

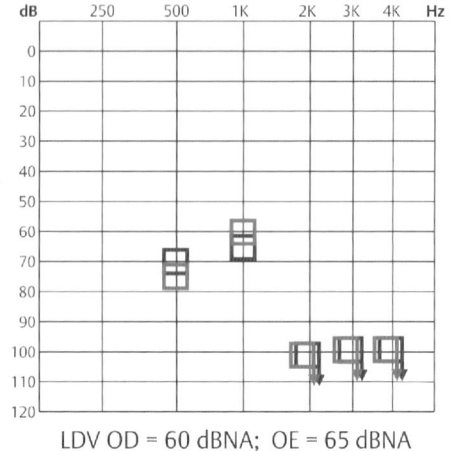

LDV OD = 60 dBNA; OE = 65 dBNA

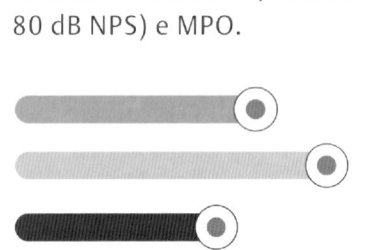

COM AASI

Na avaliação comportamental verificou-se localização de palmas e nome bilateralmente, para os Sons de Ling localização de /a/ e /u/ assistemático à esquerda, e sistemático à direita.

No questionário IT-MAIS pontuou 7,5% e no MUSS pontuou 20% na última avaliação.

Fig. 13-26. Audiometria em Campo livre.

AVALIAÇÃO

MÉDICO OTORRINOLARINGOLOGISTA

Na avaliação física otorrinolaringológica verificou-se membrana timpânica íntegra bilateralmente. Na avaliação dos exames de imagem, tomografia e ressonância magnética, verificou-se anatomia coclear normal, assim como de nervo auditivo (calibre do VIII nervo dentro da normalidade).

SERVIÇO SOCIAL

Na avaliação do serviço social verificou-se escolaridade de ambos os pais médio completo; classificação socioeconômica média inferior; rede terapêutica quanto à terapia fonoaudiológica para habilitação auditiva via SUS oferecida duas vezes por semana 40 minutos por sessão; responsáveis comprometidos com o processo de implantação assim como pós-operatório relacionado ao uso e cuidados com o dispositivo, boa dinâmica familiar e rede de apoio.

AVALIAÇÃO

PSICOLOGIA

Na avaliação psicológica verificou-se boa dinâmica familiar, assim como envolvimento.

Família fragilizada inicialmente com a descoberta da deficiência auditiva, porém lidando emocionalmente bem com todo o processo. Expectativas realistas quanto aos benefícios com o dispositivo e possíveis limitações do ENA.

Realizada avaliação da criança pelo inventário Portage com resultados para as áreas de cognição, socialização, autocuidado, e motor compatíveis com a idade cronológica. Na escala de avaliação de retração prolongada da criança pequena verificou-se para as categorias expressão facial, contato visual, gestos de auto estimulação, vocalização, vivacidade das reações aos estímulos, relação e atratividade, resultados dentro da normalidade.

AVALIAÇÃO

FONOAUDIOLOGIA

Na avaliação do comportamento auditivo localizou palmas bilateralmente, nome à direita, e para os Sons de Ling /u/ e /a/ localizou à direita. Ausência de reflexo cócleo palpebral para tambor e agogô.

Foi adaptado o AASI modelo sumo DM da marca Citicon, molde concha de silicone sem modificações acústicas.

Quanto às características externas e de programação selecionadas, destacam-se: gancho pediátrico para retenção, habilitado datalloging, norma prescritiva DSL v.5, compressão tipo WDRC, habilitado microfone omnidirecional, habilitado redutor de feedback, desabilitado controle de volumes, e pela queixa de flutuação auditiva realizado 2 programas para evitar dsconforto auditivo.

A regulagem inicial, assim como as posteriores, foram realizadas utilizando a medida da RECD. Na última avaliação foram obtidos os seguintes valores: 200 Hz = 5 dB NPS, 1.000 Hz = 12 dB NPS, 2.000 Hz = 12 dB NPS, 3.000 Hz = 18 dB NPS, 4.000 Hz = 10 dB NPS, estando dentro do esperado.

Fig. 13-27. Avaliação fonoaudiológica.

EQUIPE

**Após a discussão em equipe interdisciplinar foram
levantados os seguintes aspectos:**

- Perda auditiva sensorioneural bilateral simétrica, de grau
profundo, com diagnóstico interdisciplinar de espectro
da neuropatia auditiva (ENA);
- Benefício limitado com o AASI bilateralmente em
especial quanto a percepção de fala e audibilidade
mensurados por protocolos padronizados;
- Tempo de 18 meses em prova terapêutica
fonoaudiológica;
- Idade do paciente na discussão 1 ano e 10 meses,
acompanhado periodicamente de 6 em 6 meses;
- Anatomia coclear e de nervo auditivo dentro da
normalidade.
- Boa dinâmica e permeabilidade familiar, expectativas
realistas, motivação pscicológica;
- Compromisso em zelar pelo dispositivo quanto ao uso e
cuidados;
- Acesso à terapia fonoaudiológica especializada em
reabilitação auditiva em sua cidade de origem
(referência/contra-referência).

Fig. 13-28. Aspectos levantados pela equipe
interdisciplinar.

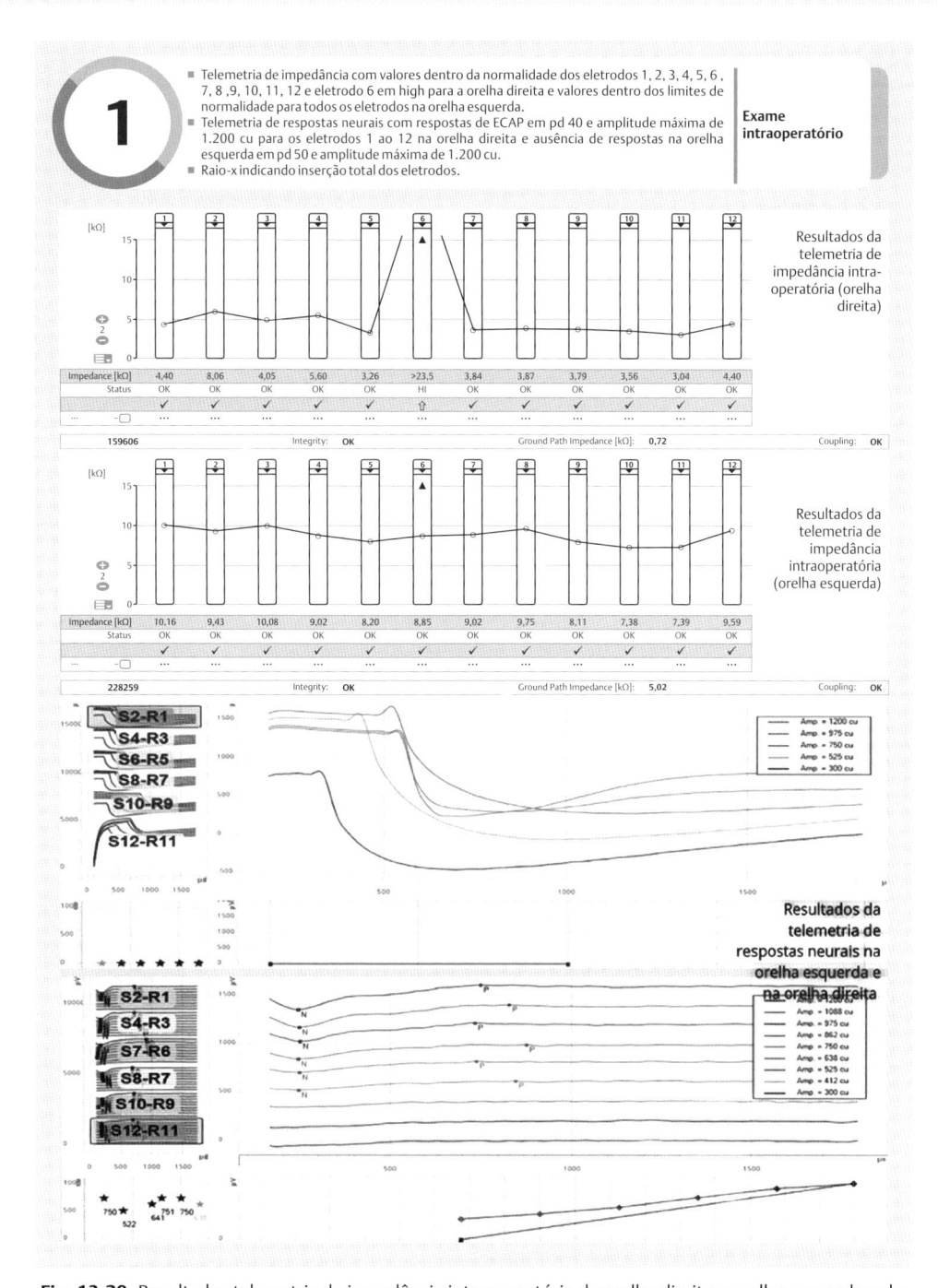

Fig. 13-29. Resultados telemetria de impedância intraoperatória da orelha direita e orelha esquerda e da telemetria de respostas neurais (ausência de registro de eCAp na orelha esquerda e presença na orelha direita com curva de crescimento).

2

- Entrevista clínica: boa recuperação e cicatrização pós-cirúrgica, sem intercorrências no período. Manteve a realização de fonoterapia duas vezes por semana, 40 minutos por sessão na cidade de origem, assim como escola regular, meio período. Família motivada.
- Avaliação/verificação da região de cicatrização, bem como acoplamento, processador de fala e acessórios.

Ativação

30 dias após a cirurgia

- Telemetria de impedância: valores dentro dos limites de normalidade bilateralmente. Verificada impedância normal do E6 para OD. Ressalta-se que isso pode acontecer pois os valores de impedância altos no intra operatório podem ocorrer devido a diversos fatores relacionados ao meio coclear, como bolhas de ar ou sangue, e após o período de cicatrização são solucionados e encontramos valores de impedância dentro dos limites da normalidade.
- Telemetria de respostas neurais: encontradas respostas no ECAP com curva de crescimento bilateral. Utilizados valores dos limiares para auxiliar juntamente aos demais procedimentos objetivos na determinação dos níveis máximos e mínimos de estimulação. Deve-se ressaltar que no intra operatório não foram encontradas respostas na orelha esquerda, isso pode ocorrer devido a diversos fatores cirúrgicos, fisiológicos ou até mesmo relacionados ao componente interno, por isso é importante repetir esta medida no momento da ativação.

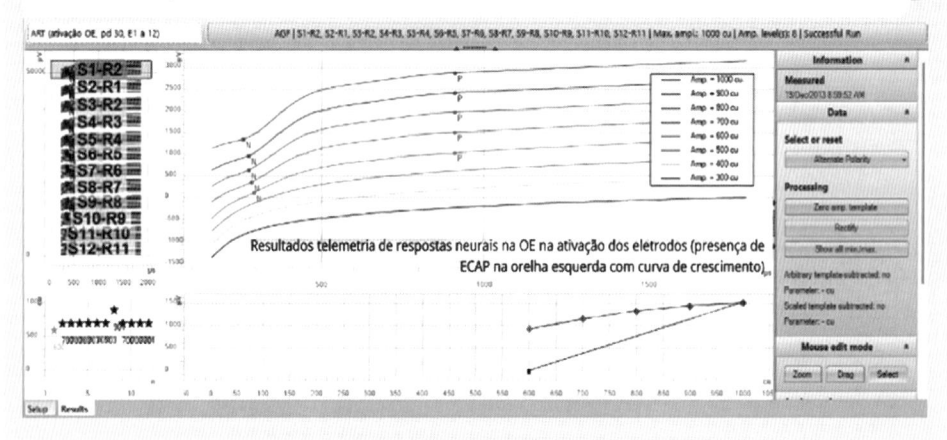

Fig. 3-30. Resultados telemetria de respostas neurais na orelha esquerda na ativação dos eletrodos (presença de ECAP na orelha esquerda com curva de crescimento).

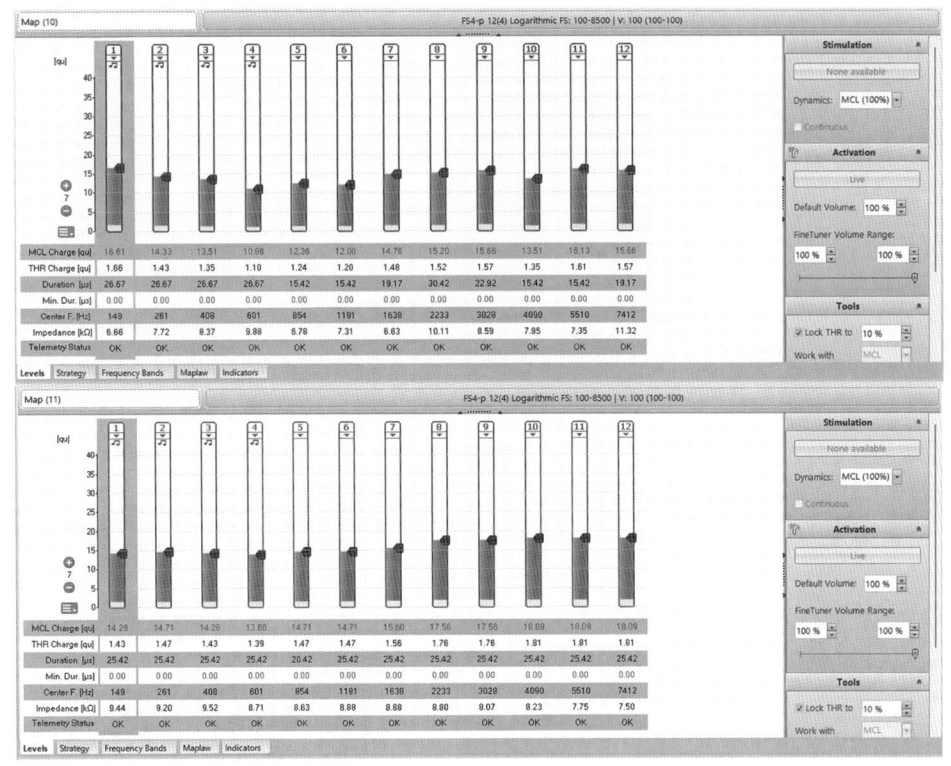

Fig. 13-31. Pesquisa do reflexo estapediano eliciado eletricamente na orelha direita e na orelha esquerda respectivamente.

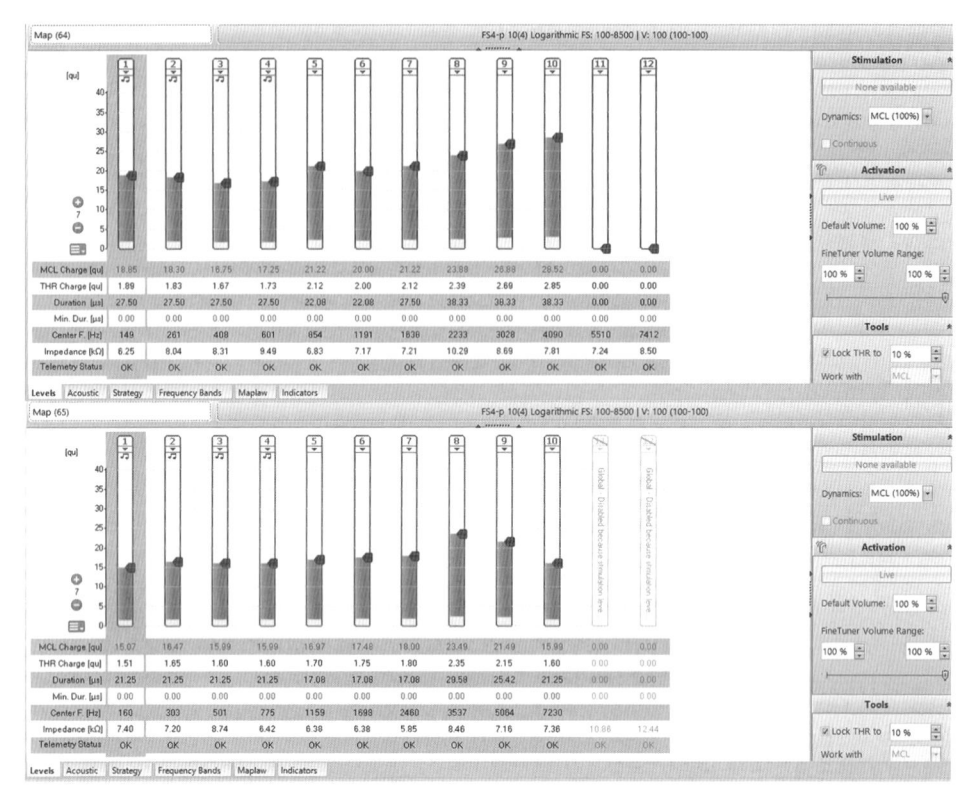

Fig. 13-32. Programas estabelecidos na ativação para orelha direita e esquerda, respectivamente, baseados na pesquisa do reflexo estapediano eliciado eletricamente (ESRT) correlacionado com demais procedimentos objetivos e subjetivos, comportamentais. Balanceamento realizado a viva voz baseado nos procedimentos subjetivos e objetivos realizados. Programas finais possuíram valores de ESRT subtraídos 7 incrementos.

Os acompanhamentos do paciente ocorreram com 3, 6, 9, 12, 18, 24, 36 meses e após de 2 em 2 anos, assim como antecipado conforme necessidade da criança e família. O paciente apresentou evolução conforme o esperado para idade auditiva nos diferentes campos: audição, linguagem, comunicação, social e cognição.

A cada retorno foram realizados os seguintes procedimentos: entrevista clínica; avaliação do componente externo; verificação do acoplamento; telemetria de impedância; telemetria de respostas neurais (conforme necessário e para monitoramento das respostas neurais); pesquisa do reflexo estapediano eliciado eletricamente (para auxiliar na determinação dos níveis de máximo conforto e monitorar as vias auditivas); procedimentos subjetivos de programação por meio de escalas de loudness e observação comportamental, e testes com voz para mapeamento e balanceamento dos eletrodos, e balanceamento bilateral; testes de percepção de fala conforme quadro 1; audiometria em campo livre com o dispositivo e orientação fonoaudiológica.

Para monitorar a evolução assim identificar possíveis "bandeiras vermelhas" foram utilizados os seguintes protocolos:

- Clinical Red Flags for slow progress in children with cochlear implants. ROBBINS, A.M. Loud & Clear! - Advanced Bionics Corp. 2005.
- Comerlatto, Mariane Perin da Silva. Habilidades auditivas e de linguagem de crianças usuárias de implante coclear: análise dos marcadores clínicos de desenvolvimento [tese]. São Paulo: Faculdade de Medicina; 2016.

No último acompanhamento realizado em junho de 2021, com 6 anos de idade auditiva, foram realizados todos os procedimentos citados acima. Quanto à última programação, para estabelecimento da área dinâmica elétrica foram utilizadas as medidas subjetivas por meio da escala de loudness já com respostas confiáveis, assim como o balanceamento dos eletrodos e o balanceamento bilateral (Fig. 13-33).

Na audiometria em campo livre, o paciente apresentou níveis mínimos de resposta em 20 dB para ambas as orelhas isoladas e na situação bilateral para todas as frequências testadas (500 a 4.000 Hz). Nos testes de percepção de fala realizados apresentou 100% em todas as provas do GASP e no reconhecimento da lista de Delgado, tanto na condição de orelhas separadas, quanto bilateral. Para sentenças no silêncio obteve 95% com IC na orelha direita, 91% com IC na orelha esquerda e 100% na condição com IC bilateral. Para sentenças com ruído (relação S/R +10) os percentuais obtidos foram respectivamente, 72%, 75% e 85%.

Verificamos resultados dentro do esperado e boa evolução, paciente em processo de alta fonoaudiológica e bom desempenho escolar.

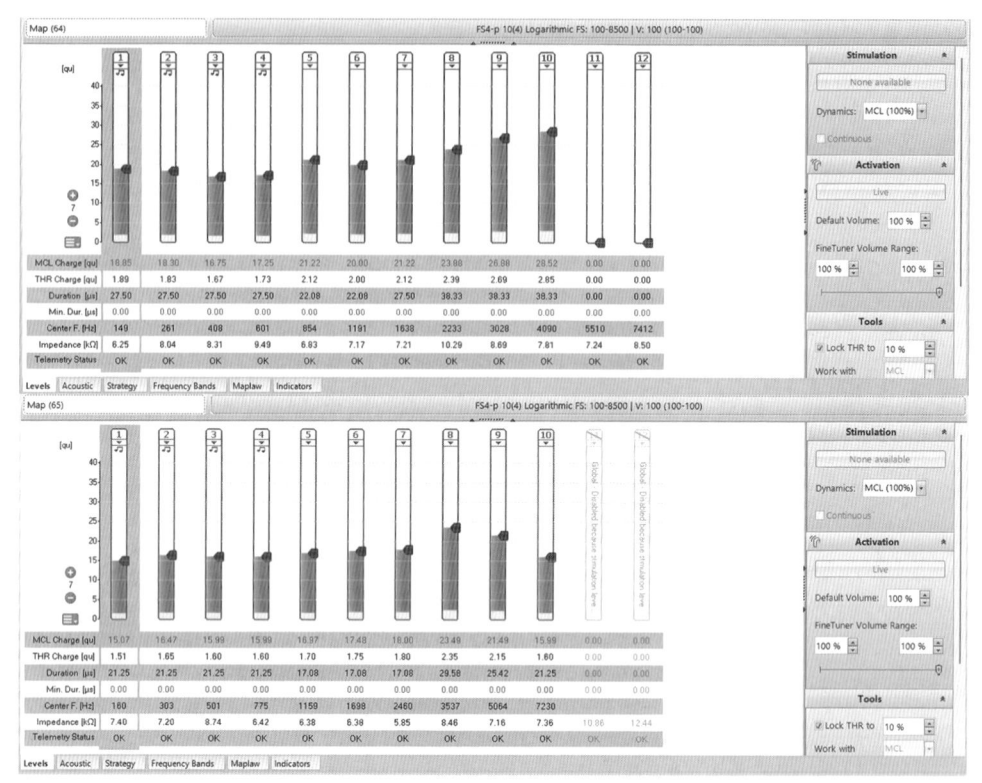

Fig. 13-33. Programas estabelecidos no último acompanhamento em junho de 2021, com 6 anos de idade auditiva, baseados na pesquisa subjetiva (C real) correlacionado com demais procedimentos objetivos.

COMENTÁRIOS FINAIS

Embora não se possa prever com certeza o benefício que o paciente terá com o IC, sabe-se que diversos fatores estão relacionados com seu desempenho, como as características individuais, aspectos socioeconômicos, engajamento do sujeito e da sua família no processo terapêutico, realização da terapia fonoaudiológica, bem como a história audiológica atual e pregressa, o diagnóstico audiológico e a etiologia da deficiência auditiva.[1,64] Assim, para a reabilitação efetiva com o IC os profissionais envolvidos devem estar atentos aos diversos aspectos essenciais, que em conjunto, maximizarão os resultados obtidos, com reflexo na qualidade de vida do paciente e da família.

AGRADECIMENTOS

À equipe interdisciplinar da seção de implante coclear do Hospital de Reabilitação de Anomalias Craniofaciais da Universidade de São Paulo (HRAC/USP), em especial, a Dra Midori Otake Yamada e a Dra Sônia Tebet Mesquita pelos relatos que contribuíram para a escrita deste capítulo.

Aos desenvolvedores de vetores: macrovector, Katemangostar e BiZkettE1/Freepik.

REFERÊNCIAS BIBLIOGRÁFICAS

1. Entwisle LK, Warren SE, Messersmith JJ. Cochlear implantation for children and adults with severe-to-profound hearing loss. Semin Hear. 2018;39(04):390-404.
2. Wang B, Cao K, Wei C, et al. Evaluating auditory pathway by electrical auditory middle latency response and postoperative hearing rehabilitation. J Investig Surg. 2018;0:1-10.
3. Wolfe J, Musgrave E. cochlear implant candidacy: regulatory approval. In: Wolfe J. Cochlear implants: audiologic management and considerations for implantable hearing devices. San Diego, CA: Plural Publishing; 2020. p. 103-14.
4. Bento RF, Lima Júnior LRP, Tsuji RK, et al. Tratado de implante coclear e próteses auditivas implantáveis. Rio de Janeiro: Thieme Revinter; 2021.
5. Jerger J, Hayes D. The cross-check principle in pediatric audiometry. Arch Otolaryngol. 1976;102(10):614-20.
6. Amri NA, Quar TK, Chong FY, Bagato M. Optimising hearing aid output to paediatric prescriptive targets improves outcomes in children. Int J Audiol. 2022;61(11):924-31.
7. Martinez MAN, Novaes BCAC. Amplificação sonora em bebês. In: Bevilacqua MC, et al. (Orgs.). Tratado de audiologia. São Paulo: Santos; 2011.
8. Kim H, Ricketts TA. Test-retest reliability of probe-microphone verification in children fitted with open and closed hearing aid tips. J Am Acad Audiol. 2013;24(7):635-42.
9. McCreery RW, Bentler RA, Roush PA. The characteristics of hearing aid fittings in infants and young children. Ear Hear. 1097/AUD.0b013e31828f10333. 2013;34(6):10.
10. Leandro FSM, et al. LittlEars® – Questionário auditivo: adaptação semântica e cultural da versão em Português Brasileiro em pais de crianças com deficiência auditiva. Audiol Commun Res. 2016;21:e1640.
11. Kishon-Rabin L, Taitelbaum-Swead R, Ezrati-Vinacour R, Hildesheimer M. Prelexical vocalization in normal hearing and hearing-impaired infants before and after cochlear implantation and its relation to early auditory skills. Ear Hear. 2005;26(4):17S-29S.
12. Castiquini EAT, Bevilacqua MC. Escala de integração auditiva significativa: procedimento adaptado para a avaliação da percepção da fala. Rev Soc Bras Fonoaudiol. 2000;6:51-60.
13. Nascimento LT. Uma proposta de avaliação da linguagem oral (monografia). Hospital de Pesquisa e Reabilitação de Lesões Lábio Palatais; 1997.
14. Levy CCAC, Rodrigues-Sato, LCCB. Validação do questionário Parent's Evaluation of Aural/Oral Performance of Children – PEACH em língua portuguesa brasileira. CoDAS. 2016;28(3):205-11.

15. Santos FA, Novaes BCAC. A aplicação do Inventário de Desenvolvimento Comunicativo MacArthur - versão em português - na clínica Fonoaudiológica (Dissertação). Pontifícia Universidade Católica; 2004.

16. Oshima M, et al. Early Listening Function (ELF): adaptação para a língua portuguesa. Rev Soc Bras Fonoaudiol. 2010;15(2):191-6.

17. Menezes MLN. Avaliação de desenvolvimento de linguagem; 2004.

18. Ferreira K. Indicadores de performance funcional auditiva (FAPI): aplicação em crianças brasileiras (tese). Universidade de São Paulo - Faculdade de Odontologia de Bauru; 2011.

19. Fortunato-Queiroz CAU. Reynel developmental language scales (RDLS): um estudo longitudinal em crianças usuárias de implante coclear (tese). Universidade Federeal de São Carlos; 2007.

20. Bevilacqua MC, Tech EA. Elaboração de um procedimento de avaliação de percepção de fala em crianças deficientes auditivas profundas a partir de cinco anos de idade. In: Marchesan IQI, Zorzi JL, Gomes, IC. Tópicos em Fonoaudiologia. São Paulo: Lovise; 1996. p. 411-33.

21. Andrade CRF, et al. ABFW: Teste de linguagem infantil nas áreas de fonologia, vocabulário, fluência e pragmática. Carapicuíba (SP): Pró-Fono; 2000.

22. Delgado EMC, Bevilacqua MC. Lista de palavras como procedimento de avaliação da percepção dos sons da fala para crianças deficientes auditivas. Pró-Fono. 1999;11(1):59-64.

23. Zorzi JL, Hage SRV. PROC – Protocolo de observação comportamental: avaliação de linguagem e aspectos cognitivos infantis. São José dos Campos (SP): Pulso Editorial; 2004.

24. Jacob RTS, et al. Phrases in noise test (PINT) Brasil: efetividade do teste em crianças com deficiência auditiva. Braz J Otorhinolaryngol. 2021;87:164-70.

25. Madaschi V, Mecca TP, Macedo EC, Paula CS. Bayley-III scales of infant and toddler development: transcultural adaptation and psychometric properties. Paideia. 2016;26(64):189-97.

26. Bevilacqua MC, Delgado EM, et al. Estudos de casos clínicos de crianças do Centro Educacional do Deficiente Auditivo (CEDAU), do Hospital de Pesquisa e Reabilitação de Lesões Lábio-Palatais - USP. In: XI Encontro Internacional de Audiologia; 30 de março a 02 de abril. Anais: Bauru, Brasil; 1996. p. 187.

27. Yamada MO, Valle ERM. Vivência de mães na trajetória de seus filhos com implante coclear: fatores afetivos e emocionais. 2. ed. Ribeirão Preto: Book Toy; 2014. p. 310.

28. Yamada MO. Avaliação psicológica do paciente e da família. In: Tratado de implante coclear e próteses auditivas implantáveis. 2. ed. São Paulo: Thieme Revinter; 2021. p. 478.

29. Bevilacqua MC, Moret ALM, Costa OA. Conceituação e indicação do implante coclear. In: Bevilacqua MC, Martinez MAN, Balen AS, Pupo AC, Reis ACMB, Frota S. Tratado de audiologia. São Paulo: Editora Santos; 2011. p. 407-25.

30. Proctor RD, Gawne-Cain ML, Eyles J, et al. MRI during cochlear implant assessment: should we image the whole brain? Cochlear Implants Int. 2013;14(1):2-6.

31. Tamplen M, Schwalje A, Lustig L, et al. Utility of preoperative computed tomography and magnetic resonance imaging in adult and pediatric cochlear implant candidates. Laryngoscope. 2016;126(6):1440-5.

32. Mackeith S, Joy R, Robinson P, et al. Pre-operative imaging for cochlear implantation: magnetic resonance imaging, computed tomography, or both? Cochlear Implants Int. 2012;13(3):133-6.

33. Flint PW, Charles W. Cummings. Cummings Otolaryngology Head & Neck Surgery. 7th ed; 2021.

34. Brasil. Portaria GM/MS n° 2.776, de 18 de dezembro de 2014. Diretrizes Gerais para a Atenção Especializada às Pessoas com Deficiência Auditiva no Sistema Único de Saúde. 2014.

35. Shapiro W, Bradham TS. Cochlear implant programming. Otolaryngol Clin North Am. 2012;45(1).

36. Wolfe J. Fundamental Practices of Cochlear Implant Programming. In: Wolfe J. Cochlear implants: audiologic management and considerations for implantable hearing devices. San Diego, CA: Plural Publishing; 2020. p. 365-98.

37. Robbins AM. Rehabilitation after cochlear Implantation. In: Cochlear implants: principles and practices. Philadelphia: Wolters Kluwer/Lippincott William & Wilkins; 2009. p. 269-312.

38. Binos P, Nirgianaki E, Psillas G. How Effective Is Auditory–Verbal Therapy (AVT) for Building Language Development of Children with Cochlear Implants? A Systematic Review. Life. 2021;11(3):239.
39. Wolfe J, Miller S, Schafer E, et al. Intervention and outcomes of children in different types of listening and spoken language programs. J Early Hear Detect Interv. 2021;6(2):9-27.
40. Telmesani LM, Said NM, Mahrous MM, Alrusayyis DF. The difficulties encountered by pediatric cochlear implant patients and their parents during the COVID-19 pandemic. Audiol Neuro-Otol. 2021;27(1):1-8.
41. Neves AJ, Moreira A, Verdu A, et al. The implications of the cochlear implant for development of language skills: a literature review. Rev CEFAC. 2015;17(5):1643-55.
42. Cambridge G, Taylor T, Arnott W, Wilson WJ. Auditory training for adults with cochlear implants: a systematic review. Int J Audiol. 2022;61(11):896-904.
43. Niparko JK. Spoken language development in children following cochlear implantation. JAMA. 2010;303(15):1498.
44. Barreira-Nielsen C, Fitzpatrick E, Hashem S, et al. Progressive hearing loss in early childhood. Ear Hear. 2016;37(5):e311-21.
45. Gagnon EB, Eskridge H, Brown KD, Park LR. The impact of cumulative cochlear implant wear time on spoken language outcomes at age 3 years. J Speech Lang Hear Res. 2021;64(4):1369-75.
46. Rhoades E, Glade R. Brief history of auditory-based interventions and related developments.
47. J Early Hear Detect Interv. 2020;5(2):13-25.
48. Holt RF, Kronenberger WG, Pisoni DB. Family environmental dynamics differentially influence spoken language development in children with and without hearing loss. J Speech Lang Hear Res. 2021;1(1):1-17.
49. Iseli C, Buchman CA. Management of Children with Severe, Severe-profound, and Profound Sensorineural Hearing Loss. Otolaryngologic Clinics of North America. 2015;48(6):995-1010.
50. Bevilacqua MC, Moret ALM. Abordagem aurioral para crianças usuárias de implante coclear. In: Tratamento em Otologia. Rio de Janeiro;2006.
51. Brazorotto J. Audiologia educacional: intervenção fonoaudiológica voltada ao bebê e sua família. In: intervenção em fonoaudiologia - comunicação sem limites. São José dos Campos: Pulso Editorial Ltda.; 2013. p. 29-40.
52. Comerlatto MPS. Habilidades auditivas e de linguagem de crianças usuárias de implante coclear: análise dos marcadores clínicos de desenvolvimento (tese). Universidade de São Paulo-Faculdade de Odontologia de Bauru; 2016.
53. Joint Committee on Infant Hearing. JCIH [Internet]. 2019.
54. Dornhoffer JR, Reddy P, Ma C, Schvartz-Leyzac KC, et al. Use of auditory training and its influence on early cochlear implant outcomes in adults. Otology & Neurotology. 2021;43(2):e165-73.
55. De Raeve L, Cumpăt M-C, van Loo A, et al. Quality standard for rehabilitation of young deaf children receiving cochlear implants. Medicina. 2023;59:1354.
56. Moberly AC, Vasil K, Baxter J, et al. Comprehensive auditory rehabilitation in adults receiving cochlear implants: A pilot study. Laryngoscope Investig Otolaryngol. 2020;5(5):911-8.
57. Harris MS, Capretta NR, Henning SC, et al. Postoperative rehabilitation strategies used by adults with cochlear implants: a pilot study. Laryngoscope Investig Otolaryngol. 2016;1(3):42-8.
58. Shukor NFA, Lee J, Seo YJ, Han W. Efficacy of music training in hearing aid and cochlear implant users: a systematic review and meta-analysis. Clin Exp Otorhinolaryngol. 2021;14(1):15-28.
59. Ray C, Taylor E, Vasil KJ, et al. The value of speech-language pathologists in auditory rehabilitation for adults with cochlear implants. Am J Speech Lang Pathol. 2021;30(4):1909-11.
60. Braun LL, Vitti SV, Pisa IT. Desenvolvimento de um módulo adaptativo para o sistema de treinamento das habilidades auditivas. J Health Inform. 2021;13(1):3-9.
61. Ni G, Zheng Q, Liu Y, Zhao Y, Yue T, Han S, et al. Objective electroencephalography-based assessment for auditory rehabilitation of pediatric cochlear implant users. Hear Res. 2021 Feb;404:108211.

62. McCarthy M, Leigh G, Arthur-Kelly M. Practitioners' self-assessment of family-centered practice in telepractice versus in-person early intervention. J Deaf Stud Deaf Educ. 2021;26(1):46-57.
63. Lawrence BJ, Eikelboom RH, Jayakody DMP. Auditory-cognitive training for adult cochlear implant recipients: a study protocol for a randomized controlled trial. Trials. 2021;22(1).
64. Pisoni DB, Kronenberger WG, Harris MS, Moberly AC. Three challenges for future research on cochlear implants. World J Otorhinolaryngol Head Neck Surg. 2017;3(4):240-54.
65. Sun Z, Seo JW, Park HJ et al. Cortical reorganization following auditory deprivation predicts cochlear implant performance in postlingually deaf adults. Hum Brain Mapp. 2020;42(1):233-44.

ELETROFISIOLOGIA PARA AUDIOLOGIA E SUAS APLICAÇÕES NA ÁREA DA LINGUAGEM

Kelly Cristina Lira de Andrade ▪ Vívian Passos Lima Maynart
Danielle Cavalcante Ferreira ▪ Thaís Nobre Uchôa Souza
Maria Cecilia dos Santos Marques ▪ Pedro de Lemos Menezes

OBJETIVOS DE APRENDIZAGEM

A partir da leitura deste capítulo e das áreas de competências listadas abaixo, o leitor poderá:

- *Síntese*: integrar as áreas de audição e linguagem, no que se refere ao uso da eletrofisiologia com foco na audiologia e as suas principais aplicações na área da linguagem.
- *Conhecimento*: identificar as principais avaliações eletrofisiológicas auditivas que podem *contribuir* para o diagnóstico e monitoramento da evolução do processo terapêutico de alterações de fala, linguagem e transtornos de aprendizagem.
- *Avaliação*: avaliar as principais possibilidades dos potenciais evocados auditivos para auxílio do diagnóstico e monitoramento de alterações de fala, linguagem e transtornos de aprendizagem.

INTRODUÇÃO

Tradicionalmente, a Fonoaudiologia é segmentada em áreas/especialidades. As áreas da Audiologia e Linguagem, em especial, destacam-se por serem complementares no sentido de permitir a implementação de estratégias terapêuticas personalizadas que abordem tanto as questões auditivas quanto as da linguagem.

Neste sentido, as avaliações eletrofisiológicas auditivas representam importantes ferramentas clínicas, uma vez que permitem a análise da resposta do sistema auditivo, via medidas elétricas. Além de fornecerem, aos profissionais envolvidos, mais informações para diagnósticos diferenciais, é possível monitorar a intervenção dos diferentes tipos de alterações de fala, linguagem e transtornos de aprendizagem, por se caracterizarem como métodos objetivos de avaliação.[1-3]

O monitoramento da evolução do processo terapêutico em alterações como as supracitadas torna-se uma realidade diante da possibilidade da obtenção de informações mais precisas referentes à capacidade de detecção e discriminação auditiva, que poderão ser utilizadas para definição de condutas clínicas mais direcionadas.

Neste contexto, o presente capítulo tem o objetivo de relacionar estas duas grandes áreas, a audição e a linguagem, proporcionando ao leitor uma nova perspectiva sobre a eletrofisiologia com foco na audiologia e suas aplicações na área da linguagem.

AUDIÇÃO E LINGUAGEM

O desenvolvimento da linguagem é complexo e depende de uma série de fatores que abarcam desde o contexto ao qual a criança está inserida, desenvolvimento cognitivo, afetividade, maturação neuropsicológica, até a integridade e bom funcionamento das vias auditivas, tanto em sua porção periférica quanto central.[4-6]

Irregularidades no sistema auditivo podem repercutir em atrasos no desenvolvimento das habilidades comunicativas geralmente esperadas, alterações na fala, linguagem e desempenho em relação à escrita, leitura e cognição.[4] Indivíduos com estas alterações podem apresentar falha na codificação neural da informação auditiva, que interfere no desenvolvimento adequado das habilidades de linguagem, provavelmente devido à alteração na percepção de pistas acústicas contidas nos sinais de fala.[7]

A percepção da fala necessita de uma resposta neural sincronizada para que ocorra uma codificação precisa.[8] Respostas evocadas estão intimamente relacionadas com a ativação sincrônica, sendo ideais para o estudo das bases neurais da percepção da fala, que envolve processamentos necessários para a classificação das palavras em fonemas com análise auditiva periférica e extração das características automáticas nos núcleos do tronco encefálico.[8]

A ASHA (*American Speech-Language-Hearing Association*)[9] recomenda que os exames eletrofisiológicos auditivos integrem a bateria de exames utilizados para o diagnóstico de transtornos escolares. Estas avaliações também podem ser utilizadas para monitorar as mudanças funcionais do sistema nervoso auditivo central e para a avaliação da plasticidade do sistema auditivo dessas crianças.[10]

Inúmeros estudos mostram a utilização das avaliações eletrofisiológicas para o diagnóstico diferencial, porém, o benefício do uso desses testes para o monitoramento das terapias vem se consolidando a partir de evidências que apontam que as dificuldades de fala e linguagem podem ser amenizadas com intervenção apropriada. Além disso, a comparação dos registros dos potenciais evocados auditivos (PEA), pré-terapia e pós-terapia fonoaudiológica, confirma o desenvolvimento das habilidades auditivas.[11-18]

POTENCIAIS EVOCADOS AUDITIVOS

Os PEA resultam de pequenas alterações elétricas detectáveis por meio de eletrodos e geradas por estruturas localizadas ao longo do trajeto da via auditiva. Sua análise permite o conhecimento de padrões adequados no processamento de informações auditivas e, portanto, posteriormente, a possibilidade de distinção de pacientes com padrões atípicos.[19]

A análise dos PEA pode ser realizada no domínio do tempo ou no domínio da frequência, contudo, a classificação mais conhecida e utilizada é baseada na análise no domínio do tempo, mais especificamente na latência, sendo caracterizada como curta latência (até 10 ms), média latência (10 a 80 ms) ou longa latência (acima de 80 ms).[20]

Neste capítulo, em especial, serão abordados os potenciais evocados auditivos de tronco encefálico (PEATE), os potenciais evocados auditivos de média latência (PEAML) e os Potenciais evocados auditivos de longa latência (PEALL), além do *frequency following response* (FFR).

Potencial Evocado Auditivo de Tronco Encefálico

O PEATE é um método objetivo de avaliação eletrofisiológica classificado como um potencial de curta duração gerado pela ativação sincrônica e sequencial das fibras nervosas da via auditiva, proporcionando a avaliação do registro dessa atividade elétrica, desde a orelha interna até o tronco encefálico.[21]

As ondas do PEATE são marcadas em algarismos romanos nos picos positivos e cada uma possui uma origem/sítio gerador. Dentre as ondas mais estudadas, citam-se: onda I – porção distal do nervo auditivo; onda III – núcleos cocleares e onda V – lemnisco lateral superior ipsilateral e contralateral.[22]

O PEATE pode ser realizado por via aérea ou via óssea. Diferentes estímulos podem ser utilizados para evocar suas respostas, sendo o clique e os estímulos por frequência específica, como o Tone Burst (TB) e o Chirp de Banda Estreita (Narrow Band Chirp), os mais utilizados. A utilização do estímulo clique no PEATE permite a análise da sincronia neural, que é a capacidade de o sistema nervoso central responder à estimulação externa de maneira síncrona, por meio da ativação e resposta de um amplo grupo de neurônios simultaneamente.[23]

Potencial Evocado Auditivo de Média Latência

O PEAML tem suas respostas visualizadas entre 10 a 80 ms após uma estimulação sonora. Estas aparecem no formato de ondas na seguinte sequência de apresentação: No, Po, Na, Pa, Nb e Pb. Os geradores das respostas do PEAML são múltiplos, no entanto, as estruturas que parecem exercer mais influência nas respostas são: colículo inferior, formação reticular, via talamocortical, corpo geniculado medial e giro de Heschl.[24,25]

Esses geradores estão relacionados com as habilidades auditivas primárias, de discriminação e figura-fundo, e não primárias, de atenção, memória e integração sensorial,[26] o que permite informações quanto à integridade da função auditiva de pacientes com alterações de linguagem, de fala, de aprendizado e de processamento auditivo central.[27,28]

Potencial Evocado Auditivo de Longa Latência

Os PEALL podem ser subdivididos em potenciais exógenos (influenciados pelas características físicas do estímulo) e endógenos (relacionados com a função cognitiva).[29] Os potenciais evocados auditivos corticais (PEAC) são exógenos e correspondentes à atividade elétrica da chegada do estímulo auditivo ao córtex. O PEAC fornece informações sobre os processos neurais responsáveis pela percepção da fala e da qualidade do processamento da informação auditiva por meio do complexo de três ondas (P1, N1 e P2) originadas na região talamocortical.

A onda P1 é o primeiro pico positivo observado entre 50 e 100 ms e é responsável por codificar as características acústicas do som, como frequência e tempo. A onda N1 é o primeiro pico negativo após a onda P1 observado entre 80 e 150 ms. Esta onda é responsável por decodificar as características acústicas do som. A onda P2 é o pico positivo após a onda N1 observado entre 145 e 200 ms. Esta onda está relacionada à discriminação auditiva.[30,31]

As medidas endógenas estão relacionadas com eventos cognitivos, dentre elas o *Mismatch Negativity* (MMN), que é considerado um potencial discriminativo por envolver resposta automática e involuntária da discriminação auditiva a qualquer variação acústica.[30] Desta forma, as respostas do MMN refletem o processamento do estímulo acústico, como a fala, por exemplo, que precede a percepção consciente do mesmo, não descartando a possibilidade desse processamento, muito provavelmente, ser um pré-requisito para o sucesso na percepção do estímulo acústico.[32]

Já o potencial cognitivo (P300) depende de funções como atenção, memória, discriminação e tomada de decisão, em que é solicitada a execução de tarefa específica para que seja analisado. Esse potencial mostra a capacidade de o indivíduo vincular o estímulo auditivo recebido à sua resposta.[33]

Os PEALL podem trazer grandes contribuições a respeito da qualidade do processamento da informação auditiva visto que é possível analisar se o estímulo foi detectado pelo córtex auditivo satisfatoriamente.[30]

Frequency Following Response

Além dos PEA citados, há ainda o FFR, o qual se caracteriza por ser um método objetivo não invasivo de avaliação e que permite identificar informações pertinentes sobre a codificação e percepção do som no Sistema Nervoso Auditivo Central. Seus geradores podem ser atribuídos a agregados neuronais nas estruturas caudais do tronco encefálico e do mesencéfalo, sendo o colículo inferior a principal fonte neuronal. O exame do FFR tem sido utilizado também para avaliar a codificação de fala em regiões subcorticais.[34]

As respostas do exame do FFR podem ser eliciadas por estímulos complexos como os sons de fala. Um dos estímulos mais utilizados na captação destas respostas é a sílaba /da/ sintetizada, composta por uma consoante e uma vogal, permitindo a codificação dos sons verbais em todo o sistema nervoso auditivo.[35]

O estímulo /da/ gera um traçado com ondas em uma região transiente da resposta (ondas V e A), representando a consoante /d/ da sílaba;[36] seguida por uma região de transição da consoante /d/ para a vogal /a/, caracterizada pela onda C; uma porção sustentada, representando a vogal /a/ descrita pelas ondas D, E, F; e pelo *offset* da resposta, representado pela onda O. A marcação pode ser realizada pelos vales das ondas (C, D, E, F e O)[35,37] ou pelos picos das ondas (PW, PX, PY, PZ e O).[38]

CONTRIBUIÇÃO DOS EXAMES ELETROFISIOLÓGICOS NO DIAGNÓSTICO, ACOMPANHAMENTO E MONITORAMENTO DA EVOLUÇÃO NAS ALTERAÇÕES DE FALA E LINGUAGEM

Além do auxílio no diagnóstico das alterações de fala e linguagem, uma das aplicações mais recentes dos PEA tem sido o monitoramento de mudanças relacionadas com a experiência na atividade neural. Devido à plasticidade, o sistema nervoso central é capaz de uma reorganização em função da estimulação.[12]

Alguns estudos nesta temática e seus principais parâmetros e resultados estão apresentados no Quadro 14-1.[39,40]

Os resultados apresentados ressaltam a importância da utilização dos PEA como instrumentos para mensurar a relação entre as habilidades auditivas e linguísticas[41] e reafirmam a contribuição da eletrofisiologia da audição no diagnóstico, acompanhamento e monitoramento da evolução clínica nas alterações de linguagem.

Contudo, é preciso enfatizar a importância da continuidade de estudos com as referidas temáticas, inclusive com a possibilidade de aprofundamento de análise dos registros dos PEA a partir de outros parâmetros, além de latências e amplitudes, como *slopes*, áreas e ângulos.

CONTRIBUIÇÕES DA ELETROFISIOLOGIA PARA O DIAGNÓSTICO E MONITORAMENTO DO TRANSTORNO DO PROCESSAMENTO AUDITIVO CENTRAL

O processamento auditivo é responsável por determinar como os sistemas auditivos periférico e central recebem e compreendem a informação auditiva, sendo constituído por

Quadro 14-1. Estudos que utilizaram Potenciais Evocados Auditivos (PEA) para avaliação de alterações de fala e linguagem

Autores/ano/país	Pea	Tipo de estudo	Alterações de fala e linguagem	Objetivo	Amostra	Principais parâmetros de protocolo	Resultados e conclusão
Otto-Meyer *et al.*, 2018[39] (Estados Unidos)	PEATE e FFR	Analítico observacional transversal	Transtorno do espectro autista	Comparar a estabilidade entre o PEATE clique e o FFR de crianças com TEA de alto desempenho e crianças com desenvolvimento típico	Grupo estudo: 12 crianças com diagnóstico de TEA de alto desempenho, com idade entre 7 e 13 anos; Grupo controle: 12 crianças, com idade e sexo pareados, com desenvolvimento típico	PEATE com estímulo clique e FFR com estímulo /d/ de 40 ms e a sílaba /ya/ com duração de 230 ms, na orelha direita	Crianças com TEA apresentaram menor estabilidade de resposta do que as crianças com desenvolvimento típico para todos os estímulos. Os autores referem que estes efeitos podem ter ramificações que vão além do sistema auditivo, dada a natureza altamente integrada dos geradores do FFR
Souza *et al.*, 2020[40] (Brasil)	PEALL (MMN)	Analítico observacional transversal	Transtorno fonológico	Caracterizar as variáveis latência, amplitude e área do MMN eliciado com estímulos verbais em crianças com transtorno fonológico, além de avaliar se esse potencial pode ser uma ferramenta útil para captar déficits de percepção auditiva e discriminação relacionados com esse transtorno	34 crianças com idade entre 5 e 8 anos, sendo 14 com diagnóstico de transtorno fonológico e 19 com desenvolvimento típico	Estímulos: sílabas/da/(frequente) e/ta/(raro) Intensidade: 60 dBnHL Polaridade: alternada Taxa de estimulação: 1,9 estímulos/segundo Filtros: passa-baixo de 1,0 Hz e passa-alto de 30,0 Hz Transdutor: fone de inserção	As respostas do MMN não mostraram diferença estatística para a análise das variáveis latência, amplitude e área entre os grupos. Tais descobertas sugerem que o MMN pode não ser adequado para avaliar os déficits de percepção auditiva e discriminação que poderiam estar relacionados ao transtorno fonológico

(Continua.)

Quadro 14-1. *(Cont.)* Estudos que utilizaram Potenciais Evocados Auditivos (PEA) para avaliação de alterações de fala e linguagem

Autores/ ano/país	Pea	Tipo de estudo	Alterações de fala e linguagem	Objetivo	Amostra	Principais parâmetros de protocolo	Resultados e conclusão
Luna et al., 2021[17] (Brasil)	PEALL	Estudo clínico longitudinal e prospectivo	Transtorno dos sons de fala	Avaliar os achados dos PEALL em crianças com Transtorno dos Sons na Fala após terapia fonoaudiológica.	14 crianças com idades entre 5 e 7 anos, de ambos os sexos, com diagnóstico de transtorno fonológico	Estímulo: sílabas /ba/ (frequente) e /da/ (raro), por meio do paradigma *oddball* Porcentagem de estímulo infrequente promediado: 15% Intensidade do estímulo: 75 dB NAn Taxa de apresentação do estímulo: 1,1 estímulos/ segundos Número de varreduras: 300 Filtro: passa-banda de 0,1 a 100 Hz Janela: entre 0 ms pré-estímulo e 500 ms pós-estímulo Transdutor: fone de inserção	Após terapia fonoaudiológica, foi observada melhora no desempenho fonológico das crianças, aumento no número de componentes presentes nos PEALL, bem como aumento na amplitude do componente P3, demonstrando que ocorreu plasticidade na via auditiva após um curto período de intervenção fonoaudiológica (12 sessões)

Marques et al., 2021[18] (Brasil)	FFR	Analítico observacional transversal	Apraxia de fala infantil	Comparar os achados do exame do FFR entre crianças com apraxia de fala infantil e crianças com desenvolvimento típico	30 crianças com audição normal, com idades entre 3 e 11 anos, de ambos os sexos, divididas em dois grupos: 1. 15 crianças com diagnóstico de apraxia infantil de fala; 2. 15 crianças com desenvolvimento típico, pareadas por idade e sexo com grupo de estudo.	Equipamento: Biologic® Navigator PRO Estímulo: sílaba sintética /da/ Intensidade do estímulo: 80 dB NA Taxa de apresentação do estímulo: 10,9 estímulos/segundos Filtro: entre 50 e 1.500 Hz Transdutor: fone de inserção	Houve atraso significativo nas latências das ondas V, A e C das crianças com apraxia de fala infantil, sugerindo dificuldades na capacidade de processar sons, o que pode estar relacionado com a codificação neural atípica dos sons da fala, sugerindo que a apraxia da fala infantil não deve ser considerada puramente como um distúrbio motor da fala.

Legenda: PEA - Potencial Evocado Auditivo; PEALL - Potencial Evocado Auditivo de Longa Latência; MMN - *Mismatch Negativity*; PEATE - Potencial Evocado Auditivo de Tronco Encefálico; FFR - *Frequency Following Response*.

uma série de habilidades auditivas, incluindo detecção, discriminação, localização, reconhecimento, compreensão, atenção e memória para os sons. Estas habilidades dependem de processos que envolvem vias nervosas complexas e que podem ser afetadas por fatores ambientais, sociais e patológicos, levando a um transtorno funcional da audição em que o indivíduo é capaz de detectar os sons, mas tem dificuldades de entendê-los.[42]

Quando existe alteração nas habilidades auditivas anteriormente citadas, pode-se dizer que há um Transtorno do Processamento Auditivo Central (TPAC), com possíveis prejuízos na comunicação e aprendizagem.[43] O diagnóstico do TPAC é comumente realizado por meio de testes comportamentais, porém, estes dependem da resposta do paciente e podem ser influenciados por questões como atenção, cognição, cansaço e outros fatores. Neste contexto, as avaliações eletrofisiológicas mostram-se eficientes para complementar a bateria de testes e auxiliar no diagnóstico precoce desta alteração.[44]

Ao realizar o exame do FFR em indivíduos com TPAC, pesquisadores encontraram latências das ondas V e A atrasadas e amplitudes das ondas A, C e do complexo VA diminuídas quando comparado ao grupo controle.[45] Outro estudo realizado com 25 crianças com TPAC verificou a ausência do MMN em 16% dessa população e concluiu que existe uma alteração na discriminação automática de componentes acústicos cruciais dos sons de fala em crianças com este transtorno, o que poderia indicar alterações nos processos fisiológicos responsáveis pela discriminação precisa de contrastes acústicos em níveis pré-atencionais e pré-conscientes.[46] Um estudo recente verificou que o P300 em crianças com disfonia e TPAC apresentou latência prolongada quando comparado ao grupo controle.[47]

Além de complementar e auxiliar no diagnóstico do TPAC, as avaliações eletrofisiológicas também contribuem para o monitoramento dessa condição, sendo de grande importância para a comparação antes e após o treinamento auditivo.[48]

CONSIDERAÇÕES FINAIS E PERSPECTIVAS FUTURAS

A utilização de novos estímulos, considerando os fonemas mais recorrentes nos transtornos dos sons da fala, em que a composição dos traços distintivos é respeitada, pode resultar em discussões inéditas sobre os mecanismos subjacentes do reconhecimento e compreensão da fala e da linguagem, além de colaborar no monitoramento da terapia fonoaudiológica. Os resultados encontrados a partir destas perspectivas de estudo auxiliarão na investigação da representação mental das categorias fonêmicas e no estudo sobre o *feedback* auditivo desses indivíduos, uma vez que há hipóteses de que estes percebam sua própria fala de uma maneira diferente, o que pode interferir e dificultar a evolução terapêutica.

A associação entre as avaliações eletrofisiológicas auditivas e os aspectos comportamentais, tendo em vista a resposta funcional cortical em diversas alterações, mostra-se promissora e uma realidade cada vez mais próxima do terapeuta que realiza a reabilitação fonoaudiológica.

Sobre as necessidades de novos estudos, reforça-se a importância do conhecimento do pesquisador sobre os protocolos de pesquisa e todas as possibilidades de escolhas dos parâmetros, com base em seus objetivos. Além disso, torna-se imprescindível fornecer uma descrição detalhada dos parâmetros utilizados para que outros pesquisadores, e também os clínicos, possam empregá-los em suas avaliações.

REFERÊNCIAS BIBLIOGRÁFICAS

1. Simon LF, Rossi AG. Triagem do processamento auditivo em escolares de 8 a 10 anos. Psicol Esc Educ. 2006;10(2):293-304.
2. Rocha CN, Filippini R, Moreira RR, et al. Potencial evocado auditivo de tronco encefálico com estímulo de fala. Pro Fono. 2010;22(4):479-84.
3. Coffey EBJ, Nicol T, White-Schwoch T, et al. Evolving perspectives on the sources of the frequency-following response. Nat Commun. 2019;6;10(1):5036.
4. Schirmer CR, Fontoura DR, Nunes ML. Distúrbios da aquisição da linguagem e da aprendizagem. J Pediatr. 2004;80(2):S95-S103.
5. Moore DR. Auditory processing disorders: acquisition and treatment. J Commun Disord. 2007;40(4):295-304.
6. Carvalho AJA, Lemos SMA, Goulart LMHF. Desenvolvimento da linguagem e sua relação com comportamento social, ambientes familiar e escolar: revisão sistemática. Codas. 2016;28(4):470-9.
7. Wible B, Nicol T, Kraus N. Correlation between brainstem and cortical auditory processes in normal and language-impaired children. Brain. 2005;128(2):417-23.
8. Kraus N, Nicol T. Aggregate neural responses to speech sounds in the central auditory system. Speech Commun. 2003;41(1):35-47.
9. American Speech-Language-Hearing Association. (Central) Auditory Processing Disorders [Technical Report]; [Internet]. 2005.
10. Purdy SC, Kelly AS, Thorne PR. Auditory evoked potentials as measures of plasticity in humans. Audiol Neuro-otol. 2001;6(4):211-5.
11. Andrade CR, Sassi FC, Matas CG, et al. Potenciais evocados auditivos pré e pós-tratamento em indivíduos gagos: estudo piloto. Pro Fono. 2007;19(4):401-5.
12. Melo IP, Vieira AC, Advíncula AP, et al. Potenciais evocados auditivos de longa latências: um estudo de caso de afasia de expressão. CEFAC. 2007;9(3):417-22.
13. Angrisani RMG, Matas CG, Neves IF, et al. Avaliação eletrofisiológica da audição em gagos, pré e pós-terapia fonoaudiológica. Pro Fono. 2009;21(2):95-100.
14. Alonso R, Schochat E. A eficácia do treinamento auditivo formal em crianças com transtorno de processamento auditivo (central): avaliação comportamental e eletrofisiológica. Braz J Otorhinolaryngol. 2009;75(5):726-32.
15. Francelino EG, De Castro Reis CF, Melo T. O uso do P300 com estímulo de fala para monitoramento do treinamento auditivo. Disturb Comun. 2014;26(1):27-34.
16. Silva TR, Dias FAM. Efetividade do treinamento auditivo na plasticidade do sistema auditivo central: relato de caso. CEFAC. 2014;16(4):1361-9.
17. Luna AC, Silva LAF, Barrozo TF, et al. Plasticidade neuronal da via auditiva em crianças com transtorno dos sons da fala: estudo dos Potenciais Evocados Auditivos de Longa Latência. Codas. 2021;33(4):e20200145.
18. Marques MCS, Griz S, de Andrade KCL, et al. Frequency following responses in childhood apraxia of speech. Int J Pediatr Otorhinolaryngol. 2021;145:110742.
19. Hall JW. New handbook for auditory evoked responses. Boston: Pearson Education; 2006.
20. McPherson DL, Ballachanda BB, Kaf W. Middle and LONG LATENCY EVOKED POTENTIALS. In: Roeser RJ, Valente M, Dunn HH (eds). Audiology: diagnosis. New York; 2008. p. 443-77.
21. Blair R, Berry H, Briant T. Brain stem audiometry: status and clinical applications of click evoked brain stem responses. J Otolaryngology. 1979;8(1):33-9.
22. Boechát EM, Menezes PL, Couto CM, et al. Tratado de audiologia. 2. ed. Rio de Janeiro: Guanabara Koogan; 2015. p. 118-24.
23. Legatt A, Pedley T, Emerson R. Normal brain-stem auditory evoked potentials with abnormal latency-intensity studies in patients with acoustic neuromas. Arch Neurol. 1988;45:1326-30.
24. Picton T. Middle Latency Responses: The brain an the brawn. In: Picton T, editor. Human auditory evoked potentials. San Diego: Plural Publishing; 2011. p. 247-84.
25. Kraus N, Kileny P, Mcgee T. Middle latency auditory potentials. In: Katz J, editor. New York: Lippincott Williams & Wilkins; 1999. p. 384-402.

26. Castro ARR de, Barreto SR, Mancini PC, Resende LM de. Potencial Evocado Auditivo de Média Latência (PEAML) em crianças e adolescentes brasileiros: revisão sistemática. Audiol, Commun Res [Internet]. 2015;20(4):384-91.
27. Purdy SC, Kelly AS, Davies MG. Auditory brainstem response, middle latency response, and late cortical evoked potentials in children with learning disabilities. J Am Acad Audiol. 2002;13(7):367-82.
28. Tremblay K. Training-related changes in the brain: evidence from human auditory-evoked potentials. Seminars in Hearing. 2007;28(2):120-32.
29. Junqueira ACF, Frizzo ACF. Potenciais evocados auditivos de curta, média e longa latência. In: Aquino AMCM. Processamento auditivo: eletrofisiologia e psicoacustica. São Paulo: Lovise; 2002. p. 63-86.
30. Frizzo ACF, Adivincula PK. Potenciais evocados auditivos de longa latência: conceitos e aplicações clínicas. In Menezes PL, Andrade KCL, Frizzo ACF, Carnaúba ATL, Lins OG (eds). Tratado de eletrofisiologia para a audiologia. Ribeirão Preto: Book Toy; 2018. p. 139-50.
31. Frizzo ACF. Potencial evocado auditivo cortical. In: Menezes PL, Sanfins C, Capra D, Andrade KCL, Frizzo ACF. Manual de eletrofisiologia e eletroacústica: um guia para clínicos. Ribeirão Preto: Book Toy; 2022. p. 150-235.
32. Hall JW. Mismatch Negativity (MMN) Response. In: Hall JW 3rd, editor. Handbook of auditory evoked responses. Boston: Allyn & Bacon; 2006:548-80.
33. Sanfins MD, Matas CG. Potencial evocado auditivo de longa latência (PEALL): Potencial cognitivo (P300). In: Menezes PL, Andrade KCL, Frizzo ACF, Carnaúba ATL, Lins OG (eds). Manual de eletrofisiologia e eletroacústica: Um guia para clínicos. Ribeirão Preto: Book Toy; 2022. p. 251-63.
34. Rocha-Muniz CN, Schochat E. Investigação da discriminação neural das características acústicas dos sons de fala em normo-ouvintes por meio do Frequency Following Response (FFR). CoDAS. 2021;33(1).
35. Skoe E, Kraus N. Auditory brainstem response to complex sounds: a tutorial. Ear Hear. 2010;31(3):302-24.
36. Jafaria Z, Malayerid S. Subcortical encoding of speech cues in children with congenital blindness. Restor Neurol Neurosci. 2016;34(5):757-68.
37. Kumar P, Singh NK. BioMARK as electrophysiological tool for assessing children at risk for (central) auditory processing disorders without Reading déficits. Hear Res. 2015;324:54-8.
38. Hodge SE, Menezes DC, Brown KD, Grose JH. Forward masking of the speechevoked auditory brainstem response. Otol Neurotol. 2018;39(2):150-7.
39. Meyer SO, Krizman J, Schwoch TW, Kraus N. Children with autism spectrum disorder have unstable neural responses to sound. Exp Brain Res [Internet]. 2018;236(3):733-43.
40. Souza AEH, Pinto JD, Mezommo CL, Vieira Biaggio EP. Mismatch negativity in children with phonological disorders. Int J Pediatr Otorhinolaryngol. 2020;139:110445.
41. Ferreira L, Gubiani MB, Keske-Soares M, et al. Analysis of the components of frequency-following response in phonological disorders. Int J Pediatr Otorhinolaryngol. 2019;122:47-51.
42. Guedes-Granzotti RB, Siqueira LS, Cesar CPHAR, et al. Desenvolvimento neuropsicomotor e das habilidades auditivas em pré-escolares. J Hum Growth Developm. 2018;28(1):35-41.
43. Afonso DD, Mello ST. Transtorno do processamento auditivo central e suas relações com a neurociência e a psicopedagogia. Arquivos do MUDI. 2017;21(2):32-55.
44. Simião PC. Testes eletrofisiológicos complementares ao diagnóstico do transtorno do processamento auditivo central: revisão de literatura. Campinas: PUC-Campinas; 2020.
45. Filippini R, Schochat E. Potenciais evocados auditivos de tronco encefálico com estímulo de fala no transtorno do processamento auditivo. Braz J Otorhinolaryngol. 2009;75(3):449-55.
46. Rocha-Muniz C, Befi-Lopes DM, Schochat E. Mismatch negativity em crianças com distúrbio específico de linguagem e transtorno do processamento auditivo. Braz J Otorhinolaryngol. 2015;81(4):408-15.
47. Sanches AB, Tiegs A, Maunsell R, et al. Processamento auditivo central em crianças com disfonia: avaliação comportamental e eletrofisiológica. Distúrbios da Comunicação. 2020;32(2):308-18.
48. Kraus N, McGee T, Carrell TD, King C, et al. Central auditory system plasticity associated with speech discrimination training. J Cogn Neurosci. 1995;7(1):25-32.

CAPÍTULO 15

INTERVENÇÃO DO PROCESSAMENTO AUDITIVO CENTRAL EM CRIANÇAS COM TRANSTORNOS DE APRENDIZAGEM

Marine Raquel Diniz da Rosa ▪ Adriana Benevides Duarte Leite Melo
Thaysa Florêncio Barbosa Felipe ▪ Daviany Oliveira Lima
Isabelle Cahino Delgado ▪ Cíntia Alves Salgado Azoni

OBJETIVOS DE APRENDIZAGEM

Ao final do capítulo o leitor deverá ser capaz de:

- Definir transtornos específicos da aprendizagem e transtorno do processamento auditivo central.
- Descrever a relação entre os transtornos específicos da aprendizagem e transtorno do processamento auditivo central.
- Compreender os processos de intervenção voltados para transtorno do processamento auditivo central em crianças com transtornos específicos da aprendizagem.

INTRODUÇÃO

A aprendizagem envolve modificações na atividade mental do indivíduo que está relacionada com a percepção de mundo e ações diante de estímulos externos. Assim, durante o desenvolvimento humano, ocorrem mudanças mediadas pelo ambiente, em que o sistema nervoso central (SNC) rege diferentes processos cognitivos e linguísticos que se aprimoram ao longo dos anos.[1]

Na perspectiva neurobiológica, a aprendizagem ocorre no SNC, com mudanças relativamente permanentes, funcionais ou de condutas, que permitem melhor adaptação do indivíduo ao meio, como resposta a uma ação ambiental.[2] Nesse sentido, a aprendizagem é um processo de aquisição que constitui dois processos fundamentais ao desenvolvimento:

1. Implica desenvolvimento do sistema nervoso, o que geralmente se produz por ação de um estímulo que habitualmente é extrínseco (experiência) e, segundo;
2. Constitui-se em um processo adaptativo, já que o indivíduo pode modificar-se frente às alterações desse ambiente, a fim de ter uma resposta mais adequada.[3]

Este processo é extremamente complexo e envolve vários aspectos cognitivos, emocionais, psicossociais e culturais. A aprendizagem se inicia a partir da aquisição de conhecimentos, habilidades, valores e atitudes por meio do estudo, do ensino e/ou da experiência.[4]

As dificuldades que surgem no processo de aprendizagem podem ser entendidas como obstáculos ou barreiras encontradas por alunos durante o período de escolarização, referentes à captação ou à assimilação dos conteúdos propostos. Existe uma diferença entre os transtornos e dificuldades de aprendizagem, em que os transtornos específicos da aprendizagem apresentam dificuldades persistentes e causa de origem neurobiológica, já as dificuldades de aprendizagem são passageiras e ocasionadas por fatores ambientais, sociais e/ou emocionais, sendo mais ou menos intensas. Alguns desses alunos podem ser caracterizados como distraídos, dispersos, inquietos, pois tendem a ignorar informações importantes ministradas em sala de aula, em decorrência da ineficiência do sistema nervoso auditivo central (SNAC).[5,6]

Assim, para que ocorra adequado desenvolvimento da leitura e escrita é necessário que a criança tenha o domínio de múltiplas habilidades cognitivo-linguísticas, principalmente a metalinguística, ou seja, a consciência fonológica, refletindo sobre a linguagem e, para que isso ocorra de forma satisfatória, é preciso que o sistema auditivo central, que capta essas informações, esteja em bom funcionamento.[7]

Há evidências que indicam uma relação entre os transtornos específicos da aprendizagem, como a dislexia, e o fraco desempenho em testes auditivos centrais, em que os indivíduos apresentam dificuldades na interpretação dos sons, principalmente no que se refere ao processamento temporal e pode ser verificado por meio da avaliação do processamento auditivo central.[8]

A literatura demonstra a correlação das habilidades de consciência fonológica e auditivas de crianças com dislexia, em que estas apresentaram dificuldades nas habilidades auditivas de figura-fundo em escuta dicótica na tarefa de integração de informações auditivas, interferindo na percepção de aspectos acústicos, temporais e sequenciais dos sons para uma representação fonológica estável.[9] Além disso, os resultados de testes padronizados na avaliação do processamento auditivo central têm se mostrado alterado em crianças com transtornos específicos da aprendizagem.[10]

Os mecanismos presentes na audição desempenham um papel significativo na percepção da fala e na compreensão da linguagem, sendo um pré-requisito para um melhor desenvolvimento da leitura, por isso a relação entre o processamento auditivo e a aprendizagem apresenta significância.[11] Apesar de ser um transtorno que acarreta prejuízos nos processos educacionais, de aprendizado e socialização dos indivíduos com esse problema, maiores estudos são necessários.[12] Portanto, faz-se necessária a ampliação da temática conscientizando os profissionais sobre tal relação e a necessidade de um olhar clínico fidedigno para os casos.

O presente capítulo abordará os transtornos específicos da aprendizagem, os transtornos do processamento auditivo central e as possíveis formas de intervenção do processamento auditivo central em crianças com transtornos específicos da aprendizagem.

TRANSTORNO ESPECÍFICO DA APRENDIZAGEM

Os transtornos de aprendizagem ocasionam prejuízos que interferem em aspectos específicos da aprendizagem e do desempenho escolar. A identificação da origem do problema na aprendizagem durante a infância e adolescência é essencial, sendo assim o diagnóstico precoce é o primeiro passo para que a proposta interventiva seja efetiva.[13,14] Os transtornos do neurodesenvolvimento, segundo o Manual Diagnóstico e Estatístico de Transtornos Mentais (DSM-5) (2014),[15] são um grupo de condições com início no período do desenvolvimento cujos prejuízos se manifestam mesmo antes da criança ingressar na escola, caracterizados por déficits que comprometem o funcionamento pessoal, social, acadêmico ou profissional. Assim, os quadros envolvidos são a deficiência intelectual, o transtorno da comunicação, o transtorno do espectro autista, o transtorno de déficit de atenção/hiperatividade, o transtorno específico da aprendizagem e o transtorno motor.

Os transtornos específicos de aprendizagem são caracterizados pela presença de déficits persistentes no processo de aprendizagem nas áreas da leitura, escrita e/ou aritmética em decorrência de alterações neurobiológicas e encontram-se classificados nos transtornos do neurodesenvolvimento.[15]

Considerando que crianças com essas condições, de alguma forma, manifestam dificuldades na aprendizagem, seja ela na leitura, escrita, oralidade ou prejuízos mais gerais, é importante compreender que, a partir da etiologia do quadro as alterações primárias ou secundárias devem e podem ser estimuladas no contexto clínico e educacional. Portanto, alterações de linguagem associadas a comprometimentos auditivos devem ser sempre criteriosamente avaliadas durante o diagnóstico interdisciplinar para melhor conduta terapêutica.

O processamento das informações, tanto na linguagem oral quanto na escrita, ocorrem nas regiões cerebrais das quais as vias visuais (região occipital do cérebro), táteis-sinestésicas (região parietal) e vias auditivas (região temporal) conectam-se para uma determinada tarefa, como por exemplo: ler, escrever, contar uma história etc. Assim, o mau funcionamento em uma das áreas causa prejuízo na linguagem em si. De forma a alcançar o desenvolvimento satisfatório das habilidades de leitura e escrita, é de suma importância que se tenha condições anatômicas, linguísticas e neuropsicológicas adequadas.[16]

A linguagem oral é fator preditor para um bom desenvolvimento da linguagem escrita. Os estímulos que a criança recebe e ouve por meio das vias auditivas, desde os seus primeiros anos de vida a ajudarão a construir seu vocabulário, refletir sobre a sintaxe da sua língua, e em conjunto a perceber e manipular os sons da fala, compreendendo que as palavras são constituídas por sílabas, letras e sons. Logo irá desenvolver a habilidade de converter as letras em sons, e passará a realizar a decodificação da palavra no ato da leitura. Nesse momento existem diversos processos cognitivos que estão inter-relacionados como a capacidade de processar, armazenar e recuperar informações; habilidade de memória, de atenção, de raciocínio, de lógica, que necessitam da participação do processamento auditivo central e visual, e que terão grande papel na fluência e compreensão leitora.[10,11]

Crianças com transtornos de aprendizagem demonstram déficits perceptivos quanto à identificação, discriminação e interpretação de estímulos sonoros, que podem refletir em dificuldades na aprendizagem da leitura, escrita e cálculo. Essas alterações podem sinalizar um prejuízo nas habilidades auditivas.[5]

A estreita relação entre linguagem e audição conduz o fonoaudiólogo ao olhar clínico, a fim de verificar a presença ou ausência de alterações a partir da associação da linguagem com o processamento auditivo. Depreende-se, assim, que o processamento auditivo central é essencial na identificação, diagnóstico e reabilitação dos transtornos do neurodesenvolvimento.[17-19]

TRANSTORNO DO PROCESSAMENTO AUDITIVO CENTRAL

De acordo com a American Speech and Hearing Association (ASHA) (2005), o processamento auditivo central (PAC) refere-se à eficiência e à efetividade com que o sistema auditivo nervoso central utiliza a informação auditiva. Sendo caracterizado por um conjunto de habilidades específicas das quais o indivíduo necessita para compreender aquilo que é dito, como: detecção, sensação, discriminação, localização, reconhecimento, compreensão, atenção e memória, assim o déficit em tais habilidades poderão estar presentes nas crianças com queixa de dificuldade no aprendizado escolar.

Um déficit nas habilidades auditivas envolvidas no PAC, mais precisamente na modalidade auditiva de origem neurobiológica caracteriza o Transtorno do Processamento auditivo central (TPAC).[20,21] Indivíduos com TPAC apresentam como padrão de resultado, baixo desempenho em uma ou mais habilidades auditivas entre as citadas a seguir:[22]

- *Localização e lateralização sonoras*: habilidade para identificar a fonte sonora e reconhecer a sua procedência no espaço;
- *Discriminação auditiva*: habilidade para distinguir um som de outro.
- *Reconhecimento de padrão auditivo*: habilidade para determinar semelhanças e diferenças entre padrões acústicos; aspectos temporais da audição: habilidade para processar estímulos acústicos em função do tempo;
- *Figura-fundo*: a habilidade de reconhecer a fala ou outros sons quando sinais competitivos estão presentes, podendo ser fala ou ruído com espectro de fala;
- *Fechamento auditivo*: habilidade de reconhecer a fala ou outros sons quando parte desta informação está faltando, como quando parte do espectro do sinal está mascarada em sua amplitude (por exemplo, pela introdução de ruído branco), comprimida no tempo ou ainda com extração de frequências baixas ou altas;
- *Aspectos binaurais da audição*: habilidades para processar estímulos acústicos apresentados simultaneamente nas duas orelhas.

Em razão da complexidade das funções cerebrais, o TPAC pode coexistir com outros transtornos, contudo, ele não é resultado nem consequência de déficits globais, em altas habilidades ou multimodais.[20] Segundo um estudo realizado no Reino Unido, estima-se que a prevalência do TPAC seja de 0,5 a 1% quando ocorre de forma isolada, e de 30 a 70% com co-ocorrências.[2]

As principais causas do transtorno poderiam estar relacionadas com um atraso de maturação do SNC, alterações das condições neurológicas e coexistência com outras disfunções do desenvolvimento.[21] E as características de crianças com TPAC podem ser: dificuldades em seguir ordens verbais, distração, fadiga em tarefas complexas ou prolongadas, necessidade de repetição frequente de estímulos verbais, aprendizado lento das relações grafofonêmicas, dificuldades em compreender piadas e linguagem figurada, além de sensibilidade exagerada frente a sons intensos.[23]

Crianças com TPAC apresentam dificuldades na interpretação dos sons e consequentemente poderão apresentar dificuldades na aquisição da leitura e escrita. Além disso, a consciência fonológica, importante habilidade preditora para o sucesso da alfabetização, pode estar afetada nesse percurso em decorrência de alterações no desenvolvimento da linguagem oral ou déficits no sistema auditivo central.[24,25] Para os indivíduos que apresentam dificuldades de aprendizagem, a avaliação do processamento auditivo em escolares se torna imprescindível, a fim de contribuir para um diagnóstico preciso e conduta terapêutica adequada.[22]

Sendo assim, o objetivo da avaliação de PAC é identificar alterações nas habilidades auditivas, que podem estar interferindo no desempenho social, educacional e na comunicação, contribuindo também para a identificação de crianças de risco para o TPAC.[23]

Estudos ressaltam a importância de se considerar a influência de comorbidades relacionadas com o neurodesenvolvimento, bem como dos fatores cognitivos na avaliação comportamental do processamento auditivo central,[24,25] sendo importante um consenso entre os pesquisadores com o intuito de melhorar a confiabilidade dos testes ou encontrar abordagens alternativas para que o diagnóstico deste transtorno não seja influenciado por estes fatores.[26]

Embora a utilização dessa avaliação venha se expandindo de forma expressiva, o treinamento auditivo contribui para o avanço da linguagem escrita em pessoas com dificuldades de aprendizagem, perdas auditivas periféricas, deficiência intelectual e alterações emocionais e neurológicas.[27]

INTERVENÇÃO

As formas de intervenção, atualmente referendada pela literatura, baseiam-se na neurociência cognitiva por meio da neuroplasticidade que objetiva explorar a plasticidade do SNC, maximizando o sucesso terapêutico e minimizando os déficits funcionais.[11] A neuroplasticidade constitui-se na reorganização dos mapas corticais a partir das mudanças de comportamento, no caso, a nova experiência, para promover a modificação neural, [28] auxiliando na eficiência sináptica e no aumento da densidade neural. Os resultados da intervenção dependem da estimulação e da prática para induzir a reorganização cortical que se reflete no aprendizado.[29]

O treinamento auditivo (TA) refere-se a um conjunto de tarefas designadas para a ativação do sistema auditivo e dos sistemas associados, para que haja alterações benéficas no comportamento auditivo e no SNAC.[12] Caracterizado pela capacidade SNC de se reorganizar através da plasticidade cerebral. A finalidade é provocar mudanças morfofisiológicas nas vias auditivas do SNC, resultando em um melhor desempenho auditivo após o treinamento ou à rigorosa estimulação da audição.[23]

Sendo o TA fundamentado na plasticidade cerebral, esta pode ser definida como modificações nas células neurais em decorrência de influências ambientais imediatas, sendo essas comumente associadas a mudanças comportamentais. Nesse contexto, a plasticidade é uma característica intrínseca do SNC. É a partir desta característica que somos capazes de aprender a identificar novas vozes, a falar novas línguas e a cantar novas canções. Esta capacidade é observável a partir das mudanças neurofisiológicas que ocorrem por meio da experiência ou após traumas que afetam o SNC. Sendo o funcionamento do córtex auditivo alterado a partir do treino.[30,31]

A capacidade de o SNC ser modificado a partir da experiência é questão central para a orientação e estratégia terapêuticas. A percepção de fala pode ser melhorada com o TA e os efeitos desta aprendizagem não estão, necessariamente, limitados ao estímulo treinado, podendo ser transferidos para outros sons que apresentem características similares.[31]

Nos casos de TPAC, o impacto dessas alterações na audição, comunicação, dificuldades acadêmicas e a presença de comorbidades ou ocorrências com os transtornos de linguagem e aprendizagem, é fundamental que a intervenção rápida seja realizada de forma ampla e abrangente por meio de programas baseados no treinamento auditivo (TA).Vale salientar que a intervenção em TPAC deverá ser realizada exclusivamente por audiologista especialista, logo após o diagnóstico, este poderá ser realizado a partir dos 07 anos de idade.[11]

É importante verificar se o TPAC é primário ou não, para definir o foco da intervenção e priorizar outras demandas, bem como a ordem de acesso às mesmas, pois, dependendo do caso, a intervenção focada exclusivamente no treinamento auditivo pode não ser suficiente às necessidades do indivíduo.[32]

O treino das habilidades auditivas almeja desenvolver as funções do sistema auditivo na resolução de sinais acústicos,[33] de modo que influencie no processamento da informação auditiva, evidenciando melhora após o treino.[34] Em uma revisão de literatura sobre a percepção de fala, neurofisiologia e plasticidade a autora pontua que o sistema auditivo possui uma plasticidade inerente, onde aprendemos a diferenciar padrões acústicos naturalmente. Entretanto, pessoas com alterações na percepção auditiva, seja por uma lesão coclear ou alteração do processamento auditivo, podem-se beneficiar do treinamento auditivo para melhorar sua capacidade de compreensão da fala. Os efeitos da aprendizagem não se limitam ao estímulo treinado, podendo ser generalizados para a percepção de outros sons com características similares e essa melhora pode ser observada de maneira objetiva por meio dos potenciais evocados auditivos (PEA).[12]

Deve-se considerar que o processamento auditivo engloba não apenas mecanismos do sistema auditivo, periférico ou central, mas também é influenciado por mecanismos *top-down,* como linguagem, atenção, memória e funções executivas.[35] Dessa forma, os principais componentes da abordagem de intervenção terapêutica no TA propõem o treinamento por meio de mecanismos *bottom-up* e *top-down.*[35]

O *bottom-up* trata da codificação neurofisiológica dos estímulos auditivos, em direção centrípeta, do nervo auditivo até áreas corticais, com abordagens que aumentam a clareza do sinal acústico e/ou melhoram o ambiente sonoro, incluindo sistemas de escuta assistida, discurso claro e acústica de sala aprimorada.[35]

Atividades que o Treinamento Auditivo *Bottom-Up* Deve Incluir
Medidas de Interação

A) Atividades de localização.
B) Interação.
C) Atenção auditiva.

Exemplos de Atividade

A) Trabalhar com **sons perto do limiar auditivo** solicitando que o paciente levante a mão ou faça algum movimento em resposta a presença ou ausência de som, ao final de uma sequência de apresentações **dizer quantos apitos ouviu.** Para trabalhar localização e processamento espacial varia o lado de apresentação.
B) **Próximo ao limiar de reconhecimento de falar –** falar palavras e solicitar que levante a mão quando ouvir a sílaba alvo. Variações: ao final de uma sequência de palavras repetir todas que ouviu levantando a mão.; variar o lado de apresentação do estímulo.
C) Escolher uma música, preferencialmente que o paciente não conheça, e solicitar que ele **ESCREVA a frase que contenha a palavra alvo toda vez que ouvi-la.** Em um segundo momento, escutar a música novamente e solicitar que **memorize uma palavra alvo diferente e diga quantas vezes ele escutou ao final da música.** Pode- se variar o lado de apresentação e solicitar que o adolescente estale os dedos do lado que ouvir o estímulo alvo.
D) Falar sequência de dígitos **e** solicitar que repita na **ordem direta se o primeiro número da série for par** e na **ordem inversa se o primeiro número for ímpar.** Pode-se variar o lado de apresentação, variando o lado do microfone e/ou mudando a cadeira de posição (campo);
E) Escutar uma música **e toda vez que ouvir a palavra alvo solicitar que o paciente bata palma** ou levante a mão. Contar quantas vezes a palavra alvo apareceu. Ligar

um rádio ou TV e andar pelo ambiente solicitando que o paciente se vire em direção a pessoa que está contando a história.

Obs.: Pode inserir um ruído de fundo.

Tarefas Monoaurais
A) Atividades de fechamento auditivo.
B) Figura fundo.

Exemplos
A) Utilizar uma lista de palavras com estímulo competitivo, que pode ser ruído branco, músicas, histórias, som de cafeteria, barulho de escola etc. Podem ser palavras mono, di e trissílabas.
B) Identificação de figuras com ruído. Variar a relação sinal–ruído, especificamente, estímulo principal e estímulo competitivo e tipo de ruído associar a tarefas cognitivas: fluência verbal, categorização e memória de trabalho. Por exemplo: enquanto escuta uma história dizer o máximo de palavras.
C) Elaborar em terapia e deixar a criança levar para casa um telefone sem fio. Brincar de falar rápido e solicitar que a criança adivinhe o que está sendo dito. *YouTube*: assistir propaganda/trecho de série em língua estrangeira sem legenda e tentar fazer o fechamento contextual; apresentar tutoriais acelerados/distorcidos.

Tarefas Temporais
A) Resolução temporal.
B) Ordenação temporal.

Exemplos
Apresentar estímulos que variem nos aspectos de frequência, intensidade e duração do som, variando com aspecto de velocidade.

Variação
Associar a tarefas motoras: apontar som fino com mão direita e grosso com a esquerda e a resposta escrita.

Tarefas Dicóticas
Integração binaural e separação binaural.

Exemplos
A) Apresentar lista de palavras, dígitos, sentenças, sons não verbais bilateralmente, a fim de integrar informações.
B) Separação; apresentar lista de palavras, dígitos, sentenças bilateralmente, sons não verbais e pedir para repetir apenas para o canal solicitado.

Já no *top-down* os processos supra modais à audição (memória, atenção e linguagem) atuam diretamente nas análises dos códigos acústicos, abordando estratégias de linguagem, cognitivas e metacognitivas, assim como intervenções educacionais com estratégias de aprendizagem e ou facilitadoras para ambiente de trabalho/domiciliar, concedendo métodos compensatórios para minimizar déficits de escuta funcionais.[36]

Além de considerar tudo que foi visto até aqui, o treino das habilidades auditivas pode ser realizado de maneira formal ou informal.[36] O treinamento auditivo formal (TAF) ou treinamento auditivo acusticamente controlado (TAAC) é conduzido por um audiologista especialista em situação acusticamente tratada, utilizando estímulos acústicos específicos por meio de computadores, audiômetros ou outros equipamentos.

As atividades do TAAC devem conter: discriminação de intensidade, frequência e duração; discriminação fonêmica e fonema/grafema; discriminação de *gap*; ordenação temporal; localização sonora; informação auditiva com competição ou ruído de fundo.[11]

O TAAC caracteriza-se por ser um conjunto de estratégias utilizadas para habilitar ou reabilitar a percepção auditiva, que auxilia nos processamentos linguístico e fonêmico necessários à compreensão da fala e maximiza os efeitos da plasticidade do sistema nervoso auditivo central.[37]

A vantagem do TAAC é a maior especificidade e precisão na escolha do estímulo a ser trabalhado com cada indivíduo. Como opção terapêutica, do treinamento auditivo formal, tem-se o treinamento auditivo computadorizado, através do uso de *softwares*, que é utilizado como uma ferramenta eficaz nos transtornos de PAC e aprendizagem.[20]

Essa abordagem utilizando *softwares* específicos tem como objetivo realizar diferentes atividades acústicas, a fim de ativar o sistema auditivo e suas ligações com sistemas afins, formando novas bases neurais.[38]

O uso do *software* permite fácil manuseio e as informações são apresentadas de forma clara, possibilitando que, aquele sujeito com dificuldade em perceber a informação auditiva tenha auxílio visual concomitante, além de permitir maior tempo de atenção na atividade pelos escolares.[39]

Assim como, possibilita que a intervenção seja motivadora e divertida, já que o acesso a equipamentos informáticos permite que os pacientes realizem o treinamento diariamente, de modo interativo, lúdico e personalizado. Além disso, os registros feitos pelos programas possibilitam acompanhar a frequência de uso, a evolução geral, os pontos de dificuldade e o estágio em que o paciente se encontra.[40,41]

Dichotic Interaural Intensity Difference (DIID)

Outra opção terapêutica é o DIID, este consiste por ser um treino auditivo,[42] em que os estímulos são apresentados, inicialmente, em um nível sonoro menos intenso na melhor orelha e em um nível sonoro mais intenso e fixo na orelha pior. O objetivo desse treino é oferecer desafios de reconhecimento de fala, via orelha pior, em tarefas dicóticas. O treinamento é feito com atividades de separação e integração binaural.

É referido na literatura que após o treinamento da pior orelha, ambas as orelhas alcançam um bom desempenho nos testes dicótico.[42] Alguns estudos com esse treino observaram melhora nas habilidades de fala e linguagem em crianças com queixa de aprendizagem.[43]

O treinamento auditivo informal (TAI) caracteriza-se por aplicação de tarefas que envolvam habilidades auditivas com estímulos verbais e não verbais e pode ser realizado em diferentes ambientes (sala de terapia, escola ou em casa) e aplicado por fonoaudiólogos, pais e professores, onde não se faz uso de equipamentos de medição. O TAI surgiu como complemento para o TAF. Para estes autores, a realização conjunta do TAF e TAI maximizam a eficácia do tratamento e permitem que as habilidades auditivas trabalhadas sejam praticadas em situações reais e, desta forma, generalizadas mais facilmente.

TREINAMENTO AUDITIVO E APRENDIZAGEM

Os treinamentos auditivos podem ser realizados em diversos tipos de transtornos de aprendizagem. Estudos[33,44] demonstraram que o trabalho com escolares com problemas de aprendizagem mediante a utilização de um programa de treinamento auditivo afeta tanto a percepção quanto a representação cortical do som. Além disso, mostra que escolares com problemas de aprendizagem que praticaram com *software* de treinamento auditivo exibiram uma plasticidade de codificação neural dos sons da fala no córtex, mas não subcortical, nível da via auditiva. A plasticidade foi acompanhada por melhora na *performance* comportamental.

Russo e colaboradores em 2005,[45] realizaram um treinamento auditivo com escolares disléxicos em que foi utilizado um programa de computador com objetivo de trabalhar a percepção auditiva de escolares com dislexia. Ao fim do estudo, os autores concluíram que o treinamento auditivo pode afetar positivamente a codificação sonora no nível neural e melhorar, assim, o desempenho de percepção sonora, o desempenho acadêmico e o cognitivo.

Outro estudo verificou a eficácia de um programa de TA e habilidades de leitura em 7 escolares com idade em torno de 8 anos. Após a realização do treinamento foi detectada melhora significativa na habilidade de discriminação fina na modalidade auditiva, tendo efeito o treinamento auditivo inclusive na melhora do julgamento por parte das crianças na habilidade de identificar a duração de sons.[46]

Posteriormente, pesquisaram-se os efeitos do TAC em escolares com transtornos de aprendizagem, observou-se desenvolvimento das habilidades de atenção auditiva, percepção dos sons da fala, reconhecimento de palavras e compreensão auditiva.[47] O TAC foi realizado duas vezes por semana, total de 18 sessões de 50 minutos. A amostra foi composta por 40 estudantes (8 a 14 anos): 10 com distúrbio de aprendizagem que realizaram TAC; 10 com distúrbio de aprendizagem sem TAC; 10 sem dificuldades de aprendizagem que fizeram TAC e; 10 escolares sem dificuldades de aprendizagem e sem TAC.

Um estudo realizado em escolares com dislexia, visando verificar a eficácia do TAC nesta população, mostrou que houve melhora nas atividades de leitura e escrita, consciência fonológica (sílaba e fonema), leitura de textos e nas habilidades auditivas não verbais.[48]

Uso de Questionários para Monitoramento Auditivo

A American Academy of Audiology (AAA) e a ASHA sugerem o uso de escalas de triagem para identificar indivíduos que estão em risco para o TPAC, como também para o monitoramento do treinamento auditivo. Para auxiliar nas informações sobre os déficits de comunicação do indivíduo e o impacto em sua vida diária, são utilizadas algumas ferramentas como questionários e listas de verificação (*checklists*) que são respondidos pelos familiares.

Um estudo utilizou um questionário para o monitoramento dos resultados promovidos pelo TAAC em adolescentes, em que foi utilizado o *Fisher's auditory problems check list for auditory processing evaluation* (QFISHER), que se mostrou eficaz para ser utilizado para monitorar o comportamento auditivo antes, durante e após o treinamento auditivo.[49]

Segundo uma revisão sistemática recente, o único instrumento validado para o português brasileiro publicado em formato de monografia, é o Auditory Processing Domains Questionnaire (APDQ) com 100% de sensibilidade e especificidade, sendo, portanto, o instrumento mais indicado para aplicação na prática clínica e nas pesquisas.[50,51]

Outro instrumento bastante utilizado é a Escala de Funcionamento Auditivo (SAB) (sigla em inglês para *Scale of Auditory Behavior*) foi um instrumento desenvolvido para ser utilizado como triagem do TPAC em crianças em idade escolar (10 a 13 anos) e contém questões relacionadas com o comportamento geral e auditivo, compreensão de fala, atenção e desempenho acadêmico.[52] Segundo os autores deste questionário, é possível detectar sinais do TPAC e/ou a necessidade de uma investigação mais abrangente a partir de sua aplicação.

Dessa maneira, para realizar o monitoramento auditivo em escolares é necessário fazer um gerenciamento escolar utilizando os seguintes critérios:

- Modificações ambientais, por exemplo, posicionamento preferencial da criança em sala de aula, redução de ruído externo e a repetição ou reestruturação da informação não entendida.
- Na intervenção direta, treinar a criança a ouvir diferenças entre sons e palavras, ensinando a criança a selecionar sons ou palavras de ruído de fundo e ensinando-a utilizar pistas de ritmo e duração na fala.
- Utilizar estratégias compensatórias, como permitir que a criança grave as aulas, ensinando-a a pedir repetição da informação quando não entender, encorajando a reforçar o sinal auditivo com pistas visuais.

CONCLUSÃO

O treinamento auditivo se mostra eficaz no tratamento dos transtornos de processamento auditivo central de pacientes com transtornos específicos da aprendizagem, assim como o monitoramento das habilidades auditivas por meio de questionários e avaliação do PAC. Esta intervenção favorece a melhora nas funções auditivas, questões escolares e consequentemente ajuda na qualidade de vida do indivíduo. Cabe ressaltar ainda que a intervenção no PAC de crianças com TPAC deve ser personalizada e individualizada, baseando-se nos resultados da avaliação das habilidades auditivas e nas comorbidades de cada um.

REFERÊNCIAS BIBLIOGRÁFICAS

1. Tabaquim ML, Rodrigues SD, Salgado CA A, Ciasca SM. Transtornos do desenvolvimento: da identificação precoce às estratégias de intervenção. Ribeirão Preto: Booktoy; 2014. p. 75-84.
2. Hind SE, et al. Prevalence of clinical referrals having hearing thresholds within normal limits. Int J Audiol. 2011;50(10):708-16.
3. Rotta NT, Ohlweiler L, Riesgo RS. Transtornos da aprendizagem. Porto Alegre: Artmed; 2016. p. 3-8.
4. Tabile AF, Jacometo MCD. Fatores influenciadores no processo de aprendizagem: um estudo de caso. Rev Psicopedag., São Paulo; [Internet]. 2017;34(103):75-86.
5. Signor RCF, Vieira SK, Berberian AP, Santana AP. Distúrbio de processamento auditivo x dificuldade de leitura e escrita: há uma relação? Rev bras linguist apl [Internet]. 2018;18(3):581-607.
6. Buffone FRRC, Schochat E. Perfil sensorial de crianças com transtorno do processamento auditivo central (TPAC). CoDAS [online]. 2022;34(1).
7. Salgado C, Capellini S. Desempenho em leitura e escrita com transtornos fonológicos. Psicologia Escolar e Educacional. 2004;8(2):179-88.
8. Simões MB, Schochat E. Transtorno do processamento auditivo (central) em indivíduos com e sem dislexia. Pró-Fono Revista de Atualização Científica. 2010;22(4):521-4.
9. Capellini S, Germano G, Cardoso AC. Relação entre habilidades auditivas e fonológicas em crianças com dislexia do desenvolvimento. Revista Semestral da Associação Brasileira de Psicologia Escolar e Educacional (ABRAPEE). 2008;12(1):235-53.
10. Frota S, Pereira LD. Processamento auditivo: estudo em crianças com distúrbios da leitura e da escrita. Rev Psicopedag. 2010;27(83):214-22.

11. Souza CA, Marques DC, Escarce AG, Lemos SMA. Processamento auditivo central e processos de leitura em crianças e adolescentes: revisão integrativa. Audiol, Commun Res [Internet]. 2020;25:e2366.
12. Musiek F, Chermak G, Weihing J. Auditory training. In: Chermak G, Musiek F, editors. Handbook of Central Auditory Processing Disorder - comprehensive intervention: Plural Publishing; 2014.
13. Carvalho ND, Novelli CVL, Colella SMF. Fatores na infância e adolescência que podem influenciar o processamento auditivo: revisão sistemática. Rev CEFAC. 2015;17(5):1590-603.
14. Machado CSS, Valle HLBS, Paula KM, Lima SS. Caracterização do processamento auditivo das crianças com distúrbio de leitura e escrita de 8 a 12 anos em tratamento no Centro Clínico de Fonoaudiologia da Pontifícia Universidade Católica de Minas Gerais. Rev CEFAC. 2011;13(3):504-12.
15. American Psychiatric Association - APA. Manual diagnóstico e estatístico de transtornos mentais: DSM-5. Porto Alegre: Artmed; 2014.
16. Oliveira MADE, Cardoso ACV, Capellini SA. Desempenho de escolares com distúrbio de aprendizagem e dislexia em testes de processamento auditivo. Rev CEFAC [Internet]. 2011;13(3):513-21.
17. Pereira KH. Manual de orientação do transtorno do processamento auditivo-TPA. Florianópolis, SC: DIOESC; 2014.
18. Vatanabe TY, Navas ALGP, Mariano SPB, et al. Desempenho de crianças com distúrbio de leitura após o treino auditivo. Audiol Commun Res. 2014;19(1):7-12.
19. Pinheiro FH, Capellini SA. Desenvolvimento das habilidades auditivas de escolares com distúrbio de aprendizagem, antes e após treinamento auditivo, e suas implicações educacionais. Rev Psicopedag. 2009;26(80):231-41.
20. Bellis TJ, Jorgensen LE. Aging of the auditory system and differential diagnosis of central auditory processing disorder in older listeners. In: Musiek FE e Chermak GD. (eds.) Handbook of central auditory processing disorder: auditory neuroscience and diagnosis. 2nd ed. San Diego: Plural Publishing; 2014;1.
21. Musiek FE, et al. GIN (Gaps-In-Noise) test performance in subjects with confirmed central auditory nervous system involvement. Ear Hear. 2005;27(3):608-18.
22. Geffner D. Central auditory processing disorders: definition, description, and behaviors. In: Geffner D, Ross-Swain D. (eds.). Auditory processing disorders: assessment, management, and treatment. 3rd ed. San Diego: Plural Publishing; 2019.
23. Furbeta TDC, de Felippe AC. Avaliação simplificada do processamento auditivo e dificuldades de leitura-escrita. Pró-Fono. 2005;17(1):11-8.
24. Pereira J. O desenvolvimento da consciência fonológica e o processamento auditivo em crianças da última série do ensino infantil. Rio de Janeiro, UFRJ, Faculdade de Letras. Dissertação de Mestrado em Linguística; 2007.
25. Silva GF, Godoy DMA. Estudos de intervenção em consciência fonológica e dislexia: revisão sistemática da literatura. Revista de Educação PUC-Campinas. 2020;25:e204921.
26. Ahmmed AU, Ahmmed AA, Bath JR, et al. Assessment of children with suspected auditory processing disorder: a factor analysis study. Ear Hear. 2014;35(3):295-305.
27. Loo JH, et al. Computer-based auditory training (CBAT): benefits for children with language-and-reading-related learning difficulties. Developmental Medicine and Child Neurology, Oxford. 2010;52:708-17.
28. Song JH, Banai K, Kraus N. Os déficits de temporização do tronco encefálico em criança com deficiência de aprendizagem podem resultar de origens cortiço fugais. Audiol Neurotol. 2005;13:335-44.
29. American Academy of Audiology. Clinical Practice Guidelines: Diagnosis, Treatmentand Management of Childrenand Adultswith Central Auditory Processing Disorder; 2010.
30. Kraus N, Mcgee T, Carrell TD, et al. Central Auditory System Plasticity Associated with Speech Discrimination Training. J Cog Neurosci. 1995.
31. Kraus N. Speech sound perception, neurophysiology, and plasticity. Int J Pediatr Otorhinolaryngol. 1999.

32. Guia de orientação e intervenção em processamento auditivo central, conselho federal de fonoaudiologia. 2020.
33. Chermak G, Musiek F. Auditory training: principles and approaches for remediating and managing auditory processing disorders. Seminars in Hearing. 2002.
34. Tallal P, Miller SL, Bedi G, et al. Language comprehension in language learning impaired children improved with acoustically modified speech. Science. 1996.
35. Bellis T. Assessment and management of central auditory processing disorders in the educational setting from science to practice. 2nd ed. San Diego, CA Plural Publishing Inc; 2003.
36. Chermak GD, Musiek FE. Auditory training: principles and approaches for remediating and managing auditory processing disorders. Sem Hear. 2002;23(4):297-308.
37. Musiek FE, Shin NJ, Hare C. Plasticity, auditory training, and auditory processingdisorders. Semin Hear. 2002.
38. Alvarez A, Sanchez ML, Guedes MC. Escuta ativa - avaliação e treinamento auditivo neurocognitivo. CTS Informática. Pato Branco, PR; 2010.
39. Germano GD, Capellini SA. Eficácia do programa de remediação auditivo-visual computadorizado em escolares com dislexia. Pró-Fono Atual Cient. 2008;20(4):237-42.
40. Thibodeau LM. Computer-based auditory training (CBAT) for (Central) Auditory Processing Disorders. In: Chermak GD, Musiek FE. Handbook of central auditory processing disorders. San Diego: Plural Publishing; (Volume II: Comprehensive Intervention); 2007. p. 167-206.
41. Balen AS, Silva LTN. Programas computadorizados no treinamento auditivo. In: Boéchat EM, Menezes PL, Couto CM, Frizzo ACF, Scharlach RC, Anastasio ART. Tratado de audiologia. Rio de Janeiro: Guanabara Koogan; 2015. p. 523-31.
42. Musiek FE. The DIID: a new treatment for APD. The Hearing Journal. 2004;57(7):50.
43. Baran J, Shinn J, Musiek FE. New developments in the assessment and management of auditory processing disorders. Audiological Medicine. 2006;4(1):35-45.
44. Moore DR, Amitay S. Auditory training: rules and applications. Semin Hear. 2007;28(2);99-109.
45. Russo NM, NICOL TG, Zecker SG, et al. Auditory training improves neural timing in the human brainstem. Behavioral Brain Research. 2005;156:95-103.
46. Agnew JA, Dorn C, Eden GF. Effect of intensive training on auditory processing and reading skills. Brain and Language. 2004;88:21-5.
47. Pinheiro FH, Capellini SA. Treinamento auditivo em escolares com distúrbio de aprendizagem. Pró-Fono R Atual Cient. 2010;22(1):49-54.
48. Murphy CFB, Schochat E. Effect of Nonlinguistic Auditory Training on Phonological and Reading Skills. Folia Phoniatr Logop. 2011;63(3):147-53.
49. Cibian AP, Pereira LD. Questionnaire for use in the monitoring of auditory training results. Distúrb Comun. 2015;27(3):470-82.
50. Volpatto FL, Rechia IC, Lessa AH, Soldera CL, Ferreira MI, Machado MS. Questionnaires and checklists for central auditory processing screening used in Brazil: a systematic review. Braz J Otorhinolaryngol. 2019;85(1):99-110.
51. Yokoyama CH, Dias KZ, Pereira LD. Questionário de domínios de processamento auditivo (APDQ): versão em português [Monografia]. São Paulo (SP): Universidade Federal de São Paulo – UNIFESP, Departamento de Fonoaudiologia, Curso de Especialização em Audiologia; 2015.
52. Nunes CL, Pereira LD, Carvalho GS. Scale of auditory behaviors and auditory behavior tests for auditory processing assessment in Portuguese children. CoDAS. 2013;25(3):209.

INTERVENÇÃO FONOAUDIOLÓGICA NOS USUÁRIOS DE DISPOSITIVOS ELETRÔNICOS DE AMPLIFICAÇÃO SONORA

Hannalice Gottschalck Cavalcanti ▪ Clara Morena de Medeiros Cavalcanti
Beatriz de Castro Andrade Mendes ▪ Luciana Pimentel Fernandes de Melo

OBJETIVOS DE APRENDIZAGEM

- Compreender o princípio do *cross-check* para o diagnóstico audiológico em crianças que são candidatas ao uso de dispositivos eletrônicos de audição.
- Compreender a importância das medidas *in situ* e das medidas funcionais na adaptação e no monitoramento do benefício dos dispositivos.
- Elaboração de um plano terapêutico para reabilitação auditiva da criança usuária dos dispositivos.
- Saber abordar os aspectos considerados importantes na orientação e no aconselhamento familiar a fim de garantir adesão da família no processo de intervenção.

INTRODUÇÃO

A audição é um sentido imprescindível para que a criança consiga desenvolver linguagem e, mais especificamente, a linguagem oral, comunicar-se de maneira mais complexa com o seu meio e obter uma concepção mais dinâmica do mundo à sua volta. A perda auditiva pode impactar no desenvolvimento da audição e, consequentemente, dificultar a inclusão na sociedade. Os dispositivos eletrônicos da audição, possibilitam a otimização do resíduo auditivo para que a criança evolua nas habilidades auditivas, linguísticas e cognitivas. É fundamental que os aspectos comportamental, psíquico e social em cada caso específico sejam considerados.

A reabilitação auditiva visa a contribuir para o processo de remediação para os que têm perda auditiva. Particularmente nas crianças, deve se voltar para o desenvolvimento das habilidades auditivas, acolhimento e sensibilização da família para o engajamento na terapia, assim como, inclusão social e educacional mais efetiva.

Há uma variabilidade grande entre os pacientes quanto ao tipo e grau de perda auditiva, reconhecimento de fala, quanto aos traços de personalidade, à demanda auditiva, função cognitiva e dinâmica familiar. Todos os fatores citados e outros mais influenciam na aceitação e adaptação dos dispositivos eletrônicos de audição.[1] Estes fatores precisam ser considerados na reabilitação, assim como poderão ser determinantes para seu êxito.

O dispositivo eletrônico deve garantir audibilidade e acesso aos sons de fala e precisa ser mensurado no que se concerne à capacidade auditiva. É primordial trabalhar com a família para garantir estimulação efetiva e significativa. São preditores para um adequado desenvolvimento de linguagem e oralidade, o diagnóstico da perda auditiva o mais cedo possível (por volta dos 3 meses de idade), adaptação adequada do dispositivo eletrônico para garantir a audibilidade, bem como o envolvimento familiar no processo terapêutico.

PRINCÍPIOS DA REABILITAÇÃO AUDITIVA

Já se sabe que o efeito da perda auditiva na infância impacta sobre o desenvolvimento global da criança. A perda auditiva é um déficit sensorial importante que resulta na diminuição da sensibilidade auditiva e/ou da inteligibilidade da fala do sistema auditivo e implica em restrição das habilidades do indivíduo de se comunicar através da linguagem oral. No Brasil, de acordo com o Censo Demográfico realizado em 2010 pelo Instituto Brasileiro de Geografia e Estatística (IBGE), cerca de 5,1% da população brasileira possui deficiência auditiva, sendo que cerca de 1 milhão de pessoas são crianças e jovens até 19 anos.[1,2]

Estudiosos, preocupados com o impacto da deficiência auditiva sobre o desenvolvimento linguístico da criança,[3-6] enfatizam a importância do diagnóstico e da intervenção precoce, considerados como preditores de um melhor prognóstico no desenvolvimento de linguagem oral, sendo os primeiros 3 anos de vida o período de maior neuroplasticidade.

A implantação da lei da triagem auditiva neonatal em 2010, pelo Ministério da Saúde,[7] fez com que a demanda para intervenção de bebês e crianças muito pequenas com deficiência de audição aumentasse na maior parte dos serviços especializados do Brasil. De acordo com os comitês nacionais e internacionais,[8,9] recomenda-se que a intervenção tenha início até os 6 meses de idade e, mais recentemente, até os 3 meses de idade, quando possível, uma vez que a integridade da audição é essencial ao desenvolvimento global do bebê e da linguagem oral. A intervenção fonoaudiológica logo após o diagnóstico da deficiência de audição inclui a adaptação de dispositivos eletrônicos auditivos e orientação às famílias quanto à audibilidade e quanto ao desenvolvimento da função auditiva e da linguagem.

O Joint Committee on Infant Hearing[8] e o COMUSA[9] enfatizam que a intervenção audiológica na criança deve concentrar-se na determinação do tipo, grau e configuração da perda auditiva em cada orelha até os 3 meses de idade para que a prescrição do dispositivo eletrônico auditivo possa ser realizada com precisão e fidedignidade, no máximo, até os 6 meses de idade, visando ainda iniciar a intervenção aos 3 meses de idade de acordo com a última versão do JCIH.[8] Isso pode garantir que a criança tenha melhor audibilidade das características acústicas da fala e, associada a outros fatores, possa desenvolver-se em termos de percepção auditiva, atingindo níveis complexos de processamento linguístico.

No Brasil, desde a publicação da Política Nacional de Atenção à Saúde Auditiva (Portaria Nº 2.073/GM),[10] muitas mudanças ocorreram no cenário nacional no que diz respeito à gestão da perda auditiva na criança. Sua implementação garantiu a criação de serviços no Sistema Único de Saúde (SUS) que dispõe de infraestrutura adequada e profissionais qualificados para o atendimento dessa população. Além disso, garantiu a concessão de dispositivos eletrônicos e terapia fonoaudiológica a todos aqueles que necessitem desses recursos em todo o Brasil.

O acesso de crianças cada vez mais novas à clínica fonoaudiológica traz novos desafios para o fonoaudiólogo que atua na área da audiologia pediátrica. Além dos avanços tecnológicos, a atuação com crianças pequenas exige maior especificidade e atenção do profissional na prescrição e adaptação dos dispositivos eletrônicos de audição.[11]

Os ajustes realizados nos dispositivos são, muitas vezes, dependentes dos limiares auditivos obtidos por meio de técnicas eletrofisiológicas, do potencial evocado auditivo de tronco encefálico (PEATE), estimando a acuidade auditiva da criança, uma vez que bebês até os seis meses de vida ainda não apresentam nível maturacional neuropsicomotor suficiente para responder aos métodos comportamentais, como a audiometria de reforço visual (VRA). Sendo assim, erros ao longo do processo diagnóstico poderão comprometer todos os outros procedimentos subsequentes no processo de habilitação/reabilitação auditiva.[11] Além disso, outro desafio enfrentado pelo fonoaudiólogo é a presença de fatores complexos intervenientes, como o comprometimento neurológico e condição de orelha média, que interferem diretamente no processo de determinação dos limiares auditivos.[12,13]

O diagnóstico do tipo e perda auditiva é realizado por meio de uma bateria de testes objetivos e comportamentais, que devem ser realizados em conjunto e segundo os padrões de qualidade da prática clínica, uma vez que são complementares entre si. Os principais testes disponíveis atualmente são o potencial auditivo de tronco encefálico (PEATE), potencial evocado auditivo de estado estável (PEAEE), timpanometria, medidas do reflexo acústico, emissões otoacústicas transientes e produto de distorção (EOAT e EOADP), audiometria condicionada de reforço visual (VRA) e audiometria lúdica.

Bebês diagnosticados com perda auditiva sensorioneural logo nos primeiros meses de vida precisam de dispositivos eletrônicos auditivos adequados e ajustados com precisão às características da perda de audição e uso consistente para possibilitar o desenvolvimento da linguagem oral. O processo de adaptação desses dispositivos eletrônicos deve contemplar as etapas de avaliação, seleção do dispositivo, verificação dos dispositivos auditivos e validação e, durante todas as etapas, ressalta-se a importância da assistência à família uma vez que a postura do audiologista é extremamente relevante e deve ser baseada no acolhimento, criação de vínculo e planejamento da intervenção auditiva centrada no paciente. Mesmo após o processo de adaptação, é importante manter o acompanhamento dos usuários, baseado em aconselhamentos e orientações constantes.[14]

Todo o processo deve ser centrado na família, fornecendo suporte e informação do diagnóstico e compreensão da deficiência auditiva, necessidades e possibilidades da criança. O fonoaudiólogo deve estar atento às necessidades e questionamentos dos pais referentes aos recursos disponíveis, desenvolvimento e tratamentos necessários. Os primeiros meses de vida são determinantes no estabelecimento da relação mãe-bebê e, nesse sentido, qualquer intervenção deve ser cuidadosa para não haver interferência em processos saudáveis que estejam em andamento.[11]

A reabilitação auditiva consiste em etapas e processos, descritos abaixo:

- *Assessoramento audiológico*: adaptação, ajustes personalizados e avaliação constante do desempenho acústico do dispositivo eletrônico de audição (avaliação objetiva – medidas *in situ* e *Speech Intelligibility Index* – SII) e avaliação constante do desempenho auditivo da criança (desenvolvimento das habilidades auditivas).
- *Estimulação das habilidades auditivas, linguísticas e cognitivas*: terapeuta e família devem atuar de forma sistemática, explorando o desenvolvimento associado das habilidades auditivas, cognitivas e de linguagem no cotidiano da criança em ambiente terapêutico, mas principalmente no familiar.
- *Acolhimento e participação familiar*: proporcionar acolhimento, acompanhando os sentimentos que a família vivencia em cada fase da infância do filho, prestar informações constantes sobre o processo de reabilitação de forma compreensível e favorecer a participação efetiva da família no processo terapêutico, no qual estimulará diariamente experiências significativas para seu filho escutar e se comunicar.

A seguir os princípios que devem ser seguidos para que boas práticas em audiologia garantam uma reabilitação auditiva efetiva na criança.

Determinação de Limiares Audiológicos

O diagnóstico audiológico é fundamental à adaptação dos dispositivos eletrônicos auditivos e para a definição das estratégias terapêuticas de apoio à família e à criança e o processo de intervenção pode ter início.

Para a adequada obtenção de dados, diversos comitês científicos[8,9] recomendam protocolos de avaliação que possam permitir a definição do tipo, grau e configuração da perda auditiva em cada orelha, como por exemplo a resposta com especificidade de frequência e fatores de correção. Os dados obtidos na avaliação fornecem as informações para a seleção dos dispositivos auditivos e condutas terapêuticas.

O fonoaudiólogo deve ficar atento às unidades de medida utilizadas nos exames eletrofisiológicos, que no caso do PEATE é em dBnNA, além de diferenças do transdutor utilizado, calibração, estímulo e fatores de correção dos protocolos de avaliação.[14]

Para os serviços de reabilitação auditiva e considerando a necessidade de precisão na proposta do plano terapêutico individual e encaminhamentos compatíveis com as características audiológicas de cada criança, o princípio de *cross-check* deve ser aplicado. Esse princípio ressalta que nenhum resultado auditivo pode ser considerado se não for confirmado por uma ou mais medidas audiológicas objetivas.[15] Os dados obtidos no processo de diagnóstico para determinação de limiares audiológicos são fundamentais para que o profissional possa selecionar, organizar e compatibilizar esses dados de forma precisa. Essa precisão é indispensável no processo de prescrição do dispositivo eletrônico e permite sua validação através do comportamento auditivo da criança já adaptada.

Ao longo de todo o processo, a variabilidade da audibilidade da fala é uma característica dinâmica que pode ser afetada por mudanças nos limiares audiológicos e, nos casos específicos dos aparelhos de amplificação sonora, pelas condições da orelha média e mudanças no tamanho do meato acústico externo (MAE).[16] Por isso, a avaliação do comportamento auditivo constante e periódica é fundamental.

Seleção do Dispositivo Eletrônico de Audição

O processo de reabilitação auditiva tem início na etapa de seleção e adaptação de dispositivos eletrônicos auditivos e segue com o processo de terapia fonoaudiológica, com objetivo de trabalhar habilidades auditivas e de linguagem oral verbal, dentro de uma abordagem centrada na família.

Especificamente em relação à seleção do dispositivo eletrônico de amplificação sonora, esta implica na escolha das características físicas e eletroacústicas que possam fornecer à criança com deficiência auditiva a oportunidade de ter acesso máximo possível ao ambiente auditivo e, em particular, ao sinal de fala, minimizando os impactos negativos da perda auditiva no seu desenvolvimento de fala e linguagem.

A adaptação de dispositivos eletrônicos de audição é fundamental na intervenção da perda auditiva. Em se tratando de um dispositivo eletrônico de amplificação sonora em crianças, sabe-se, é utilizado atrás da orelha (retroauricular) e tem como objetivo possibilitar e aprimorar a audibilidade. O dispositivo é composto por um microfone que capta o som, converte o som para o amplificador e o direciona para a orelha da criança através do alto-falante (receptor) e do molde auricular.

Para a boa adaptação e aproveitamento da amplificação, a primeira etapa desse processo é a confecção do molde da orelha externa. Deve-se tomar cuidado com orelhas malformadas ou muito pequenas, pois a simples inserção da massa da pré-moldagem pode alterar o formato do conduto e do pavilhão e resultar num molde de qualidade ruim.

Para evitar essa situação, deve-se colocar um dispositivo retroauricular atrás da orelha dos bebês para manter a posição da cartilagem do pavilhão e para a adequada impressão do molde. O molde deve ser de material flexível para não machucar o bebê e para a boa adaptação na orelha.

Com o molde pronto, deve ser realizada a medida do meato acústico externo (MAE). Essa medida é chamada de RECD, *real ear coupler difference*, pois ela mede a diferença entre o nível de pressão sonora registrado no acoplador de 2 cc e o nível de pressão sonora registrado dentro do MAE. Essa diferença pode ser de até 20 dB em frequências mais altas devido ao tamanho e volume pequeno do MAE do bebê e criança pequena.

Com a medida da RECD realizada, os ajustes e verificação da amplificação não prescindem da presença da criança e sua família, uma vez que os algoritmos podem ser ajustados a partir da medida realizada na orelha da criança já registrada no software de programação e verificação eletroacústica. O fonoaudiólogo pode, então, dedicar-se à questão técnica sem a necessidade de dar atenção à família e à criança, que não precisam estar presentes no momento da verificação eletroacústica.

Há muitos desafios na determinação da amplificação para crianças em virtude de aspectos como o tamanho do meato acústico externo e dos níveis de pressão sonora alcançados em nível da membrana timpânica, o fato de não serem capazes de fornecer respostas comportamentais confiáveis para estímulos verbais e a necessidade de melhor relação sinal-ruído do que os adultos para perceber a fala. Tais características particulares dessa faixa etária fazem com que se faça necessário utilizar medidas objetivas de verificação para se atingir o alvo em termos de amplificação e, assim, favorecer o acesso consistente aos sons ambientais em níveis seguros, confortáveis e audíveis, favorecendo o aprendizado através da escuta incidental.[17-21]

Existem duas regras prescritivas amplamente utilizadas, que possuem fórmulas e algoritmos específicos para crianças, a DSL (*Desired Sensation Level*) e a NAL (*National Acoustics Laboratories nonlinear methods*). A regra DSL considera a audibilidade dos sons de fala com uso de amplificação, partindo do princípio de que os sons de fala são os mais importantes e leva em conta fatores que estão unicamente associados à amplificação de bebês e crianças pequenas com perda auditiva que estão no processo de desenvolvimento de linguagem. A versão atual da regra prescritiva DSL é a DSLm[i/o]v5, que considera o uso de diferentes transdutores na prescrição da amplificação.[22]

O método NAL-2 (*national acoustics laboratories nonlinear methods*)[23] tem como objetivo tornar a fala inteligível e confortável, combinando um modelo de inteligibilidade do discurso e um modelo de *loudness* em um processo adaptativo de otimização controlada por computador.

As fórmulas prescritivas oferecem valores para determinação do ganho do dispositivo com base no espectro de fala e na saída máxima da amplificação. As abordagens prescritivas para crianças (DSL e NAL) foram desenvolvidas para fornecer uma adaptação consistente e sistemática que maximize a audibilidade da fala em ampla gama de ambientes de escuta, sem exceder os níveis de desconforto. Um ajuste adequado para a população pediátrica deve estar o mais próximo possível do alvo fornecido na regra prescritiva pretendida.[19]

Verificação e Validação da Audibilidade

A audibilidade só será considerada adequada a partir da análise eletroacústica, que permite garantir que o dispositivo eletrônico apresenta a amplificação sonora necessária para tornar a fala audível e confortável para a criança. Em se tratando de bebês e crianças pequenas, o ganho funcional ou testes comportamentais não devem ser utilizados para verificação da amplificação, uma vez que apresentam limitações, como por exemplo, a experiência auditiva da criança e o desenvolvimento cognitivo. Podem sim ser utilizados para o aconselhamento familiar, para a demonstração da diferença da percepção auditiva com e sem a amplificação, podendo até motivar a adesão ao uso do dispositivo pela família.[11]

A partir da realização da medida de RECD, o equipamento de verificação eletroacústica ou equipamento com microfone sonda pode medir com precisão os diferentes níveis de intensidade do sinal de entrada no acoplador de 2cc, que na maior parte dos equipamentos está disponível em intensidade fraca (50 dBNPS), média (65 dBNPS) e forte (75 dBNPS). A partir da regra prescritiva selecionada, dados audiométricos, idade da criança, tipo de fone utilizado e os valores de RECD, é possível verificar se o ganho acústico e a saída máxima do aparelho estão alcançando o alvo sugerido.

Quando se fala em audibilidade adequada, tem-se como objetivo tornar audíveis e confortáveis todos os sons de fala, o que significa transportar o sinal de entrada para dentro da área dinâmica de audição, que compreende a área entre o limiar de detecção e o limiar de desconforto (predito, no caso de crianças). Atualmente, todos os equipamentos de medida com microfone sonda, utilizam diferentes sinais de entrada com a característica do sinal de fala, justamente para que se possa analisar como a fala está sendo recebida pelo usuário da amplificação sonora de acordo com a regra prescritiva selecionada.

A partir dessa medida, chamada em alguns equipamentos como mapeamento da fala,[23,24] todos os equipamentos disponibilizam o cálculo do índice de inteligibilidade de fala (*Speech Inteligibility Index* – SII). O SII é uma ferramenta objetiva que, ao contrário da audiometria tonal, está mais relacionada com o sinal de fala.[16] O SII quantifica a quantidade de informação de fala audível dentro de faixas de frequência determinadas para a inteligibilidade da fala.[25] Esta ferramenta compara valores ponderados de audibilidade em condições com e sem AASI durante o processo de verificação do AASI, medindo a quantidade de audibilidade que pode ser reestabelecida através da amplificação.[26]

O SII pode variar de 0 (zero – sem audibilidade para o espectro da fala) a 1 (um – total audibilidade ao espectro da fala), podendo também ser expresso numa escala de 0 a 100 para expressar a porcentagem de fala acessível.[26] A resposta do SII é gravada em três níveis de entrada: 55 dB SPL, correspondente a fala em intensidade suave; 65 dB SPL, correspondente a um discurso conversacional em intensidade normal; e 75 dB SPL, correspondente a uma fala em intensidade mais forte.[12]

O SII está diretamente relacionado com os limiares auditivos, assim como a programação dos aparelhos de amplificação sonora. Fonoaudiólogos que atendem bebês e crianças muito pequenas não contam com a possibilidade de aplicação de testes de reconhecimento de fala usados com adultos e crianças mais velhas para a validação da amplificação. Para estimar a audibilidade para sons de fala com essa população, é necessário lançar mão de métodos objetivos como o cálculo do SII, gerado na etapa da verificação.[27] Diversos autores estabelecem valores normativos para o SII, validando sua aplicação clínica. Eles consideram os efeitos do grau e da configuração da perda auditiva para informações de fala amplificada através do SII para contribuir tanto para os processos de verificação do uso do dispositivo eletrônico de amplificação sonora quanto para a validação.[16,27,28]

Quanto mais baixo o SII, menor é a audibilidade aos sons de fala pela criança, ou seja, a criança tem acesso limitado aos sons de fala, o que pode acarretar atraso no desenvolvimento de linguagem oral, menor habilidade de compreensão de fala, menor vocabulário e consequentemente, pior aprendizado escolar. Deve-se considerar ainda, que os índices avaliados em crianças, em geral são realizados no silêncio, o que significa que seja pior para situações conversacionais em ambiente com ruído de fundo e reverberação e distância maior. Nesse sentido, acompanhar o desenvolvimento da criança com medidas de desenvolvimento são fundamentais para eventual indicação do uso do implante coclear.[29,30]

O processo de validação é constante e acontece conforme ocorre o desenvolvimento da criança. A validação pode ser considerada como processo de avaliação longitudinal do efeito da amplificação sonora na percepção da fala e no desenvolvimento de linguagem oral. A partir dos dados de *cross-check* do diagnóstico audiológico e verificação da amplificação, um prognóstico do desenvolvimento pode ser elaborado pela equipe multiprofissional que acompanha a criança e sua família. Se algo estiver errado nesse processo inicial, o prognóstico não irá se concretizar e deve-se retornar para o processo de avaliação. Por exemplo, se ocorre um erro de determinação de limiares audiológicos, a verificação da amplificação pode ser feita de forma perfeita, mas baseada em limiares que não são verdadeiros e o desenvolvimento não ocorrerá da forma esperada. Da mesma forma, posso obter limiares absolutamente precisos, mas se a amplificação for subestimada, não ocorrerá audibilidade suficiente e o desenvolvimento também não ocorrerá da forma prevista.

Por esse motivo, é importante o uso de instrumentos de avaliação do desenvolvimento, que podem auxiliar o fonoaudiólogo a identificar ao lado da família a necessidade de novos ajustes na amplificação.

O *McArthur Communicative Development Inventories* (CDI), adaptado para a língua portuguesa,[31,32] é um inventário que tem como objetivo coletar informações referentes à observação dos pais quanto ao desenvolvimento do vocabulário receptivo e expressivo e uso de gestos de crianças ouvintes. O LittlEars® e adaptado por Leandro *et al.*[33] para avaliar as habilidades auditivas da população de bebês e crianças com idade auditiva de até 2 anos, baseado na observação dos pais. A escala *Meaningful Auditory Integration Scale* (MAIS)[34] avalia a percepção de fala em crianças com deficiência auditiva a partir de 4 anos de idade e com o objetivo de avaliar crianças mais novas, Zimmerman-Phillips, Osberger e Robbins[35] desenvolveram a *Infant-Toddler Meaningful Auditory Integration Scale* (IT MAIS), destinada a avaliar crianças com idade entre 1 e 3 anos. As duas escalas têm como objetivo avaliar o comportamento auditivo de crianças em situações do dia a dia, relacionadas com o uso do dispositivo eletrônico, atenção para os diversos sons ambientais e atribuição de significado aos sons. A *Meaningful Use of Speech* (MUSS),[36] é uma escala composta por um questionário com 10 questões divididas em três categorias (uso da voz; linguagem oral com pessoas familiarizadas a criança; e linguagem oral com pessoas não familiarizadas com a criança) aplicado aos pais, que auxilia a avaliação da linguagem oral e habilidades de produção de fala de crianças em situações cotidianas.

A cada retorno do bebê e da criança pequena, o fonoaudiólogo deve aproveitar as oportunidades de observação e orientação com apresentação de sons a viva voz, utilizando brinquedos associados a sons, onomatopeias e músicas infantis para facilitar a avaliação e observação do comportamento auditivo, uma vez que a criança não tem capacidade de realizar testes formais de habilidades de linguagem e percepção de fala.

HABILITAÇÃO/REABILITAÇÃO AUDITIVA E DE LINGUAGEM

Uma vez garantindo-se à criança usuária do dispositivo auditivo uma adequada percepção de fala, bem como aos familiares as devidas orientações e aconselhamento constante durante o processo de reabilitação, a intervenção o fonoaudiológica propriamente dita pode ser desenvolvida respeitando os aspectos individuais. No Brasil, a abordagem

Aurioral tem sido a escolha mais assertiva para direcionar a intervenção fonoaudiológica de crianças usuárias de dispositivos eletrônicos de audição. A abordagem prioriza a audição como via sensorial principal de acesso à linguagem nas situações comunicativas, com vistas à compreensão e expressão da linguagem oral como forma efetiva de comunicação da criança com deficiência auditiva. A linguagem oral é considerada condição imperativa para atender às necessidades psicológicas, sociais e educacionais dessas crianças e de seu núcleo familiar.[37] Com a abordagem apresentada, as crianças usuárias de tecnologias auditivas usualmente frequentam terapias fonoaudiológicas individuais, com familiares participativos nas sessões, como também podem participar de sessões em pequenos grupos.[38] Além de se tratar de um conjunto de técnicas, estratégias, condições e procedimentos que objetivam a aquisição e desenvolvimento da linguagem por meio da audição,[39] a abordagem Aurioral propõe auxiliar as famílias na adaptação à nova realidade e nas situações que envolvem tomada de decisões acerca de tudo que envolve o processo de reabilitação.[40] O principal alvo da intervenção precoce na deficiência auditiva é a aquisição de linguagem oral. No entanto, é por meio da estimulação e desenvolvimento das habilidades auditivas que o indivíduo alcançará esse objetivo. As metas projetadas para cada sessão devem ser adaptadas às necessidades e potencialidades de cada criança, tendo em vista aspectos cognitivos, auditivos, linguísticos e motores.[41]

As metas terapêuticas são elaboradas pela avaliação contínua do desempenho nas habilidades auditivas e de linguagem da criança, definindo suas áreas de domínio, bem como quais áreas necessitam de intervenção. Tais metas abrangem componentes como fala, linguagem, cognição e comunicação, que são estimulados no trabalho auditivo.[39] É também imprescindível que a família assuma o papel de agente modificador e o terapeuta de agente de apoio. As atividades propostas na terapia fonoaudiológica devem considerar as diferentes fases, idades e temas de interesse das crianças como jogos e brincadeiras. Os sons, por exemplo, são apresentados dentro de contextos significativos, explorando situações lúdicas e prazerosas.[42]

Ao apresentar a criança com deficiência auditiva ao mundo dos sons, deve-se conduzi-la a perceber os diversos sons presentes nos ambientes (verbais, ambientais, sons do corpo etc.), como também perceber a ausência destes. Assim, o trabalho com as habilidades auditivas se inicia, por meio da estimulação da detecção auditiva, primeira habilidade a ser desenvolvida e alicerce para as subsequentes.[41,42] Tal habilidade pode ser estimulada a partir da sala de espera, por exemplo, por meio da exploração dos sons ali presentes (pessoas conversando, telefone, portas etc.), e estende-se à sala de terapia, com sons inesperados e intencionais, com familiares e terapeutas chamando a atenção e mostrando que ouvir pode ser demonstrado com reações motoras, como apontar o dedo na orelha, girar a cabeça de acordo com a localização da fonte, dentre outras. É importante significar esses sons para que o aprendizado se estabeleça.[42]

No início da abordagem terapêutica, o estabelecimento de rotinas (de chegada, de saída etc.) nas sessões de terapia pode ser importante como uma meta para o desenvolvimento da atenção, planejamento e comunicação. Tais rotinas estabelecidas desde o início das intervenções permitem que a criança participe das trocas comunicativas, mesmo ainda não utilizando a linguagem oral para comunicar-se, favorecendo o desenvolvimento cognitivo e de linguagem.[42]

A habilidade de discriminação auditiva deve ser iniciada tão logo a criança seja capaz de perceber a presença e ausência de som. Nesta etapa, as atividades devem estimular a criança a perceber as diferenças entre os sons, em relação às características de frequência, intensidade e extensão, como nos sons intermitentes ou prolongado.[41] Subsequente a esta, a próxima habilidade a ser estimulada, o reconhecimento auditivo, ocorre em duas etapas, a introdutória e a avançada. Tal habilidade diz respeito à capacidade de identificar o som e a fonte sonora, nomeando o que ouviu. Nesta etapa, atividades que solicitem identificação de elementos (por meio de sons, palavras ou frases), trocas de papéis, imitações, especificar um determinado contexto com pistas visuais podem auxiliar no desenvolvimento da criança.[41,42]

Com a evolução das respostas, a habilidade de reconhecimento auditivo progride para a mais complexa, a habilidade de compreensão auditiva, a qual diz respeito à capacidade de responder a perguntas relacionadas com determinado tema, acontecimento ou história.[42] Esta habilidade envolve compreender o discurso oral, o que indica que o indivíduo alcançou também outros níveis do processamento auditivo, bem como os processos psíquicos de atenção e memória. Nesta etapa, espera-se que a criança seja capaz de estabelecer e manter um diálogo, compreendendo o que ouviu e se fazendo entender. Atividades que envolvam comandos, dramatizações, refrasear, são propostas interessantes para estimular essa habilidade.[41,42]

Muitas são as possibilidades em termos de estratégias e recursos para estimular as habilidades de audição e linguagem de crianças com DA. Sugerir estratégias e materiais é ferramenta importante para o fonoaudiólogo no trabalho com os familiares, que também devem utilizar da criatividade para melhor explorar as possibilidades comunicativas nos diversos espaços. Recursos como jogos, brincadeiras simbólicas, recursos audiovisuais, cadernos de experiências, são algumas das possibilidades.

Alves, em 2012,[42] sugere diversas estratégias para o trabalho de reabilitação, com objetivos voltados para a audição, cognição e linguagem oral. Técnicas como **escutar no silêncio**, **aproximação**, **brincadeiras vocais**, **repetição**, devem ser utilizadas objetivando auxiliar a criança com deficiência auditiva a estabelecer a conexão entre escutar e falar, a desenvolver as habilidades auditivas para transformar sua linguagem oral de maneira mais incidental possível.[41] A abordagem terapêutica realizada com a criança sustenta-se na parceria efetiva entre fonoaudiólogo, família e escola, sendo a família o principal agente modificador da realidade da criança com deficiência auditiva, reforçando e sistematizando os objetivos terapêuticos planejados para ela.[40,43]

O fonoaudiólogo, então, exerce um papel de mediador entre a criança com deficiência auditiva e sua família, viabilizando a concepção de ambas de que todas as experiências auditivas podem adquirir uma dimensão favorável ao desenvolvimento de outras habilidades.[44] Esta participação envolve assumir o lugar de protagonista na criatividade de possibilitar muitas experiências auditivas independente de ambientes, brinquedos e brincadeiras. Por exemplo, situações comuns como quando está no supermercado, na visita a um parente, na entrada da escola, na conversa durante uma refeição podem ter uma dinâmica com mais ênfases a sons e diálogos, que seriam despretensiosas numa família somente com ouvintes.

Pode ser muito desafiador para o fonoaudiólogo exercer essa mediação. Estudo aponta que fatores como distância, dificuldades de deslocamento e acesso, horários de trabalho dos responsáveis e horários escolares, e ausência de recursos na região de origem, podem ser os responsáveis pela não adesão ao processo terapêutico nas etapas iniciais e em longo prazo, visto que interferem na disponibilidade para a participação dos familiares.[45]

A falta de adesão ao tratamento é um fator de impacto bastante negativo no prognóstico das crianças com deficiência auditiva. Qualquer que seja a opção terapêutica escolhida, o engajamento da família será sempre essencial para a evolução das habilidades comunicativas da criança. Profissionais que trabalham com reabilitação auditiva de crianças devem empenhar-se em estratégias para maximizar a adesão das famílias ao processo terapêutico. Nesse sentido, abordagens que propõem práticas centradas na família vêm se estabelecendo como alternativas que favorecem o processo de reabilitação de crianças com deficiência auditiva.[46]

A proposta do Cuidado Centrado na Pessoa parece ser uma alternativa eficaz para buscar maior engajamento de pacientes e familiares em qualquer que seja a estratégia de atenção à saúde. Isso se dá pelo fato de que a proposta do Cuidado Centrado na Pessoa (também mencionado na literatura como Atenção Centrada no Paciente) estimula a participação do usuário dos serviços de saúde e de seus familiares nas situações que envolvem tomada de decisão sobre o cuidado, participação social, no planejamento, sendo os pacientes também responsáveis pelo seu próprio cuidado.[47]

Tais princípios encontram afinidade com as propostas de intervenção voltadas às famílias de crianças com deficiência auditiva. É consenso que o envolvimento familiar é fator de grande importância no processo de reabilitação de crianças usuárias de dispositivos eletrônicos. Estudos evidenciam que, para uma melhor adesão familiar ao processo terapêutico, é necessário conhecer e atender às necessidades dessas famílias. Fatores como acolhimento, orientações e oferta de espaços educativos e de apoio adequado às famílias, por meio de ações individuais ou coletivas, são primordiais para uma reabilitação bem-sucedida.[48,49]

ORIENTAÇÃO E ACONSELHAMENTO FAMILIAR

Durante todo o processo, do diagnóstico à indicação e adaptação do dispositivo, é importante que a família esteja sendo assistida pelos profissionais que acompanham a criança. Orientações assertivas fornecidas aos pais podem auxiliá-los na retenção de informação e, por conseguinte, assegurar o uso efetivo do dispositivo auditivo e viabilização de situações favoráveis ao desenvolvimento da criança.[50]

Um programa de orientação e aconselhamento para os pais de crianças com deficiência auditiva pode sistematizar informações e servir de apoio em resposta aos questionamentos, tornando-se um recurso útil para todas as famílias, especialmente aquelas com dificuldade de acesso aos profissionais especializados. Pode ainda reverter em melhor qualidade de vida deles próprios e da criança, atendendo a uma proposta de intervenção centrada na família e valorizando os pais enquanto mediadores do desenvolvimento do filho.[51]

É importante conversar com os pais sobre as características da perda auditiva de seus filhos e as consequências diretas no desenvolvimento da linguagem oral. Fazer com que os pais compreendam quais os sons de fala e quais os sons cotidianos que seu filho não tem acesso em virtude da configuração de sua perda auditiva torna-se peça fundamental para que eles compreendam a importância da audibilidade.

Especificamente em relação à intervenção, Rabelo; Melo[52] consideram como imprescindível a etapa de orientação e aconselhamento familiar com o objetivo de fornecer suporte adequado à família. Somente assim, de acordo com as autoras, pais, mães e responsáveis pelas crianças podem compreender e ajudar na solução das principais dificuldades que venham a ocorrer durante o processo de desenvolvimento infantil da criança usuária de dispositivos eletrônicos. Quanto mais envolvida for a família, melhor a condição de desenvolvimento da criança e, por esse motivo, a família é considerada chave do processo, uma vez que propicia troca e interação constante com a criança.[53]

A otimização da audibilidade de fala e o uso consistente do dispositivo eletrônico de audição é considerado essencial para promover a estimulação das habilidades auditivas e promover o desenvolvimento de fala, audiologistas, reabilitadores e pais precisam compreender importantes princípios que, uma vez adotados, poderão maximizar o acesso auditivo das crianças por meio do uso efetivo do dispositivo eletrônico de audição.[54,55] São eles:

1. Garantir que os pais aprendam a manusear, operar e cuidar do equipamento utilizado pela criança.
2. Estimular a criança a aprender e assumir a responsabilidade pelo uso e cuidado com o equipamento desde cedo.
3. Monitorar efetivamente o funcionamento do equipamento e o desenvolvimento auditivo e de linguagem da criança. Os pais precisam conhecer os reais benefícios que o dispositivo traz para a reabilitação da criança e para seu desenvolvimento.

De fato, os dispositivos eletrônicos auditivos permitem à criança com deficiência auditiva o acesso amplo às informações acústicas dos sons da língua de seus pares, gerando grandes oportunidades para o desenvolvimento da linguagem oral.[56] Por isso, compreender a importância de tornar os sons de fala audíveis deve ser uma meta de todo o processo de orientação e aconselhamento centrado nos pais. Quando os pais e as crianças compreendem que o uso adequado do dispositivo implica no desenvolvimento de estratégias auditivas efetivas que facilitam o desenvolvimento de linguagem falada, a possibilidade de a intervenção alcançar seus objetivos é bem mais provável.

Por esse motivo, as famílias precisam de orientação sobre o uso dos dispositivos eletrônicos auditivos e sobre as possibilidades auditivas da criança.[56-58] Compreender como funciona o dispositivo eletrônico é o primeiro passo. Outras etapas direcionam-se ao tempo efetivo de uso diário, requisitos para um bom funcionamento, importância da manutenção periódica, entre outros aspectos. Somado a isso, é importante que os pais entendam e observem os benefícios proporcionados pelo equipamento.[59]

A adaptação do dispositivo eletrônico é outro ponto que merece destaque quando se trata de orientação aos pais. A experiência auditiva durante a infância é crucial para promover o desenvolvimento de linguagem falada.[60,61] Portanto, garantir audibilidade para sua criança pode assegurar o início o mais rápido possível do processo de maturação neural e a consciência dos sons da fala. Por último, mas não menos importante, é preciso certificar-se que os pais compreendam o valor do ajuste adequado do dispositivo eletrônico. Somente um equipamento ajustado considerando as características pessoais, físicas e da perda auditiva da criança pode assegurar a audibilidade proporcionada pelo recurso. Acredita-se que um procedimento de orientação eficiente poderá ajudar os pais a lidarem melhor com os seus sentimentos, passando a compreender melhor a si mesmo e a situação em que se encontram, garantindo, assim, uma adesão eficaz à reabilitação auditiva e, consequentemente, sucesso no processo como um todo.[62,63]

REFERÊNCIAS BIBLIOGRÁFICAS

1. Walden EE, Porsek RA, Holum-Hardegan LL. Some principles of aural rehabilitation. Hearing Instruments. 1984;35:40-8.
2. IBGE. Censo Demográfico 2010 Características gerais da população, religião e pessoas com deficiência. Organizado por Instituto Brasileiro de Geografia e Estatística - IBGE. [Internet] Rio de Janeiro: IBGE; 2012.

3. Yoshinaga-Itano C. Early intervention after universal neonatal hearing screening: Impact on outcomes. Mental Retardation and Developmental Disabilities Research Reviews. 2003;9(4):252-66.

4. Sharma A, Nash AA, Dorman M. Cortical development, plasticity and re-organization in children with cochlear implants. Journal of Communication Disorders. 2009;42(4):272-9.

5. Ching TYC, Dillon H, Leigh G, Cupples L. Learning from the longitudinal outcomes of children with hearing impairment (LOCHI) study: summary of 5-year findings and implications. International Journal of Audiology. 2017;57(2):S105-11.

6. Yoshinaga-Itano C, Sedey AL, Wiggin M, Chung W. Early hearing detection and vocabulary of children with hearing loss. Pediatrics. 2017;140(2):e20162964.

7. Brasil. Lei nº 12.303, de 2 de agosto de 2010. Dispõe sobre a obrigatoriedade de realização do exame denominado Emissões Otoacústicas Evocadas. Diário Oficial da União; 2010.

8. Joint Committee on Infant Hearing. Year 2019 Position statement: principles and guidelines for early hearing detection and intervention programs. Journal of Early Hearing Detection and Intervention. 2019;4(2):1-44.

9. Lewis DR, Marone SAM, Mendes BCA, Cruz OLM, Nóbrega M de. Comitê multiprofissional em saúde auditiva: COMUSA. Brazilian Journal of Otorhinolaryngology. 2010;76(1):121-8.

10. Brasil. Ministério da Saúde. Gabinete do Ministro. Portaria Nº 2.073/ GM de 28 de setembro de 2004. Institui a Política Nacional de Atenção à Saúde Auditiva. Diário Oficial da República Federativa do Brasil; 2004.

11. Martinez MANS, Novaes BCAC, Mendes BCA. Amplificação sonora em bebês. In: Schochat E, et al. Tratado de audiologia. 3. ed. São Paulo: Manole; 2022. p. 453-64.

12. Figueiredo RSL, Mendes B, Cavanaugh MCV, Novaes B. Classificação de perdas auditivas por grau e configuração e relações com Índice de Inteligibilidade de Fala (SII) amplificado. CoDAS. 2016;28(6):687-96.

13. Deperon TM, Figueiredo RDSL, Leal CF, et al. Audibilidade e desenvolvimento de linguagem oral em crianças com deficiência de audição. Distúrbios da Comunicação. 2018;30(3):551.

14. Chiriboga LM, et al. Adesão e continuidade ao uso de aparelho de amplificação sonora individual: revisão de escopo. Audiolo Commun Res [Internet]. 2023;28.

15. HALL Jamers. Crosscheck principle in pediatric audiology today: a 40-year perspective. Journal of Audiology & Otology. 2016;20(2):59.

16. McCreery RW, Walker EA, Spratford M, et al. Longitudinal predictors of aided speech audibility in infants and children. Ear and Hearing. 2015;36:24S37S.

17. Scollie SD. CHildren's speech recognition scores: the speech inteligibility Index and proficiency factors for age and hearing level. Ear & Hearing. 2008;29(4):543-56.

18. Ching TYC, Dillon H. Major findings of the LOCHI study on children at 3 years of age and implications for audiological management. International Journal of Audiology. 2013;52(2):S65-8.

19. McCreery RW, Bentler RA, Roush PA. Characteristics of hearing aid fittings in infants and young children. Ear & Hearing. 2013;34(6):701-10.

20. Marriage JE, Vickers DA, Baer T, et al. Comparison of different hearing aid prescriptions for children. Ear & Hearing. 2017:1-12.

21. Deperon TM. Fatores intervenientes na relação entre audibilidade de sons de fala e desenvolvimento de linguagem oral. Tese (Doutorado) - Pontifícia Universidade Católica de São Paulo. São Paulo; 2018. p. 202.

22. Seewald R, Moodie S, Scollie S, Bagatto M. The DSL method for pediatric hearing instrument fitting: historical perspective and current issues. Trends in Amplification. 2005;9(4):145-57.

23. Keidser G, Dillon HR, Flax M, et al. The NAL-NL2 prescription procedure. Audiology Research [Internet]. 2011;1(1S).

24. Moore BCJ. Speech mapping is a valuable tool for fitting and counseling patients. The Hearing Journal. 2006;59(8):26.

25. ANSI. Methods for Calculation of the Speech Intelligibility Index. ANSI S3.5-1997. New York, NY: American National Standards Institute; 1997.

26. Killion MC, Mueller HG. Twenty years later: a NEW count-the-dots method. The Hearing Journal. 2010;63(1):10.
27. Seewald R, Mills J, Bagatto M, et al. A comparison of manufacturer-specific prescriptive procedures for infants. The Hearing Journal. 2008;61(11):26.
28. Figueiredo RSL, Mendes B, Versolatto-Cavanaugh MC, et al. Índice de inteligibilidade (SII) e variação da intensidade do sinal de fala em crianças com deficiência de audição. Audiol Commun Res. 2019;24:e1733.
29. Leal C, Marriage J, Vickers D. Evaluating recommended audiometric changes to candidacy using the speech intelligibility index. Cochlear Implants Int. 2016;17(1):8S-12S.
30. Deperon TM, Figueiredo RSL, Leal CF, et al. Audibilidade e desenvolvimento de linguagem oral em crianças com deficiência de audição. Distúrbios da Comunicação. 2018;30(3):551-60.
31. Scollie S. DSL version v5.0: Description and Early Results in Children. Audiology online [Internet]. 2007.
32. Teixeira ER, Davis BL. Early sound patterns in the speech of two brazilian portuguese speakers. Language and Speech. 2002;45(2):179-204.
33. Gallassi AD. Investigação da aplicabilidade de uma adaptação para o português do inventário de desenvolvimento comunicativo Macarthur - versão: palavras e gestos. [Dissertação de Mestrado] São Paulo: Pontifícia Universidade Católica de São Paulo (PUCSP); 2002.
34. Coninx F, Weichbold V, Tsiakpini L. LittlEARS® auditory questionnaire. Innsbruck, Austria: MED-EL; 2003.
35. Leandro FSM, Costa EC, Mendes BCA, Novaes BCA. C.LittlEars® – Questionário auditivo: adaptação semântica e cultural da versão em Português Brasileiro em pais de crianças com deficiência auditiva. Audiology - Communication Research. 2016;21:1-12.
36. Robbins AM, Renshaw JJ, Berry SW. Evaluating meaningful auditory integration in profoundly hearing-impaired children. The American Journal of Otology. 1991;12:144-50.
37. Zimmerman-Phillips, Osberger e Robbins. Infant-Toddler: meaningful auditory integration scale (IT-MAIS). Sylmar, Advanced Bionics Corporation; 1997.
38. Robbins AM, Osberger MJ. Meaningful use of speech scales (MUSS). Indianápolis: University of Indiana School of Medicine. 1990.
39. Bevilacqua MC, Moret AL. Deficiência auditiva: conversando com familiares e profissionais de saúde. São José dos Campos: Pulso. O poder da audição na construção da linguagem. 2005;10:161-78.
40. Bevilacqua MC, Formigoni GM, Audiologia educacional: uma opção terapêutica para a criança deficiente auditiva. 3rd ed. São Paulo: Pró-Fono; 2012. p. 86.
41. Bevilacqua MC, Martinez MA, Balen SA, et al. Tratado de audiologia. São Paulo: Santos; Terapia fonoaudiológica: os primeiros anos. 2012;36:611-35.
42. Silva S, Digiampietri L. (Re)Conhecendo a USP: contribuições do ensino, da pesquisa e da extensão no campo das deficiências. Audiologia Educacional na infância: contribuições do Campus de Bauru da Universidade de São Paulo; [Internet]. 22th ed. São Paulo: FEUSP; 2017. p. 3.
43. Gonçalves MS, Teixeira AR. Reabilitação auditiva infantil: atividades lúdicas para estimulação das habilidades auditivas [Internet]. Santa Cruz do Sul: EDUNISC. 2019:50.
44. Bevilacqua MC, Martinez MA, Balen SA, et al. Tratado de audiologia. Atividades lúdicas na terapia fonoaudiológica. São Paulo: Santos; 2012;36:687-700.
45. Bevilacqua MC, Martinez MA, Balen SA, et al. Tratado de audiologia. Desenvolvimento das habilidades auditivas. 1st ed. São Paulo: Santos; 2012;36:475-93.
46. Rabelo GR, Melo LP. Orientação no processo de reabilitação de crianças deficientes auditivas na perspectiva dos pais. Revista CEFAC: speech, language, hearing sciences and education journal [Internet]. 2016;18(2):362-68.
47. Youssef BC, Mendes BDCA, Costa EDC, et al. Efetividade na adesão a reabilitação auditiva em crianças: grupo de adesão familiar e terapia inicial. Distúrbios da Comunicação. 2017;29(4):734.

48. Prado MC, Abramides DV. O uso de cenários cotidianos baseados na ferramenta educacional My World com mães de crianças e adolescentes com deficiência auditiva. Audiol Commun Res [Internet]. 2018;23(1939):1-5.

49. Agreli HF, Peduzzi M, Silva MC. Atenção centrada no paciente na prática interprofissional colaborativa. Interface [Internet]. 2016;20(59):905-16.

50. Lima MC, et al. Análise da efetividade de um programa de intervenção para famílias de crianças com deficiência auditiva. CoDAS [Internet]. 2019;31(20180116):1-6.

51. Brazorotto JS, et al. Impacto do enquadre terapêutico em grupo nas necessidades de famílias de crianças com deficiência auditiva. Distúrb Comun. [Internet]. 2020;32:1-13.

52. Santos IRD, Brazorotto JS. Intervenção guiada por videofeedback a famílias de crianças com deficiência auditiva. CoDAS [Internet]. 2018;30.

53. Motti TFG, Pardo MBL. Intervenção com pais de crianças deficientes auditivas: elaboração e avaliação de um programa de orientação não presencial. Revista Brasileira de Educação Especial. 2010;16(3):447-62.

54. Rabelo GRG, Melo LPF. Counselling in the rehabilitating process for hearing impaired children by parents' perspective. Revista CEFAC [Internet]. 2016;18(2):362-8.

55. Bevilacqua MC, Formigoni GMP. Audiologia educacional: uma opção terapêutica para a criança deficiente auditiva. 3. ed. Carapicuiba: Pró-fono; 2003.

56. McCreery RW, Walker EA. Hearing Aids and auditory-verbal therapy. In: Estabrooks W, Morrison HM, MacIver-Lux K (Orgs.). Auditory-verbal therapy: science, research and practice. San Diego, CA: Plural; 2020 p. 521-61.

57. Sobreira ACO, Capo BM, Santos TSD, Gil D. Desenvolvimento de fala e linguagem na deficiência auditiva: relato de dois casos. Revista CEFAC. 2015;17(1):308-17.

58. Pratt SR, Schnoor K, Friedman M. Speech production as a measure of hearing aid benefit in infants and young children with hearing loss. Perspectives on Hearing and Hearing Disorders in Childhood. 2007;17(1):15-20.

59. Novaes BCAC, Versolatto-Cavanaugh MC, Figueiredo RSL, Mendes BCA. Fatores determinantes no desenvolvimento de habilidades comunicativas em crianças com deficiência auditiva. Jornal da Sociedade Brasileira de Fonoaudiologia. 2012;24(4):335-41.

60. Bicas RS, Guijo LM, Delgado-Pinheiro EMC. Oral communication and auditory skills of hearing impaired children and adolescents and the speech therapy rehabilitation process. Revista CEFAC. 2017;19(4):465-74.

61. Motti TFG, Pardo MBL. Intervenção com pais de crianças deficientes auditivas: elaboração e avaliação de um programa de orientação não presencial. Revista Brasileira de Educação Especial. 2010;16(3):447-62.

62. Zupan B, Susan JE. Auditory preferences in young children with and without hearing loss for meaningful auditory visual compound stimuli. Journal of Communication Disorders. 2009;42:381-96.

63. Kral A, Kronenberger AG, Pisoni DB, O'Doneghue GM. Neurocognitive factors in neuron restoration of early deafness: a connected model. Lancet Neurology. 2016;15:610-21.

CAPÍTULO 17

TRANSTORNO DO ESPECTRO AUTISTA – ASPECTOS ESSENCIAIS DO DIAGNÓSTICO MULTIDISCIPLINAR PARA A INTERVENÇÃO PRECOCE

Eliene Silva Araújo ▪ Krisia Thayna Lima da Costa
Alessandra Pinheiro da Silva ▪ Celina Angelia dos Reis Paula
Samantha Santos de Albuquerque Maranhão
Ana Manhani Cáceres-Assenço

OBJETIVOS DE APRENDIZAGEM

- Definir quais são os aspectos essenciais para a intervenção precoce no TEA;
- Listar alterações auditivas comuns em crianças com TEA e estratégias para realizar a avaliação audiológica completa;
- Descrever o papel da equipe multiprofissional na intervenção do TEA na primeira infância;
- Refletir sobre a importância do acolhimento à família e a trajetória até o momento do diagnóstico;
- Generalizar o raciocínio clínico para outros casos de TEA com interface do diagnóstico à intervenção.

INTRODUÇÃO

O transtorno do espectro autista (TEA) consiste em um transtorno do neurodesenvolvimento caracterizado pelo prejuízo na comunicação e na interação social, associado a comportamentos repetitivos e interesses restritos.[1] Por mais que esta informação seja amplamente conhecida, o acesso ao diagnóstico e à intervenção nestes quadros ainda é um desafio para as famílias.

Há evidências de que já no primeiro ano de vida sinais de alerta para o TEA possam ser identificados (como falhas na percepção vocal e facial e na habilidade de compartilhar objetos), bem como pode ser realizada intervenção precoce, com resultados favoráveis ao desenvolvimento.[2,3] Entretanto, a realidade não corresponde ao proposto nos manuais de orientação e diretrizes de boas práticas, ou seja, por mais que seja recomendado que o tratamento oportuno seja iniciado em qualquer caso de suspeita de TEA, independentemente de confirmação diagnóstica, o processo de diagnóstico e a intervenção ainda tendem a ocorrer tardiamente. Nos Estados Unidos, por exemplo, apesar de a maioria das crianças identificadas com TEA ter sido submetida a alguma avaliação até os 3 anos de vida e de dados recentes indicarem que uma criança nascida em 2016 tem maior probabilidade de receber tal diagnóstico aos 4 anos em comparação a uma criança nascida em 2012, ainda se estima que o diagnóstico ocorra, em média, por volta dos 4 anos.[4-6]

Esta lentidão no diagnóstico é bastante preocupante, pois limita o acesso à intervenção e a outros direitos e, consequentemente, restringe o potencial de desenvolvimento destas crianças, além de potencializar o estresse familiar e aumentar os custos com intervenção em longo prazo.[7,8] No contexto da pandemia de COVID-19 este cenário se intensificou ainda mais, inclusive pelo agravamento da desigualdade social.[5,9]

Paradoxalmente, muito se tem discutido sobre o aumento da prevalência do TEA nas últimas décadas.[10] A Organização das Nações Unidas (ONU) estima que existam 70 milhões de pessoas com TEA, cerca de 1% da população mundial. No Brasil, há quase 2 milhões de brasileiros e nos Estados Unidos a prevalência atual está estimada em 1 caso para cada 36 crianças, conforme análise de 2020 realizada pelo Centro para Controle e Prevenção de Doenças (*Center of Diseases Control and Prevention* – CDC), órgão próximo do Ministério da Saúde brasileiro.[6] Este aumento pode estar associado ao aprimoramento nos critérios diagnósticos e ao fato de as famílias terem mais acesso a informações, aliados à experiência clínica dos profissionais, que permite a detecção dos sinais de alerta.[11] Entretanto, também é possível que este aumento esteja associado a falhas no diagnóstico que causam falsos positivos devido à falta de rigor na avaliação clínica, seja pela falta de experiência clínica do profissional ou ausência de familiaridade com os instrumentos de avaliação, seja pela dificuldade em lidar com questões comportamentais da criança ou limitações dos serviços.[12]

No Brasil, a legislação prevê à pessoa com TEA o direito à saúde no âmbito do Sistema Único de Saúde (SUS), com respeito às suas particularidades.[13] Em consonância, o Ministério da Saúde preconiza que a identificação precoce de risco para TEA é um dever do Estado, visto que de acordo com os princípios da atenção primária à saúde, contribui para a prevenção de agravos, promoção e proteção à saúde, além de propiciar atenção integral e impactar positivamente na vida de toda a família. Assim, o diagnóstico, preferencialmente em fase inicial do desenvolvimento, deve ser realizado por uma equipe multiprofissional de saúde.[14]

Neste capítulo buscamos apresentar as contribuições que a atuação integrada da equipe multiprofissional pode trazer ao diagnóstico e à intervenção precoce. Todavia, por compor um livro que aborda a atuação fonoaudiológica, nosso foco principal será discutir aspectos pertinentes à audição e sua contribuição no diagnóstico precoce.

AVALIAÇÃO AUDIOLÓGICA COMPLETA COMO PONTO DE PARTIDA

A perda auditiva apresenta elevada prevalência[15] e pode implicar em privação sensorial parcial ou total, com diferentes limitações a depender de suas características, da idade de instalação e do tratamento. Na infância, destaca-se o impacto no desenvolvimento de linguagem, com consequente distanciamento social e possibilidade de ocorrência de alterações comportamentais secundárias às dificuldades de comunicação. Assim, os sinais de perda auditiva na primeira infância podem ser similares aos do TEA, sendo fundamental o reconhecimento do risco de um diagnóstico ofuscar o outro, assim como a ocorrência de diagnósticos errôneos ou não realizados.[16]

Neste cenário, dentre as diversas manifestações clínicas do TEA, os sinais de risco mais frequentemente observados pelas mães foram alterações de linguagem (35%), seguidas de alterações comportamentais (20%), isolamento social (18%) e alterações sensoriais (17%).[17] Também é comum que a resposta atípica aos sons verbais e não verbais, como a falta de atenção ao nome, seja o primeiro sinal a chamar a atenção dos familiares. Em estudo prévio, 63% dos pais de crianças com TEA tiveram a perda auditiva como suspeita diagnóstica inicial, com maior ocorrência desta suspeita para as crianças não verbais.[18]

Esses dados reforçam a importância da sensibilização dos profissionais quanto à necessidade do diagnóstico diferencial entre a perda auditiva e o TEA. Uma metanálise evidenciou que das 14 diretrizes mundiais de prática clínica no processo de diagnóstico do TEA analisadas, 10 recomendaram sistematicamente a realização de testes de triagem e avaliações auditivas, incluindo duas diretrizes com excelentes classificações de qualidade.[19]

Neste sentido, preconiza-se que seja realizada a avaliação audiológica em todos os casos de suspeita de TEA com o intuito de realizar o diagnóstico diferencial entre a perda auditiva, o TEA e, ainda, a possibilidade de comorbidade.[20] A identificação precisa e precoce tanto do TEA quanto da perda auditiva é imperativa para proporcionar o acesso às intervenções precoces apropriadas durante o período crítico de neuroplasticidade,[16] considerando a associação ou não à perda auditiva.[21]

Para a correta definição do diagnóstico audiológico é fundamental que o protocolo seja capaz de definir a presença ou ausência de perda auditiva e, mediante a constatação de perda auditiva, que forneça todas as informações necessárias para a determinação de conduta e tratamento, como o tipo e o grau da perda auditiva e a configuração audiométrica em cada uma das orelhas. Diante disso, o protocolo deve incluir além de uma entrevista fonoaudiológica completa, exames comportamentais, eletroacústicos e eletrofisiológicos,[22,23] sendo norteado pelo princípio *cross-check*.[24]

No que se refere aos procedimentos comportamentais, por serem métodos subjetivos que dependem da observação do comportamento da criança frente aos estímulos sonoros,[25] estes podem ser procedimentos desafiadores para avaliação desta população. Além das dificuldades de interação social, as alterações no processamento sensorial, caracterizado pela hiper ou hiporresponsividade a estímulos, são comuns em indivíduos com TEA, incluindo os estímulos auditivos, além dos táteis e visuais,[26,27] e podem dificultar a avaliação audiológica.

A despeito dessa dificuldade, os procedimentos comportamentais como a avaliação do comportamento auditivo com os sons de Ling, a pesquisa do desenvolvimento da função auditiva, o reflexo cocleopalpebral, a audiometria de reforço visual ou audiometria lúdica condicionada e a logoaudiometria, quando incluídos no protocolo, trazem informações sobre a função auditiva da criança. É válido destacar que a técnica utilizada para o condicionamento na audiometria, baseia-se no condicionamento operante,[28] sendo viável a sua execução mesmo em crianças que apresentam comportamentos que podem dificultar o processo de avaliação. Adicionalmente, algumas estratégias podem ampliar a taxa de sucesso dos profissionais ao executar o procedimento em crianças com sinais clínicos de TEA, como a obtenção de informações na entrevista fonoaudiológica sobre os sons (intensidades e frequências) que eventualmente causam desconforto ou irritação na criança a fim de evitá-los, realizar o condicionamento com estímulos mais atrativos como o *warble*, iniciar o condicionamento em intensidade mais fraca que o usual a fim de evitar desconforto, priorizar o uso de transdutores melhor aceitos pela criança e solicitar aos pais que façam uma dessensibilização prévia com fones de ouvido em casa a fim de preparar para a consulta audiológica.[20]

Ao considerar o amplo espectro de características das crianças com suspeita ou confirmação de TEA e as informações valiosas que as avaliações comportamentais podem trazer para o diagnóstico audiológico e até mesmo para o processo de intervenção, é importante que o profissional considere a inclusão de procedimentos comportamentais em seu protocolo. Por outro lado, é fundamental que tenha a clareza de que, em alguns casos, há possibilidade de obtenção de respostas imprecisas[29] e confiabilidade teste-reteste dos limiares audiológicos questionável,[20] portanto, deve-se analisar os resultados obtidos no contexto do protocolo completo, direcionado pelo princípio *cross-check*.

Diante do exposto, é recomendada a associação dos exames comportamentais a avaliações eletroacústicas e eletrofisiológicas, de forma a conferir um diagnóstico preciso.[22,23,25]. Embora sejam procedimentos objetivos, que independam da resposta da criança, a realização das medidas de imitância acústica, da pesquisa das emissões otoacústicas evocadas (EOE) e dos potenciais evocados auditivos de tronco encefálico (PEATE) também podem ser desafiadores com crianças com sinais clínicos de TEA, uma vez que na maioria dos serviços de saúde auditiva tais exames são realizados em condições de sono natural e pode haver dificuldade de modificação da rotina para viabilizar o sono no horário e local do atendimento. Assim, é essencial que o profissional e a família encontrem as melhores estratégias individualizadas para viabilizar situações propícias para a realização dos exames com sucesso e que o profissional melhore o tempo do atendimento, tendo a clareza de quais informações cada procedimento do seu protocolo trará para o diagnóstico.

Comumente para crianças com sinais clínicos de TEA podem ser necessárias diversas sessões para a conclusão do diagnóstico audiológico.[20] Em estudo prévio, crianças com TEA necessitaram de uma quantidade maior de consultas e de procedimentos para obter resultados conclusivos da avaliação auditiva, em comparação com crianças com transtorno de desenvolvimento de linguagem.[30] Além disso, crianças com TEA tiveram maior necessidade de exames eletrofisiológicos como PEATE e potencial evocado auditivo de estado estável, bem como de solicitação de sedação para a conclusão da avaliação auditiva.[30]

A prevalência de perda auditiva em crianças com TEA é variada, sendo a comparação entre estudos uma tarefa difícil, devido à variabilidade metodológica.[31,32] Estudo recente avaliou a prevalência e a caracterização da perda auditiva de início tardio em crianças pré-escolares com TEA e encontrou um percentual de 11,6%, dos quais 6,2% tinham perda auditiva sensorioneural ou mista e 5,4% apresentavam perda auditiva condutiva, em decorrência de quadro de otite média com efusão (OME).[30] A ocorrência de perda auditiva condutiva tem sido maior em crianças com TEA,[33,34] com maiores taxas de colocação de tubo de ventilação como opção de tratamento quando comparado às crianças com desenvolvimento típico.[35] Apesar de a perda auditiva condutiva por OME ser temporária e flutuante, a identificação, o monitoramento e o tratamento são importantes em indivíduos vulneráveis com transtornos de comunicação, como no TEA.

Outro perfil audiológico recorrente em casos de TEA é a ausência de perda auditiva, porém com alterações na funcionalidade da via auditiva, sobretudo no PEATE.[29] Os aspectos mais estudados são as latências absolutas e os intervalos interpicos das ondas I, III e V e, embora haja variabilidade nos resultados em relação a quais ondas de indivíduos com TEA diferem do grupo controle, a tendência geral indica aumento de latências absolutas e intervalos interpicos,[36] como, por exemplo, aumento da latência absoluta da onda V e dos intervalos interpicos III-V e I-V bilateralmente em crianças com TEA.[37,38] Por outro lado, poucos estudos analisaram as amplitudes das ondas e os resultados são inconsistentes.[36]

O PEATE com estímulo clique também tem sido utilizado na triagem auditiva neonatal (TAN) e estudos encontraram alterações em recém-nascidos que posteriormente foram diagnosticados com TEA.[39,40] Outros estudos têm buscado investigar medidas distintas como *frequency-following response* (FFR)[41-43] e o potencial evocado auditivo cortical,[44] com resultados promissores na diferenciação de indivíduos com TEA e desenvolvimento típico.

É importante mencionar, que mesmo na ausência de perda auditiva, há evidências de elevada prevalência de hipersensibilidade auditiva em indivíduos com TEA,[45,46] com maior sensibilidade ao som para esta população em pelo menos uma orelha.[31] A hipersensibilidade auditiva pode ser caracterizada como hiperacusia (sensibilidade anormal aos sons), misofonia (irritabilidade a sons específicos) ou fonofobia (medo a determinados sons).[47] Neste sentido, é importante que os profissionais se atentem, sempre que possível, para a avaliação da hipersensibilidade auditiva nesta população e forneçam informações para a equipe multiprofissional, a fim de que tais aspectos sejam considerados no processo de intervenção. O exame psicoacústico do limiar de desconforto é considerado o teste padrão ouro e indivíduos com TEA normalmente possuem limiares menores que o usual.[48] No entanto, o uso de questionários padronizados e validados[49,50] também têm auxiliado na identificação da população de risco para hipersensibilidade auditiva.

Diante do exposto, ressalta-se a importância de o profissional estar atento durante os atendimentos audiológicos infantis para os resultados da avaliação eletrofisiológica que, associada à história clínica e ao comportamento, pode despertar a suspeita de TEA,[23] procedendo os encaminhamentos necessários à avaliação e diagnóstico por equipe multiprofissional.

INTERVENÇÃO PRECOCE – UMA ESTRATÉGIA PARA O DIAGNÓSTICO DIFERENCIAL

A família costuma suspeitar que a criança está se desenvolvendo de forma atípica quando nota que marcos do desenvolvimento não estão sendo adquiridos ou quando percebe a presença de sinais e sintomas que impactam no cotidiano. Esta suspeita surge geralmente na segunda metade do segundo ano de vida, mas é possível identificar alguns sinais relacionados com a interação social e habilidades iniciais de fala no primeiro ano de vida.[51] Dentre os principais sinais de alerta iniciais para o TEA, podemos citar: redução do contato ocular; padrão de fixação visual atípico; escassez de sorriso social; restrição da atenção compartilhada e imitação de gestos; uso restrito de gestos (inclusive do apontar) e expressões faciais; redução do balbucio e de vocalização recíproca; inconsistência (ou ausência) de resposta ao próprio nome; uso exacerbado de vocalização de angústia (como choro e gritos) e atraso no desenvolvimento da linguagem.[51,52]

No início da vida os sintomas do TEA podem ser semelhantes aos de outros transtornos do neurodesenvolvimento, o que dificulta o diagnóstico diferencial entre estes na primeira infância. A possibilidade de o TEA ter como comorbidades quadros como deficiência intelectual, apraxia de fala na infância ou transtorno do déficit de atenção e hiperatividade (TDAH) também torna o processo de diagnóstico mais complexo.[53] Logo, a intervenção precoce com equipe multidisciplinar parece ser a melhor alternativa tanto para o diagnóstico diferencial quanto para o acesso ao suporte necessário ao desenvolvimento de habilidades comprometidas.[53]

Os estudos mais recentes sugerem que a intervenção precoce (ainda no primeiro ano de vida da criança) é fundamental para atenuar as características clínicas de risco no desenvolvimento infantil.[3,54,55] Definir a partir de quando uma criança pode iniciar a intervenção é fundamental, porém, também é crucial definir até quando podemos considerá-la precoce. Atualmente, os 3 anos são apontados como uma opção melhor para idade de limite da intervenção considerada precoce.[56]

Atrelado ao fator idade se discute também a necessidade de tornar o processo de diagnóstico e intervenção mais fluído, ou seja, o acesso à intervenção não deveria ficar restrito à uma hipótese diagnóstica.[57] Por um lado, esta proposta se justifica pela urgência em se minimizar desigualdades sociais, acelerando o acesso aos serviços e reduzindo o intervalo de tempo entre os principais sinais e o diagnóstico.[56] Por outro lado, esta proposta considera a neuroplasticidade crucial no prognóstico, visto que o TEA tende a comprometer habilidades que embasam todo o desenvolvimento infantil. Assim, a intervenção precoce tem o potencial de melhorar o desenvolvimento, pois ao conquistar uma nova habilidade em um período de intenso desenvolvimento cerebral é possível desencadear uma cascata de aquisições posteriores.[58] Logo, para ser mais precisa, esta intervenção seria considerada não como **em tempo** ou **em idade ideal**, uma vez que ocorreria mais próxima à janela de desenvolvimento considerada típica.[56]

Para além dos aspectos abordados, outro aspecto que precisa ser considerado com cautela consiste nas habilidades que serão enfocadas na intervenção. Todavia, o papel dos pais neste processo é essencial, seja para colaborar com sua percepção do desempenho da criança em diferentes contextos, seja para potencializar a intervenção.[53,57] Uma revisão sistemática encontrou evidência de eficácia para as intervenções mediadas pelos pais não apenas em aspectos da interação, mas também na compreensão da linguagem e redução da severidade do quadro.[59] Embora os resultados relacionados com o estresse parental sejam inconclusivos, esta revisão sugere que os profissionais monitorem os níveis de estresse dos pais.[59]

Apesar de ainda haver muitas incertezas neste processo, não há dúvidas de que a intervenção deva ser conduzida de forma integrada por equipe multiprofissional[53,57] e que inclua os pais de maneira ativa de acordo com suas possibilidades.[59]

UM OLHAR MULTIPROFISSIONAL PARA O DIAGNÓSTICO E A INTERVENÇÃO

Uma das principais dificuldades associadas ao diagnóstico de TEA é a variabilidade de apresentações clínicas do espectro. Embora existam critérios clínicos, cada caso demanda um olhar atento e individualizado para interpretação dos achados clínicos. A avaliação multiprofissional auxilia no refinamento do diagnóstico clínico a partir da identificação de alterações em funções precursoras da comunicação, interação social e comportamento. Esta atuação integrada também permite caracterizar o perfil clínico, destacando os pontos de força e fragilidade no desenvolvimento da criança.[60]

Neste sentido, uma avaliação multiprofissional fortalece o diagnóstico efetivo e refinado, especialmente quando diante da necessidade de intervenção precoce. Um protocolo clínico multiprofissional confere mais segurança para a confirmação diagnóstica e, posteriormente, facilita a construção de um plano terapêutico multiprofissional.

A composição ideal de profissionais inclui as áreas da neurologia, neuropsicologia, psicologia clínica, fonoaudiologia, terapia ocupacional, fisioterapia e nutrição.[61] Definir um protocolo clínico multiprofissional pautado em evidências científicas requer diálogo entre todos os integrantes da equipe. Uma proposta para o diagnóstico do TEA está apresentada no Quadro 17-1. Vale destacar que esta proposta ainda pode ser complementada pela investigação de alterações neurológicas, metabólicas e genéticas.[61]

A atuação da equipe multiprofissional não deve ser restrita ao processo diagnóstico, inclusive porque em diversos casos será necessário considerar a resposta da criança à intervenção para esclarecer o diagnóstico diferencial com outros quadros do neurodesenvolvimento. Assim, compete à equipe medir os efeitos da intervenção, especialmente nos domínios de linguagem, sociabilidade, comportamento, percepção sensorial e cognitiva; além de construir em parceria com os pais um projeto terapêutico com metas definidas a curto e médio prazo.

Quadro 17-1. Protocolo clínico multiprofissional para diagnóstico do TEA

Procedimentos	Objetivo	Quem aplica
Anamnese	Entrevistar pais ou cuidadores com o fim de identificar características clínicas do TEA	Neurologista, psicólogo, neuropsicólogo, fonoaudiólogo
Eletroencefalograma funcional e *Eye Tracking*	Verificar padrão elétrico e movimento ocular diante de objetos inanimados e faces humanas	Neurologista
Avaliação auditiva	Verificar os limiares audiológicos e investigar a presença de hipersensibilidade auditiva	Fonoaudiólogo
Avaliação neuropsicológica	Caracterizar o perfil cognitivo, comportamental e emocional, além do perfil de funcionalidade e autonomia	Neuropsicólogo
Avaliação da linguagem	Caracterizar o desenvolvimento da linguagem, especialmente o perfil funcional da comunicação	Fonoaudiólogo
Observação do comportamento	Protocolar observações acerca dos comportamentos sociais e da comunicação	Neurologista, psicólogo, neuropsicólogo, fonoaudiólogo
Avaliação sensorial	Delinear o perfil sensorial	Terapeuta ocupacional
Avaliação nutricional	Avaliar o perfil alimentar da criança e verificar possíveis associações à restrição ou à seletividade alimentar	Nutricionista

Para crianças em risco de desenvolvimento para o TEA, o plano terapêutico multiprofissional pode estruturar sessões interventivas de caráter polimodal, complexo e sistêmico que contemplem precursores desenvolvimentais considerados frágeis, como:

A) Ativação ou inibição de níveis de alerta por meio de atividades lúdicas inspiradas na técnica de integração sensorial.

B) Planejamento motor amplo.

C) Orientação social.

D) Conhecimento de si e, posteriormente, do outro enquanto sujeitos psíquicos que compartilham intencionalidades emocionais e comunicativas;

E) Atenção compartilhada.

F) Imitação;

G) Autorregulação do comportamento e das emoções.

H) Brincadeira de faz-de-conta.

Trata-se, em suma, de um plano terapêutico centrado no processo de desenvolvimento em que as etapas alcançadas viabilizam a aquisição de outras habilidades que, por sua vez, irão se configurar em novas etapas do desenvolvimento.[62]

Mas para que estas crianças tenham acesso à intervenção, antes é preciso que elas sejam identificadas e submetidas a um processo de avaliação diagnóstica. Dentre os profissionais que contribuem neste processo optamos por dar ênfase à atuação do fonoaudiólogo, apenas devido à natureza do livro que este capítulo compõe. Decidimos explorar mais detalhadamente questões relacionadas com a audição, já que, apesar de ser um aspecto mais crítico, ainda recebe menos atenção nessa área de atuação.

QUANDO A PERDA AUDITIVA SENSORIONEURAL E O TEA COEXISTEM – REFLEXÕES DO DIAGNÓSTICO À INTERVENÇÃO

A realização da TAN tem viabilizado a identificação, o diagnóstico e a intervenção da perda auditiva congênita nos primeiros meses de vida, tendo sido estabelecido como uma nova meta que este processo ocorra até o 3º mês de idade.[63] Assim, quando a criança é submetida à TAN e inserida na rede de atenção à saúde auditiva para o diagnóstico e intervenção imediata, é possível que a criança com diagnóstico de perda auditiva demonstre sinais de risco para o TEA somente após o início do tratamento da perda auditiva.

De forma geral, as crianças com diagnóstico prévio de perda auditiva sensorioneural são diagnosticadas com TEA em uma proporção similar às crianças ouvintes,[17] não havendo um consenso na literatura sobre a prevalência. Revisões sistemáticas revelaram que o risco geral de TEA foi de 9[63] a 14,1 vezes maior[64] em indivíduos com perda auditiva em comparação com a população geral, com uma prevalência geral de TEA de 9% em grupos com perda auditiva.[64] Ressalta-se que para algumas etiologias específicas de perda auditiva como a síndrome do x frágil e a síndrome CHARGE também há taxas mais elevadas de TEA.[65-67]

Ao considerar as alterações de comunicação esperadas na criança com perda auditiva, a identificação de sinais de risco para o TEA pode tornar-se mais desafiadora. Em estudo prévio, de um total de 46 crianças com TEA, em 11 este diagnóstico não foi reconhecido durante mais de quatro anos após o diagnóstico de perda auditiva.[68] Em uma revisão sistemática recente, de um total 67 indivíduos, 62% foram diagnosticados com TEA somente após a intervenção de implante coclear,[69] ou seja, no momento de indicação do dispositivo e orientação às famílias sobre os riscos e benefícios do tratamento, o diagnóstico de TEA era desconhecido.

Um dos dificultadores para a identificação precoce da comorbidade se refere à limitação de instrumentos para identificar e diagnosticar o TEA especificamente nesta população, assim, é importante a avaliação com cautela, especialmente em famílias que utilizam a linguagem de sinais como a principal forma de comunicação.[17] Neste contexto, algumas características marcantes do TEA que não são vistas regularmente em crianças com perda auditiva podem, portanto, ser úteis na identificação da comorbidade (Fig. 17-1).[17] Ressalta-se que é importante considerar se a aquisição da linguagem está ocorrendo de acordo com o esperado para uma criança com perda auditiva, tendo como referencial características individualizadas, como a audição residual, a idade de diagnóstico, o acesso à comunicação, o histórico de intervenção e a adesão familiar no processo de reabilitação.

Outro aspecto fundamental, é o acompanhamento auditivo periódico, com ajustes e verificação dos dispositivos eletrônicos aplicados à surdez a fim de garantir o funcionamento adequado dos mesmos e garantir a percepção auditiva da fala, evitando a sobreposição desta dificuldade com aquelas inerentes ao TEA. Uma particularidade em crianças com TEA usuárias de aparelhos auditivos e/ou implantes cocleares é a possibilidade de intolerância a estes dispositivos em decorrência da sensibilidade sensorial inerente ao quadro.[17] Isto evidencia ainda mais a importância da atuação integrada entre a equipe multiprofissional, a família e a escola para viabilizar os ajustes adequados, o uso efetivo e o máximo benefício para o desenvolvimento.

Apesar de ser esperada maior limitação de resultados com o implante coclear em crianças com TEA, comparado às crianças sem comorbidades, uma revisão de literatura

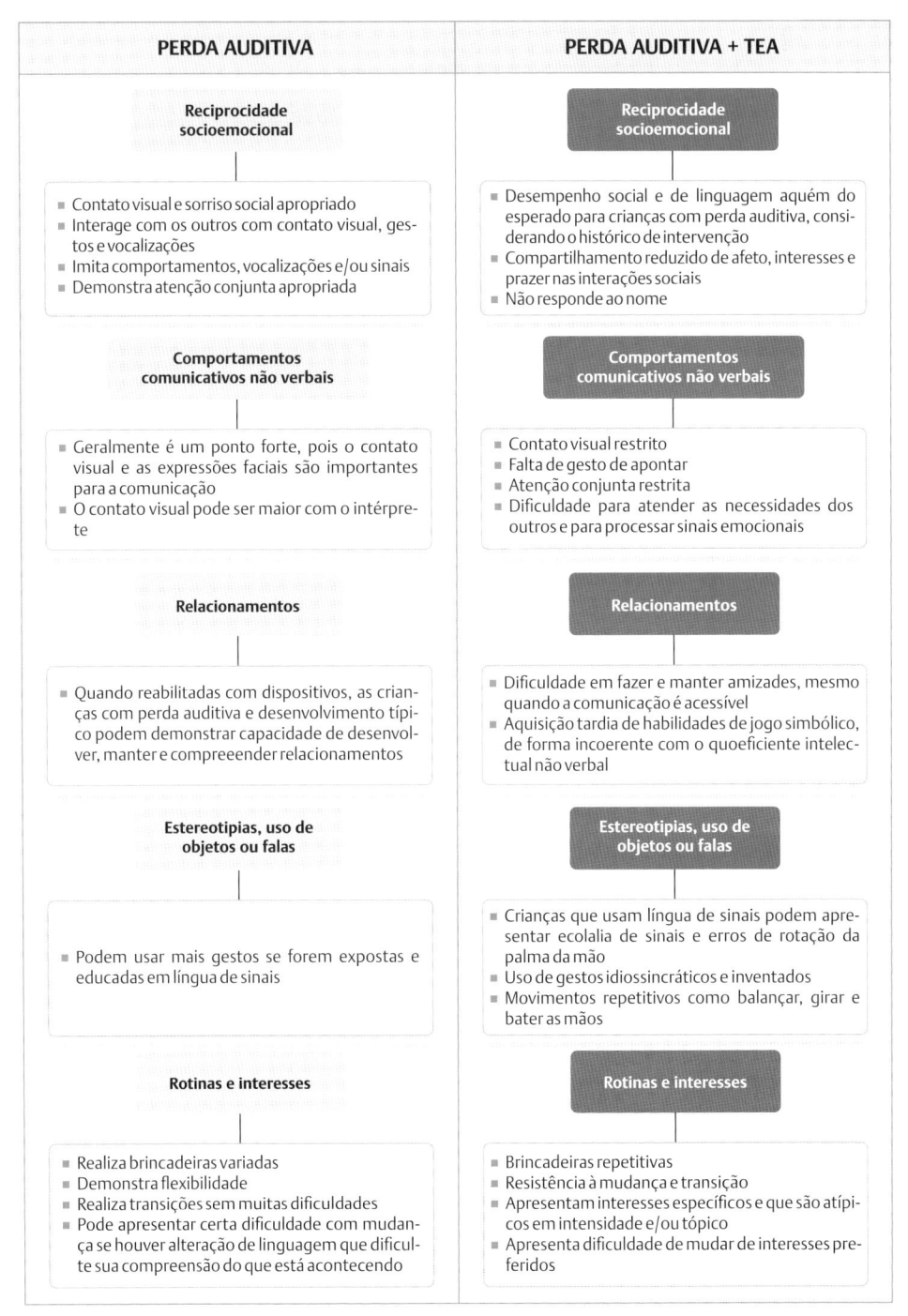

PERDA AUDITIVA	PERDA AUDITIVA + TEA
Reciprocidade socioemocional	**Reciprocidade socioemocional**
▪ Contato visual e sorriso social apropriado ▪ Interage com os outros com contato visual, gestos e vocalizações ▪ Imita comportamentos, vocalizações e/ou sinais ▪ Demonstra atenção conjunta apropriada	▪ Desempenho social e de linguagem aquém do esperado para crianças com perda auditiva, considerando o histórico de intervenção ▪ Compartilhamento reduzido de afeto, interesses e prazer nas interações sociais ▪ Não responde ao nome
Comportamentos comunicativos não verbais	**Comportamentos comunicativos não verbais**
▪ Geralmente é um ponto forte, pois o contato visual e as expressões faciais são importantes para a comunicação ▪ O contato visual pode ser maior com o intérprete	▪ Contato visual restrito ▪ Falta de gesto de apontar ▪ Atenção conjunta restrita ▪ Dificuldade para atender as necessidades dos outros e para processar sinais emocionais
Relacionamentos	**Relacionamentos**
▪ Quando reabilitadas com dispositivos, as crianças com perda auditiva e desenvolvimento típico podem demonstrar capacidade de desenvolver, manter e compreeender relacionamentos	▪ Dificuldade em fazer e manter amizades, mesmo quando a comunicação é acessível ▪ Aquisição tardia de habilidades de jogo simbólico, de forma incoerente com o quoeficiente intelectual não verbal
Estereotipias, uso de objetos ou falas	**Estereotipias, uso de objetos ou falas**
▪ Podem usar mais gestos se forem expostas e educadas em língua de sinais	▪ Crianças que usam língua de sinais podem apresentar ecolalia de sinais e erros de rotação da palma da mão ▪ Uso de gestos idiossincráticos e inventados ▪ Movimentos repetitivos como balançar, girar e bater as mãos
Rotinas e interesses	**Rotinas e interesses**
▪ Realiza brincadeiras variadas ▪ Demonstra flexibilidade ▪ Realiza transições sem muitas dificuldades ▪ Pode apresentar certa dificuldade com mudança se houver alteração de linguagem que dificulte sua compreensão do que está acontecendo	▪ Brincadeiras repetitivas ▪ Resistência à mudança e transição ▪ Apresentam interesses específicos e que são atípicos em intensidade e/ou tópico ▪ Apresenta dificuldade de mudar de interesses preferidos

Fig. 17-1. Síntese dos sinais que podem diferenciar crianças com perda auditiva isolada e combinado com sinais clínicos de TEA.

evidenciou que 40% dos pacientes que apresentavam TEA e perda auditiva combinados, sem outra condição associada, desenvolveram linguagem oral; 26% desenvolveram reconhecimento de comandos verbais e frases simples e 34%, apesar de não desenvolveram linguagem oral, melhoraram a interação social ou passaram a utilizar comunicação alternativa ou linguagem de sinais.[70] O TEA não se configura como uma contraindicação para o implante coclear, no entanto, os objetivos e expectativas em relação aos resultados auditivos e de linguagem são diferentes daqueles esperados para crianças com perda auditiva de grau profundo isolada, podendo ser variáveis e de difícil mensuração.[71]

É notório que indivíduos com perda auditiva e TEA associados necessitam de tratamento direcionado à perda auditiva, mas este foco exclusivo é insuficiente para atender todas as necessidades subjacentes ao TEA, sendo essencial a reabilitação por equipe multiprofissional. A identificação e a intervenção precoce das duas condições são fundamentais para a obtenção de melhores prognósticos, tendo em vista a importância da intervenção específica durante os períodos sensíveis do desenvolvimento tanto no TEA quanto na perda auditiva.

CASOS CLÍNICOS

Com o intuito de aproximar os conceitos abordados da prática clínica serão apresentados, de forma sucinta, dois casos clínicos. Estes casos estão longe de retratar o ideal para o diagnóstico, mas exemplificam a realidade atual (que almejamos modificar). Cada um deles contribui para a reflexão de alguns dos pontos apresentados anteriormente.

Caso 1

Criança do sexo feminino nascida a termo. Realizou TAN com EOE, logo após o nascimento, com resultado passa bilateralmente. Sem indicadores de risco perinatais para a deficiência auditiva. Com 1 ano e 6 meses a família apresentou queixa quanto ao desenvolvimento da linguagem oral e, após consulta com neuropediatra, foi encaminhada para realização do diagnóstico audiológico e avaliação fonoaudiológica. Realizou a avaliação audiológica aos 2 anos e 9 meses.

Comentários

A preocupação dos pais ou cuidadores em relação à audição e/ou ao desenvolvimento de habilidades comunicativas é considerada um indicador de risco pós-natal para perda auditiva. Assim, preconiza-se que a criança seja prontamente encaminhada para avaliação audiológica, mesmo que tenha obtido resultado passa na TAN.

Na faixa etária em questão é fundamental que o protocolo de avaliação audiológica inclua procedimentos eletrofisiológicos, eletroacústicos e comportamentais, norteados pelo princípio *cross-check*. Segundo relato da família, as tentativas anteriores de realização do diagnóstico tinham sido todas com a realização exclusiva de PEATE, mas sem sucesso. Diante disso, a criança chegou ao serviço 15 meses após a queixa, sem um diagnóstico audiológico definido. Nota-se, no entanto, que na avaliação foi possível a determinação dos níveis mínimos de resposta, com fone de inserção, em ambas as orelhas (Fig. 17-2). A avaliação comportamental é desafiadora ao considerar o público infantil e pode ser, ainda mais difícil, ao considerar os pacientes com TEA, todavia, algumas estratégias podem maximizar as chances de sucesso na obtenção dos resultados e, por conseguinte, na conclusão efetiva do diagnóstico.

O uso do estímulo modulado torna-se mais atrativo e a utilização de níveis menos intensos que o habitual para o condicionamento pode evitar reações de desconforto ou irritabilidade em casos de hipersensibilidade auditiva. Em nossa prática clínica observamos que, para algumas crianças com TEA, o reforço visual pode ser mais atrativo que uma

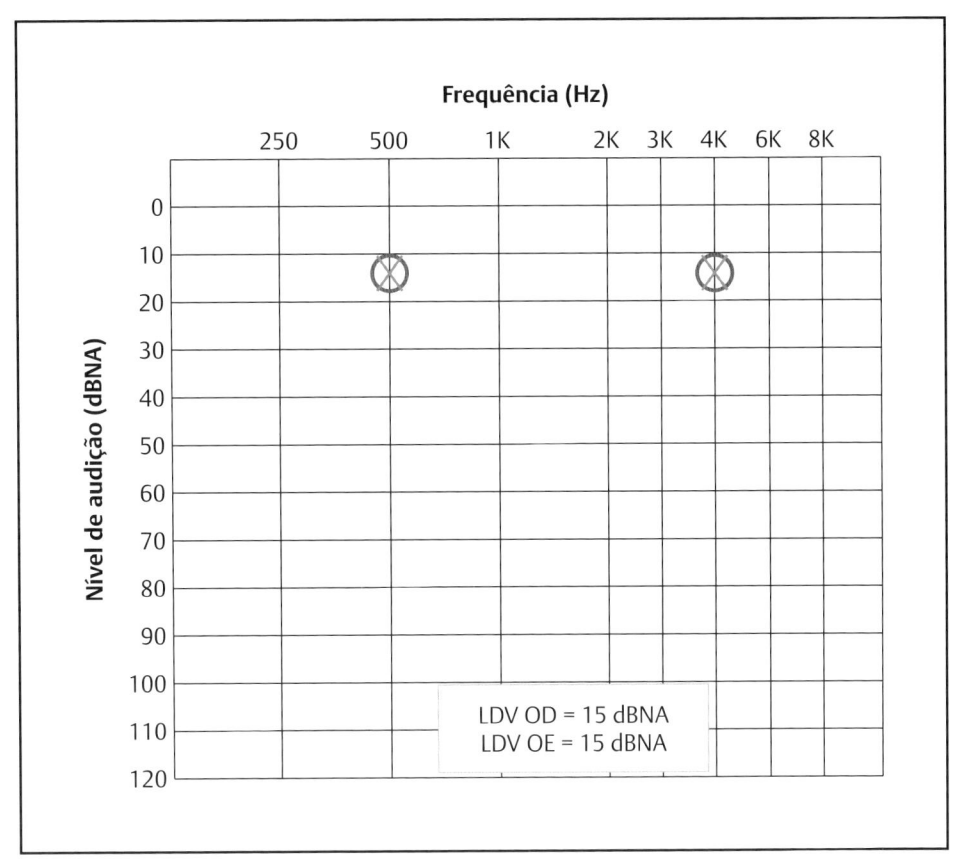

Fig. 17-2. Audiometria com reforço visual com fone de inserção 3A. LDV = Limiar de detecção de voz; OD = orelha direita; OE = orelha esquerda.

brincadeira lúdica condicionada com brinquedos de encaixe, comumente utilizados durante a avaliação, pois este último requer maior interação e contato físico.

A timpanometria realizada com tom de sonda de 226 Hz sugere normalidade do sistema tímpano-ossicular (Fig. 17-3) e a presença de EOE transientes permite concluir que há funcionalidade de células ciliadas externas (Fig. 17-4). Mesmo com o registro de reflexo acústico do músculo estapédio (Fig. 17-3), neste caso, a realização do PEATE por condução aérea, com estímulo clique, conferiu maior precisão diagnóstica, ao avaliar a integridade da via auditiva em nível de nervo auditivo e tronco encefálico (Fig. 17-5).

Ao se observar o PEATE clique nota-se o registro das ondas I, III e V, com aumento da latência absoluta da onda V e dos intervalos-interpicos III-V e I-V, bilateralmente (Fig. 17-5). Tal achado tem sido evidenciado em crianças com TEA e sugere que o funcionamento da via auditiva em nível de tronco encefálico pode ocorrer de forma distinta nessa população. Vale destacar que tal alteração no PEATE deve ser considerada no processo de intervenção e, além disso, pode ser um dos sinalizadores para o TEA durante o processo de diagnóstico, assim, é importante que o profissional esteja atento para realizar os devidos encaminhamentos, caso a avaliação auditiva seja a porta de entrada.

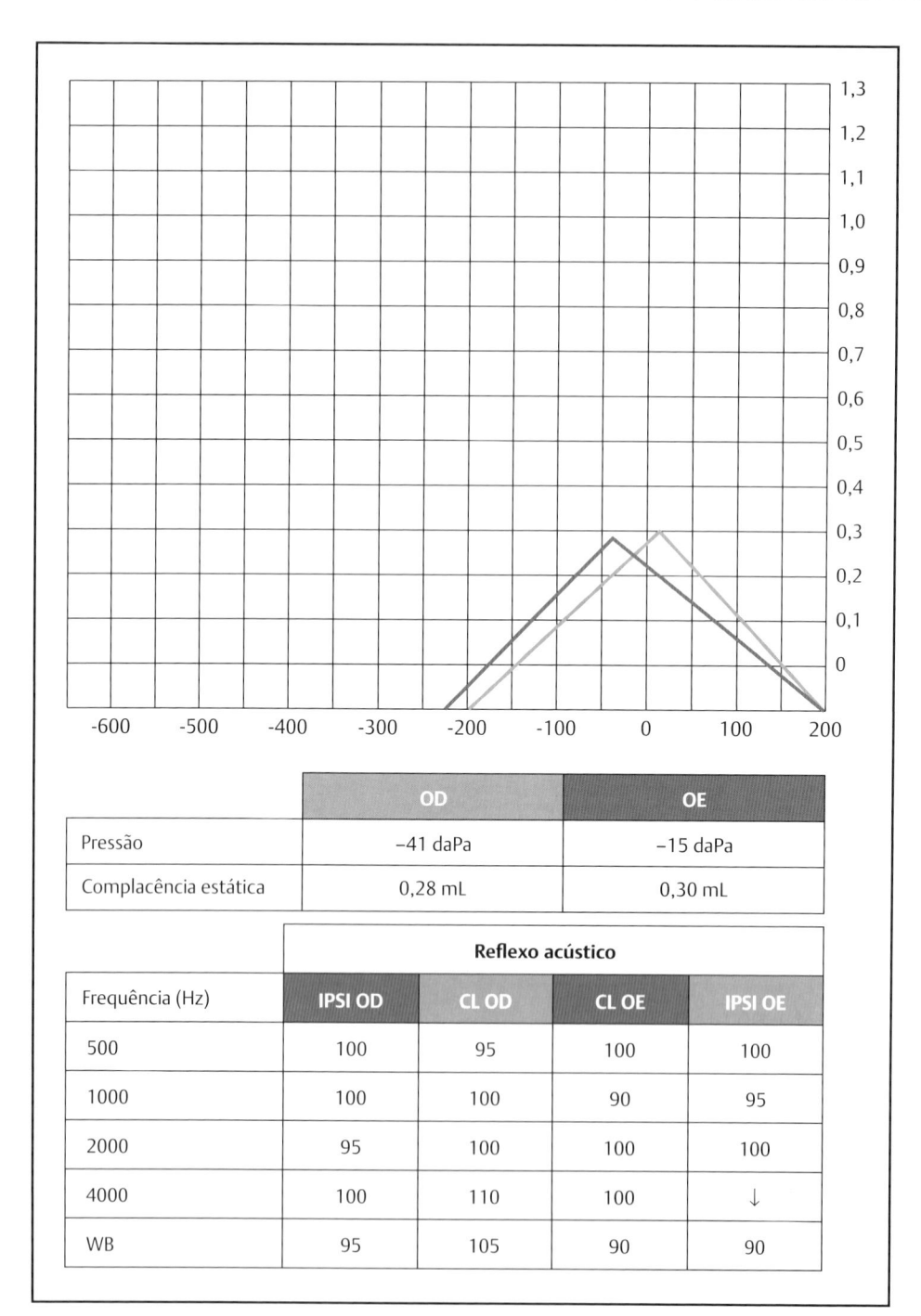

	OD	OE
Pressão	−41 daPa	−15 daPa
Complacência estática	0,28 mL	0,30 mL

Reflexo acústico				
Frequência (Hz)	IPSI OD	CL OD	CL OE	IPSI OE
500	100	95	100	100
1000	100	100	90	95
2000	95	100	100	100
4000	100	110	100	↓
WB	95	105	90	90

Fig. 17-3. Medidas de imitância acústica com sonda de 226 Hz. IPSI OD = reflexo ipsilateral da orelha direita; CLOD = reflexo contralateral da orelha direita; CLOE; reflexo contralateral da orelha esquerda; IPSI OE = reflexo ipsilateral da orelha esquerda. WB = White band.

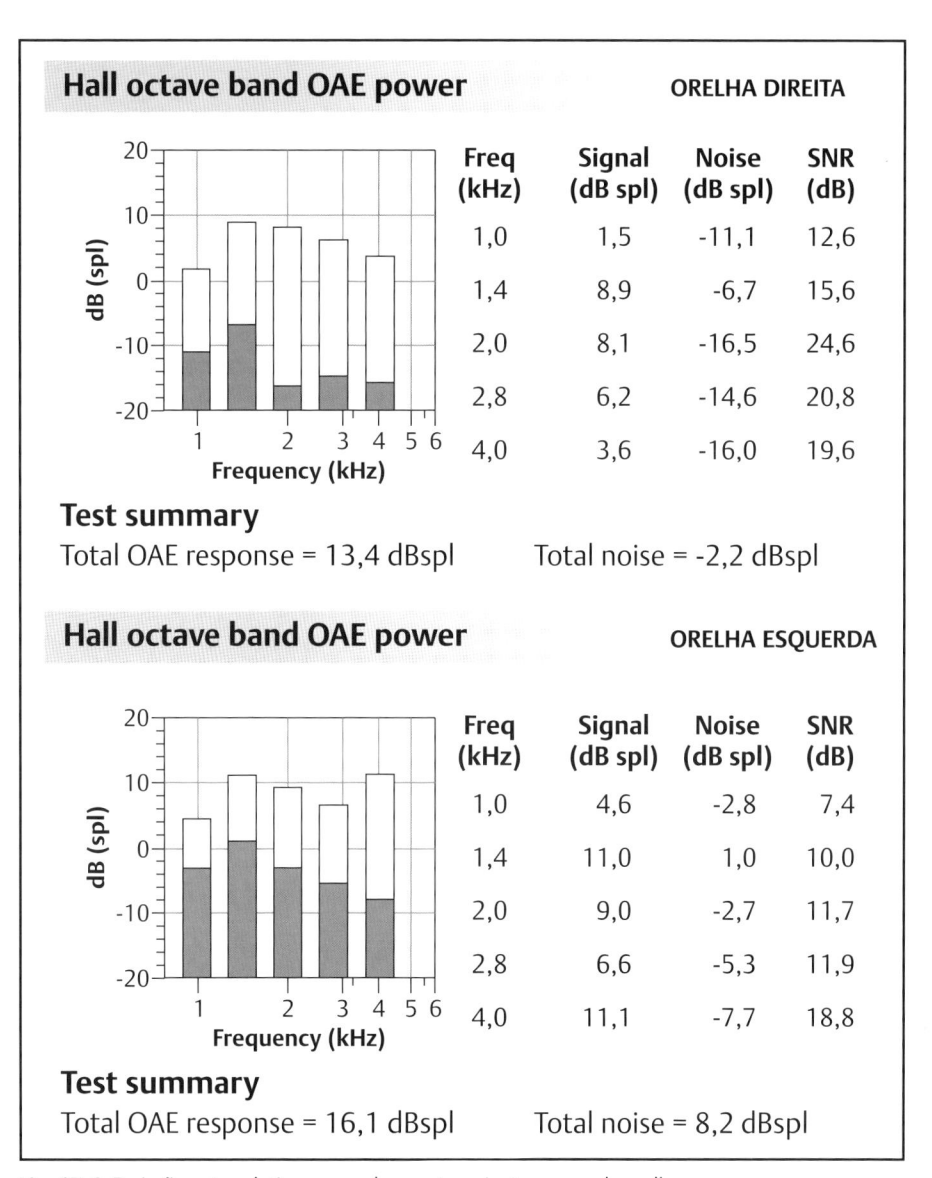

Fig. 17-4. Emissões otoacústicas evocadas por transientes em cada orelha.

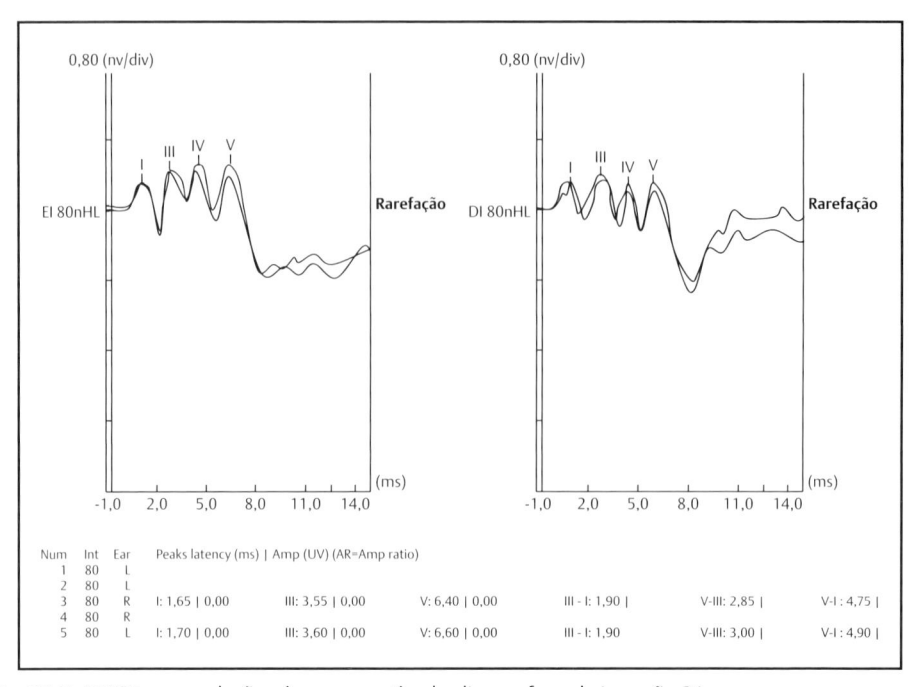

Fig. 17-5. PEATE por condução aérea com estímulo clique e fone de inserção 3A.

Em paralelo à constatação de ausência de perda auditiva, é essencial a avaliação do desenvolvimento infantil. Considerando a queixa familiar inicial e o encaminhamento da neurologista, a criança foi encaminhada para avaliação da linguagem. O início da avaliação ocorreu com 2 anos e 11 meses, quase 1 ano e meio após a mãe notar os primeiros sinais de atraso no desenvolvimento da comunicação. Este intervalo tão expressivo entre o surgimento da queixa e o início do processo diagnóstico exemplifica a dificuldade de acesso ao diagnóstico e à intervenção precoce. Ainda que o diagnóstico de TEA não fosse confirmado, caso ela tivesse iniciado intervenção focada no desenvolvimento da linguagem antes do segundo aniversário é muito provável que seu desempenho comunicativo aos 3 anos estaria melhor desenvolvido. O acolhimento e a orientação à família também poderiam ter beneficiado seu desenvolvimento global e minimizado o impacto na saúde mental materna.

Durante as sessões de avaliação da linguagem foi possível constatar que ela tinha dificuldades em imitar movimentos corporais e não apresentava brincar simbólico em contexto lúdico (com uso de miniaturas relacionadas com itens do cotidiano doméstico, animais da fazenda e meios de transporte). Com relação à comunicação demonstrava restrição no contato ocular, choro como principal forma de expressar descontentamento e não apontava. Em situações familiares atendia a comandos simples, mas apenas quando solicitados pelos pais, levantando dúvidas também sobre sua compreensão linguística. Ela vocalizava para expressar contentamento e utilizava alguns gestos para fazer pedidos de ação (p. ex., levantar os braços para pedir colo). Falava poucas palavras e de forma isolada, mas recitava os números em inglês. Aqui vale destacar que ela ficava exposta a telas (televisão ou celular) cerca de 8 horas por dia, assistindo conteúdo considerado educativo (músicas e desenhos animados) muitas vezes em inglês.

Além destes comprometimentos, foi identificado histórico de atraso no desenvolvimento motor, ausência de controle de esfíncteres, um repertório limitado de interesses, e seletividade alimentar. Ela apresentava certa autonomia em atividades de vida doméstica (como pegar alimentos no armário e usar o interruptor para acender as luzes) e de autocuidado (como beber no copo sozinha e lavar as mãos). A mãe relatou que ela tinha interesse em brincar com outras crianças, mas apenas ficava perto sem interagir. Ela ainda não frequentava instituição de ensino, pois a mãe não se sentia segura em deixá-la sob os cuidados de outra pessoa.

Após avaliação da audição e da linguagem, o caso foi discutido com neurologista e foi definida a hipótese diagnóstica de TEA. Entretanto, uma avaliação com equipe multidisciplinar, especialmente do olhar da psicologia e da terapia ocupacional, poderia contribuir para uma compreensão do caso. Assim, considerando sua idade e a lentidão no acesso aos serviços, a conduta adotada foi iniciar imediatamente a intervenção multidisciplinar tanto com atuação direta com a criança, quanto de forma indireta com a família.

Caso 2

Criança do sexo masculino nascida a termo. Apresenta histórico de deficiência auditiva na família como indicador de risco para a deficiência auditiva. Realizou triagem auditiva neonatal com EOE, logo após o nascimento, com resultado passa bilateralmente. Com 1 ano e 8 meses, a família apresentou queixa relacionada com comportamento e ausência de contato visual e, após consulta com neuropediatra, foi encaminhado para avaliação com diferentes profissionais por suspeita de TEA. Aos 2 anos e 2 meses realizou a avaliação audiológica completa, sugerindo integridade da via auditiva periférica. Além do VRA com fone de inserção, medidas de imitância acústica e EOE por transientes, foi realizado o PEATE para neurodiagnóstico e obteve-se o registro das ondas I, III e V com latências absolutas e intervalos interpicos dentro da normalidade.

Aos 2 anos e 6 meses ele iniciou avaliação de linguagem, quase um ano após a mãe relatar ao médico sua preocupação com seu desenvolvimento. Na anamnese, a mãe seguia com a mesma queixa, enfatizando sua rigidez em aceitar mudanças nas rotinas. Ele já frequentava a instituição de ensino desde o início dos 2 anos e as educadoras tinham queixas referente à sua agitação. Com relação ao desenvolvimento, não há histórico familiar positivo para transtornos da comunicação e a mãe nega dificuldades na introdução alimentar ou no desenvolvimento neuropsicomotor. Com relação à comunicação, a mãe nota que ele não olha para o rosto, não atende de forma consistente ao ser chamado pelo nome e refere uso limitado de gestos com ausência do apontar; produção das primeiras palavras com 11 meses, mas com evolução lenta e ausência de frases. Ele demonstrava pouco interesse em brincar com crianças e, mesmo ao interagir com adultos, não costumava compartilhar objetos, iniciar a conversa ou compartilhar atenção.

Na avaliação, em contexto de interação lúdica com miniaturas de itens do cotidiano, foi constatada dificuldade de interação e na imitação de gestos simples. Sua brincadeira era exploratória com predominância de esquemas pré-simbólicos, mas com raros episódios de esquema autossimbólico e jogo simbólico assimilativo. Na avaliação da pragmática, baseada no perfil funcional da comunicação do ABFW-teste de linguagem infantil[72] e com uso de miniaturas (animais, alimentos e meios de transporte) e objetos de sua preferência, ocupou cerca de 42% do espaço comunicativo, utilizou funções interativas e, predominantemente, o meio gestual.

Comentários

A percepção da mãe acerca de seu filho foi confirmada pela avaliação fonoaudiológica: sua audição estava preservada, mas o uso funcional da linguagem estava comprometido. Os resultados da avaliação audiológica completa nos permitem inferir que a ausência de respostas consistentes ao chamado do nome não se deve a uma perda auditiva. Este prejuízo na interação seria então mais um dos sinais de alerta sugestivos do quadro de TEA.

Apesar de notar as dificuldades comunicativas, a principal queixa materna se relaciona com o comportamento do menino, pois a agitação e a dificuldade em atender aos pedidos impactam negativamente em sua permanência em espaços de convívio. A mãe, inclusive, relata que deixou de frequentar a igreja e outros círculos sociais pela impossibilidade de permanecer com seu filho nestes espaços. Este relato lança luz às consequências que o TEA pode trazer para a família, especialmente para a mãe, que costuma ser a cuidadora principal.

Ainda sobre a mãe, é importante pontuar que ela esteve presente em todas as situações de avaliação, já que ele se recusava a interagir com outros interlocutores em sua ausência. Considerar a demanda e, consequente, sobrecarga materna nos casos de crianças com desenvolvimento atípico é fundamental, pois qualquer decisão sobre o processo terapêutico deverá ser discutida e considerada com sua perspectiva.

Diante de seu desempenho comportamental e comunicativo não foram avaliadas outras áreas da linguagem. Esta decisão se justifica por sua dificuldade de interação, mas também por compreendermos que dados mais detalhados sobre sua capacidade quanto à forma e ao conteúdo da linguagem não seriam imprescindíveis para definição da conduta inicial.

A partir da confirmação do comprometimento do perfil comunicativo funcional e da presença de outros sinais de alerta para o TEA, ele foi encaminhado para um serviço multidisciplinar especializado no atendimento desta população e que é referência no SUS. O serviço em questão atua do diagnóstico à intervenção e é composto por uma equipe que conta com profissionais da psicologia, medicina, fonoaudiologia, fisioterapia e terapia ocupacional.

O acesso ao serviço não foi imediato, mas a mãe teve a oportunidade de ser acolhida e esclarecida sobre o funcionamento da lista de espera. Vale destacar que devido à pandemia de COVID-19, os atendimentos precisaram ser suspensos em virtude das condições sanitárias, o que prolongou o intervalo entre o contato inicial e a avaliação. Após 6 meses ele realizou avaliação global do desenvolvimento e foi encaminhado para um programa breve de orientação parental com foco no desenvolvimento de habilidades de cognição social.

Aos 3 anos e 7 meses, após a conclusão do programa breve de orientação parental, seu perfil comunicativo funcional foi reavaliado pela fonoaudióloga que compunha a equipe multidisciplinar. A ocupação do espaço comunicativo, o número de atos por minuto e o uso de funções interativas indicam discreto aumento em relação à avaliação inicial. Apenas o uso dos meios comunicativos teve uma mudança mais evidente: os meios vocal e verbal têm a frequência aumentada, enquanto o meio gestual é reduzido (Quadro 17-2). Embora estes resultados não sejam tão favoráveis é preciso considerar dois aspectos fundamentais:

1. A intervenção realizada foi breve e indireta, além de não ter como objetivo principal modificar as habilidades pragmáticas;
2. Este desempenho confirma que as dificuldades no uso funcional da linguagem decorrem de um perfil atípico de desenvolvimento, visto que apesar da intervenção suas dificuldades são persistentes e afetam sua vida diária em diferentes contextos.

Quadro 17-2. Desempenho na avaliação da pragmática em dois momentos

Aspecto considerado	Desempenho 2 anos e 6 meses	Desempenho 3 anos e 7 meses
Atos por minuto	4,6	5,7
Porcentagem de ocupação do espaço comunicativo	42,6%	44,7%
Total de funções utilizadas	5	6
Funções interativas	4	3
Função de maior ocorrência	Jogo	Jogo
Meio verbal	6%	29%
Meio vocal	6%	41%
Meio gestual	100%	71%

Por mais que este primeiro momento de intervenção não tenha se revertido na superação da queixa, ele permitiu que a mãe compreendesse melhor as características do TEA. Ademais, ela pode ter dúvidas esclarecidas em razão do suporte dos profissionais envolvidos. A análise de seu estilo de comunicação com o filho demonstrou que ela passou a valorizar e se tornou mais atenta a diferentes formas de comunicação.

Sua hipótese diagnóstica de TEA foi confirmada aos 4 anos e a conduta adotada foi encaminhá-lo para intervenção clínica multidisciplinar tanto com atuação direta com a criança, quanto de forma indireta com a família. Este caso exemplifica bem a lentidão na confirmação do diagnóstico, mas também demonstra que o acesso à intervenção não precisa estar condicionado ao diagnóstico. Da mesma forma, reforça a importância da escuta qualificada e orientação aos pais destas crianças. A família pode atuar como potencializadora da intervenção e, quando amparada e bem orientada, pode garantir o acesso a direitos, melhor prognóstico do quadro e qualidade de vida dos envolvidos.

CONCLUSÃO

Em síntese, este capítulo apresentou diretrizes e evidências acerca do processo diagnóstico inicial em crianças com sinais de alerta para o TEA. Por meio de dois casos clínicos buscamos exemplificar como a realidade brasileira ainda está distante do ideal, destacando aspectos que precisam ser aprimorados para que se programe a intervenção precoce.

Concluímos nossa explanação convidando o leitor a refletir sobre perspectivas futuras, porém não apenas focando no desenvolvimento e implementação de novas tecnologias. Reconhecemos o potencial que a inovação possui para transformar esta realidade, entretanto, consideramos que a qualificação dos profissionais que atuam com esta população deva ser enfatizada, especialmente no que tange à prática baseada em evidências (PBE).[73] A atuação baseada na PBE inclui além do conhecimento de técnicas e protocolos de avaliação, um olhar atento à integralidade da pessoa, para a compreensão de sua singularidade e a complexidade de seu entorno social. Não basta conhecer os instrumentos de rastreio e avaliação ou as técnicas de intervenção, é preciso haver compromisso com o aprimoramento constante e senso crítico ao identificar as particularidades da criança com sinais de alerta para o TEA, além de um olhar humanizado para a realidade da família.

REFERÊNCIAS BIBLIOGRÁFICAS

1. American Psychiatric Association. Manual diagnóstico e estatístico de transtornos mentais - DSM-5-TR. Artmed; 2023.
2. Salgado-Cacho JM, Moreno-Jiménez MIP, de Diego-Otero Y. Detection of early warning signs in autism spectrum disorders: a systematic review. Children. 2021;8(2):164.
3. Guthrie W, Wetherby AM, Woods J, et al. The earlier the better: An RCT of treatment timing effects for toddlers on the autism spectrum. Autism. 2023;136236132311591.
4. Transtorno do Espectro do Autismo. Manual de orientação. Departamento Científico de Pediatria do Desenvolvimento e Comportamento. Rio de Janeiro – RJ: Brasil; 2019.
5. Shaw KA, Maenner MJ, Bakian AV, et al. Early identification of autism spectrum disorder among children aged 4 years — autism and developmental disabilities monitoring network, 11 Sites, United States, 2018. MMWR Surveillance Summaries. 2021;70(10):1-14.
6. Maenner MJ. Prevalence and characteristics of autism spectrum disorder among children aged 8 years — autism and developmental disabilities monitoring network, 11 Sites, United States, 2020. MMWR Surveillance Summaries [Internet]. 2020;72(2).
7. French L, Kennedy EMM. Annual research review: early intervention for infants and young children with, or at-risk of, autism spectrum disorder: a systematic review. Journal of Child Psychology and Psychiatry [Internet]. 2017;59(4):444–56.
8. Kodak T, Bergmann S. Autism spectrum disorder. Pediatric Clinics of North America. 2020;67(3):525-35.
9. Zwaigenbaum L, Bishop S, Stone WL, et al. Rethinking autism spectrum disorder assessment for children during COVID -19 and beyond. Autism Research. 2021;14(11):2251-9.
10. Almeida ML, Neves AS. a popularização diagnóstica do autismo: uma falsa epidemia? Psicologia: Ciência e Profissão [Internet]. 2020;9:40.
11. Landa RJ. Efficacy of early interventions for infants and young children with, and at risk for, autism spectrum disorders. International Review of Psychiatry. 2018;30(1):25-39.
12. Fombonne E. Editorial: Is autism overdiagnosed? Journal of Child Psychology and Psychiatry. 2023;64(5):711-4.
13. Decreto nº 8368. Política Nacional de Proteção dos Direitos da Pessoa com Transtorno do Espectro Autista [Internet]; 2012.
14. Brasil. Ministério da Saúde. Secretaria de Atenção à Saúde. Departamento de Atenção Especializada e Temática. Linha de cuidado para a atenção às pessoas com transtornos do espectro do autismo e suas famílias na Rede de Atenção Psicossocial do Sistema Único de Saúde. Brasília: Ministério da Saúde; 2015.
15. Organização Mundial de Saúde. Deafness and hearing loss; [Internet]; 2023.
16. Ludwig NN, Jashar DT, Sheperd K, et al. Considerations for the identification of autism spectrum disorder in children with vision or hearing impairment: a critical review of the literature and recommendations for practice. Clin Neuropsychol. 2022;36(5):1049-68.
17. Homercher BM, Peres LS, dos Santos Arruda LF, Smeha LN. Observação materna: primeiros sinais do transtorno do espectro autista maternal. Estudos e Pesquisas em Psicologia. 2020;20:540-58.
18. Sousa EC, Lima FT, Tamanaha AC, et al. A associação entre a suspeita inicial de perda auditiva e a ausência de comunicação verbal em crianças com transtornos do espectro autístico. Rev Soc Bras Fonoaudiol. 2009;14(4):487-90.
19. Dauchez T, Camelot G, Levy C, et al. Diagnostic process for autism spectrum disorder: a meta-analysis of worldwide clinical practice guidelines for the initial somatic assessment. Children (Basel). 2022;9(12):1886.
20. Beers AN, McBoyle M, Kakande E, et al. Autism and peripheral hearing loss: a systematic review. Int J Pediatr Otorhinolaryngol. 2014;78(1):96-101.
21. Kancherla V, Braun KVN, Allsopp MY. Childhood vision impairment, hearing loss and co-occurring autism spectrum disorder. Disabil Health J. 2013;6(4):333-42.
22. Tôrres FX. A importância da avaliação auditiva durante o processo de diagnóstico do transtorno do espectro autista (TEA). Rev Científica Multidisciplinar UNIFLU [Internet]; 2019.

23. Selli G, Stupp ACS, Pagnossim DF, et al. Differential diagnosis: hearing loss or autism spectrum disorder. Distúrb. comum. 2020;32(4):574-86.

24. Hall JW. Crosscheck principle in pediatric audiology today: a 40-year perspective. J Audiol Otol. 2016;20(2):59-67.

25. Magliaro FCL, Scheuer CI, Júnior FBA, Matas CG. Estudo dos potenciais evocados auditivos em autismo. Pró-Fono Rev. Atual. Cient. 2010;22(1):31-6.

26. Schaaf RC, Benevides T, Mailloux Z, et al. An intervention for sensory difficulties in children with autism: a randomized trial. J Autism Dev Disord. 2014;44(7):1493-506.

27. Schaaf RC, Lane AE. Toward a best-practice protocol for assessment of sensory features in ASD. J Autism Dev Disord. 2015;45(5):1380-95.

28. Skinner BF. The Behavior of organisms: an experimental analysis. New York: Appleton-Century; 1938.

29. Tas A, Yagiz R, Tas M, et al. Evaluation of hearing in children with autism by using TEOAE and ABR. Autism. 2007;11(1):73-9.

30. Ting FN, Kiing JSH, Li WW, et al. Prevalence and profiles of late-onset hearing loss in preschool children with autism spectrum disorder who passed newborn hearing screening in a South East Asian population. J Autism Dev Disord. 2023.

31. Demopoulos C, Lewine JD. Audiometric profiles in autism spectrum disorders: does subclinical hearing loss impact communication? Autism Res. 2015;9(1):107-20.

32. Edgar JC, Khan SY, Blaskey L, et al. Neuromagnetic oscillations predict evoked-response latency delays and core language deficits in autism spectrum disorders. J Autism Dev Disord. 2015; 5(2):395-405.

33. Romero ACL, Gução ACB, Delecrode CR, et al. Avaliação audiológica comportamental e eletrofisiológica no transtorno do espectro do autismo. Revista CEFAC. [Internet]. 2014.

34. Adams DJ, Susi A, Erdie-Lalena CR, et al. Otitis media and related complications among children with autism spectrum disorders. Journal of Autism and Developmental Disorders. 20166;46(5):1636-42.

35. Yan F, Shah A, Isaacson G. Tympanostomy tube placement in children with autism spectrum disorder. Laryngoscope. 2023;133(9):2407-12.

36. Seif A, Shea C, Schmid S, Stevenson RA. A systematic review of brainstem contributions to autism spectrum disorder. Front Integr Neurosci. 2021;15:760116.

37. Noorazar SG, Jabbari Moghaddam Y, Kharzaee R, Sohrabpour M. Comparison of auditory brain stem responses and otoacoustic emission of autism with healthy children. Galen Med J. 2020;9:e1937.

38. Talge NM, Adkins M, Kileny PR, Frownfelter I. Click-evoked auditory brainstem responses and autism spectrum disorder: a meta-analytic investigation of disorder specificity. Pediatr Res. 2022;92(1):40-6.

39. Cohen IL, Gardner JM, Karmel BZ, et al. Neonatal brainstem function and 4-month arousal-modulated attention are jointly associated with autism. Autism Res. 2013;6(1):11-22.

40. Miron O, Delgado RE, Delgado CF, et al. Prolonged auditory brainstem response in universal hearing screening of newborns with autism spectrum disorder. Autism Res. 2021;14(1):46-52.

41. Ramezani M, Lotfi Y, Moossavi A, Bakhshi E. Auditory brainstem response to speech in children with high functional autism spectrum disorder. Neurol Sci. 2019;40(1):121-5.

42. Font-Alaminos M, Cornella M, Costa-Faidella J, et al. Increased subcortical neural responses to repeating auditory stimulation in children with autism spectrum disorder. Biol Psychol. 2020;149:107807.

43. Jones MK, Kraus N, Bonacina S, et al. Auditory processing differences in toddlers with autism spectrum disorder. J Speech Lang Hear Res. 2020;63(5):1608-17.

44. Kamita MK, Silva LAF, Matas CG. Cortical auditory evoked potentials in autism spectrum disorder: a systematic review. Codas. 2021;33(2):e20190207.

45. Gomes E, Pedroso FS, Wagner, MB. Auditory hypersensitivity in the autistic spectrum disorder. Pró-Fono Revista de Atualização Científica, 2008;20(4):279-84.

46. Danesh AA, Lang D, Kaf W, et al. Tinnitus and hyperacusis in autism spectrum disorders with emphasis on high functioning individuals diagnosed with Asperger's Syndrome. Int J Pediatr Otorhinolaryngol. 2015;79(10):1683-8.

47. Aazh H, McFerran D, Salvi R, et al. Insights from the First International Conference on Hyperacusis: causes, evaluation, diagnosis and treatment. Noise Health. 2014;16(69):123-6.

48. Tyler RS, Pienkowski M, Roncancio ER, et al. A review of hyperacusis and future directions: part I. Definitions and manifestations. Am J Audiol. 2014;23(4):402-19.

49. Ben-Sasson A, Hen L, Fluss R, et al. A meta-analysis of sensory modulation symptoms in individuals with autism spectrum disorders. Journal of Autism and Developmental Disorders. 2009;39(1):1-11.

50. Dauman R, Bouscau-Faure F. Assessment and amelioration of hyperacusis in tinnitus patients. Acta Oto-Laryngologica. 2005;125(5):503-9.

51. Bradshaw J, McCracken C, Pileggi M, et al. Early social communication development in infants with autism spectrum disorder. Child Dev. 2021;92(6):2224-34.

52. American Speech-Language-Hearing Association (n.d.). Autism (Practice Portal); [Internet]. 2022.

53. de Lima TA, Zuanetti PA, Nunes MEN, Hamad APA. Differential diagnosis between autism spectrum disorder and other developmental disorders with emphasis on the preschool period. World J Pediatr. 2023;19(8):715-726.

54. Towle PO, Patrick PA, Ridgard T, et al. Is earlier better? The relationship between age when starting early intervention and outcomes for children with autism spectrum disorder: a selective review. Autism Res Treat. 2020;2020:7605876.

55. Grzadzinski R, Amso D, Landa R, et al. Pre-symptomatic intervention for autism spectrum disorder (ASD): defining a research agenda. J Neurodev Disord. 2021;13(1):49.

56. Penney AM, Greenson J, Schwartz IS, Estes AM. On-time autism intervention: a diagnostic practice framework to accelerate access. Front Psychiatry. 2022;13:784580.

57. Jansen R, Maljaars J, Zink I, et al. The complexity of early diagnostic decision making: a follow-up study of young children with language difficulties. Autism Dev Lang Impair. 2021;6:2396941520984894.

58. Klin A, Micheletti M, Klaiman C, et al. Affording autism an early brain development re-definition. Dev Psychopathol. 2020;32(4):1175-89.

59. Oono IP, Honey EJ, McConachie H. Parent-mediated early intervention for young children with autism spectrum disorders (ASD). Cochrane Database Syst Rev. 2013;(4):CD009774.

60. Schmidt C. Transtorno do espectro autista: onde estamos e para onde vamos. Psicologia em Estudo. 2017;22(2):221.

61. Brasil. Linha de cuidado para a atenção às pessoas com transtornos do espectro do autismo e suas famílias na Rede de Atenção Psicossocial do Sistema Único de Saúde. Brasília: Ministério da Saúde; [Internet]; 2015. p. 156.

62. Maranhão SSA. Transtorno do espectro do autismo: da avaliação à intervenção neuropsicológica histórico-cultural. Tese (Doutorado em Psicologia) - Centro de Ciências Humanas, Letras e Artes, Universidade Federal do Rio Grande do Norte, Natal; 2018. p. 156f.

63. Joint Committee of Infant Hearing. Year 2019 Position Statement: Principles and Guidelines for Early Hearing Detection and Intervention Programs. The Journal of Early Hearing Detection and Intervention. 2019;4(2):1-44.

64. Bougeard C, Picarel-Blanchot F, Schmid R, et al. Prevalence of autism spectrum disorder and co-morbidities in children and adolescents: a systematic literature review. Front Psychiatry. 2021;12:744709.

65. Do B, Lynch P, Macris EM, et al. Systematic review and meta-analysis of the association of autism spectrum disorder in visually or hearing impaired children. Ophthalmic Physiol Opt. 2017;37(2):212-24.

66. Hartshorne TS, Grialou TL, Parker KR. Autistic-like behavior in CHARGE syndrome. American Journal of Medical Genetics Part A. 2005;133A(3):257-61.

67. Miller DT, Adam MP, Aradhya S, et al. Consensus statement: chromosomal microarray is a first-tier clinical diagnostic test for individuals with developmental disabilities or congenital anomalies. The American Journal of Human Genetics [Internet]. 2010;86(5):749-64.

68. McCullagh EA, Salcedo EE, Huntsman MM, Klug A. Tonotopic alterations in inhibitory input to the medial nucleus of the trapezoid body in a mouse model of Fragile X syndrome. 2017;525(16):3543-62.

69. Jure R, Rapin I, Tuchman RF. Hearing-impaired autistic children. Developmental Medicine & Child Neurology. 2008;33(12):1062-72.

70. Tavares F da S, Azevedo YJ, Fernandes L da MM, et al. Cochlear implant in patients with autistic spectrum disorder—a systematic review. Brazilian Journal of Otorhinolaryngology. 2021;87(5):601-19.

71. Lachowska M, Pastuszka A, Łukaszewicz-Moszyńska Z, et al. Cochlear implantation in autistic children with profound sensorineural hearing loss. Brazilian Journal of Otorhinolaryngology. 2018;84(1):15-9.

72. Andrade CR, Befi-Lopes DM, Fernandes FD, Wertzner HF. ABFW: teste de linguagem infantil nas áreas de fonologia, vocabulário, fluência e pragmática. Carapicuiba: Pró-Fono; 2004.

73. Aranbarri A, Stahmer AC, Talbott MR, et al. Examining US public early intervention for toddlers with autism: characterizing services and readiness for evidence-based practice implementation. Front Psychiatry. 2021;12:786138.

ÍNDICE ALFABÉTICO

Entradas acompanhadas por um *f* em itálico ou um **q** em negrito indicam figuras e quadros, respectivamente.